3rd EDITION

原书第3版

Diagnostic Pathology
Bone

原著 [美] G. Petur Nielsen
　　 [美] Andrew E. Rosenberg

主译 刘绮颖 喻 林 王 坚

骨诊断病理学

中国科学技术出版社
·北 京·

图书在版编目（CIP）数据

骨诊断病理学：原书第 3 版 /（美）G. 佩图尔·尼尔森 (G. Petur Nielsen)，（美）安德鲁·E. 罗森伯格 (Andrew E. Rosenberg) 原著；刘绮颖，喻林，王坚主译 . — 北京：中国科学技术出版社，2023.10

书名原文：Diagnostic Pathology: Bone, 3E

ISBN 978-7-5236-0266-9

Ⅰ . ①骨… Ⅱ . ① G… ②安… ③刘… ④喻… ⑤王… Ⅲ . ①骨疾病－诊断学－病理学 Ⅳ . ① R680.2

中国国家版本馆 CIP 数据核字 (2023) 第 159547 号

著作权合同登记号：01-2022-6901

策划编辑	丁亚红　孙　超
责任编辑	丁亚红
文字编辑	陈　雪
装帧设计	佳木水轩
责任印制	李晓霖

出　　版	中国科学技术出版社
发　　行	中国科学技术出版社有限公司发行部
地　　址	北京市海淀区中关村南大街 16 号
邮　　编	100081
发行电话	010-62173865
传　　真	010-62179148
网　　址	http://www.cspbooks.com.cn

开　　本	889mm×1194mm　1/16
字　　数	802 千字
印　　张	36.5
版　　次	2023 年 10 月第 1 版
印　　次	2023 年 10 月第 1 次印刷
印　　刷	北京盛通印刷股份有限公司
书　　号	ISBN 978-7-5236-0266-9/R·3123
定　　价	458.00 元

Elsevier (Singapore) Pte Ltd.

3 Killiney Road, #08–01 Winsland House I, Singapore 239519

Tel: (65) 6349–0200; Fax: (65) 6733–1817

原书编著者名单

原　著

G. Petur Nielsen, MD
Professor of Pathology
Harvard Medical School
Pathologist, Department of Pathology
Director of Bone & Soft Tissue Pathology
Director of Electron Microscopy Unit
Massachusetts General Hospital
Boston, Massachusetts

Andrew E. Rosenberg, MD
Professor and Vice Chair
Director, Bone and Soft Tissue Pathology
Department of Pathology and Laboratory Medicine
Miller School of Medicine
University of Miami
Miami, Florida

参编者

Ivan Chebib, MD
Director of Immunohistochemistry Laboratory
Massachusetts General Hospital
Assistant Professor of Pathology
Harvard Medical School
Boston, Massachusetts

Yin P. (Rex) Hung, MD, PhD
Assistant Pathologist
Department of Pathology
Massachusetts General Hospital
Assistant Professor of Pathology
Harvard Medical School
Boston, Massachusetts

Michael J. Klein, MD
Pathologist in Chief Emeritus
Hospital for Special Surgery
Professor of Pathology and Laboratory Medicine

Weill Cornell Medicine
Consultant in Pathology
Memorial Sloan Kettering Cancer Center
New York, New York

Daniel I. Rosenthal, MD
Massachusetts General Hospital
Professor of Radiology
Harvard Medical School
Boston, Massachusetts

Jaylou M. Velez Torres, MD, FCAP
Assistant Professor of Pathology
Associate Director of Head and Neck Fellowship Program
Head & Neck and Cytopathology
University of Miami Hospital
Miller School of Medicine
Miami, Florida

内容提要

本书引进自 ELSEVIER 出版集团，由麻省总医院的 G. Petur Nielsen 教授和迈阿密大学米勒医学院的 Andrew E. Rosenberg 教授联合编写，为全新第 3 版。著者在前一版的基础上做了较多更新，基本上涵盖了第 5 版 WHO 软组织和骨肿瘤病理学分类（2020）中所介绍的骨肿瘤类型。此外，还增设了一些非肿瘤性骨病章节，并增加了骨肿瘤影像学，使得骨病理内容更加丰富和全面。本书内容全面，图片丰富，条目明晰，非常适合从事骨科疾病诊治的临床医生、放射科医生和病理医生在日常工作中参考实用，有助于提高骨疾病的诊治水平。

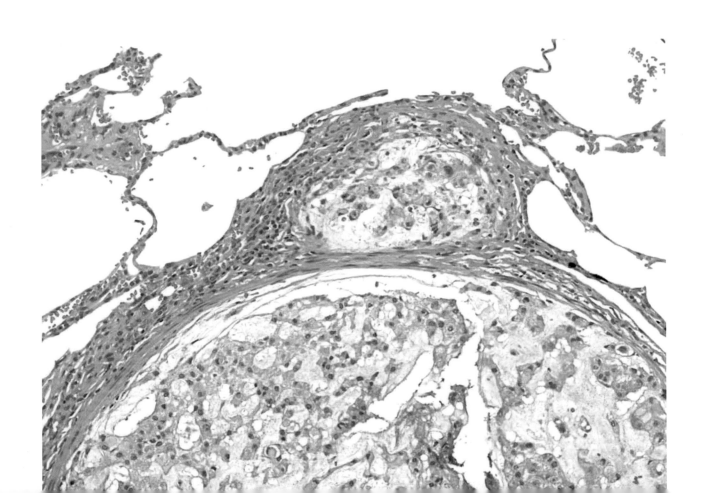

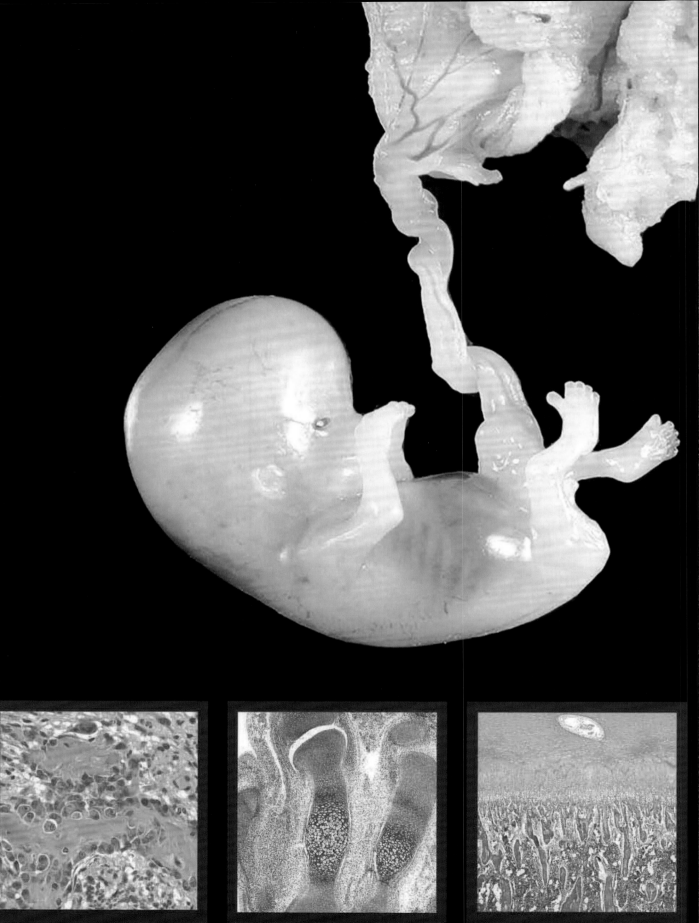

译者前言

　　骨病理诊断是外科病理学中公认的难点之一。骨疾病虽然发病率低但疾病谱较广，因此对大多数非骨专科病理医生来说，要达到骨专科病理医生所具备的诊断技能较为困难。在此情况下，学习和借鉴骨病理大师们的经验显得尤为重要。

　　我们早在多年前就已知晓 ELSEVIER 出版集团出版了一套诊断病理学系列丛书，对 Nielsen 和 Rosenberg 两位骨病理大师主编的这部 *Diagnostic Pathology: Bone, 3E* 有着深刻的印象。我们当中也有人曾在麻省总医院做过短期访问，有幸与 Nielsen 教授一道参与病例会诊，并成为知己。正如著者在前言所说的那样，条目式的形式，单病种精练的描述和鉴别诊断，辅以从数以万计病例中精心挑选的各种临床和病理图片，赋予了这部图谱型著作鲜明的特色，令人爱不释手，特别便于临床医生和病理医生在日常诊疗工作中查阅，非常值得推荐。我们相信全新第 3 版中文版的出版一定会对您的临床实践工作大有裨益。

　　本书由复旦大学附属肿瘤医院病理科骨和软组织疾病亚专科团队共同翻译完成。在翻译过程中，我们力求准确表述作者原意，但由于中外术语规范及语言表述有所差异，中文翻译版中可能会遗有疏漏或欠妥之处，敬请各位读者指正。

刘绮颖　喻林　王坚

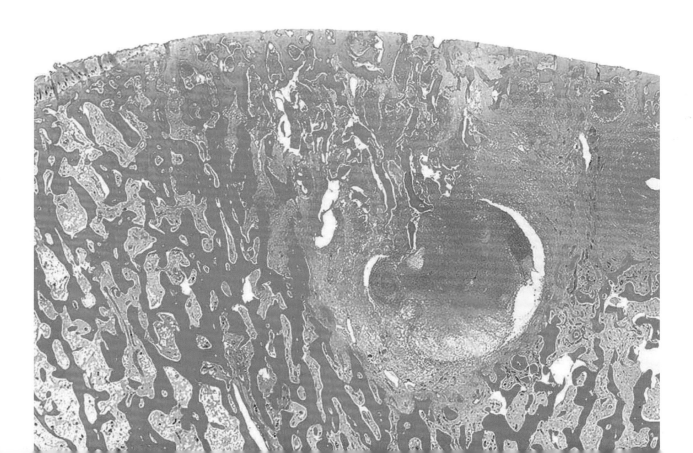

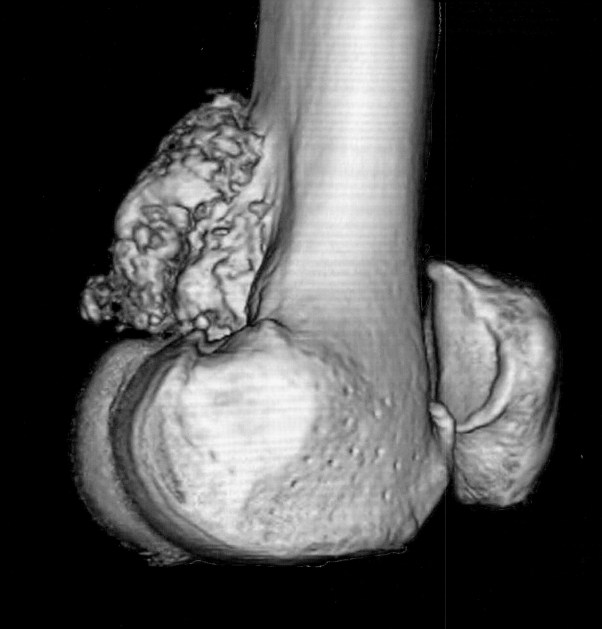

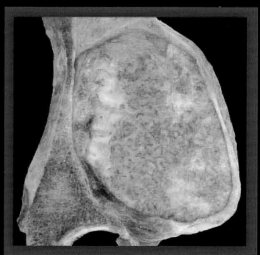

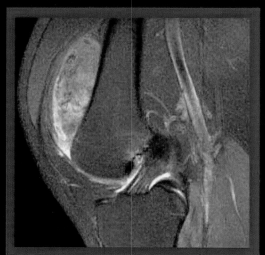

原书前言

骨病理学较为复杂，疾病谱较广，包括遗传性（散发性和遗传性）、畸形、炎症性、代谢性、循环性、创伤性、医源性和肿瘤性疾病。本书侧重于骨肿瘤和一些类似骨肿瘤的病变。骨病理是外科病理学中最具挑战性的领域之一，其原因在于：一是骨肿瘤比较少见，对大多数病理医师来说，要获取诊断经验较为困难；二是骨病理诊断需要密切结合临床和影像学；三是对患者而言，病理诊断可改变其人生，然而在医学院校和病理医生培训计划中涉及的骨病理专业知识常显不足，医学生和青年病理医师未能获得正确诊断所需的技能。

本书为全新第3版，我们更新了较多内容，并增加了很多新图片，也替换了一些图片。此外，我们还增加了有关非肿瘤性骨病理和骨肿瘤影像学的新内容。

本书也是麻省总医院、迈阿密大学和特殊外科医院多学科团队多年来上万例骨肿瘤和非肿瘤性骨病诊治理念和高标准的体现。与此同时，很多助手和住院医生也在诊治患者过程中做出了贡献。

本书的各位编者都是经验丰富的临床医生，一直从事骨肿瘤和非肿瘤性骨病的诊断和外科治疗。书中配有大量精彩的图片，包括很多疾病的少见亚型，涉及临床、影像学、巨检、组织学、免疫组化和分子特征，编者为此付出了巨大的努力。图片源自麻省总医院、迈阿密大学和特殊外科医院的档案材料，以及各位编者的私人会诊资料。本书将相关性疾病按主题分章节编写，分别描述了单个病种及其鉴别诊断。

本书可作为医学生、住院医师、助手，以及在职临床骨科、影像和病理医生的参考书，对从事化疗和放疗的医生亦有帮助。我们的初衷是与广大同行分享经验，以期提高诊断正确率和提供最佳治疗选择。

G. Petur Nielsen, MD

Professor of Pathology
Harvard Medical School
Pathologist, Department of Pathology
Director of Bone & Soft Tissue Pathology
Director of Electron Microscopy Unit
Massachusetts General Hospital
Boston, Massachusetts

Andrew E. Rosenberg, MD

Professor and Vice Chair
Director, Bone and Soft Tissue Pathology
Department of Pathology and Laboratory Medicine
Miller School of Medicine
University of Miami
Miami, Florida

致 谢

首席编辑	Arthur G. Gelsinger, MA	
首席插画师	Laura C. Wissler, MA	
文字编辑	Rebecca L. Bluth, BA	Nina I. Bennett, BA
	Terry W. Ferrell, MS	Megg Morin, BA
	Kathryn Watkins, BA	
图片编辑	Jeffrey J. Marmorstone, BS	Lisa A. M. Steadman, BS
插图绘制	Lane R. Bennion, MS	Richard Coombs, MS
艺术指导与设计	Tom M. Olson, BA	
流程编辑	Emily C. Fassett, BA	John Pecorelli, BS

献词

谨以本书献给我的妻子及家人。

G. Petur Nielsen

谨以本书献给我的女儿 Olivia 和 Miranda，她们是我一生的快乐；我的父母 Philip 和 Evelyn，感谢他们尽最大努力养育我；我的兄弟姐妹 David、Stuart 和 Elaine，感谢他们一直支持我；我的朋友兼同事，感谢一直支持我的 Al、时刻与我站在一起的 Corinne、一直指引我的老师，以及总是陪伴我一起工作的各位同事；同样也将本书献给那些给予我信任的患者。

Andrew E. Rosenberg

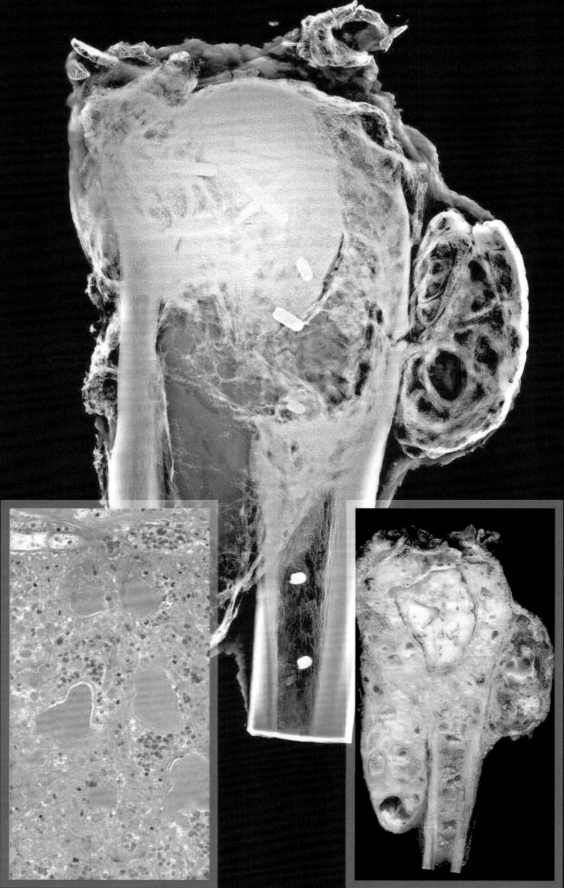

目　录

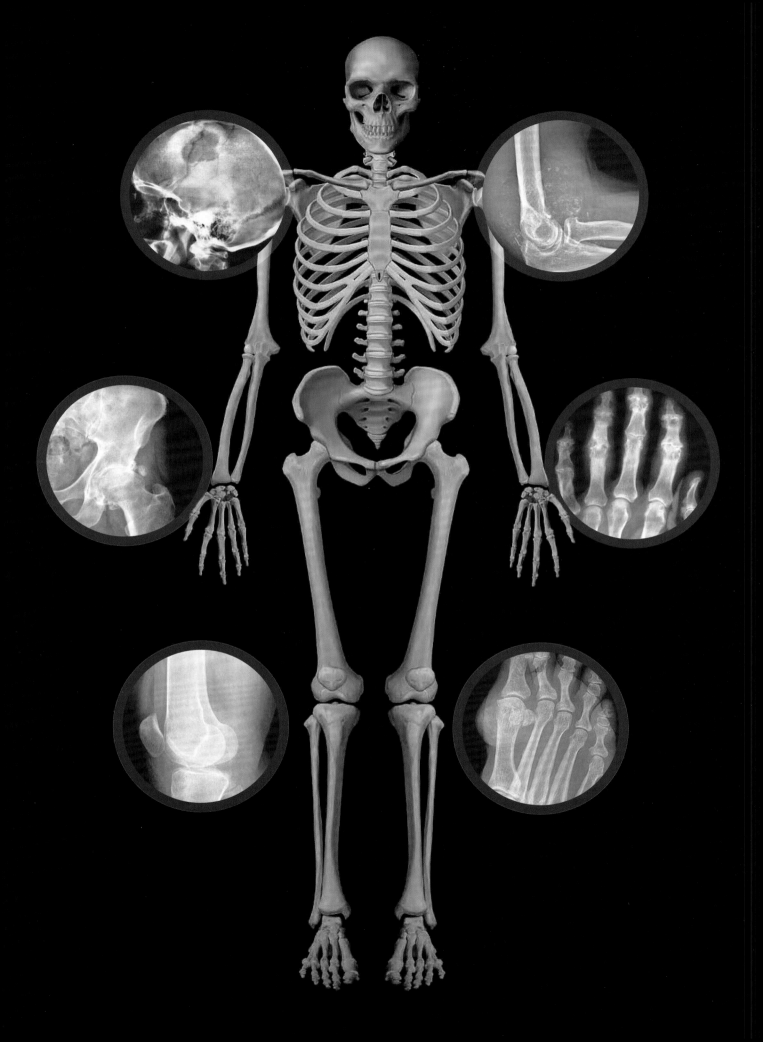

第一篇
生长和发育
Growth and Development

刘绮颖 译

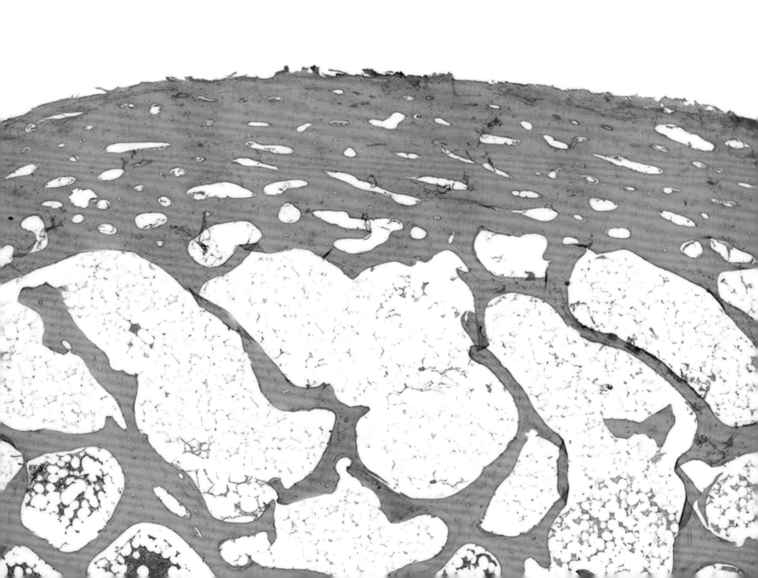

生长和发育
Growth and Development

一、术语

定义
- 骨骼系统的发育始于胚胎发生

二、流行病学

自然过程
- 人类骨骼系统的发育按照特定时间表井然有序地进行
- 个体之间的骨骼差异主要由基因决定，且受营养、阳光照射和体育活动等环境因素的影响
- 骨骼发育自头侧向尾侧
  - 骨形成有软骨内成骨和膜内成骨两种形式
    - 软骨内成骨：软骨雏形被骨所取代
      - 发生于骨骼生长和发育期、修复（骨痂）和肿瘤性病变
      - 骨松质通过软骨内骨化形成
    - 膜内成骨：含有骨祖细胞的纤维膜发生骨化
      - 发生于骨骼生长和发育期、修复（骨痂）和肿瘤性病变
      - 骨皮质通过膜内骨化形成
    - 所有骨骼均通过骨膜的膜内成骨
      - 大多数骨骼都有软骨内骨化作为骨骼发育性成分
      - 部分额骨、顶骨、枕骨、颞骨及锁骨之侧面仅由膜内骨化所形成
- 成骨的第一步为间叶细胞聚集在未来骨形成的部位：在妊娠期的最初几周内发生

发育中的胎儿

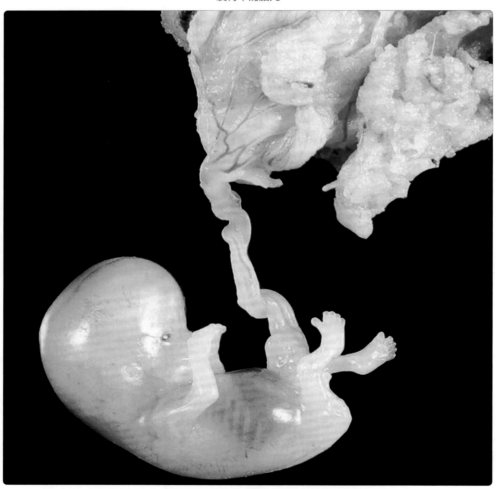

骨骼正在这个成长的胎儿中发育。骨骼从头顶到尾部形成，并且经过软骨化及骨化的各个阶段，最终形成206块骨头。发育计划已烙刻在遗传的密码中，且明显受到环境因素的影响。

- ○ 大多数的骨骼最初形成透明软骨原基，并在妊娠6～7周软骨化
  - － 软骨由软骨膜所围绕
- ○ 妊娠8周起软骨原基骨化
  - － 在长骨中，骨化始于干骺端，此谓初级骨化中心
    - □ 次级骨化中心在骨骺出现
  - － 当有骨沉积时软骨膜变成骨膜
  - － 随骨化过程的不断持续，最终产生类软骨质水平板，形成生长板或骺板
    - □ 骺板具有4个功能带，分别为储备层、增殖层、肥大层和矿化层
- ○ 骺板负责增加骨骼的长度
  - － 矿化层中软骨的矿化与缺血的软骨细胞所释放的分子相关
    - □ 破骨细胞吸收部分软骨，留下纵沟作为新生成骨细胞造骨的模板
    - □ 周围覆有骨组织而核心为软骨所形成的新结构被称为初级海绵骨
    - □ 最终所有的软骨被吸收而重塑为骨小梁
    - □ 过程中骨髓腔逐渐形成，并由造血骨髓组织及脂肪填充

三、临床特征

（一）正常骨骼

- 由206块骨组成，大多数为双侧性和对称性
  - ○ 根据大小和形状可分为管状骨（长、短）、扁骨和不规则骨
    - － 管状骨分为骨骺、干骺端和骨干
  - ○ 邻近关节的骨关节端由透明软骨覆盖，少数情况下为纤维软骨
  - ○ 根据部位，可分为附肢骨（肢体）或中轴骨（部分盆骨、脊柱和颅骨）

（二）骨的成分

- 由有机和无机成分混合组成
  - ○ 主要结构蛋白是1型胶原蛋白
  - ○ 无机矿物质为羟基磷灰石钙，构成体内99%的钙盐和磷盐
  - ○ 其他有机分子包括调节矿化的生长因子、受体、黏附分子、酶、调控因子等
  - ○ 骨的有机成分就是骨样基质
- 组成骨的细胞包括成骨细胞和破骨细胞
  - ○ 成骨细胞由骨的间叶干细胞分化而来，可存活多年
    - － 骨细胞为基质包绕的成骨细胞
      - □ 骨细胞是数目最多的成骨细胞，其功能在于将生物机械力转化为生物活性，生产FGF23激素以调控肾脏分泌的磷
  - ○ 骨巨细胞由骨髓中的单核–粒细胞干细胞衍化而来

- － 其功能是再吸收骨，通过酸化的重吸收小凹溶解羟基磷灰石钙，并释放分解有机分子的酶
- ○ 成骨细胞与破骨细胞协作参与骨的生成、塑形和改建
  - － 成骨细胞通过RANK、RANK配体和骨保护素等分子间的相互作用调控破骨细胞的活性

四、显微镜检查

（一）骨基质

- 根据胶原蛋白分子的排列，骨组织从结构上分为编织骨和板层骨
  - ○ 编织骨中的胶原蛋白在各个方向上无序排列，并迅速沉积，因此在各个方向上受力均等，导致承载能力不强
  - ○ 板层骨中的胶原纤维则相互平行排列，是承载能力最强的类型
- 4种板层骨中有3种位于皮质（环骨板、哈弗斯骨板和间骨板）和骨小梁
- 板层骨的骨单位之间为黏合线

（二）骨细胞

- 代谢活跃的成骨细胞呈多边形，大小与组织细胞相似，胞质嗜双色，可见核周空晕，核呈圆形，偏位分布，染色质细腻，有小核仁
  - ○ 细胞核远离骨形成面
- 破骨细胞仅在骨生物性重吸收时被识别
  - ○ 多核细胞（<12个核），胞质有皱褶缘并附着于骨表面

（三）透明关节软骨

- 软骨细胞合成和分解代谢基质
  - ○ 均匀分布，近关节面呈扁圆形，在深部则呈多边形
- 关节软骨下方有一条潮线划分真正的关节软骨和钙化软骨

（四）滑膜

- 厚度为1～3层细胞的纤维结缔组织
- 梭形至立方形，胞质嗜酸性
- 滑膜下纤维结缔组织富于血管，由多少不等的纤维和脂肪细胞所组成

推荐阅读

[1] Robling AG et al: The osteocyte: New insights. Annu Rev Physiol. 82:485-506, 2020
[2] Chen X et al: Osteoblast-osteoclast interactions. Connect Tissue Res. 59(2):99-107, 2018
[3] Katsimbri P: The biology of normal bone remodelling. Eur J Cancer Care (Engl). 26(6), 2017
[4] Florencio-Silva R et al: Biology of bone tissue: Structure, function, and factors that influence bone cells. Biomed Res Int.2015:421746, 2015

间叶性凝聚和软骨

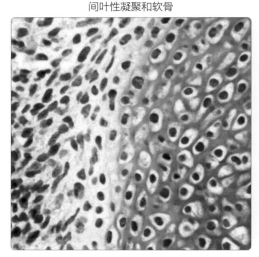

手的软骨原基

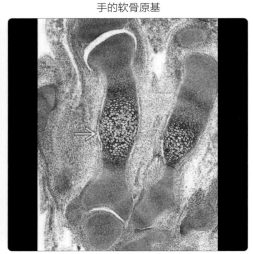

（左图）间叶性凝聚是由密集的梭形细胞在未来骨发育部位聚集形成。妊娠6周时，部分细胞分化为具有形成软骨原基能力的软骨细胞。（右图）发育中的手是由形成未来骨的软骨雏形组织组成的。掌骨中央区含有增大的细胞➡，表明功能在改变。初级骨化中心正在形成。

初级骨化中心

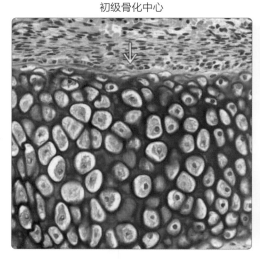

进程中的骨化

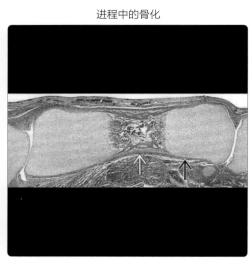

（左图）掌骨中央区有一层成骨细胞➡，产生一薄层嗜酸性骨质被覆含有增大软骨细胞的软骨表面。这个区域即为初级骨化中心。（右图）图示指骨的干骺端主要由骨组成，有一个发育中的髓腔。被覆的骨膜➡与软骨膜➡相延续。

骺板

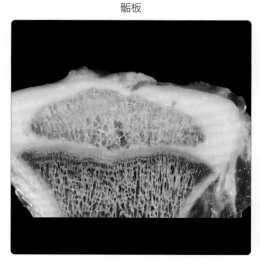

活化的骺板

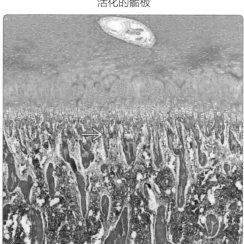

（左图）骺板位于骨骺和干骺端之间，呈线样起伏状，厚度相对一致。次级骨化中心形成较好，产生大量与干骺端相似的骨松质。（右图）骺板由储备层、增殖层、肥大层和矿化层所组成。基底部与初级海绵骨➡融合，其下方为次级海绵骨。

骺板分层

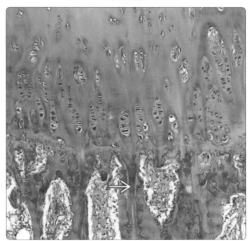

长管状骨

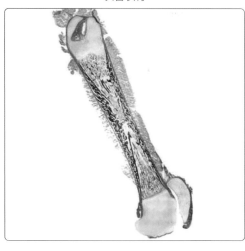

（左图）软骨细胞在储备层内随机分布、在增殖层内呈柱状平行排列、在肥大层时细胞体积增大、在矿化层中细胞凋亡伴基质矿化。未被重吸收的软骨➡️形成初级海绵骨。（右图）最终软骨内成骨沿向整个骨干和干骺端。充满骨髓的髓腔形成，软骨原基形成骨骺。

形成完好的骨骼

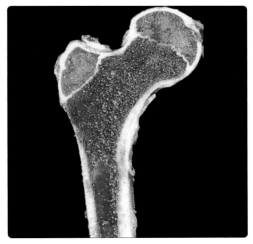

骨皮质与骨松质

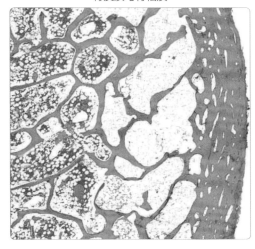

（左图）股骨近端已发育成最终的形状，由关节软骨覆盖，含有骺板，髓腔充满红骨髓，骨皮质较厚，含有丰富的骨松质。（右图）包含骨皮质与髓腔的横断面，骨皮质由含有哈弗斯系统的致密骨所组成，相互连接的骨小梁与骨皮质内膜表面相融合，髓腔内充满骨髓和脂肪组织。

骨松质

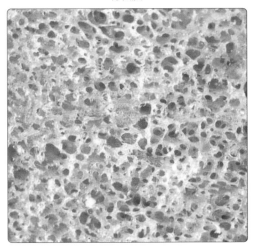

衬覆表面的静止成骨细胞

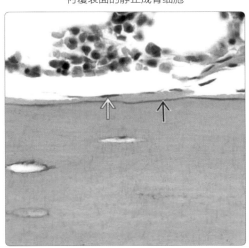

（左图）大量相互连接的骨小梁形成了骨松质，占骨的最大表面积，并被成骨细胞所覆盖，后者控制进出骨组织的物质。（右图）一层梭形的静止期成骨细胞被覆在骨小梁表面➡️，它们紧密附着在骨表面，覆在黏合线标示的骨缝上⬇️。

（**左图**）骨皮质厚而硬，由环骨板、哈弗斯骨板和间骨板所组成。骨皮质中的孔隙➡️容纳供应骨的营养动脉。（**右图**）哈弗斯系统中有一个容纳小口径血管的通道，被同心圆排列的哈弗斯骨板➡️围绕。陷窝中有骨细胞➡️，大量的胞质突起在显微镜下显示为深染的细线➡️。

骨皮质

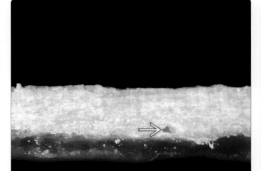

哈弗斯系统

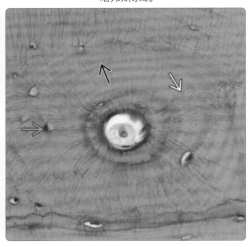

（**左图**）增大、代谢活跃的成骨细胞被覆在编织骨小梁表面。这些成骨细胞呈多边形，含有偏位分布的圆形核，可见核仁，胞质嗜双色，伴有明显的核周空晕。（**右图**）两个大的破骨细胞位于重吸收小凹内。细胞体积大、多核且富含嗜酸性胞质，图示破骨细胞有牵拉实为人为性假象。

显著的成骨细胞

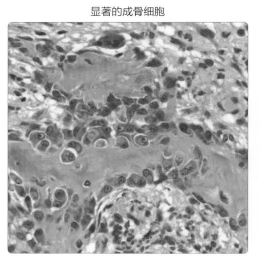

重吸收骨的破骨细胞

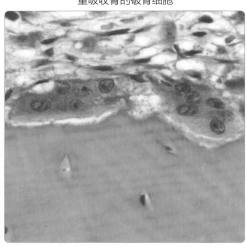

（**左图**）一层编织骨叠加在原来为板层骨的上方。编织骨中的胶原纤维随机分布➡️，而在板层骨中则为平行排列➡️。编织骨比板层骨含有更多的骨细胞，但是强度却不高。它是一种很好的早期夹板材料。（**右图**）发育中的骨之间出现关节间隙。细胞发生凋亡后形成一定的空间。连接相邻骨之关节囊的纤维结缔组织表面衬覆滑膜。

编织骨与板层骨

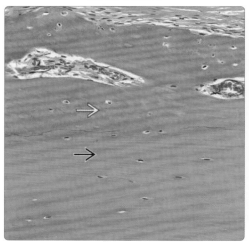

发育中的关节

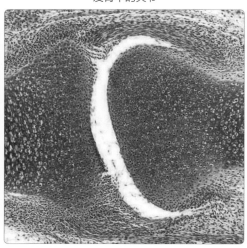

正常关节软骨

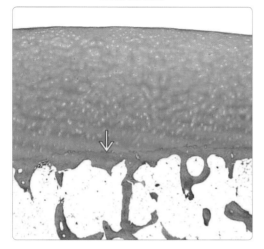

潮线软骨

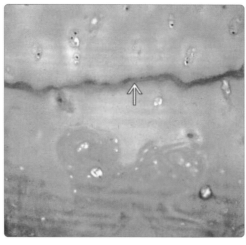

（左图）关节软骨表面光滑，软骨细胞散在于基质内。关节软骨底部与波纹状的潮线软骨➡黏合。（右图）潮线软骨➡是生长发育过程中所有关节面底部的生长板样软骨的残余。在青春期，它逐渐矿化形成潮线，与真正的关节软骨分开。潮线软骨锚定在软骨下骨板。

正常滑膜

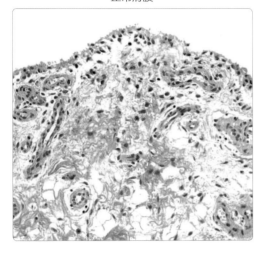

骨折伴骨痂

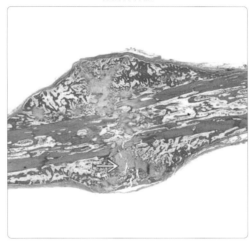

（左图）滑膜由 1～3 层多边形滑膜细胞组成的结缔组织细胞所衬覆，其下方为血供丰富的结缔组织，含有多少不等的纤维和脂肪组织。（右图）骨折后骨痂形成重现了生长发育过程中软骨内和膜内骨化的过程。线性的反应性透明软骨板➡经过软骨内成骨，有助于连接断骨的末端。

软骨内成骨

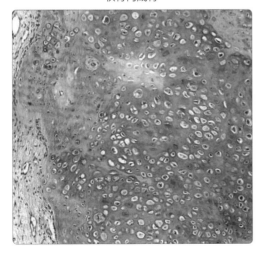

Paget 病

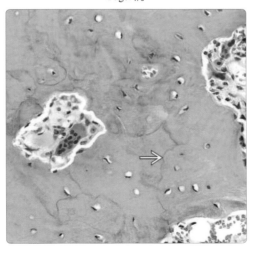

（左图）富于细胞的反应性透明软骨在骨痂形成中发生软骨内成骨，这种富于细胞的形态很容易与软骨肿瘤混淆。本例中形成的是编织骨。（右图）图示为参与 Paget 病的正常骨细胞。可见几个散在的重吸收骨的破骨巨细胞，形成具有诊断性的镶嵌结构，由相互连接的黏合线➡形成的板层骨单位组成。

第二篇
骨肿瘤影像学
Radiologic Approach to
Bone Tumors

刘绮颖　译

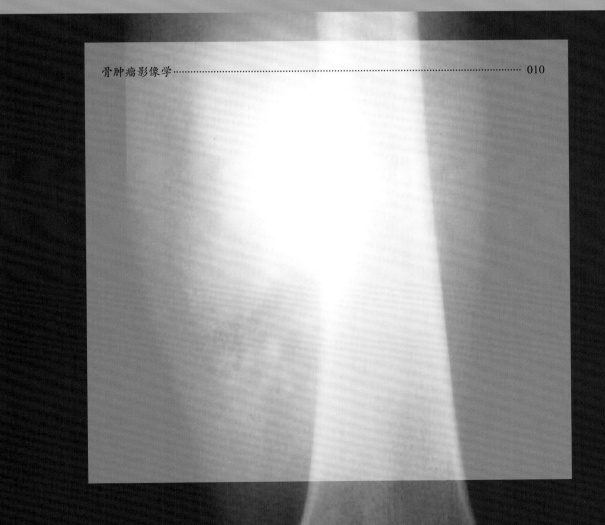

骨肿瘤影像学
Radiologic Approach to Bone Tumors

一、哲思：只看影像学报告是不够的

（一）病理医生和放射诊断医生对影像的看法有所不同

- 病理医生阅读影像主要是了解手术标本或活检
  - 活检样本是否具有代表性
  - 若未见肿瘤成分，是否遗漏病变
  - 是否有比活检中见到的恶性程度更高的区域
- 放射诊断医生通常在患者管理的早期，报告影像学上的改变
  - 影像学上是否存在异常
  - 是肿瘤性疾病还是其他疾病

（二）影像阅读

- 必须与临床相结合
- 考虑阅片者可能对以下的问题有不同的解释
  - 引起肩部疼痛的原因是什么
  - 如有软骨肿瘤，是良性还是恶性
- 因此，不能期望影像学报告能解决病理医生所关心的问题
- 病理医生需要理解影像学所能提供的内容，然而最好的方法则是病理医生和放射诊断医生坐在一起直接讨论

二、影像检查目的：诊断、分期和疗效评估

（一）诊断

- 通常是病理医生最关心的
  - 包括某种病变的可能性、组织类型、生长方式，有时还包括生理学
- 可能性
  - 很多肿瘤具有特定的流行病学特征（年龄、性别，偶尔还包括种族）
- 确定肿瘤是起源于骨还是软组织是有帮助的
  - 骨肿瘤常侵犯软组织形成肿块
  - 软组织肿瘤很少侵犯骨
  - 骨转移瘤很少形成软组织肿块
- 有些肿瘤好发于特定的骨
  - 通常指向性较弱，但偶可强力提示（如股骨后方和骨旁骨肉瘤、胫骨和造釉细胞瘤）
- 很多肿瘤好发于骨的特定部位
  - 如软骨母细胞瘤通常发生在骺板闭合前的骨骺；脊索瘤、骨髓瘤和淋巴瘤倾向累及椎体，而大多数肉瘤则发生在椎骨神经弓
- 实际工作时将这些统计学上的诊断线索与肿瘤一起考虑
- 组织类型
  - 大多数组织类型不能通过影像识别，但是有些类型有时则可以被识别
  - CT 的密度和 MR 的信号可以提供一些组织成分的线索
  - 骨
    - 可通过其矿化模式识别出来
    - 最好通过 CT 观察
    - 未矿化的骨样组织在影像上不能被识别
    - 较为成熟的骨在影像上呈致密矿化，有时显示特征表现（骨小梁、骨皮质）
    - 未成熟的、分化较差的骨矿化不致密
      - 呈蓬松云雾状
  - 软骨
    - 非矿化的软骨含水量非常高
      - CT 上呈低密度（暗）

软组织肿瘤侵犯骨或骨肿瘤侵犯软组织

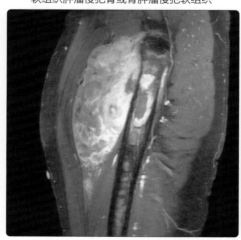

一些部位指向某种诊断

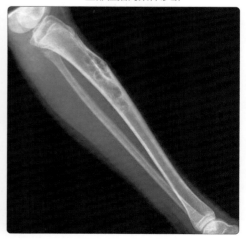

（左图）有时具体病例较难判断是软组织肿瘤侵犯骨还是骨肿瘤侵犯软组织。如骨膜被顶起则提示为骨原发。需要指出的是，骨肿瘤常侵犯软组织，但软组织肿瘤偶也可侵犯骨，后者多较局限，常显示为骨皮质缺损性改变。（右图）胫骨是造釉细胞瘤最常见的部位。

- □ MR T_1 加权呈低信号（暗）
- □ MR T_2 加权呈高信号（亮）
- 透明软骨呈结节状生长，大小从几毫米到几厘米不等
  - □ 低级别软骨肿瘤结节较高级别软骨肿瘤结节小
  - □ 有时候 MR 上可直接看到结节
  - □ 结节的占位效应可通过对相邻骨的影响被识别出来（骨内膜扇贝样改变）
- 结节表面出现矿化并包裹非矿化中心，形成字母 O 形（完整包裹时）或 C 形（局部包裹时）
- 软骨（除高级别肿瘤外）相对无血管成分，仅在结节表面显示对比增强
- 恶性转化（或去分化）可能导致结节形态的丧失和矿化的重吸收
- ○ 脂肪
  - CT 呈特征性的低密度，MR T_1 呈高信号
  - 很多含脂肪的肿瘤含有其他组织成分，需要特殊影像学手段来识别脂肪成分
  - 肿瘤发生恶性转化或去分化时可导致病变在影像学上失去脂肪特征
- ○ 血管
  - 在影像上偶尔可见大血管，可使病变表现变得更为复杂
  - 血管瘤和一些低级别血管性肿瘤常含有可见的脂肪成分
  - 有时可看到静脉石（有环形钙化的静脉血栓），但并不常见
  - 低级别血管性肿瘤的特点是与先前存在的骨小梁交织在一起
    - □ 导致从正面或侧面时形成小梁状，轴位时形成星空样改变
  - 血管肿瘤即便为良性也会"僭越"解剖学边界
    - □ 如骨血管瘤经常侵犯周围软组织，这对于其他良性肿瘤来说则十分不寻常
- ○ "囊性"间隙
  - CT 上常呈水样密度影，T_1 呈暗信号而 T_2 呈亮信号
  - 单纯囊肿表现为均匀一致的信号强度
  - "复杂"囊肿如动脉瘤样骨囊肿（ABC）或囊性坏死通常显示非囊性部分
  - 囊性部分对比增强时通常不被强化，但囊壁会显示强化
- 生长方式
- ○ 大小
  - 恶性肿瘤通常比良性肿瘤大，大多数良性骨肿瘤直径 < 3~5cm
  - 也有例外，如骨巨细胞瘤和纤维瘤病在就诊时体积就比较大
- ○ 边缘
  - 显示肿瘤与周围组织之间的相互作用（是否为推挤正常组织，或引起周围组织降解，或直接浸润）

- ○ 骨病变有 3 种类型的边缘
  - 地图样
    - □ 病变与周围骨分界清楚
    - □ 意味着生长速度足够慢，使得病变范围内的所有骨质均被破坏
    - □ 意味着是良性或为低级别生物学行为
    - □ 惰性较强，或静止性病变可能被硬壳包围
    - □ "扩张性"或"膨胀性"病变通常呈地图样，主要是由于肿瘤受骨膜所限制
  - 虫蚀样
    - □ 多个小溶骨区，被残留的宿主骨所分隔
    - □ 一种高级别特征，提示病变生长迅速，在肿瘤的进展性边缘残留宿主骨
  - 渗透性
    - □ 病变在骨内呈穿透性生长，包括累及原有结构
    - □ 可无骨质破坏或轻微得看不见
    - □ 是侵袭性最高的类型
    - □ 令放射影像学家望而生畏的不仅是由于该类病变提示为具有高级别的生物学行为，而且由于病变无骨质破坏则难以被识别出来
  - 有软组织的边缘可能与骨边缘略为不同，许多骨内表现为侵袭性的肿瘤具有地图样或"推挤性"的软组织边缘
- ○ 形状
  - 病变的形状偶尔可成为诊断的重要线索
  - 大多数肉瘤增大呈球形或椭圆形
  - 少数肉瘤有沿筋膜平面或交界面延伸的倾向
- 生理学
- ○ 在多种肿瘤中，血流是与肿瘤级别相关的特征，但很难被量化
- ○ 细胞的数量在某种程度上可通过磁共振的弥散加权成像来评估
  - 细胞较为丰富的组织抑制了水的扩散，具有较低的弥散系数，使其在弥散加权图像上形成暗区
  - 使用这种方法在区分脊索瘤和软骨肉瘤上获得了一些成功，但应被视作研究性工具
- ○ 葡萄糖代谢是 ^{18}F- 氟代脱氧葡萄糖（FDG）PET 成像的基础
  - FDG 在糖酵解增加的区域聚集，可以用标准摄取值（SUV）来量化
  - 一般来说，恶性肿瘤的 SUV 值比良性肿瘤高，且摄取量与级别成正比
  - 这一点在比较既定类型肿瘤时尤其明显，如恶性软骨肿瘤的 SUV 值高于良性软骨，但比其他类型的肿瘤要低
  - 需要结合 PET 的信息和形态学特征综合评估

（二）分期

- 评估肿瘤的范围，包括大小、局部侵袭和远处转移
- 局部肿瘤范围通常用轴位成像来评估，特别是 MR，但有时也可用 CT 或超声

- 远处转移时需要全身的影像学检查
  - 同位素扫描
    - 特别是 PET 和 PET/CT
    - 有时候进行传统骨扫描
  - 越来越多的全身、低剂量 CT 和全身 MR 扫描
  - 胸部 CT 是评价肺的最佳方法
    - 胸部、腹部及盆腔（C-A-P）通常一起扫描
- 分期图像可协助病理学家了解切除标本的切缘情况
- 对外科医生来说分期非常重要，但对病理学家来说可能兴趣不大

（三）疗效评估

- 对肿瘤学或放射肿瘤学家来说最有意义，对于病理学家来说则希望通过图像去评估肿瘤坏死的比例
  - 不像听起来那么容易
    - 可能需要专门的影像学研究
- 部分引起混淆的常见原因
  - 对比增强
    - 早期强化代表血流入动静脉，是大多数肿瘤的特征
    - 完全无早期强化的动态增强成像与 90% 的组织学坏死高度相关
    - 随后，强化反映了病变内部总血管量的情况
    - 再往后的强化可能是由于往血管外组织弥漫所致
    - 在时间充裕的情况下，甚至坏死和囊腔都会强化
  - 大小
    - 很多肿瘤在治疗过程中不断缩小
    - 含有较多细胞外基质的肿瘤即便广泛坏死，体积

也变化不大或无任何改变
  - 矿化
    - 常见于化疗后；有助于外科医生确保切缘干净，但不提示肿瘤的活性程度
    - 可以是内部或围绕肿瘤形成骨化的"外壳"，或者两者同时发生
- 治疗效果和有效治疗的区别
  - 有效治疗是指对患者有好处的治疗（如无病生存或预期寿命）
    - 如果能使症状缓解，那么治疗就是有效的，无须用影像学来评估
  - 一般公认的衡量标准是治疗使得肿瘤坏死率达 90%
    - 这一标准已得到验证，但适用于更多类型的肿瘤，而不是那些已有证据的
- 在治疗后可能出现的影像学特征中，只有动态成像上早期强化完全消失与 90% 的组织学坏死高度相关
- PET 活性衰减对疗效评估似乎很有价值，但仍需等待更多验证

推荐阅读

[1] Younis MH et al: Meta-analysis of the diagnostic accuracy of primary bone and soft tissue sarcomas by 18F-FDG-PET. Med Princ Pract. 29(5):465-72, 2020
[2] Costelloe CM et al: FDG PET/CT of primary bone tumors. AJR Am J Roentgenol. 202(6):W521-31, 2014
[3] Guinebretière JM et al: How to read a pathology report of a bone tumor. Eur J Radiol. 82(12):2092-9, 2013
[4] Larousserie F et al: The importance of radiographic imaging in the microscopic assessment of bone tumors. Eur J Radiol. 82(12):2100-14, 2013

影像学诊断的 4 个要点
• 可能性
• 组织类型
• 生长方式
• 生理学

影像学中常被识别的组织
• 骨
• 软骨
• 脂肪
• 囊和囊腔（包括囊性坏死）
• 血管

CT 衰减值的特征范围

范围的下限	范围的上限	成　分
无	−150	空气
−150	−50	脂肪
−10	20	水（和"水样"组织，如囊肿、黏液组织、软骨）
20	80	肌肉
75	125	致密胶原蛋白（肌腱、纤维软骨）
75	300	骨松质
800	2000	骨皮质
2000	无	金属

MR 亮度和组织类型（从最亮至最暗）

T_1 加权图像	T_2 加权图像
皮下脂肪、单纯的脂肪瘤	水（和"水样"组织，如囊肿、黏液组织、软骨）
脂肪化的骨髓、脂肪源性肿瘤	大多数肿瘤
大多数肿瘤	脂肪化的骨髓、脂肪源性肿瘤
水（和"水样"组织，如囊肿、黏液组织、软骨）	皮下脂肪、单纯的脂肪瘤
致密胶原蛋白	致密胶原蛋白
骨皮质	骨皮质
空气	空气

治疗效果与有效治疗

治疗效果在影像学的依据	有效治疗在影像学的依据
• 肿瘤体积缩小 • 边缘更为清晰 • 钙化增多 • 血供减少 • MR T_2 加权亮度减弱 • 内部结构损失	• >90% 坏死（组织学） • 动态成像中组织无早期强化现象 • 软组织占位完全退缩 • PET 成像中代谢活性可能降低

高分化骨

高分化骨

（**左图**）图示发生于胫骨下端前方的骨旁骨肉瘤（一个少见部位）。致密骨形成，可见骨小梁和骨皮质形成，提示高分化。（**右图**）为左图近景。

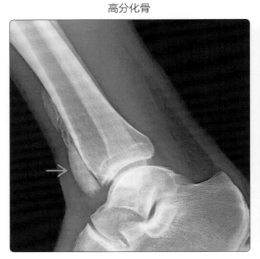

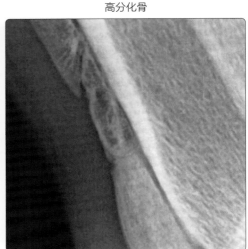

颌面骨肉瘤

低分化骨

（**左图**）骨分化不成熟，影像学上表现为模糊的云雾状无定形矿化区。（**右图**）图示另一例高级别骨肉瘤中的"蓬松"无定形骨➡️。

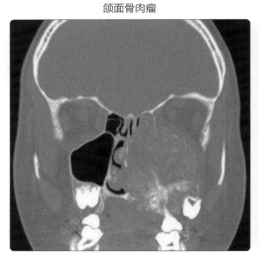

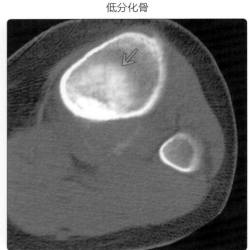

软骨结节（软骨瘤病）

结节表面的对比增强（软骨瘤病）

（**左图**）重 T_2 加权（水敏感）MR 图像示病变由结节➡️组成，每个结节的中央部分非常亮（高含水量）。（**右图**）此为 T_1 加权和对比增强的 MR 图像，所以图像的明亮区是成分的对比度所致。结节中央部分没有强化，但表面强化，提示血管呈周边分布➡️。

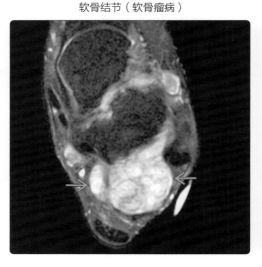

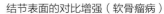
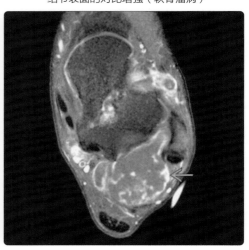

成熟软骨

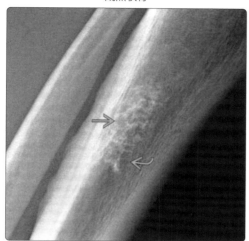

软骨的恶性转化

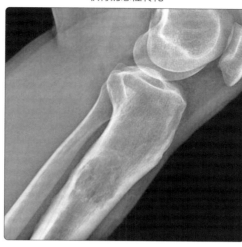

（左图）软骨的结节状轮廓可通过结节表面的矿化作用来识别，形成一组环状➡️或开环状➡️影像。（右图）胫骨的软骨肿瘤发生恶性转化，软骨矿化部分已被增大的恶性肿瘤所破坏。

骨脂肪瘤

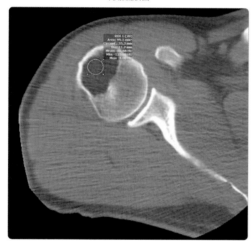

髂骨脂肪肉瘤

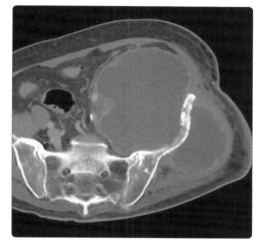

（左图）本例病变可以很容易地通过 X 线衰减来识别。病变内的平均 Hounsfield 值为 –66HU，显然属于成熟脂肪范围。（右图）骨内发生脂肪肉瘤非常罕见。本例病变由于其黏液性质表现为均匀的水密度，脂肪不能被识别出来。

滑膜血管瘤

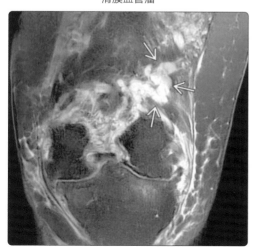

骨血管瘤

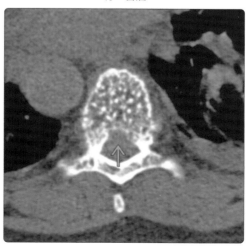

（左图）具有高信号的迂回管状结构代表扩张的血管➡️。与骨相比，这在血管肿瘤的软组织成分中更为常见。（右图）图中由于横断面上有许多骨小梁，因此呈现为星空现象。尽管是良性肿瘤，但侵犯了后部骨皮质，延伸至椎管内➡️。

（**左图**）肿瘤累及残留的垂直骨小梁中。注意当中非骨成分的衰减十分低，这是由于骨髓脂肪含量高，而且肿瘤累及椎体后部骨皮质➡。（**右图**）囊腔在 MR T$_2$ 加权上表现为均匀高信号。本例病变➡的一部分是纯囊性，与图中可见的局部囊状物⇨相比较。病变的另一部分具有其他的信号强度，提示不是一个单纯性囊肿➡。

骨血管瘤

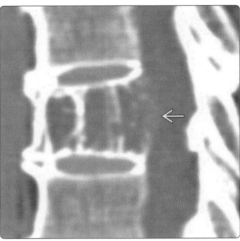

识别囊性结构

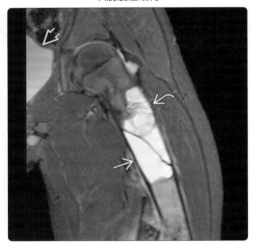

（**左图**）本例病变所在位置毋庸置疑。边界为硬化性边缘⇨。（**右图**）这种结构以溶骨区内散布残留骨为特点。

地图样边缘

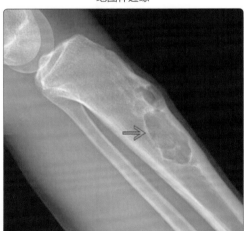

虫蚀样边缘

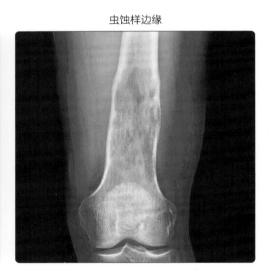

（**左图**）前一幅图的近景显示溶骨性破坏区域中呈线性分布的残留骨，提示肿瘤的生长速度足够快，所以肿瘤边缘骨质并未全部破坏。（**右图**）本例尤因肉瘤在 X 线片上几乎看不见，这是因为肿瘤在骨原有空间内蔓延，没有造成很大的破坏。唯一证明肿瘤形成的依据是形成了模糊的骨膜➡。

虫蚀样边缘

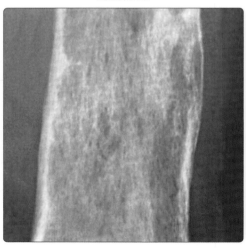

典型的渗透性边缘

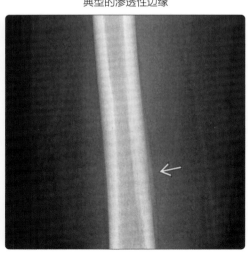

被骨肉瘤渗透的骨

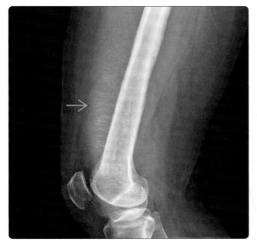

被骨肉瘤渗透的骨

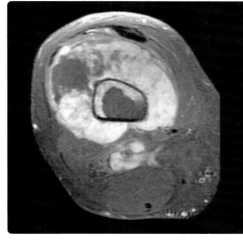

（左图）本例由于骨形成而可见肿瘤 ➡️。然而，股骨骨皮质并未见破坏。（右图）股骨虽然被一巨大占位所环绕，但其骨皮质完整保留，提示肿瘤通过哈弗斯系统，在不破坏骨皮质的情况下侵袭性生长。

淋巴瘤治疗前

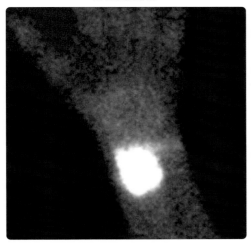

淋巴瘤治疗后

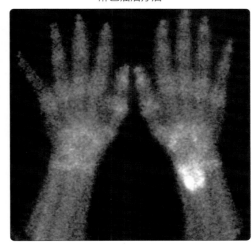

（左图）本例肿瘤在 PET 扫描上显示为非常"热"，提示葡萄糖的代谢水平非常高。（右图）经过 10 周化疗后，肿瘤代谢率显著下降。

尤因肉瘤化疗前

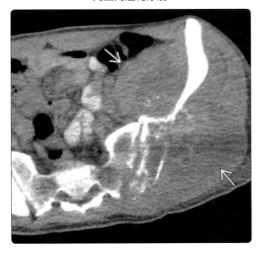

尤因肉瘤化疗后

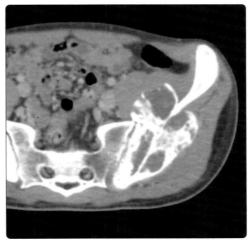

（左图）肿瘤累及髂肌和臀肌。隐约可见一大片低密度区 ➡️。（右图）经过 6 周化疗后，肿瘤显著缩小，并被骨膜新生的厚骨壳所包裹。

第三篇
良性成骨性肿瘤
Benign Bone-Forming Tumors

刘绮颖　译

骨岛 / 骨斑点症
Bone Island/Osteopoikilosis

一、术语
- 定义：发生于髓腔内的良性成骨性肿瘤，由皮质骨组成
- 同义词：内生性骨疣
二、临床特征
- 影像学上偶然发现
- 发生于青少年的大骨岛可能会被考虑为中央型低级别骨肉瘤
- 极少需要活检
- 多发性骨岛为骨斑点症
- 小的孤立性病灶以观察为主，大病灶或具有不典型特征者可能需要活检
三、影像学检查
- 最常见部位包括骨盆、股骨近端及肋骨

- 骨斑点症通常累及短管状骨的骨骺
- 直径一般不超过 1cm
- 具有毛刺状边缘且均匀高密度的病变，与周围的骨松质相融合
四、大体检查
- 质硬，实性，灰白色
- 病变周边与周围的骨松质相融合
五、显微镜检查
- 具有哈弗斯管的皮质骨
- 以板层骨为主，但局灶可为编织骨
- 骨斑点症中的骨岛与散发的孤立性骨岛形态一致
六、主要鉴别诊断
- 高分化骨肉瘤
- 硬化性转移灶

股骨头骨岛　　　　　　　　　　　　　　　股骨头骨岛

（左图）切除标本 X 线片显示骨股头骨岛，呈椭圆形，不透光，边缘呈星状，与邻近骨松质融合。（右图）大体照片显示骨头关节面下的骨岛。骨岛致密，灰白色，具有毛刺状边缘，与周围骨小梁融合。

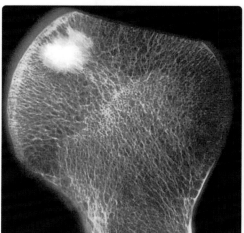
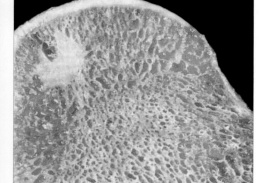

累及骨盆的骨岛　　　　　　　　　　　　　累及骨盆的骨岛

（左图）骨盆 X 线片显示均质密度的骨岛➡。毛刺状边缘为延伸出来的病变，与周围骨松质融合。（右图）骨岛➡的 CT 图示其密度与骨皮质相同。如果没有另外的横断面，则难以确定病变不含有溶骨成分，这是区分骨岛和其他恶性度更高的成骨性病变的重要特征。

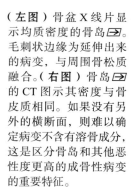
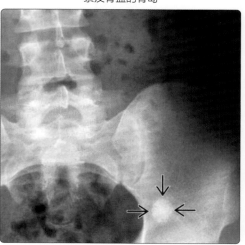
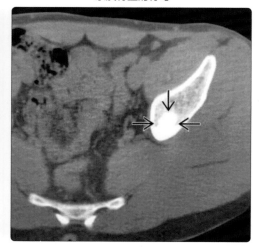

一、术语

（一）同义词
- 内生性骨疣
- 斑点状骨病

（二）定义
- 发生于髓腔内的良性成骨性肿瘤，由皮质骨组成
- 骨斑点症
  - 以多灶性（常有多个）骨岛为特征的综合征
  - 可能与 Buschke-Ollendorff 综合征和蜡泪样骨病样病变相关

二、病因／发病机制

肿瘤
- 骨岛病因不明
- 骨斑点症可能为常染色体显性遗传
  - 与位于 12q14 的 *LEMD3* 突变和功能缺失相关

三、临床特征

（一）部位
- 最常见部位为骨盆、肋骨与股骨近端

（二）表现
- 影像学偶然发现，且无症状
  - 较大骨岛可伴有痛感
- 儿童不常见
- 骨斑点症中的病变可逐渐增大或消退

（三）治疗
- 对影像学上典型的孤立性小病灶以观察为主
- 较大的病变或发生于青少年的病例可行活检以除外侵袭性更高的病变，如高分化骨肉瘤和见于成人的硬化性转移瘤

（四）预后
- 极好
- 不发生恶性转化

四、影像学检查

（一）一般特征
- 部位
  - 成人中，发病率分别为骨盆（1.0%）和肋骨（0.5%）
  - 管状骨的骨骺
  - 骨斑点症呈双侧对称分布在管状骨的干骺端和骨骺
    - 任何骨都可受累，包括跗骨和腕骨
- 大小
  - 通常直径 < 1cm
  - 偶见直径数厘米的巨大骨岛

（二）X 线
- 小，椭圆形

- 椭圆长轴通常与骨的机械性压力相平行，符合 Wolff 定律
- 单个或多个
- 较大的病变可能直接与骨内膜延续或以骨内膜表面作为基底；不累及骨皮质，且不引起骨膜反应
- 均质不透光性，边缘呈毛刺状，并与周围骨松质相融合

（三）MR
- T_1 加权和 T_2 加权呈低信号（暗），与正常骨皮质相似

（四）CT
- 髓腔内小的星状病灶，具有皮质骨的特征

（五）骨扫描
- 在同位素骨扫描上可显示出活性

五、大体检查

一般特征
- 质硬，实性，灰白色；病变周边与周围的骨小梁相互延续，形成影像学上不规则的毛刺状边缘

六、显微镜检查

组织学形态
- 由皮质骨组成，含有哈弗斯管
- 以板层骨为主，但局灶可为编织骨
- 表面覆盖的骨母细胞呈扁平静止状
- 骨细胞较小且形态温和
- 骨斑点症中的骨岛与散发的孤立性骨岛形态一致

七、辅助检查

遗传学
- 骨斑点症由 *LEMD3* 功能丧失型突变所致

八、鉴别诊断

（一）高分化骨肉瘤
- 浸润性，由增生的轻度异型梭形细胞和编织骨组成

（二）硬化性转移瘤
- 常见于成人，含有组织学恶性细胞

九、诊断清单

（一）临床相关病理特征
- 多发病灶需与成骨性的转移瘤相鉴别，多发性骨岛多见于骨斑点症

（二）病理解读要点
- 病变位于髓腔内，皮质骨，以板层骨结构为主

推荐阅读

[1] Wordsworth P et al: Melorheostosis and osteopoikilosis: A review of clinical features and pathogenesis. Calcif Tissue Int. 104(5):530-43, 2019

肩胛骨骨岛

圆形骨岛

（左图）肩部 CT 显示肩胛骨的冠状突底部上有一个非常大的骨岛➡。病变均质且致密，紧邻骨皮质但不浸润或逾越骨皮质。（右图）圆形骨岛➡的病变在 MR 图像上呈一致性低信号影，紧邻但不浸润或逾越骨皮质。骨化病变相邻的骨髓是完全正常的。

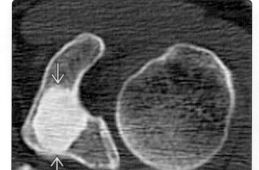
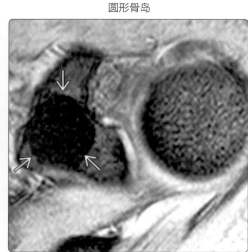

脊椎骨岛

脊椎骨岛

（左图）椎体中央部位的骨岛具有特征性的改变：密度均匀一致及毛刺状边缘➡。病变周围的骨松质无明显异常，骨皮质也未受影响。（右图）图示椎体上巨大的骨岛➡几乎占据了整个椎体。此时病变可因其巨大的体积在同位素骨扫描中显示摄取增高。在其他方面与经典的骨岛相似。

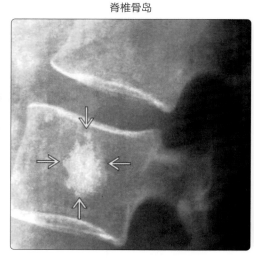
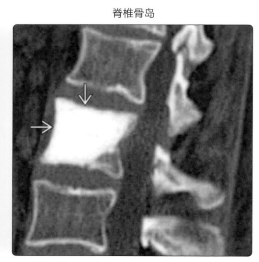

均质放射密度影

均质放射密度肿块

（左图）骶骨轴位 CT 显示骶骨翼前方一圆形均质放射密度影。病变略呈放射状，具有骨皮质密度，与旁边的骨皮质融合。（右图）对应的冠状位重建 CT 显示该骨岛形状不规则，与邻近骨皮质融合。

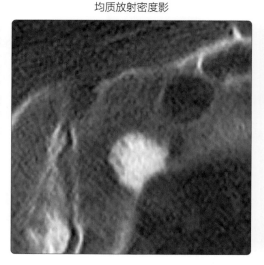
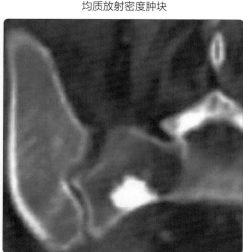

股骨内大骨岛

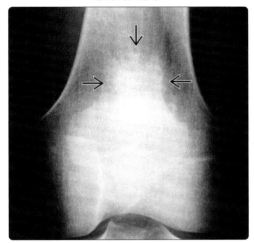

股骨内大骨岛

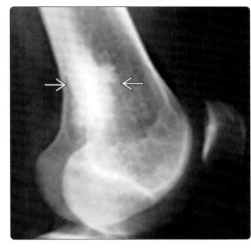

（左图）股骨远端的前后位 X 线片显示一个累及干骺端的大骨岛➡。注意近端有毛刺状边缘。在此病例中，可见病灶外形显著的拉长，提示为对机械力的应变。（右图）股骨远端的侧位 X 线片显示骨后部有一大骨岛➡。病变似乎以骨内膜表面为基底，延伸至骨髓腔内。

股骨内巨大骨岛

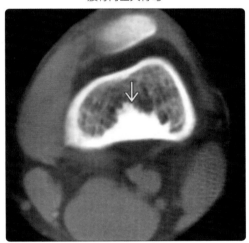

骨扫描

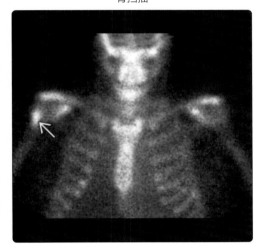

（左图）轴位 CT 显示股骨远端有一巨大骨岛➡，具有致密骨的均匀密度和毛刺状边缘。肿瘤的宽基底附着于后部骨皮质内膜表面。（右图）同位素骨扫描显示右侧肱骨近端外侧有少量摄取➡。少量的摄取可见于骨岛中，这是因为骨岛在积极形成骨，不应被视为恶性肿瘤的特征。

肱骨近端较大骨岛

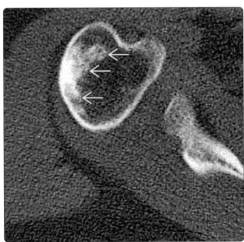

肱骨内骨岛

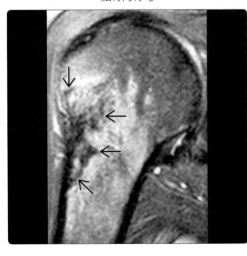

（左图）CT 显示肱骨近端的一个大骨岛➡。病变呈偏心性，与骨皮质内膜表面相邻，并以不规则方式延伸至骨髓腔内。（右图）冠状位 MR T_1 加权显示肱骨内骨岛呈均质低信号强度➡。骨岛基底部位于骨皮质内表面，边缘不规则。附近的骨髓无明显异常。

（左图）冠状位重建 CT 显示髂骨内有 3 个小骨岛。每个骨岛都呈圆形，具有骨皮质密度，并且局灶呈星状结构。在骨斑点症病例中会显示出更多的骨岛。（右图）肋骨与邻近肋软骨大体照片。一个细长、致密的灰白色骨岛填充了受累的髓腔段➡。邻近的骨皮质和肋软骨未见异常。

多发性骨岛

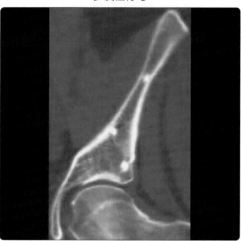

肋骨内骨岛

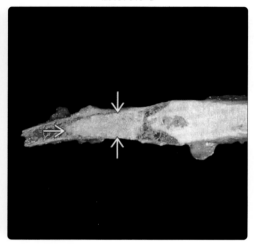

（左图）膝关节的前后位 X 线片显示骨斑点症的典型特征。大量的小骨岛对称性地分布于关节旁和干骺端等处。尽管数量多，但每个病变都具有骨岛典型的特征。（右图）骨斑点症的前后位 X 线片显示多个骨岛累及短管状骨的骨端。细小的病变成簇聚集在骨末端。

骨斑点症

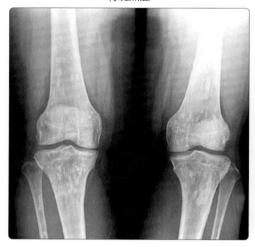

骨斑点症

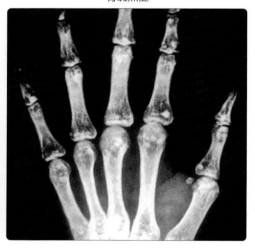

（左图）髋关节冠状位重建 CT 显示多个小骨岛，分布于关节旁和干骺端。每个病变均与孤立性骨岛无法区分。（右图）MR T₁ 加权显示一例骨斑点症患者的膝关节处有多个小骨岛，大小一致，呈椭圆形，均质密度。每个病变均与孤立性骨岛无法区分。

骨斑点症

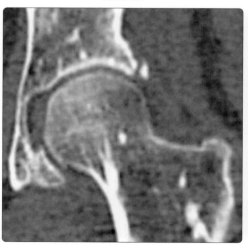

骨斑点症

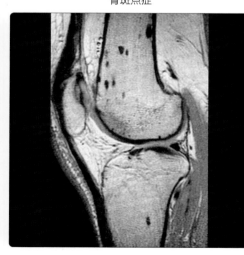

偶然发现的骨岛

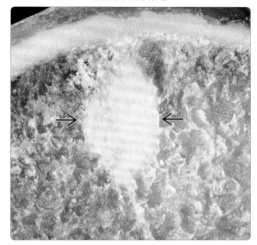

全景切片

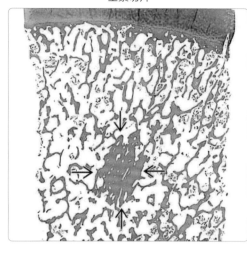

（左图）图示偶然发现的股骨头骨岛➓大体标本。肿瘤位于关节软骨下，与周围骨小梁融合，邻近黄骨髓无特殊异常。（右图）低倍镜下显示位于股骨近端髓腔内的骨岛➓。由骨皮质组成，与周围骨小梁相融合。

哈弗斯系统

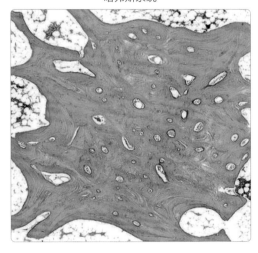

与骨小梁融合

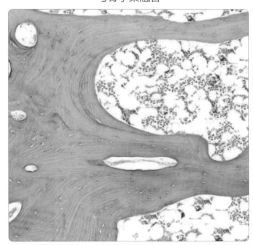

（左图）图示多个散布在骨岛中的哈弗斯系统。骨岛与邻近的骨髓界限分明。（右图）此例骨岛主要由板层状骨皮质组成，与周围骨小梁融合。骨细胞细小，骨表面衬覆不明显的骨母细胞。

骨岛周边

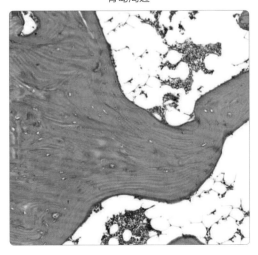

骨斑点症

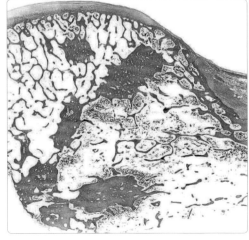

（左图）HE染色显示骨岛周边与邻近骨小梁过渡和融合。可为编织骨和板层骨，与周围脂肪和骨髓界限分明。（右图）一例骨斑点症患者股骨头切除标本显示髓腔内有多个骨岛。这些病灶呈圆形至卵圆形，且大小不一，边缘不规则，呈毛刺状。

骨 瘤
Osteoma

诊断要点

一、术语
- 骨瘤（osteoma，OS）：由骨皮质构成的良性骨表面肿瘤

二、临床特征
- 通常为小的孤立性病灶
- 常无症状，偶然发现
- 多发生于颅面骨
- 罕见于附肢骨
- 多发性病变提示 Gardner 综合征的可能
- 无症状病变以观察为主
- 有症状病变可行保守性切除

三、影像学检查
- 小且为均质性放射密度
- 边缘清晰，伴有骨膜反应
- 椭圆形至拱圆形，有宽基底附着于骨皮质表面

- 其下方骨皮质不受累

四、大体检查
- 直径多 < 2cm；圆形、灰白色，质硬
- 类似于与之融合的骨皮质

五、显微镜检查
- 主要由板层骨混杂部分编织骨组成
- 骨具有骨皮质结构
- 少数 OS 由小梁骨形成
- 病变内骨母细胞和骨细胞通常不明显

六、诊断清单
- 形成良好的骨皮质与温和的细胞形态可将 OS 与骨肉瘤区分开来
- 完整骨皮质，无软骨，可除外骨软骨瘤
- 病变细胞密度低，不支持骨化性肌炎
- 蜡泪样骨病和骨瘤在组织学上相似

腓骨骨瘤

长骨骨瘤

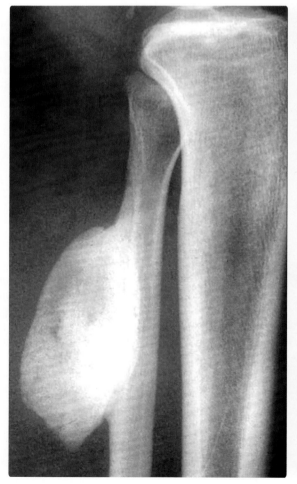

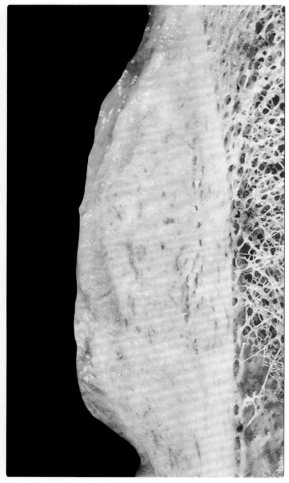

小腿近端 X 线片显示腓骨近端表面有一个高密度骨性占位。肿块近端有一厚三角形骨膜骨沉积。

骨瘤由坚硬、高密度的致密骨组成，以宽基底附着于下方的骨皮质。在骨瘤近端和远端可见三角形的骨膜下骨。

一、术语

（一）缩略语

- 骨瘤（osteoma，OS）

（二）同义词

- 纽扣 OS；象牙质样外生骨疣
- 腭隆凸和下颌骨隆凸

（三）定义

- 由骨皮质构成的良性骨表面肿瘤
  - 少数由小梁骨构成（梁状 OS）

二、临床特征

（一）流行病学

- 发病率
  - 鼻旁窦 OS：3%～4%
  - 尸检中颅骨 OS：4%～5%
  - 约占原发性骨肿瘤活检的 0.03%
- 年龄：最常见于 30—60 岁
- 性别：无差异

（二）部位

- 最常见于颅面骨
  - 通常位于额骨和筛窦（75%）
  - 蝶窦、颅骨、颌骨
- 罕见于附肢骨
  - 长管状骨
    - 股骨和腓骨最常见

（三）表现

- 生长缓慢，病变小；常为偶然发现
- 大病灶：症状与解剖部位相关
  - 窦肿瘤：阻塞和黏液囊肿
  - 眼眶肿瘤：眼球凸出和视力障碍
  - 口腔肿瘤：影响牙齿和咀嚼
  - 附肢骨肿瘤：可触及质硬肿块
- 常为孤立性
  - 多发性肿瘤可见于 Gardner 综合征

（四）治疗

- 观察
- 单纯切除

（五）预后

- 极好，不复发

三、影像学检查

（一）一般特征

- 骨表面均质放射密度病变，与软组织界限分明
- 卵圆形，宽基底附着于骨皮质
- 沿着附着部位边缘可有致密骨膜反应

（二）MR

- T_1 和 T_2 加权图像为低信号强度
  - 病变在对比下不增强

（三）CT

- 界限清楚、等骨皮质密度的表面占位

（四）骨扫描

- 可显示增多或无示踪剂摄取

四、大体检查

一般特征

- 直径多 < 2cm
- 卵圆形，圆形，或半球形
- 质硬，灰色至灰白色
- 类似于与其融合的骨皮质
- 可有三角形的骨膜下反应性骨包绕骨皮质附着部位

五、显微镜检查

组织学特征

- 混杂的板层骨和编织骨，含有哈弗斯系统
- 少数情况下由小梁骨构成
- 生长中病变可含有纤维成分，类似于纤维骨性肿瘤
- 衬覆骨的骨母细胞不明显，呈细长状
  - 生长中病变衬覆代谢活跃的胖圆形骨母细胞
    - 含有丰富的嗜酸性胞质，核远离骨形成表面
- 非活动性骨母细胞和骨细胞核小，圆形，深染，无核仁

六、辅助检查

（一）免疫组织化学

- 对诊断并不需要，骨细胞和表面骨母细胞表达 SATB2

（二）基因检测

- 散发性 OS 无遗传异常

七、鉴别诊断

成骨性病变

- 骨旁骨肉瘤
  - 含有显著的梭形细胞成分
- 皮质旁骨化性肌炎
  - 由富于细胞性骨松质构成
- 蜡泪样骨病
  - 蜡烛滴落形状
- 骨软骨瘤
  - 有软骨帽

八、诊断清单

病理解读要点

- 形成良好的骨皮质与温和的细胞形态可将 OS 与骨肉瘤区分开来
- 完整骨皮质和无软骨可除外骨软骨瘤
- 低细胞密度不支持骨化性肌炎
- 蜡泪样骨病和 OS 在组织学上相似

推荐阅读

[1] Green JT et al :Osteogenic tumors of bone. Semin Diagn Pathol.31(1):21-9, 2014

（左图）左大腿前后位片显示股骨内侧表面有一个高密度、轮廓清楚的骨化占位。在附着点近端和远端有骨膜黏附➡。（右图）CT 显示一个轮廓清楚、质地均匀的硬化性占位➡与股骨外骨皮质相邻，并且延伸至软组织。其下方骨皮质含有圆柱形透明带➡，其内含有分支到肿瘤的供血血管。

股骨骨瘤

股骨大骨瘤

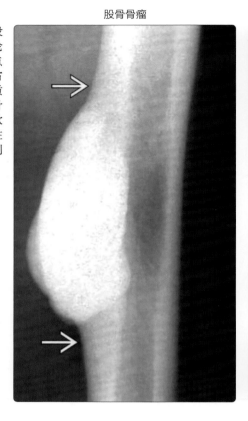

（左图）股骨 OS 矢状面大体照片。肿块与下方骨皮质悄然融合。注意肿瘤两旁骨皮质被反应性、形成良好的骨所增厚➡。（右图）一位 Gardner 综合征患者的股骨前后位片显示 2 个细长的无蒂 OS。肿块凸出于骨皮质内侧和外侧面➡，与下方骨融合。

类似于骨皮质的骨瘤

Gardner 综合征中的骨瘤

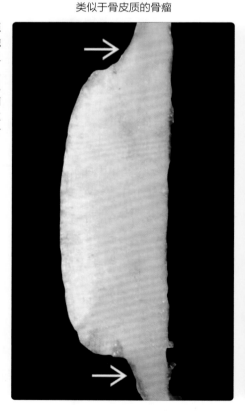

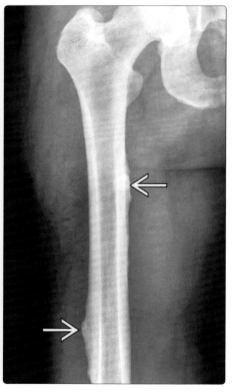

骨瘤推挤眼球

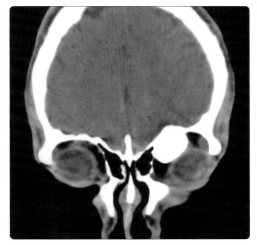

大理石样肿块

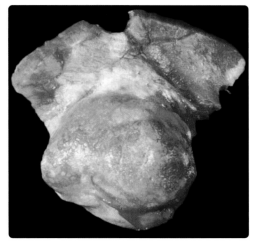

（左图）冠状位 CT 显示轮廓清楚、卵圆形、均质的硬化性 OS。肿瘤与眶顶外骨皮质相邻，凸向眶周软组织，使得眼球向下移位。底部骨皮质完整。（右图）切除的 OS 显示一个从骨皮质凸起的大理石样肿块。肿瘤被覆着一层半透明骨膜，肿瘤呈灰白色，质硬，界清。

鼻旁窦骨瘤产生黏液囊肿

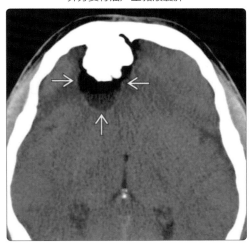

骨瘤所致的黏液囊肿

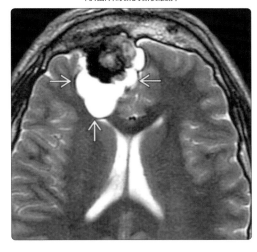

（左图）轴位 CT 显示一个等高密度的 OS，从颅骨内板凸入额叶。注意低密度区为额叶旁边包绕病变形成的黏液囊肿 ➡。（右图）轴位 MR T_2 显示大部分为低强度的混杂信号，凸出于颅骨内板。病灶旁可见一分叶状、高信号黏液囊肿 ➡。黏液囊肿压迫周围脑实质。

腭部骨瘤

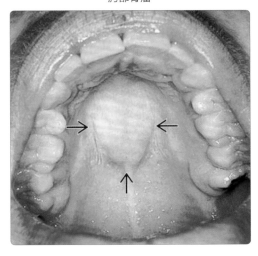

Gardner 综合征中的骨瘤

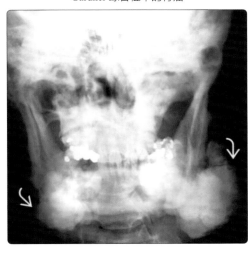

（左图）位于口腔中线黏膜下呈卵圆形突出的灰白色病变 ➡。黏膜完整且呈半透明状。（图片由 T. Dodson, MD 惠赠）（右图）Gardner 综合征患者下颌骨前后位片。多个巨大分叶状的 OS 起自于双侧下颌骨表面 ➡。这些高密度的肿块与周围软组织分界清楚。

（左图）一例前额 OS 在手术中显露出小且圆的珠白色病变。肿瘤易于分离，与邻近软组织分界清楚，并可见含有血管的骨膜➡️覆盖在病变外沿。（右图）OS 具有骨皮质样结构。由编织骨和板层骨构成➡️。哈弗斯管散布于肿瘤之中➡️。

手术中的骨瘤

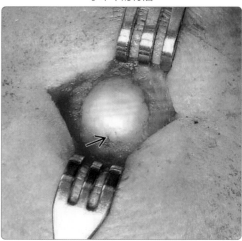

具有骨皮质样形态的骨瘤

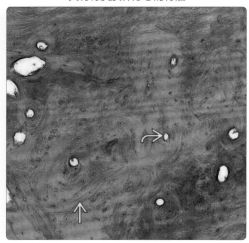

（左图）OS 同时具有编织骨➡️和板层骨➡️形态。衬覆在哈弗斯管表面的骨母细胞不显眼➡️，基质中的骨细胞细小且呈随机分布。（右图）OS 含有大小不一、形状各异的哈弗斯管➡️。表面衬覆的骨母细胞小，骨细胞多。一部分腔隙为黄骨髓所填充。

编织骨和板层骨

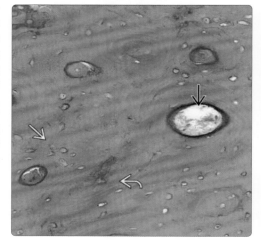

伴有哈弗斯管的骨瘤

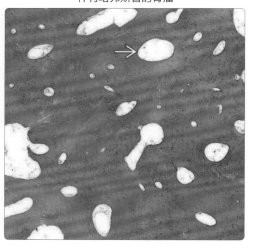

（左图）起自于颅骨内板的骨松质 OS 的大体照片。此双叶状肿瘤➡️具有海绵状外观，骨小梁之间充满了骨髓。（右图）颅骨的骨松质 OS 与下方内板融合。病灶表面有一层纤薄骨皮质，中央部分主要由板层状骨小梁相互连接构成。

颅骨上的多结节状肿块

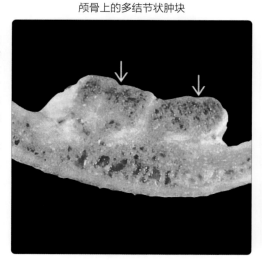

梁状骨瘤

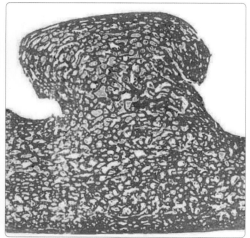

耳道骨松质骨瘤

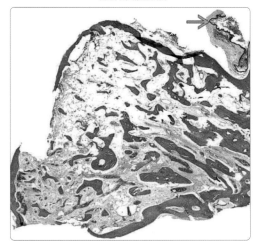

小梁骨构成的骨瘤

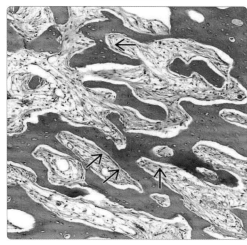

（左图）被覆表皮的耳道➡被下方球形骨松质OS推挤移位。肿瘤周边有一层纤薄骨皮质，覆盖被脂肪和纤维组织所包围的骨松质。（右图）骨松质OS示相互交接的骨小梁上有一层明显的骨母细胞➡。小梁骨之间为疏松纤维结缔组织。

骨髓包绕骨小梁

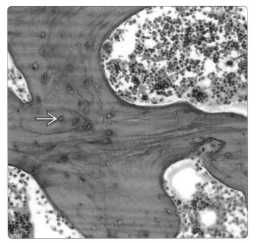

骨软骨瘤的帽

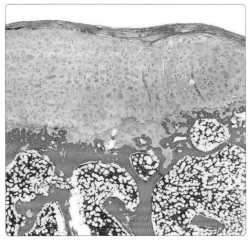

（左图）OS中相互交接的骨小梁由胶原纤维构成，呈板层状排列。表面的骨母细胞不明显。骨细胞➡细小。髓腔内充满造血成分。（右图）骨软骨瘤有一个透明软骨帽，类似于紊乱的骺板软骨。这一特征及肿瘤中央部分与原本的骨髓腔相延续的特点，使之与OS相区分。

骨化性肌炎

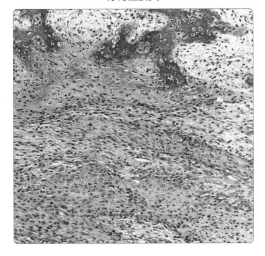

骨旁骨肉瘤

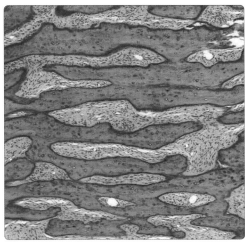

（左图）骨化性肌炎是富于细胞性病变，其内幼稚编织样骨样组织可与周边成熟骨相融合，有助于与OS相鉴别。（右图）骨旁骨肉瘤由条束状排列的轻度异型梭形细胞和略呈平行状分布的编织骨组成，可与OS相区分。

骨样骨瘤
Osteoid Osteoma

一、术语
- 良性的成骨性肿瘤，特点是体积小，有限性生长，典型疼痛模式，由骨母细胞环绕的编织骨骨小梁组成

二、临床特征
- 约占所有原发性良性骨肿瘤13%，占所有其他原发性骨肿瘤3%
- 发病高峰：5—25岁（76%）
- 位于长管状骨，特别是下肢，其次是脊柱后部附件和手足管状骨
- 表现为严重的局部疼痛，夜间加重，服用阿司匹林或非甾体抗炎药（NSAID）可缓解
- 诱发关节疼痛，类似原发性关节疾病
- 脊柱侧弯疼痛的最常见原因
- 首选治疗是射频消融，对部分患者进行手术切除

- 预后良好，因为病变不具有局部侵袭性，也不发生转移

三、影像学检查
- 直径不超过1～2cm
- 病变边缘清楚，呈圆形，有光泽，常含有不同量的中央矿化物
- 骨岛周围有骨膜下或髓质硬化区
- 骨扫描时摄取量增加

四、辅助检查
- S100和神经丝显示肿瘤内和邻近的神经纤维

五、主要鉴别诊断
- 骨母细胞瘤
- 骨内脓肿（Brodie脓肿）
- 应力性骨折

椭圆形放射性透光区

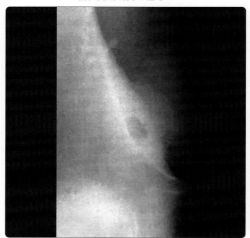

红白色肿瘤

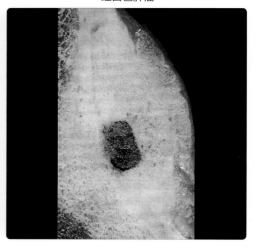

（左图）股骨远端前后位X线片显示干骺端内侧骨皮质表面有一骨样骨瘤。椭圆形肿瘤（骨岛）表现为一个细小透明点，中央有细微矿化，周围有厚骨膜新骨形成层。（右图）骨样骨瘤表现为界限清楚的椭圆形红色肿块，实性，出血性。肿瘤周围有一层厚反应性骨膜。

针穿活检标本

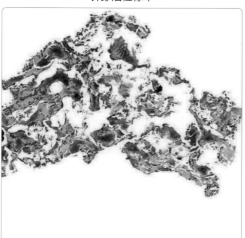

肥胖骨母细胞

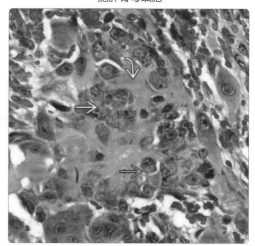

（左图）针穿标本显示很多相互连接的编织骨骨小梁，边缘有骨母细胞。人为因素使填充在骨小梁间的组织变形，显示为透明区。（右图）肥胖骨母细胞➡环绕编织骨⇨。部分骨母细胞核周有一个代表突出的高尔基体▱。细胞核有细小的染色质和明显的核仁，细胞质是亲水的。

一、术语

（一）缩略语

- 骨样骨瘤（osteoid osteoma，OO）

（二）定义

- 良性、成骨性肿瘤，以体积小、限制性生长、经典疼痛模式为特征，由围绕骨母细胞的编织骨骨小梁组成

二、临床特征

（一）流行病学

- 发生率
  - 占良性骨肿瘤 13%
- 年龄
  - 通常在青少年和年轻成人中发病
    - 发病高峰：5—25 岁（76%）
- 性别
  - 男：女 =（2～3）：1

（二）部位

- 长管状骨（75%）
  - 最常见于股骨近端
  - 骨骺端和干骺端（65%～80%），少见于骨骺
  - 骨膜下和骨皮质内（70%～80%），髓内（25%），关节内不常见
- 椎体（10%～14%）
  - 椎体后部附件（90%），体部（10%）
- 手足短管状骨（8%～10%）

（三）表现

- 严重的局部疼痛在夜间加重，阿司匹林或非甾体抗炎药（NSAID）可缓解
  - 前列腺素 E_2 和前列环素水平高
  - 骨母细胞过表达 COX-2
- 关节疼痛和渗出可类似关节疾病
- 指骨肿瘤形成的肿胀可类似感染
- 椎旁肌肉痉挛导致的疼痛性脊柱侧弯
  - 疼痛性脊柱侧弯的最常见原因
- 肿瘤位于骺板附近时引起骨过度生长
- 跛行和运动范围受限

（四）治疗

- 射频消融
  - 无须去除正常组织，门诊操作
- 刮骨术、磨骨、冷冻消融、超声治疗、切除
- 部分患者药物治疗和观察

（五）预后

- 好；局部复发率：0%～10%

三、影像学检查

（一）一般特征

- 溶骨性肿瘤（瘤巢），直径 1～2cm
- 边界清楚，中央局部矿化

- 被反应性硬化性骨和水肿围绕
  - 广泛的反应性改变类似侵袭性肿瘤，使病变变得模糊
- 通常为单发，很少为多发

（二）X 线

- 圆形，放射性透亮，中央矿化
- 周围常有硬化，可广泛

（三）MR

- T_1 加权图像上与骨骼肌等信号
- T_2 加权图像上，透明成分和周围水肿的信号强度增加

（四）CT

- 境界清楚，中央有矿化的小圆形，周边为反应性骨

（五）骨扫描

- 同位素明显摄取

四、大体检查

一般特征

- 圆形，境界清楚，砂砾感，呈暗红色，中央棕白色斑点
- 直径 < 2cm
- 周围有致密的硬化骨质

五、显微镜检查

组织学特征

- 杂乱无章、相互吻合的有骨母细胞围绕的编织骨
  - 肿瘤性骨可为片状或实性
  - 有些骨母细胞呈上皮样
- 骨小梁表面常有散在的破骨细胞
- 骨小梁之间的血管性间质含有疏松结缔组织

六、辅助检查

（一）免疫组织化学

- FOS 在大部分病例中呈强阳性表达

（二）遗传学

- 94% 病例显示有 *FOS* 重排

七、鉴别诊断

（一）骨母细胞瘤

- > 2cm，形态上与骨样骨瘤重叠

（二）骨内脓肿（Brodie 脓肿）

- 富含炎症细胞和肉芽组织

（三）应力性骨折

- 反应性编织骨在骨折骨架周围有序生长（非杂乱无章）

推荐阅读

[1] Franceschini N et al: What's new in bone forming tumours of the skeleton? Virchows Arch. 476(1):147-57, 2020

[2] Lam SW et al: Utility of FOS as diagnostic marker for osteoid osteoma and osteoblastoma. Virchows Arch. 476(3):455-63, 2020

[3] Amary F et al: FOS expression in osteoid osteoma and osteoblastoma: a valuable ancillary diagnostic tool. Am J Surg Pathol. 43(12):1661-7, 2019

[4] De Filippo M et al: Radiofrequency ablation of osteoid osteoma. Acta Biomed. 89(1-S):175-185, 2018

（左图）一个夜间腿痛加重的患儿的 X 线片显示骨皮质增厚区➡。硬化区域内有一个细微的椭圆形透明点，提示为骨样骨瘤➡。（右图）右髋关节的冠状位 MR T₂ 加权像显示骨表面有一个骨样骨瘤➡。肿瘤局部被广泛的髓内、骨膜和软组织水肿所掩盖➡（亮白色区域）。

骨皮质增厚

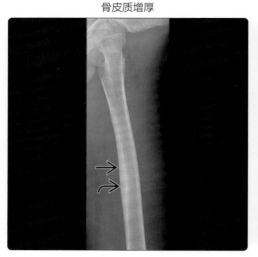

显著水肿

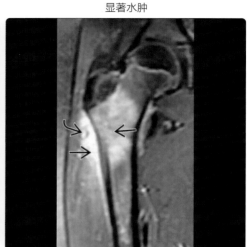

（左图）骨样骨瘤呈椭圆形，放射性透光，中央部分常有矿化现象➡。肿瘤累及骨皮质并显示骨膜下有大量的、形成良好的硬化性反应性骨➡形成。（右图）轴位 CT 显示在骨皮质内的骨样骨瘤，并促使骨膜下的髓腔内形成反应性新骨。肿瘤呈圆形，溶骨性且中央部位伴有一个小的矿化区。

椭圆形放射性透光区伴周围硬化

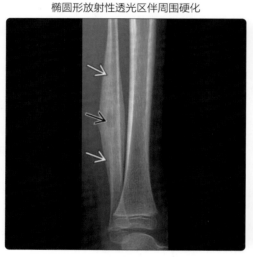

骨皮质内圆形肿瘤

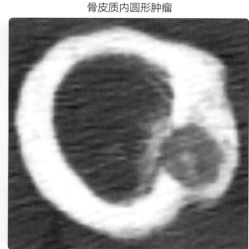

（左图）X 线片显示尺骨远端干骺端有一个骨样骨瘤。这个椭圆形的、界限清楚的溶骨性肿瘤➡位于一侧，累及骨皮质，周围有反应性新骨包绕➡。（右图）轴位 CT 显示骨样骨瘤的特征。肿瘤小而圆，呈溶骨性➡，中央有矿化现象，周围有丰富的骨膜下反应性骨形成➡。

偏侧性肿瘤

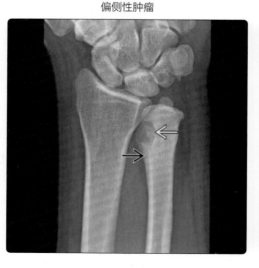

骨皮质内肿瘤

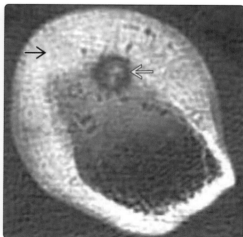

后部附件的骨样骨瘤

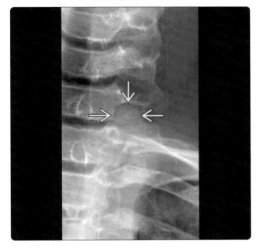

高摄取

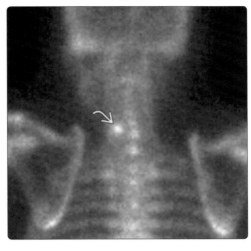

（左图）颈椎的前后位片显示 C_7 的左后部附件有一个圆形的骨样骨瘤➡。病变大部分为溶骨性，但可见少量模糊的中央矿化。（右图）同位素骨扫描（后视图）显示 C_7 左后部附件有一个细小的高摄取灶➡，代表骨样骨瘤。病变周围有一个较大但摄取不强的"光环"，代表组织的反应性改变。

椎弓根的肿瘤

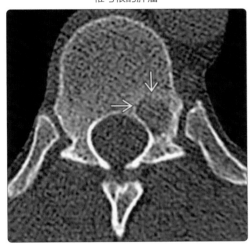

周围水肿

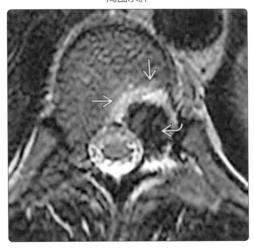

（左图）骨样骨瘤经常发生在脊柱的后部附件。在这个病例中，长方形的溶骨性肿瘤边界局限➡，累及椎弓根的底部。（右图）轴位 MR T_2 的压脂序列显示肿瘤➡周围有一圈明亮的水肿组织➡。骨样骨瘤常产生周围组织的水肿。

后部附件内呈圆形的肿瘤

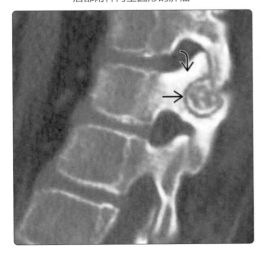

椎体的骨样骨瘤

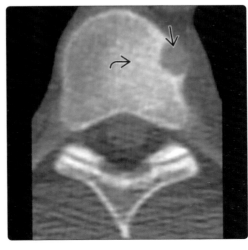

（左图）矢状位重建 CT 显示 T_{12} 后部附件的骨样骨瘤。病变直径为 1cm➡，内部有环状矿化，周围的椎弓根和关节面为致密的硬化➡。（右图）轴位重建 CT 显示偏侧性溶骨性肿瘤➡，周围有一圈硬化带➡。以椎体为中心的骨样骨瘤并不常见。

显著的硬化

髓内肿瘤

（左图）髂骨的轴位 CT 显示骨松质内有一个骨样骨瘤➷。它被非常致密的硬化骨所包围➴，与骨皮质的内膜融合在一起。很少或没有骨膜反应。（右图）股骨远端轴位 CT 显示一个完全位于髓内的溶骨性骨样骨瘤➴。这个位置相对不常见，当它发生时，骨膜反应可能很小。注意周围硬化的不规则边缘。

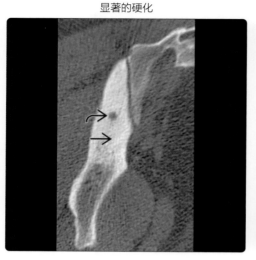
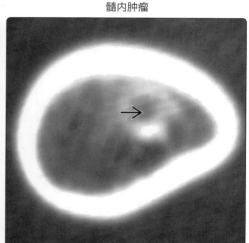

关节镜下的肿瘤

红白色边界清楚的占位

（左图）关节镜下的骨样骨瘤显示为圆形、隆起的红色肿瘤。肿瘤周围的白色组织是光滑的关节软骨。（右图）中央有一个棕白色的矿化区域。肿瘤一侧相邻的骨皮质因骨膜下反应性新骨而增厚。骨膜是完整的。

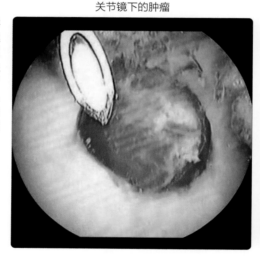
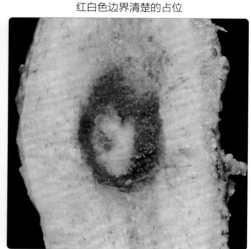

骨样骨瘤标本的 X 线片

累及骨皮质的肿瘤

（左图）图示骨皮质内骨样骨瘤的标本 X 线片显示一个小而圆的、有光泽的肿瘤，其中央有一个矿化区➴，与周围的反应性骨有明显的分界➴。受累的骨皮质被小梁化➴。（右图）长骨骨皮质内骨样骨瘤的横断面显示了圆形的、红白色的骨岛。病变有散在的白色区域，与周围的反应性骨质有明显的分界➴。一部分骨皮质未受累➴。

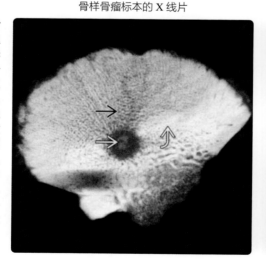
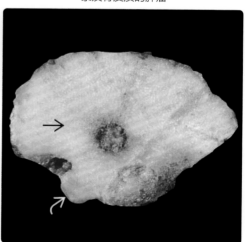

边界清楚的骨样骨瘤

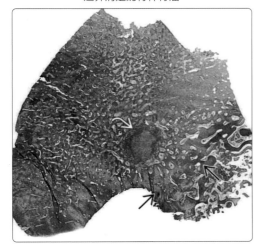

相连的骨小梁排列紊乱

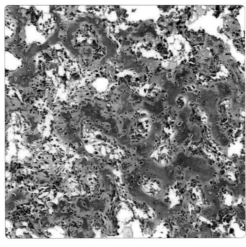

（左图）切除的骨样骨瘤的低倍视野显示，在骨皮质表面附近➡️有一个小而圆的骨岛➡️。病变周边被丰富的反应性骨质所包围。（右图）骨样骨瘤的骨小梁随机排列，胡乱地相互连接。大的骨母细胞环绕着编织骨表面，骨小梁间的空隙含有松散的纤维血管组织。

骨母细胞包绕

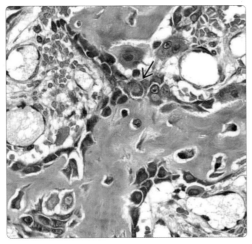

骨样骨瘤中的成片状骨

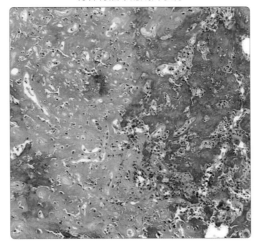

（左图）大的骨母细胞➡️在骨样骨瘤的骨表面边缘围绕。骨小梁间充满了血管丰富的疏松结缔组织。（右图）骨样骨瘤由片状的骨基质组成，包裹着产骨的细胞。基质的颜色从粉红色到紫色，取决于其矿化状态。肿瘤性基质不包裹原有的骨小梁。

骨样骨瘤中的软骨

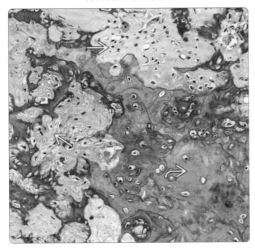

FOS 免疫组织化学

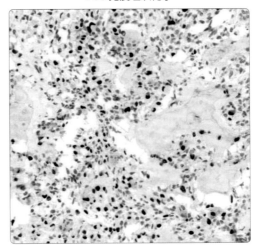

（左图）一些骨样骨瘤很少有软骨作为基质的一部分。在这个例子中，嗜碱性软骨➡️是局灶性矿化的，与肿瘤➡️的嗜酸性编织骨相邻。（右图）FOS 的免疫组织化学显示，许多（但不是所有）衬附在骨表面的骨母细胞是阳性的。非肿瘤细胞为阴性。

骨母细胞瘤
Osteoblastoma

一、临床特征
- 良性，＞2cm 的成骨性肿瘤
- 年轻人，男性占多数，男：女为 2：1
- 常见于管状骨和脊柱后部附件
- 表现为疼痛和肿胀，部分脊柱病变有神经系统症状
- 通过刮骨或全切治疗
- 预后良好，局部复发率为 20%

二、影像学检查
- 膨胀性、界限清楚，混合溶骨性和成骨性伴边缘硬化

三、大体检查
- 边界清楚，砂砾感，棕白色，暗红色肿块
- 通常大小为 2～5cm

四、显微镜检查
- 与周围残留和反应性骨分界清楚
- 有杂乱无章相互交替的骨小梁或由显著的代谢活跃的骨母细胞围绕的片状编织骨组成
- 骨小梁之间为疏松、富于血管的纤维结缔组织
- 变异形态包括软骨，上皮样骨母细胞，退行性细胞核和动脉瘤样骨囊肿改变

五、主要鉴别诊断
- 骨样骨瘤
- 动脉瘤样骨囊肿
- 骨母细胞瘤样型骨肉瘤

溶骨性骨母细胞瘤

边界局限的骨母细胞瘤

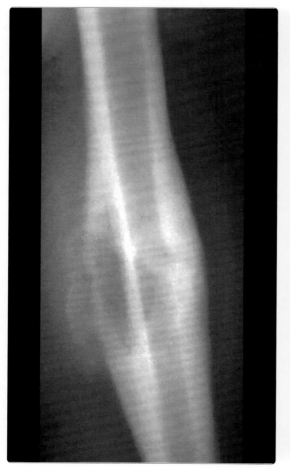

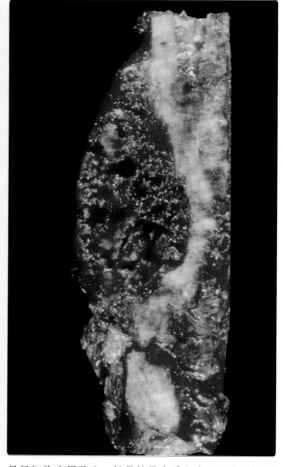

肱骨的 X 线片显示，肱骨骨干中段有一个被实性骨膜新骨包围的溶骨性骨母细胞瘤。它累及骨膜周围软组织，该处可以看到云雾状的肿瘤性骨化现象。

骨母细胞瘤累及这一长骨的骨皮质和表面。边界局限的肿瘤呈椭圆形、红色，有斑点样的棕白色病灶，对应为富含肿瘤骨的区域。

一、术语

（一）缩略语
- 骨母细胞瘤（osteoblastoma，OB）

（二）同义词
- 巨大骨样骨瘤

（三）定义
- 良性成骨性肿瘤，＞2cm，由骨母细胞衬附的编织骨骨小梁所组成

二、病因／发病机制

病因学
- 肿瘤性，驱动基因异常

三、临床特征

（一）流行病学
- 发生率
  - 不常见，占原发性骨肿瘤的1%
- 年龄
  - 青少年和年轻成人（20—40岁）
    - 75%诊断时年龄＜25岁
- 性别
  - 男：女 = 2：1

（二）部位
- 最常见于管状骨
  - 约60%出现在附肢骨上
    - 管状骨的骨干干骺端
    - 皮质65%，髓腔35%
    - 股骨12%，胫骨10%，足踝骨9%
- 中轴骨常受影响
  - 30%出现在脊柱上
    - 后部附件，如椎板、椎弓根；其次是椎体
    - 颈椎＞腰椎＞胸椎＞骶椎

（三）表现
- 疼痛、肿胀、活动范围减少
- 脊柱肿瘤：瘫痪、偏瘫、截瘫

（四）治疗
- 刮骨或有选择的整块切除

（五）预后
- 刮骨：20%的病例会复发；恶性转变非常罕见

四、影像学检查

（一）X线
- 膨胀性、边界清楚，椭圆形的溶骨性和成骨性占位
  - 周围有光晕，中心有矿化
  - 少数病例边缘不明确
- 骨膜反应性骨；实性、板层状或棘状圆形

（二）MR
- 边界清晰的肿块，在T_1上呈低至中等的信号强度，在T_2上呈中等至高的信号强度

（三）CT
- 膨胀性，溶骨性和硬化性占位，边界局限，周围有反应性骨

（四）骨扫描
- 射线图上有强烈的摄取

五、大体检查

（一）一般特征
- 孤立性，边界清楚，棕白色、暗红色、砂砾感，罕见多灶／多中心性
- 10%的病例显示明显囊性变
- 骨膜反应性骨壳

（二）大小
- 2～20cm，大多数为3～5cm

六、显微镜检查

组织学特征
- 分界清晰
- 骨小梁排列紊乱，相互连接，呈片状形态
  - 编织骨边缘有胖钝的骨母细胞和散在的破骨细胞
- 血管结缔组织填充骨小梁间隙
- 散在的核分裂，无病理性
- 偶有类似于动脉瘤样骨囊肿的囊性改变
- 75%上皮样骨母细胞：侵袭性OB
  - 大、多边形，丰富的嗜酸细胞质，泡状核，突出的核仁
- 软骨样变异型（5%）含有透明软骨
- 假恶性：退行性的大、空泡状的细胞核，核深染

七、辅助检查

（一）免疫组织化学
- FOS在60%～83%病例中阳性表达，FOSB在5%病例中阳性表达

（二）遗传学
- *FOS*重排常见，*FOSB*重排少见

八、鉴别诊断

（一）骨样骨瘤
- ＜2cm，特征性临床症状

（二）动脉瘤样骨囊肿
- 缺乏紊乱相连的编织骨骨小梁

（三）骨母细胞瘤样型骨肉瘤
- 浸润性生长模式

九、诊断清单

病理诊断要点
- 边界清楚：肿瘤骨被骨母细胞包绕

推荐阅读

[1] Franceschini N et al: What's new in bone forming tumours of the skeleton? Virchows Arch. 476(1):147-57, 2020

（**左图**）前后位骨扫描显示 T_2 左侧有一个小的椭圆形同位素高摄取病灶➡。（**右图**）CT 显示穿过椎弓根和椎板的骨母细胞瘤，呈膨胀、椭圆形肿块，内含有细腻骨化➡。肿瘤压迫椎管。沿着脊柱板表面和棘突底部可见厚骨膜反应➡。

骨扫描摄取活跃

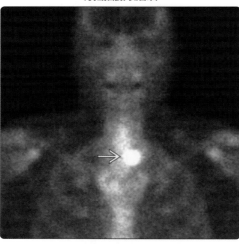

骨母细胞瘤使骨膨胀

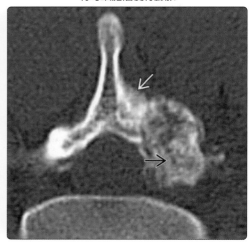

（**左图**）骶骨翼内有一个巨大的骨母细胞瘤➡，在 X 线片上难以辨认。肿瘤呈混合溶骨性和成骨性，边缘清晰。（**右图**）相对应的轴位 CT 显示混合性溶骨性和成骨性圆形肿瘤➡，含有细腻矿化。

骶骨翼不明显的肿瘤

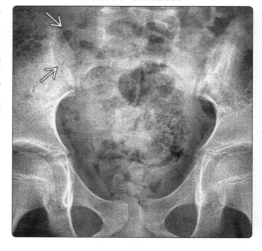

骶骨巨大骨母细胞瘤

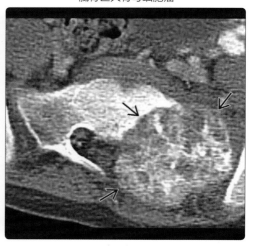

（**左图**）下颌骨骨母细胞瘤轴位 CT 显示前联合部分有一界限清楚的溶骨性病变。肿瘤内部模糊的骨化，周围围绕骨膜新骨形成的骨壳➡。（**右图**）下颌骨骨母细胞瘤的三维重建 CT 显示一个累及瘤体下缘的溶骨性病变，导致骨膜不规则隆起➡，此前已拔除数颗牙齿。

骨母细胞瘤使下颌骨膨胀

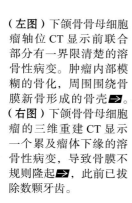
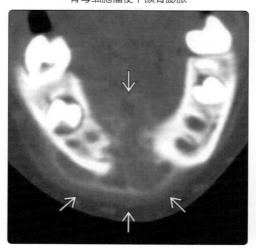

下颌骨的骨母细胞瘤

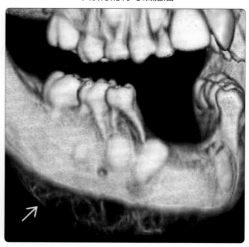

骨膜下骨母细胞瘤

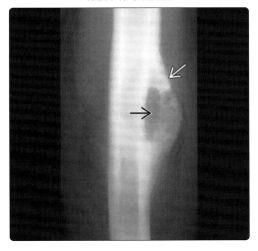

骨膜下骨母细胞瘤

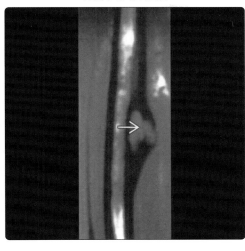

（左图）肱骨 X 线片显示骨干中段溶骨性骨母细胞瘤➡，周围围绕骨膜新骨➡。肿瘤累及骨膜周围软组织，可见云雾状肿瘤性骨化。（右图）冠状位 MR T$_2$ 加权像显示干骺端骨皮质外表面骨母细胞瘤➡，并由骨膜骨所围绕。未见矿化现象。

骨母细胞瘤被反应性骨围绕

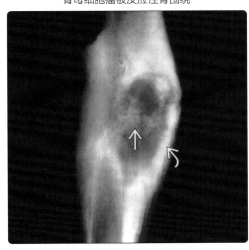

红色椭圆形骨母细胞瘤

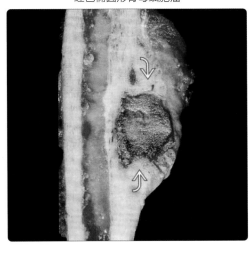

（左图）标本 X 线片显示一个起自于骨皮质的椭圆形溶骨性骨母细胞瘤。因无软组织覆盖，因此可以有很好的空间分辨率。肿瘤分界清楚，轻微矿化➡，并被反应性骨包绕➡。（右图）图示发生于表面的骨母细胞瘤。境界清楚的灰红色肿瘤被一层厚的反应性骨膜新骨包绕➡，髓腔内充满黄色脂肪。

大量反应性编织骨

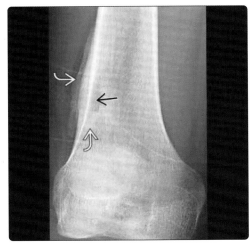

骨母细胞瘤越过骨皮质

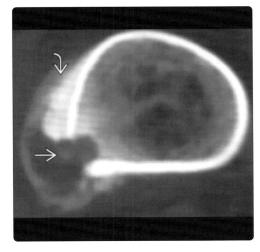

（左图）骨母细胞瘤位于股骨远端一侧➡。肿瘤呈境界清楚的卵圆形溶骨性病变。大量的反应性骨形成硬化带围绕肿瘤➡。（右图）相对应的轴位 CT 显示溶骨性肿瘤含有一小块中央矿化区➡，境界清楚的肿瘤周围有一个放射密度不均等的硬化区➡。

（**左图**）肱骨近端前后位 X 线片显示了一个异常巨大的浸润性骨母细胞瘤。肿瘤为溶骨性，有轻微矿化现象，累及骨干干骺端，以及周围软组织➡。（**右图**）MR T_2 加权像显示肱骨近端有一巨大骨母细胞瘤，并累及邻近软组织。软组织肿块吞噬了一部分骨皮质➡。低信号强度区域对应于骨化灶。

肱骨巨大骨母细胞瘤

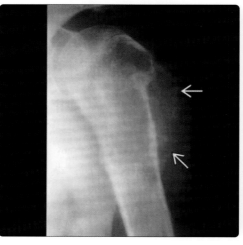

侵蚀骨皮质的骨母细胞瘤

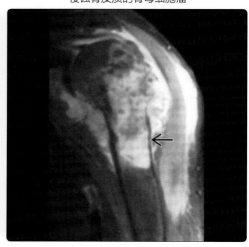

（**左图**）骨母细胞瘤横跨股骨远端骨骺、骨干和干骺端。椭圆形肿瘤➡呈溶骨性，有细小骨小梁。肿瘤境界清楚，边缘硬化➡。鉴别诊断包括骨巨细胞瘤。（**右图**）冠状位 MR T_2 压脂序列显示股骨远端有一个巨大椭圆形骨母细胞瘤➡。肿瘤呈结节状，信号强度不一。肿瘤境界清楚，周围有轻度水肿➡。

边缘清晰的骨母细胞瘤

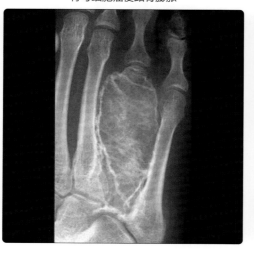

骨母细胞瘤具有异质性

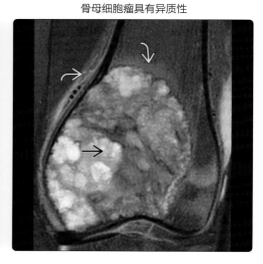

（**左图**）足部 X 线片显示第 4 跖骨内有一膨胀性生长的巨大髓内骨母细胞瘤。病变显示有轻微的磨玻璃样不透明改变，像是纤维结构不良的特征，提示微小的内部骨化。（**右图**）小腿和足部矢状位 MR T_1 加权像显示了一例罕见的多灶性骨母细胞瘤。胫骨远端前部➡和距骨➡有低信号和混合信号强度的椭圆形病变。

骨母细胞瘤使跖骨膨胀

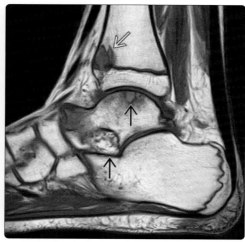

多灶性骨母细胞瘤

巨大囊性骨母细胞瘤

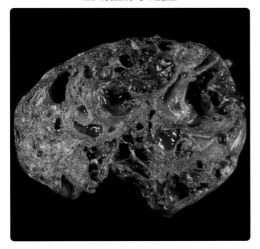

骨母细胞瘤伴出血

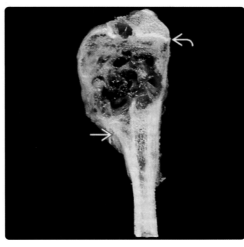

（左图）图示发生于脊柱的大圆形骨母细胞瘤。出血性肿瘤显示广泛囊性变，类似动脉瘤样骨囊肿。一些囊腔充满了凝固的血液。（右图）一个发生于发育中儿童腓骨近端的巨大实性和囊性骨母细胞瘤，可见骺板➡。肿瘤累及髓腔，并穿越骨皮质累及软组织，该处被反应性骨质所覆盖➡。

出血性和囊性肿块

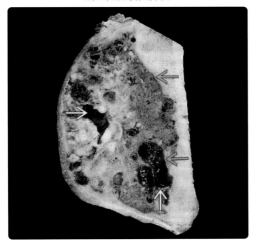

骨母细胞瘤使骨膨胀

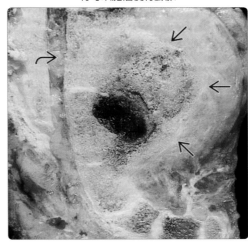

（左图）肿瘤与相邻骨分界清楚➡。肿瘤呈异质性，局部从棕黄色到红褐色不等，伴出血和囊性变➡。（右图）图为切除的骨母细胞瘤，累及骶骨远端。棕褐色的出血性肿瘤累及两个连续的椎体，穿过椎间盘并突入前部软组织，该处被反应性骨质所包绕➡。可见椎管➡。

肋骨膨胀性骨母细胞瘤

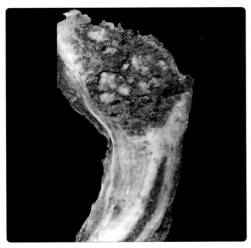

骨膜下肿瘤

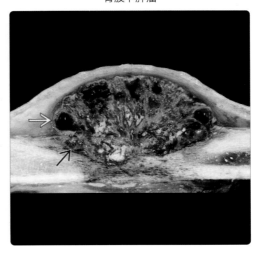

（左图）肋骨的膨胀性骨母细胞瘤边界清晰。肿瘤呈红棕色，棕褐色区域对应为矿化基质。（右图）图为长骨表面骨母细胞瘤。肿瘤呈棕白色，有砂砾感，周边含有散在的出血性囊腔。肿瘤与相邻的骨皮质界限清楚➡，被骨膜覆盖➡。

（左图）低倍镜显示骨母细胞瘤的边缘。肿瘤含有大量杂乱无章的相互连接的骨小梁，与周围未受累的骨松质和骨皮质有明显的分界➡。（右图）骨母细胞瘤与相邻的骨松质边界分明。富于细胞的肿瘤具有很多细小的肿瘤性骨小梁➡，其间有疏松的纤维血管组织。未受累的骨小梁较粗大，且形成良好。

边界清楚的骨母细胞瘤

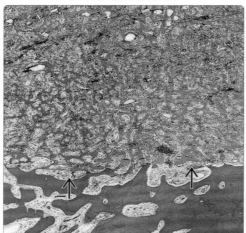

边界清楚的骨母细胞瘤

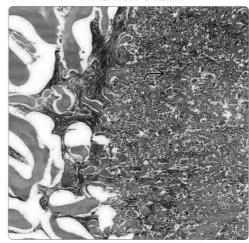

（左图）图为不规则骨小梁组成的骨母细胞瘤。骨表面被骨母细胞所围绕。骨小梁间充满了疏松的纤维血管组织。很多血管中充满了红细胞。（右图）骨表面肥胖的骨母细胞➡。在编织骨表面可见散在的破骨细胞➡。骨小梁间可见很多充满血液的扩张性毛细血管。

编织骨骨小梁

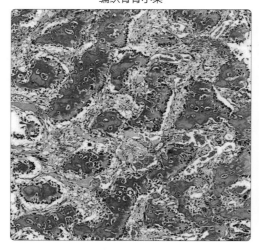

编织骨骨小梁

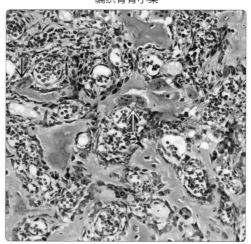

（左图）富于细胞骨母细胞瘤显示不规则的编织骨骨小梁。可见散在的、较大的上皮样骨母细胞➡。部分肿瘤骨矿化，呈深紫红色➡。（右图）上皮样骨母细胞组成的侵袭性骨母细胞瘤，瘤细胞呈大多边形，胞质丰富，嗜酸性，核呈空泡状，可见明显核仁。肿瘤骨质粗大，呈蕾丝样。

上皮样骨母细胞

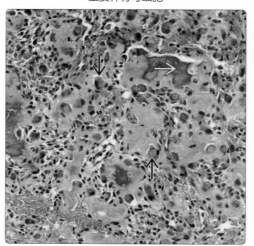

上皮样骨母细胞

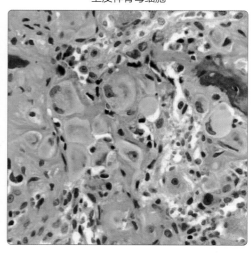

明显的骨母细胞包绕

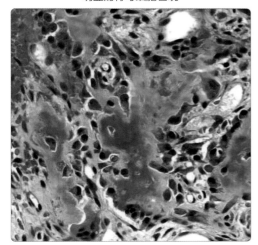

肥胖的骨母细胞

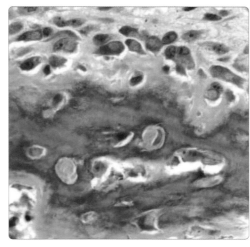

（左图）相互连接的骨小梁是骨母细胞瘤的特征。粉紫色的骨被一层骨母细胞覆盖。骨母细胞的细胞核有极化倾向，远离骨表面。（右图）骨母细胞瘤中，围绕在骨边缘的骨母细胞较大，具有亲水的细胞质，核呈圆形至椭圆形，染色质细腻，核仁小，核周有明显的空晕。细胞核的方向远离骨表面，细胞质和骨密切相连。

出血性囊性变

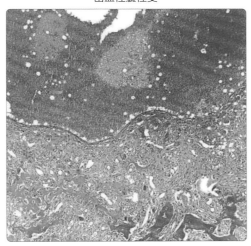

骨母细胞瘤伴软骨

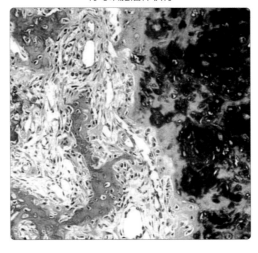

（左图）图为囊性骨母细胞瘤，有一大囊腔，充满红细胞和纤维蛋白。囊肿壁含有可诊断为骨母细胞瘤的区域，由骨母细胞衬覆的编织骨骨小梁杂乱无章的相互连接而成。（右图）图为具有结节状软骨成分的骨母细胞瘤。肿瘤的蓝色软骨为透明软骨，细胞量中等，与肿瘤性骨成分相邻。肿瘤性骨具骨小梁形态，由骨母细胞衬覆。

假恶性改变

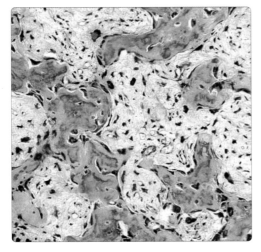

FOSB 表达

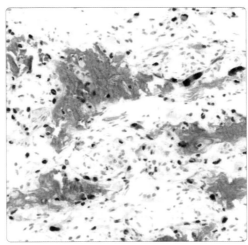

（左图）图为骨母细胞瘤伴假恶性改变。假恶性改变的特征表现为核增大，深染。骨周围为含有小血管的胶原组织。（右图）肿瘤细胞核强阳性表达 FOSB。阳性细胞位于骨基质表面及其内部。非肿瘤细胞为阴性。

第四篇
恶性成骨性肿瘤
Malignant Bone-Forming Tumors

刘绮颖　译

经典型骨肉瘤
Conventional Osteosarcoma

诊断要点

一、术语
- 骨肉瘤：瘤细胞产骨的高级别恶性肿瘤

二、临床特征
- 除造血系统恶性肿瘤之外，是最常见的骨原发性恶性肿瘤
- 患者多为青少年（10—20 岁）
- 最常见部位为长管状骨
- 股骨远端＞胫骨近端＞肱骨近端
- 老年人以骨盆和中轴骨最常见
- 治疗：保肢；完整切除并使扩大的切缘阴性
- 常在术前给予化疗

三、影像学检查
- 渗透性和破坏性病灶
- 以长骨干骺端为中心
- 90% 病例可见骨基质形成

四、显微镜检查
- 2 种成分以不同比例混合
  - 高级别肉瘤伴上皮样、浆细胞样、纺锤形、卵圆形、小圆形、透明、梭形或单核 / 多核巨细胞
  - 肿瘤直接形成的骨基质

五、主要鉴别诊断
- 骨母细胞瘤
- 软骨肉瘤
- 骨化性肌炎
- 骨巨细胞瘤
- 转移性癌
- 尤因肉瘤
- 奇异型骨旁骨软骨瘤样增生
- 动脉瘤样骨囊肿

骨肉瘤伴 Codman 三角

骨肉瘤累及软组织

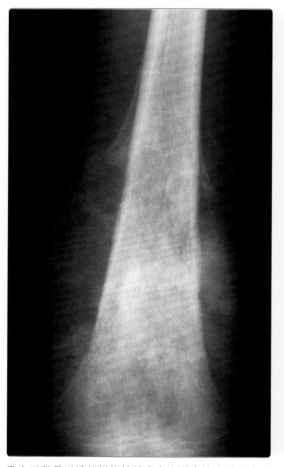

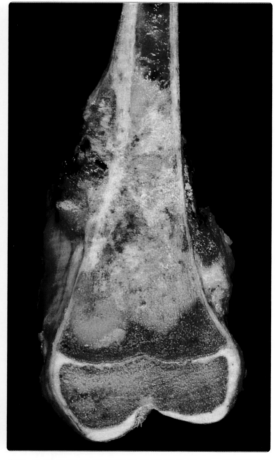

发生于股骨远端的毁损性肿瘤产生混合性溶骨和成骨现象。肿瘤侵犯骨皮质并形成 Codman 三角。软组织成分呈云雾状。

发生于股骨远端干骺端的经典型骨肉瘤。肿瘤质地坚实，灰白色，穿透骨皮质累及软组织。骺板未受累及。

一、术语

（一）缩略语

- 骨肉瘤（osteosarcoma，OSA）

（二）同义词

- 骨源性肉瘤（过时命名）

（三）定义

- 瘤细胞产骨的高级别恶性肿瘤

二、病因／发病机制

（一）肿瘤性过程

- 大多数 OSA 的发生无致病因素
- 其他则是在原有骨病基础上发生的（所谓继发性 OSA）
  - 可在有以下病史的患者中发生
    - Paget 病、放射照射、化疗、创伤、异物（如骨科植入物）或某些遗传异常

（二）遗传易感性

- 遗传性视网膜母细胞瘤：*RB1* 胚系突变
- Li-Fraumeni 综合征：*TP53* 胚系突变
- Rothmund-Thomson 综合征
  - 皮肤病变、光敏性、性腺功能低下、精神运动迟缓和各种骨骼畸形

三、临床特征

（一）流行病学

- 发生率
  - 除造血系统恶性肿瘤之外，是最常见的骨原发性恶性肿瘤
    - 约占原发性骨肉瘤的 20%
- 年龄
  - 患者多为青少年（10—20 岁）
    - 女性通常较男性年轻，有可能是由于较早的骨骼发育
  - 第二高峰出现在 50 岁以上患者
- 性别
  - 男性较女性多见（男：女 =1.3：1）

（二）部位

- 最常见部位为长管状骨
  - 股骨远端＞胫骨近端＞肱骨近端
    - 50% 病例位于膝部
- 老年人以骨盆和中轴骨最常见
- ＜10% 发生于下颌骨和颅面骨

（三）表现

- 进行性增大，痛性肿块
  - 深部疼痛，常在诊断前数月内察觉
  - 疼痛随时间加剧，最终难以忍受
- 形成可视及可扪及的肿块

- 表面皮肤可有热感，红斑样，水肿，并有突出的充血性静脉
  - 皮肤可发生溃烂，继发于压力性缺血
- 巨大肿瘤可限制肢体运动
- 当肿瘤累及骨骺或关节周围结构时，可引起关节积液
- 病程晚期患者体重减轻和出现恶病质
- 5%～10% 病例伴有病理性骨折

（四）实验室检查

- 血清碱性磷酸盐升高

（五）治疗

- 手术治疗
  - 保肢；完整切除并使扩大的切缘阴性
    - 活检针道常与肿瘤一起被切除
  - 如肿瘤累及主要脉管和神经，或累及不能重建的区域，或有病理性骨折，或手术干预时污染了大面积的组织，则必须截肢
- 辅助治疗
  - 常在术前给予化疗
    - 可缩小肿瘤体积
    - 肿瘤常发生广泛矿化，形成假包膜利于手术
    - 化疗效果可以通过组织学评估肿瘤诱导性坏死的量来确定
    - 肿瘤诱导性坏死≥90% 被认为是反应良好和重要的预后指标
- 药物
  - 顺铂，大剂量甲氨蝶呤，异环磷酰胺
- 放射治疗
  - 因肿瘤体积和（或）部位等无法切除者
  - 发生广泛转移无法治愈者
  - 切缘阳性者

（六）预后

- 无复发生存率 50%～80%（中位数约 70%）
- 对化疗反应良好者（≥90% 坏死）的预后比反应差者好得多

四、影像学检查

（一）X 线

- 渗透性和毁损性病变；以长骨干骺端为中心；边界不清、缺乏硬化边缘
- 混合溶骨和成骨性占位，穿透骨皮质并形成巨大软组织成分
  - 90% 病例累及软组织
- 90% 病例可见骨基质形成
  - 病变外沿矿化程度低于中央区
- 软组织成分均匀，呈云朵样改变
- 极端情况下，肿瘤可完全呈溶骨性或硬化性
  - 完全溶骨性改变是毛细血管扩张型骨肉瘤的特征
- 低级别病变矿化更明显
- 骨膜反应

- ○ 反应性编织骨在骨皮质和骨外膜之间沉积，并被肿瘤掀起
- ○ 看似多层（洋葱皮样）或放射状（日光放射样）改变
- ○ Codman 三角：术语用于描述肿瘤干骺端的骨膜反应，为该处由骨皮质和掀起的骨外膜所形成的角度
- 罕见情况下影像学上看似良性
- < 10% 病变位于骨干
- 罕见于骨骺

（二）MR

- 干骺端不均匀占位；MR 有助于发现同一骨或邻近骨的跳跃性病灶
- 骨样基质在所有序列均呈低信号
- T_1 加权：非骨样基质性肿瘤区域与骨骼肌等信号
- 液体敏感序列：肿瘤信号不均匀

（三）CT

- 有助于明确骨基质、规划手术和划定肿瘤范围

（四）骨扫描

- 原发肿瘤和转移灶中摄取增多

五、大体检查

一般特征

- 位于髓腔内；常以干骺端为中心，但可累及骨的任何部位
- 棕褐色及灰白色，具有砂砾感
- 肿瘤含有大量淡棕褐色、质硬的矿化骨
- 非矿化软骨成分有光泽，灰白色
  - ○ 基质为黏液样时可有黏冻感，玻璃样变时则质地较韧
- 出血和囊性变；如为广泛性则形成质脆、出血性和海绵状肿块
- 肿瘤通常破坏骨皮质并形成偏位性或环绕的软组织成分，将骨膜推挤至周围
- 错位的骨膜在肿块和周围骨骼肌及脂肪之间形成锐利的界面
- 骨膜第一次从骨皮质上掀起时在近端和远端区域形成反应性骨层
- 延伸至关节腔
  - ○ 可能穿过滑膜，沿骨皮质表面侵犯，或通过肌腱和关节囊的插入点
- 开放的骺板通常对进展的肿瘤起到有效的屏障作用
  - ○ 部分病例中会出现穿透骺线并侵入关节面底部的情况
- 跳跃式转移灶表现为髓腔质地坚实、椭圆形、棕白色的结节，位于主肿块附近或远离主肿块
- 表面 OSA

六、显微镜检查

组织学特征

- 根据主导细胞分为不同组织亚型
  - ○ 富于巨细胞型、软骨母细胞型、骨母细胞瘤样型、毛细血管扩张型、小细胞型或成纤维细胞型
  - ○ 组织学亚型虽无临床意义（均为高级别），但突显出 OSA 可类似其他多种类型的骨肿瘤，反之亦然
- 2 种成分以不同的比例混合
  - ○ 高级别肉瘤伴上皮样、浆细胞样、纺锤形、卵圆形、小圆形、透明、梭形或单核 / 多核巨细胞
  - ○ 骨基质由肿瘤直接产生
- 细胞核深染，居中或偏位
  - ○ 核分裂活跃和核仁明显
  - ○ 异型性不等，但常显示重度异型性
  - ○ 常见大量核分裂象，包括病理性
- 胞质多少不等，呈嗜酸性
- 肿瘤细胞与肿瘤骨表面关系密切
  - ○ 肿瘤细胞被基质包绕时细胞变小，异型性看上去不明显
    - － 大量矿化性区域内的瘤细胞缺乏异型性
    - － 这种现象被称为"正常化"
- 肿瘤性骨在结构上属于编织骨，数量不等
  - ○ 分化原始、排列无序的骨样组织或骨小梁沉积，形成粗蕾丝样结构，或肿瘤性骨小梁汇聚成宽大片状
  - ○ 肿瘤性骨经常发生矿化
  - ○ 一些情况下，肿瘤性骨利用原有骨小梁作为支撑架
  - ○ 肿瘤性板层骨非常罕见
- 肿瘤性骨呈嗜酸性，可因紊乱分布的黏合线而呈 Paget 病样形态
- 如出现肿瘤性软骨，多为透明软骨，但也可为黏液样，特别是发生于腭骨的病变
- 恶性软骨细胞显示重度异型性
- 成纤维细胞型由鱼骨样或席纹状排列的异型梭形细胞组成

七、辅助检查

（一）免疫组织化学

- 免疫表型呈非特异性
- SATB2 是一种核转录因子，标记骨母细胞
  - ○ 是 OSA 的敏感标记，但不特异，对疑难病例有帮助
- 角蛋白和 EMA 可阳性
- S100 在软骨区域阳性
- CD99 常阳性

（二）遗传学

- 几乎所有 OSA 均有克隆性染色体畸变
- 复杂性畸变，含有大量数目和结构改变
- 经典型 OSA 无特异性基因易位；无 IDH 基因突变
- TP53 和 RB1 在 OSA 中常发生突变
- 染色体碎裂似乎参与了部分 OSA 的发病机制
- 约 50% 儿童 OSA 单核苷酸变异显示局部高突变（扎堆突变）模式

（三）电镜观察

- 细胞核偏位，粗面内质网丰富且常呈扩张状，可见明

- 显的高尔基体中心，提示骨母细胞分化
- 超微形态不具诊断价值

八、鉴别诊断

（一）纤维肉瘤

- 肿瘤内无肿瘤性骨产生
- 骨纤维肉瘤和成纤维细胞性 OSA 的鉴别常为学术性问题
  - 两者化疗方案相似

（二）骨折骨痂

- 骨周围有骨母细胞围绕
- 骨折部位可见纤维软骨，这在 OSA 或软骨肉瘤中不可见
- 无病理性核分裂
- 影像学特征有助于两者的区分

（三）骨母细胞瘤

- 骨母细胞瘤样型 OSA 和骨母细胞瘤的鉴别诊断常具挑战性
- 支持 OSA 诊断的特征包括
  - 浸润宿主骨
  - 肿瘤体积大（＞5cm）
  - 可见病理性核分裂
  - 大量蕾丝样肿瘤性骨沉积
- 骨母细胞瘤常显示相互连接的骨小梁，后者衬覆胖梭形骨母细胞

（四）软骨肉瘤

- 软骨母细胞型 OSA 和部分腭部 OSA 中的肿瘤性骨相对稀少
- 广泛取材多可采集到肿瘤性骨
- 显示有明显异型的软骨肉瘤，特别是发生于 20—30 岁者高度疑为 OSA
- 发生 IDH1 和 IDH2 突变者支持软骨肉瘤的诊断

（五）去分化软骨肉瘤

- 以低级别软骨成分毗邻高级别肉瘤（去分化成分）为特征
- 罕见情况下去分化成分为 OSA

（六）骨化性肌炎

- 软组织和骨旁骨化性肌炎均可被误诊为 OSA
- 清晰的区带结构是骨化性肌炎的特征，不见于 OSA
  - 在大体和影像学上，病变周边发生矿化，而中央缺乏矿化

- 镜下，病变中央部分显示肉芽组织／结节性筋膜炎样改变，而周围则显示为衬覆骨母细胞的编织骨，在成熟病变中最外层为板层骨

（七）骨巨细胞瘤

- 反应性编织骨常见于病变外周
- 与 OSA 不同的是，骨巨细胞瘤中的骨由骨母细胞衬覆而非异型性瘤细胞

（八）转移性癌

- 转移性乳腺癌和前列腺癌可激发大量骨母细胞性反应
- 采用免疫组织化学标记有助于鉴别诊断

（九）尤因肉瘤

- 小细胞型 OSA 酷似尤因肉瘤
- 大多数病例 FISH 显示 EWSR1 重排

（十）奇异型骨旁骨软骨瘤样增生

- 通常发生于手足部短管状骨表面
- 显示清晰的区带现象：表面为富于细胞性软骨帽，下方为编织骨

（十一）动脉瘤样骨囊肿

- 可类似毛细血管扩张型 OSA
- 囊壁内细胞无明显异型性

九、诊断清单

（一）病理解读要点

- 瘤细胞至少在局部产生肿瘤性骨才能诊断为 OSA
- 辅助检查无助于识别肿瘤性骨
- 区分肿瘤性骨和玻变胶原纤维有时较困难，甚至为主观性
- 蕾丝样沉积的纤细、矿化嗜酸性骨样基质高度提示为肿瘤性骨

（二）化疗效果评估

- 完全或＞90% 的坏死（4 级）或接近完全坏死（3 级）与生存相关
- 坏死评估应通过组织学判定，需对肿瘤中心部分进行全部取材和切片，并对余下 2 个半部的肿瘤进行充分取材
- 术前化疗的坏死程度会改变术后的治疗方案

推荐阅读

[1] Wu CC et al: Genomics and the immune landscape of osteosarcoma. Adv Exp Med Biol. 1258:21-36, 2020

经典型骨肉瘤的组织学亚型 *

组织学亚型	形态学特征	鉴别诊断
骨母细胞型和骨母细胞瘤样型	大量骨样基质沉积	骨母细胞瘤
软骨母细胞型	软骨样成分为主	软骨肉瘤
成纤维细胞型	梭形细胞成分为主	纤维肉瘤
富于巨细胞型	破骨样巨细胞为主	富于巨细胞肿瘤，如骨巨细胞瘤
小细胞型	小细胞为主	尤因肉瘤、淋巴瘤
软骨黏液纤维瘤样型	类似软骨黏液样纤维瘤	软骨黏液样纤维瘤
软骨母细胞瘤样型	类似软骨母细胞瘤	软骨母细胞瘤

*. 这些组织学亚型与特异性生物学行为无相关性

经典型骨肉瘤和具有特征性生物学的骨肉瘤亚型比较

	经典型骨肉瘤	骨旁骨肉瘤	高分化髓内骨肉瘤	颅面骨骨肉瘤
年龄	发病高峰：10—20 岁	发病高峰：20—30 岁	20—50 岁	30—40 岁
性别	男>女	女>男	男 = 女	男 = 女
常见累及的骨	股骨远端、胫骨近端、肱骨近端	股骨远端、胫骨近端、肱骨近端	股骨、胫骨	下颌骨和上颌骨
影像学	干骺端破坏性溶骨性／成骨性病变	骨表面致密矿化的肿瘤	髓内，致密矿化	类似经典型骨肉瘤
组织学特征	高级别肉瘤伴骨样基质	由增生的梭形细胞围绕分化良好的编织骨骨小梁，细胞丰富、呈轻至中度异型、间质胶原化	由增生的梭形细胞围绕分化良好的编织骨骨小梁，细胞丰富、呈轻至中度异型、间质胶原化	主要以软骨母细胞型骨肉瘤为主；罕见高分化骨肉瘤
预后	无复发生存率（RFS）为70%	非常好；5 年生存率为91%～100%；10 年生存率为80%	好；转移风险很低	较经典型骨肉瘤好；转移风险低
治疗	手术、化疗和放射治疗	仅需手术	仅需手术	手术、化疗和放射治疗

原发性骨肉瘤术前化疗效果的组织学分级评估

分级	术前化疗效应
1 级	很少或无反应
2 级	化疗产生的无细胞成分的肿瘤性骨样基质、坏死和（或）纤维化区域，其他区域可见组织学活性肿瘤细胞（≥ 10%）
3 级	以化疗产生的无细胞的肿瘤性骨样基质、坏死和（或）纤维化区域为主，仅见散在的组织学活性肿瘤细胞：< 10% 活性肿瘤
4 级	整个标本在组织学上见不到活性肿瘤

3 级和 4 级预示治疗效应好。辅助化疗在 1 级和 2 级效应病例中可有变动

肱骨巨大肿瘤

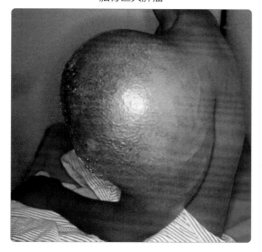

肿胀和充血

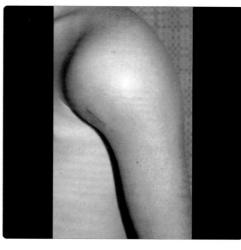

（左图）患者为青春期男孩，肱骨近端巨大肿瘤引起肩部变形。表面皮肤变薄，可见肿瘤供血大静脉。关节活动受限，并有持续性剧痛（图片由 C. Beukes 医生惠赠）。（右图）肱骨近端 OSA 导致皮肤肿胀和充血。前方可见既往活检瘢痕。肿瘤引起持续性深部疼痛。

蕾丝样放射密度

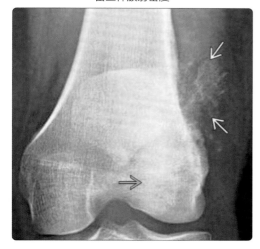

股骨 OSA

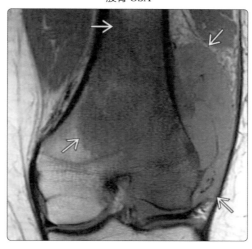

（左图）前后位 X 线片显示股骨远端外侧干骺端 OSA，在软组织内产生了蕾丝样放射密度➡，股骨外侧髁的轻微硬化➡提示肿瘤延伸至骨骺。（右图）MR T₁ 加权像显示 OSA 的病变范围比 X 线片所显示的更为广泛➡。肿瘤累及髁间区，至前交叉韧带的起点，至图像顶部的近端骨髓，并累及软组织。

累及软组织

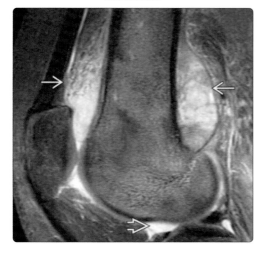

软骨质内模糊的矿化

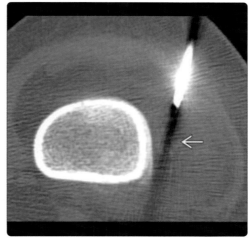

（左图）矢状位 MR T₂ 加权像显示 OSA 渗透到股骨远端，向前和向后延伸➡，触及滑膜，导致关节积液➡。（右图）轴位 CT 显示在活检套针顶部下方可见轻微的矿化现象➡。肿块大部分区域呈低密度，这并不少见，因为低分化组织内含水量高。髓内成分非常少。

（左图）冠状位 MR 显示 OSA 信号强度不均匀，亮区代表囊性改变。肿瘤以干骺端为中心，破坏了骺板中心部分，并累及骨骺➡。（右图）对应的手术切除标本。一般情况下，开放性骺板对 OSA 的生长起屏障作用。本例肿瘤以干骺端为中心，破坏了骺板中心部分，并累及骨骺。

OSA 累及骨骺

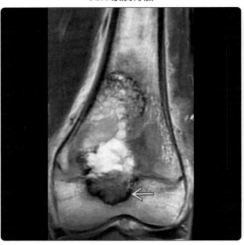

OSA 破坏骺板

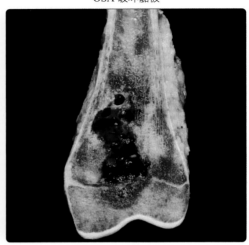

（左图）图示股骨干边界不清的 OSA 发生骨折。在骨折点周围➡和股骨内⇥可见排列紊乱的矿化组织。矿化组织没有形成像单纯骨痂所产生的分层结构。（右图）OSA 导致股骨远端的病理性骨折。棕白色的肿瘤侵蚀骨皮质，并形成一个巨大软组织肿块，跨越骨折➡。

OSA 伴骨折

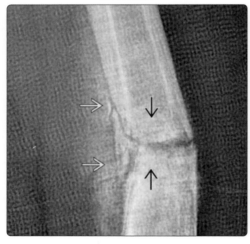

病理性骨折

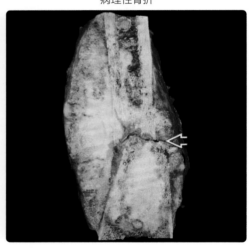

（左图）一个骺板开放的儿童的股骨侧位片显示了穿过远端干骺端近侧的斜行骨折。骨折线穿过了肿瘤，后者导致骨内皮质变薄及产生轻微的髓质矿化⇥。（右图）相应的切除标本显示股骨干移位性骨折。OSA 呈硬化性，周围有出血灶⇥。

穿过骨干的斜形骨折

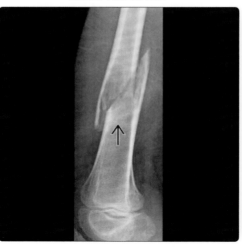

病理性骨折伴出血

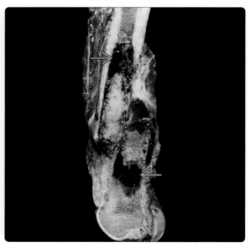

Codman 三角

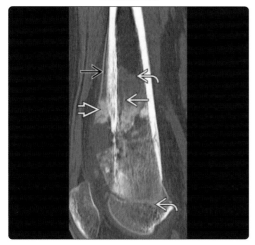

日光放射样外观

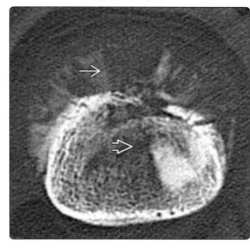

（左图）矢状位重建 CT 显示股骨干骺端的成骨性肿瘤➡，有"日光放射样"外观➡和 Codman 三角➡骨膜反应，向前方侵犯。肿瘤从骨干远端延伸至骺板➡。（右图）OSA 穿透骨皮质，形成了以从中心区域向外辐射的骨小梁为特征的日光放射样结构➡。未矿化肿瘤➡衰减程度比肌肉低。

骨盆的致密硬化性 OSA

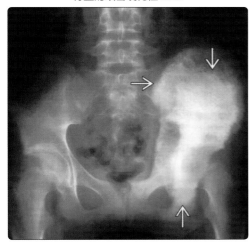

发丝征

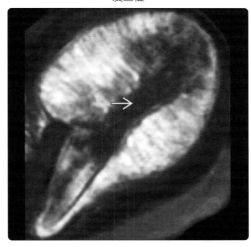

（左图）骨盆前后位 X 线片显示左侧骨盆有一巨大致密硬化性 OSA ➡。（右图）轴位 MR T$_2$ 加权像显示，因肿瘤几乎完全矿化，其骨内部分几乎没有信号➡。可见一巨大软组织肿块围绕骨，并有辐射状发丝征（垂直于骨）的信号"条纹"，代表线性矿化沉积。

颈椎 OSA

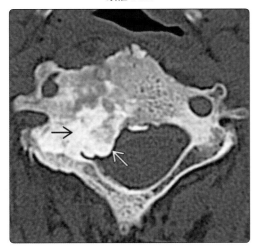

致密矿化 OSA

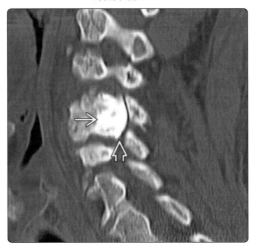

（左图）轴位 CT 显示发生于 C$_4$ 外侧的 OSA。肿瘤呈局灶性，致密的矿化➡，软组织边缘光滑➡，提示生长相对缓慢。（右图）矢状位重建 CT 显示 C$_4$ 的骨母细胞性 OSA 取代了部分椎体并累及椎弓根。肿瘤呈致密矿化状态➡，并已穿过骨皮质，在椎管内形成一个软组织占位➡。

骨骺 OSA

骨骺 OSA

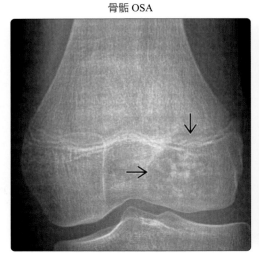
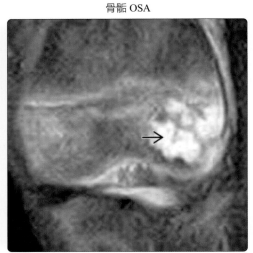

（左图）膝关节前后位 X 线片显示一例非常罕见、发生于骨骺的 OSA ➡。肿瘤似乎局限于股骨外侧髁，侵犯了骺板，并且大部分为溶骨性伴灶性骨化。（右图）冠状位 MR T₂ 加权像显示，OSA 的非矿化部分具有非常高的信号强度 ➡，提示组织含水量较高。肿瘤局限于骨内，未累及软组织。

巨大溶骨性肿瘤

囊性肿瘤

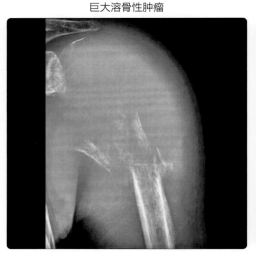
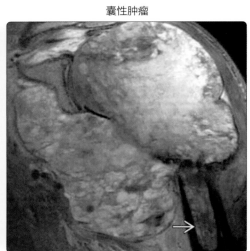

（左图）巨大的溶骨性毛细血管扩张型骨肉瘤破坏了肱骨近端的大部分，导致病理性骨折。肿瘤边缘不明确，并且形成了一个巨大的软组织肿块。（右图）冠状位 MR T₂ 加权像显示肿瘤具有明亮的信号强度，呈囊性，取代了肱骨近端，并形成了一个大的内侧软组织成分。肿块累及肱骨的骨干 ➡。

跟骨致密性 OSA

跟骨致密性 OSA

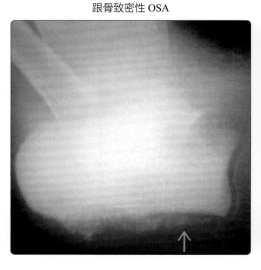
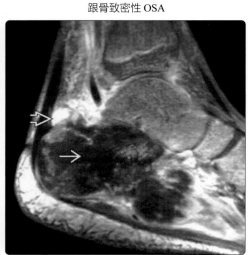

（左图）斜位 X 线片，曝光不足，显示跟骨有一致密的成骨性病变。在图片下端，跟骨外侧和背侧软组织 ➡ 中可见矿化的肿瘤。（右图）跟骨 OSA 的矢状位 MR T₂ 加权像显示肿瘤致密矿化的部分为信号强度很低的区域（黑色）➡。周围的高信号强度 ➡ 结节代表了肿瘤中矿化程度较低的部分。

硬化性和溶骨性 OSA

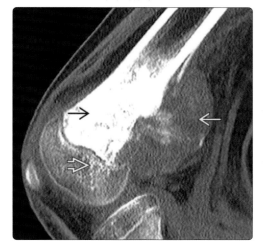

矿化和溶骨性 OSA

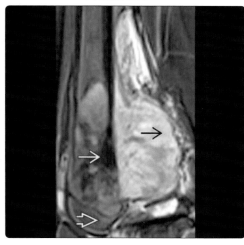

（左图）矢状位 CT 显示发生于股骨干骺端的 OSA。骨内成分致密硬化➡，软组织成分密度较低➡。肿瘤累及骨骺并表现为点状钙化➡。（右图）矢状位 MR T₂ 加权像显示股骨内致密矿化的肿瘤信号强度非常低➡，并累及骨骺➡。软组织成分为高信号强度➡。

桡骨远端的硬化性 OSA

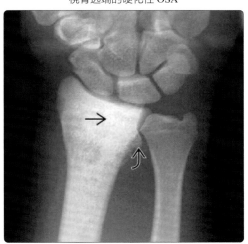

巨大环周性软组织占位

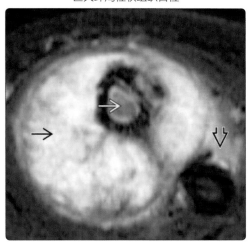

（左图）手腕前后位 X 线片显示桡骨远端有一个致密矿化的肿瘤➡。肿瘤累及软骨下骨板，其近端边缘在胶片上未显示。注意矿化的软组织成分➡。（右图）前臂远端轴位 MR T₂ 加权像显示一个非常大的肿块从桡骨内➡产生，并形成环周性软组织成分➡。肿瘤越过了尺骨的邻近部分➡。

肋骨 OSA

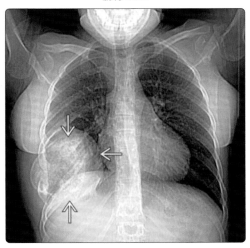

肋骨巨大 OSA

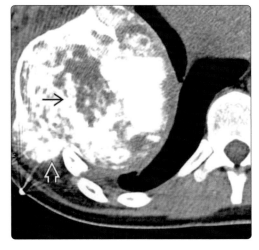

（左图）后前位胸部 X 线片显示一个发生于第 7 根肋骨的巨大病变➡。骨病变被巨大的软组织成分所包围。未受累的肺部未见异常。（右图）轴位 CT 显示一个巨大的、密度不均的 OSA，破坏了一根肋骨➡，形成一个巨大的、矿化的占位凸入胸部。肿块相对局限，累及后胸壁软组织➡。肺部视野清晰。

（左图）上颌骨 OSA 使硬腭上的牙龈变形➜，牙龈肿胀、不规则，并有灶性溃疡。肿瘤在过去几个月中不断增大，影响了咀嚼功能。（右图）侧位片显示上颌骨有一致密硬化性 OSA ➜，包裹牙齿，并凸入到牙齿之间的软腭➔。肿瘤矿化较少，累及可见的部分牙槽骨。

上颌骨肿胀和溃疡性 OSA

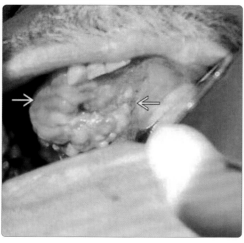

上颌骨硬化性 OSA

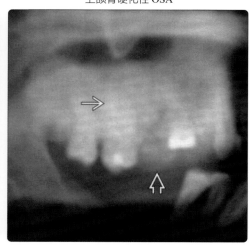

（左图）三维重建 CT 显示上颌骨 OSA ➜累及牙齿之间并进入口腔。肿瘤轮廓不规则、具破坏性。（右图）冠状位 CT 显示上颌骨矿化 OSA，并凸入上颌窦➔。肿瘤已破坏受累的牙齿，凸入至口腔➜和咀嚼肌➔。肿瘤内大部分基质都已矿化。

上颌骨 OSA

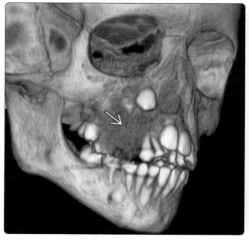

上颌骨矿化 OSA

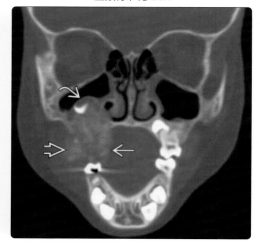

（左图）发生于股骨远端干骺端和骨骺的 OSA，表现为界限不清的放射高密度肿块➜，看似局限于骨内。靠近近端的地方可见独立的椭圆形矿化结节➔，代表跳跃性转移，这是一个预后不佳的发现。（右图）同位素骨扫描显示股骨远端有一个巨大的异常摄取灶，在骨的更近端有几个病灶，是跳跃性转移。

跳跃转移

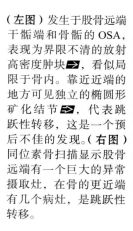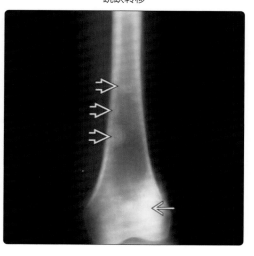

骨扫描示跳跃性转移热点

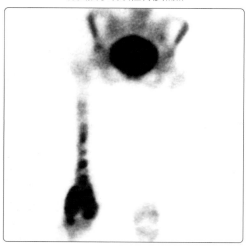

矿化呈云朵样外观

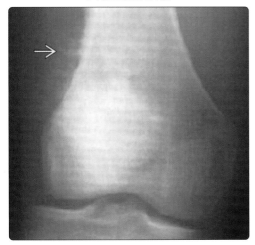

骨皮质内 OSA

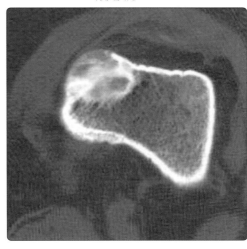

（**左图**）前后位 X 线片显示股骨远端的 OSA。其位置是明显偏侧的，说明病变可能起自于骨皮质或骨膜上。注意到软组织成分所表现出的细微的、云朵样的矿化模式➡。（**右图**）股骨远端骨骺的轴位 CT 显示一例非常罕见的 OSA，看似起自于骨皮质。肿瘤累及髓腔，并凸入软组织内。

颅盖骨 OSA

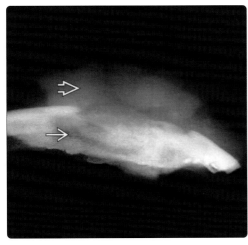

红褐色和出血性 OSA

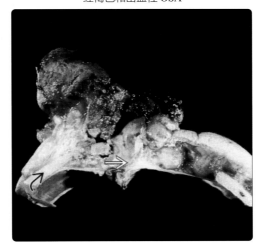

（**左图**）颅盖骨部分切除标本的 X 线片显示了一个破坏性的溶骨性病变➡，侵犯覆盖的软组织。肿瘤边缘不清，软组织成分有细小的云朵样矿化➡。（**右图**）发生于颅内的巨大 OSA ➡，侵及软组织，并使皮肤溃疡。粉棕色的肿瘤局部出血，并穿越骨皮质使脑膜移位➡。

踝部 OSA

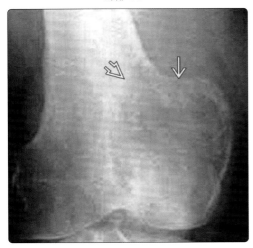

股骨 OSA 伴病理性骨折

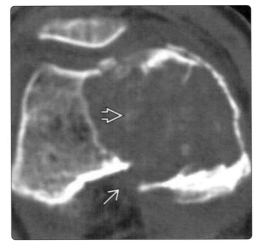

（**左图**）前后位 X 线片显示股骨踝内侧被一个累及软骨下的溶骨性和灶性矿化病变扩张。这看起来像是骨巨细胞瘤。受累的骨皮质变薄➡，而近端边缘➡的轮廓相对清晰。（**右图**）股骨远端轴位 CT 显示穿透 OSA 的病理性骨折。后方有软组织肿块➡和肿瘤矿化灶➡。

足 OSA

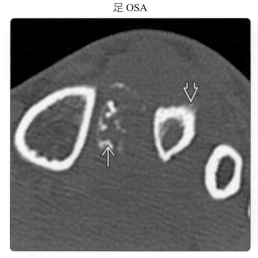

跖骨 OSA

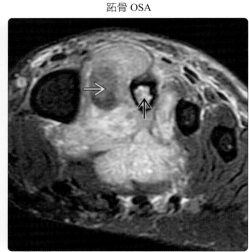

（左图）足部轴位 CT 显示 OSA 发生于第 2 跖骨处。骨➡️已被破坏，并且有一个含灶性矿化的软组织肿块➡️。第 3 跖骨的表面有骨膜新骨产生。（右图）轴位 MR T₂ 加权像显示一例发生于第 2 跖骨并破坏该跖骨的 OSA ➡️。肿瘤的背侧和腹侧均形成较大的软组织占位，且已侵犯第 3 跖骨➡️，这些特征在 CT 上都看不清楚。

股骨远端的巨大 OSA

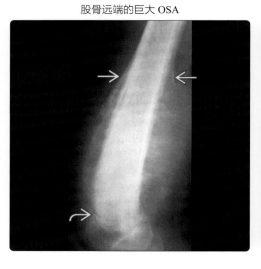

化疗后影像学特征

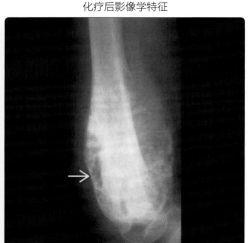

（左图）治疗前侧位片显示一个累及股骨远端的巨大 OSA。肿瘤边界不清，矿化，浸润骺板➡️，并形成巨大环周的软组织占位。注意 Codman 三角➡️。（右图）化疗后 OSA 显示出更大程度的矿化，并看似局限于放射高密度的假囊中➡️，这使得肿瘤边界更为明确，易于手术中切除。

致密矿化 OSA

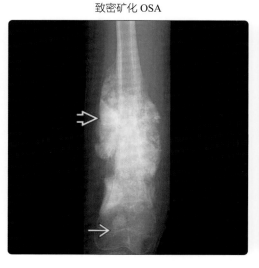

OSA 的保肢切除

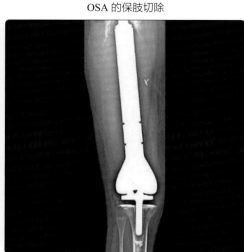

（左图）股骨远端前后位 X 线片显示骨干和干骺端有一个巨大的、致密矿化的 OSA，并且至少累及骺板水平➡️。肿瘤有很多的软组织成分➡️。（右图）OSA 保肢切除后使用定制的金属置入物重建股骨远端的 1/2。由于肿瘤侵犯骨骺，甚至可能累及关节，因此切除了膝关节，并行全关节置换。

术中大体照片

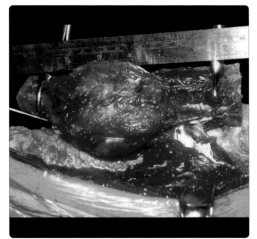

静脉受累

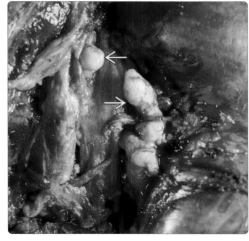

（左图）图示术中股骨干 OSA。骨头两端已被横切，肿瘤被移出术床。肿瘤被一层骨骼肌所覆盖。可见一把尺子正测量切除的骨头以便于重建。（右图）骨盆切除标本显示一个巨大的软骨母细胞型 OSA 被骨骼肌覆盖。肿瘤以多个蠕虫样形状填充了静脉➡，这是一个预后不佳的发现。

尸体异体骨软骨移植

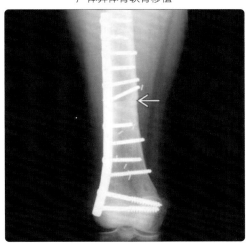

膝上截肢

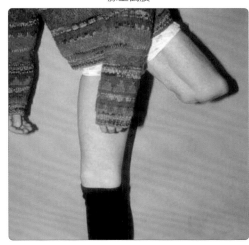

（左图）股骨远端的 OSA 通过保肢手术切除，缺如部分通过尸体异体骨软骨移植修复，并由一个大金属板和许多螺钉稳定。骨吻合部位似乎正在融合➡。（右图）尽管大多数 OSA 为保留功能而行保肢手术切除，但当肿瘤累及重要的神经血管结构时，可能需要截肢。截肢后换用假体效果会更好。

OSA 对半剖开

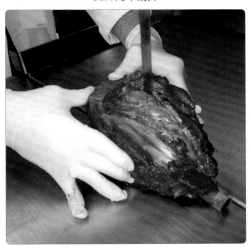

棕白色和硬化性 OSA

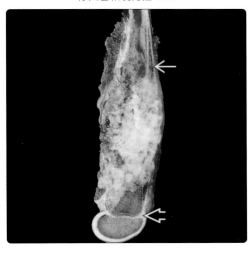

（左图）针对 OSA 切除标本取材，应通过相对于软组织和骨切缘与肿瘤的最大径进行对半剖开。应对肿瘤中央部分全部取材，并对另一半面按每厘米取 1 块进行采样。（右图）股骨远端棕白色 OSA 填满了髓腔并累及软组织。注意靠近近端的 Codman 三角➡和完整的、未被肿瘤侵犯的骺板➡。

（左图）累及胫骨远端干骺端及骨干的 OSA ➡️，肿瘤侵犯骺板并穿过骨皮质，形成了一个巨大的、环周性的软组织肿块➡️。这个质脆的出血性肿瘤浸润到踝关节➡️，并沿内侧撑薄了皮肤。可见明显的 Codman 三角➡️。（右图）肋骨的软骨母细胞型 OSA 使骨质膨胀。软骨成分➡️呈蓝－黑－白色，是肿瘤的主要成分。

巨大质脆出血性肿瘤

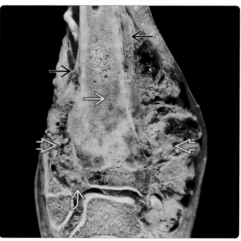

灰色有光泽的软骨母细胞型 OSA

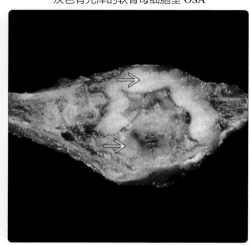

（左图）发生于股骨远端干骺端的毛细血管扩张型 OSA 局限在骨内。这例出血性肿瘤是由大小不一的囊腔➡️所组成，囊内充满血液。囊肿边界相对局限，轮廓不规则，周围有一圈红斑区➡️。（右图）累及股骨髓腔的骨母细胞型 OSA ➡️。棕白色肿瘤以浸润的方式生长，包绕原有的骨松质➡️。

囊性毛细血管扩张型 OSA

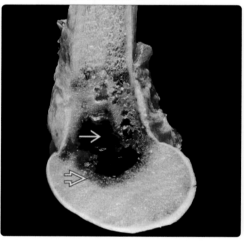

浸润性生长模式

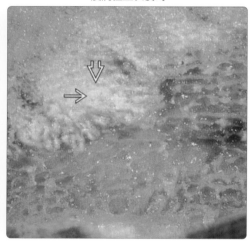

（左图）股骨远端骨母细胞型 OSA ➡️累及骨骺。肿瘤浸润骨髓腔，包裹原有骨小梁，并累及软骨下骨板。肿瘤穿透滑膜➡️进入关节间隙➡️，并浸润至关节软骨的最后方处➡️。（右图）图示为一例股骨远端干骺端的 OSA 患者发生的跳跃性转移➡️。棕白色肿瘤局限在髓腔内。

关节内侵犯

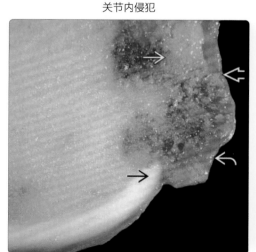

跳跃转移

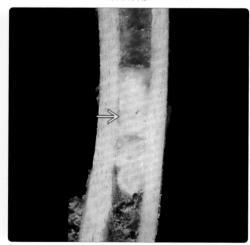

出血和坏死性肿瘤

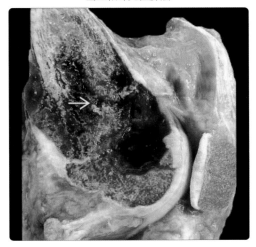

未成熟骨 OSA

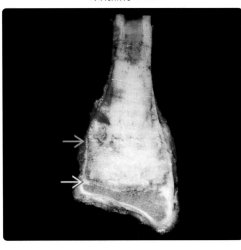

（左图）股骨远端干骺端的 OSA 累及骨骺，并已于术前行系统化疗。肿瘤化疗后明显缩小伴有出血，呈棕褐色➡，提示肿瘤坏死。（右图）图示一例发生于桡骨发育未成熟患者的 OSA。棕白色肿瘤累及髓腔、破坏骨皮质，并使掀起了骨膜➡。肿瘤远端相邻着开放的骺板➡。

Codman 三角

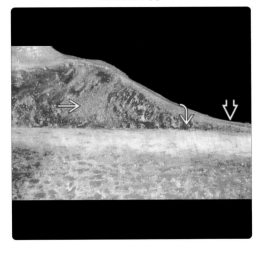

Codman 三角

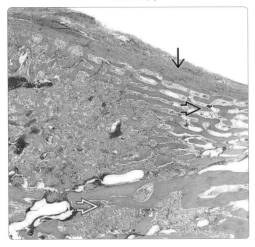

（左图）发生于长骨髓腔的 OSA ➡，并沿表面向近端累及，掀起骨膜且形成 Codman 三角。骨膜➡被肿瘤这样机械性地掀起过程中出现了反应性骨的沉积➡。（右图）OSA 浸润并填充了髓腔，并且跨越骨皮质➡。骨膜被肿瘤掀起➡后反应性骨➡沉积形成 Codman 三角。

渗透性生长模式

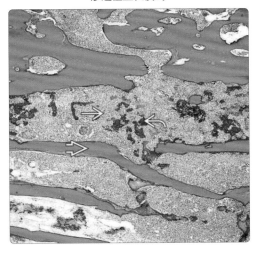

交联紫色骨小梁

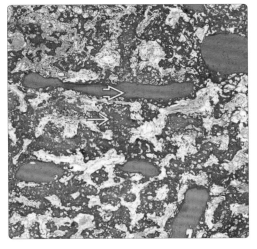

（左图）OSA 中典型的渗透性生长模式➡。肿瘤取代了骨髓，包裹了原有的骨松质。富于细胞的肿瘤产生紫色的肿瘤性骨，为形态不规则、粗糙的骨小梁➡。（右图）大量不规则相互连接的紫色肿瘤性编织骨➡是骨母细胞型 OSA 的特征。肿瘤渗透到骨髓中，并围绕着原先存在的骨小梁➡。

（**左图**）骨母细胞型 OSA 硬化性亚型含有大量矿化的肿瘤骨➡️。肿瘤骨为编织骨，粗糙、蕾丝样外观。肿瘤细胞➡️填充于基质之间，并包裹着原有骨小梁➡️。（**右图**）粉紫色编织骨骨小梁➡️为 OSA 中矿化肿瘤性骨的典型特征。肿瘤细胞显示出中度异型性，而深陷于基质➡️中的细胞似"正常化"。

硬化性 OSA

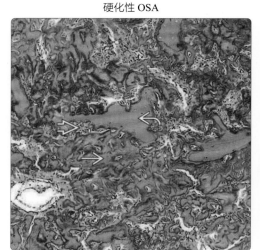

粉紫色编织骨

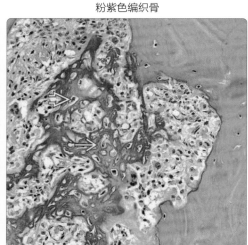

（**左图**）骨母细胞型 OSA 常示粗蕾丝样肿瘤骨。本例中肿瘤骨发生矿化，周围被中等至大的恶性肿瘤细胞包绕。（**右图**）本例 OSA 瘤细胞大，含不清晰的嗜酸性胞质。瘤细胞核呈空泡状，可见大核仁➡️，被嗜酸性瘤骨所包围，骨质局灶性矿化➡️。

粗蕾丝样肿瘤骨

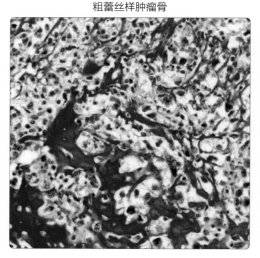

异型大细胞

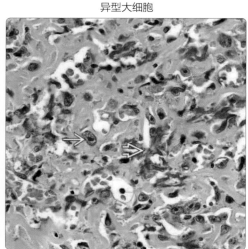

（**左图**）混合性骨母细胞型和软骨母细胞型 OSA 同时具有肿瘤性骨和软骨，肿瘤性基质可相互融合。肿瘤性骨➡️具有不规则的小梁状结构，而软骨➡️为透明型且细胞丰富，并显示明显异型性。（**右图**）混合性骨母细胞型和软骨母细胞型 OSA 显示肿瘤性骨➡️与肿瘤性透明软骨➡️相融合。没有基质➡️的区域是富于细胞且具有异型性的。

肿瘤性骨和软骨

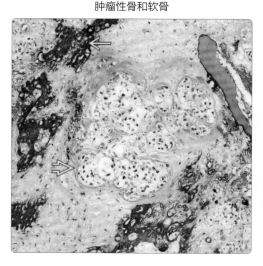

软骨母细胞型和骨母细胞型

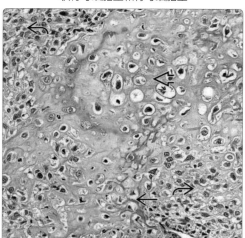

软骨母细胞型 OSA

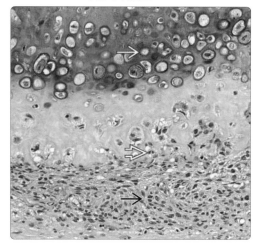

粗蕾丝样 OSA

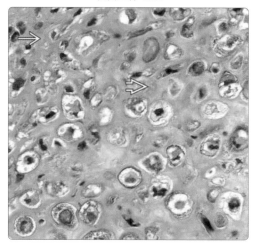

（左图）软骨母细胞型 OSA 有时可表现为大的肿瘤性透明软骨结节➡️，过渡至粗大的蕾丝样肿瘤性骨样基质➡️，再被丰富的肿瘤细胞袖套般➡️包绕，这些恶性肿瘤细胞具有异型性。（右图）在软骨母细胞型 OSA 中，粗蕾丝样肿瘤性骨➡️经常与肿瘤性软骨➡️相融合。软骨成分常显示重度异型性，可见核分裂象。

广泛囊性变

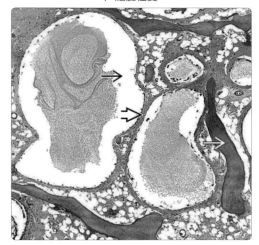

毛细血管扩张型 OSA

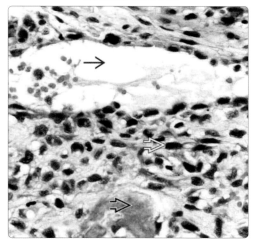

（左图）毛细血管扩张型 OSA 的特点是广泛的囊性变。肿瘤以浸润方式生长，包绕原有的骨小梁➡️，囊内➡️可充血，囊壁➡️厚薄不一。（右图）毛细血管扩张型 OSA 的一个小囊腔➡️内含有红细胞。囊壁被覆恶性梭形细胞➡️和灶性矿化的肿瘤骨➡️。

成纤维细胞型 OSA 中的梭形细胞

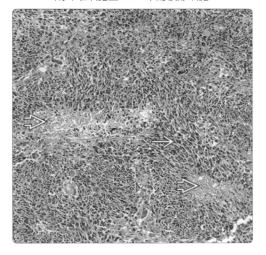

小灶肿瘤性骨

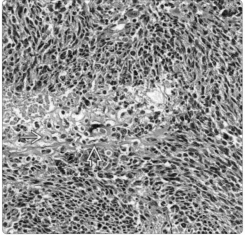

（左图）成纤维细胞型 OSA 由异型梭形细胞➡️排列成交织状，可呈鱼骨样或席纹状。本例瘤细胞显示重度异型性，并有坏死灶➡️。（右图）OSA 中肿瘤性骨的数量差异很大。本例成纤维细胞型 OSA 中有小灶肿瘤性透明软骨➡️融合至粗蕾丝样肿瘤骨中➡️。

（左图）小细胞型 OSA 的诊断具有挑战性，因为该肿瘤与其他圆细胞恶性肿瘤十分相似，包括肉瘤、癌和淋巴瘤。本例小圆形和卵圆形细胞➡成片生长，但与嗜酸性肿瘤骨密切相关➢。（右图）本例小细胞型 OSA 中圆形瘤细胞➡的胞质很少，染色质细腻，小核仁，与尤因肉瘤中的瘤细胞相似。肿瘤性骨有矿化。

小细胞型 OSA

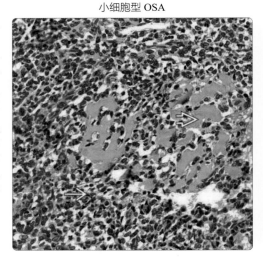

酷似尤因肉瘤

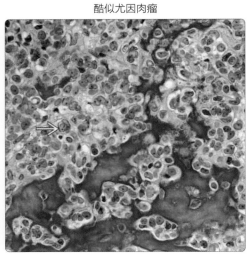

（左图）因与骨母细胞瘤十分相似，骨母细胞瘤样 OSA 的诊断较为困难。肿瘤性编织骨表现为看似分化良好的骨小梁➡，衬覆一层明显的骨母细胞➢。瘤细胞异型性有限，必须要看到浸润原有骨的情况下才能确诊。（右图）骨母细胞瘤样型 OSA 的骨呈编织状，且形成良好➡。肿瘤性骨母细胞➡未显示明显的异型性。

酷似骨母细胞瘤

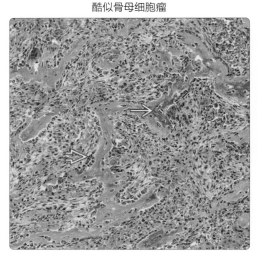

骨母细胞瘤样型 OSA

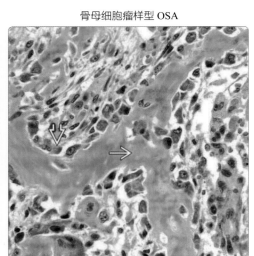

（左图）本例 OSA 中的瘤细胞体积大且呈多边形（上皮样）➡，含有丰富的嗜酸性胞质和大的非典型性核。肿瘤内散布着非肿瘤性的破骨样巨细胞➢。肿瘤性骨呈嗜酸性，粗蕾丝样◿。（右图）上皮样 OSA 由增大的多边形肿瘤细胞➡组成，具有丰富的嗜酸性和大而深染的细胞核➢。细胞周围被肿瘤骨◻包围。

上皮样肿瘤细胞

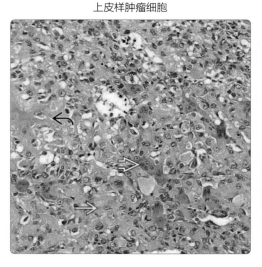

上皮样 OSA

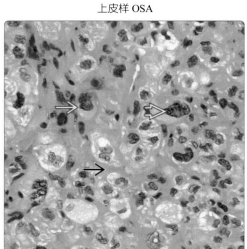

破骨巨细胞型巨细胞

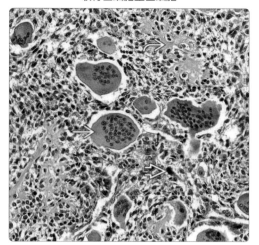

富于巨细胞型 OSA

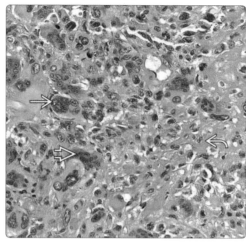

（**左图**）富于巨细胞型 OSA，大量体积较大的非肿瘤性破骨巨细胞样细胞➡分布于肿瘤内。易与骨巨细胞瘤相混淆。两者的区别在于瘤细胞异型性➡和肿瘤性骨基质➡。（**右图**）本例富于巨细胞型 OSA 中的瘤细胞显示重度异型性➡。破骨细胞样巨细胞➡比许多肿瘤细胞还要小。肿瘤内可见肿瘤性骨➡。

软骨母细胞瘤样型 OSA

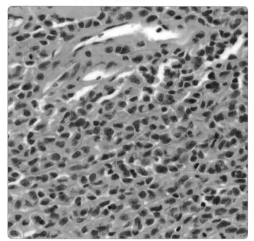

静脉侵犯

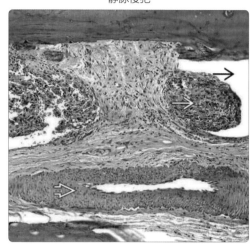

（**左图**）图示罕见的软骨母细胞瘤样型 OSA。瘤细胞类似于软骨母细胞瘤中的细胞，体积小，有中等量的嗜酸性胞质以及不规则的、有核沟和裂隙的细胞核。肿瘤性骨在图中未显示。（**右图**）OSA 瘤栓➡充满大静脉➡。动脉➡未受累。OSA 常通过血液传播，很少进入淋巴管并扩散到淋巴结。

化疗效应

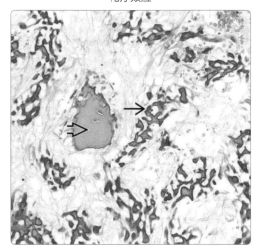

全身性化疗效应

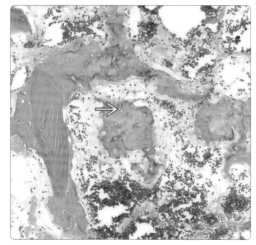

（**左图**）经过系统化疗的高级别骨母细胞型 OSA。肿瘤对治疗表现出高度反应，所有肿瘤细胞都发生坏死。矿化基质➡仍然存在，是肿瘤曾经存活区域的标志。注意残留的宿主骨➡。（**右图**）对全身化疗反应良好的骨母细胞型 OSA。除了那些在基质➡内仍然存在的，形态像骨细胞一样的肿瘤细胞外，其余的肿瘤细胞均已坏死。

低级别中央型骨肉瘤
Low-Grade Central Osteosarcoma

一、术语
- 低级别骨肉瘤，由形态温和的梭形细胞和成熟的骨组成
- 组织学形态与表面低级别骨肉瘤（骨旁骨肉瘤）相似

二、临床特征
- 占所有骨肉瘤的 1% 左右
- 11—50 岁发病
- 长管状骨干骺端或骨干 – 干骺端髓腔内
- 治疗：单纯手术，转移风险低
- 转移率：约 15%

三、影像学检查
- 致密云朵状和矿化
- 边缘分界不清

四、大体检查
- 坚硬，砂砾感，棕白色

五、显微镜检查
- 少至中等细胞量、形态温和的梭形细胞成分
- 瘤细胞与长的编织骨骨小梁或圆形骨岛密切相关，后者可有 Paget 骨病样形态
- 浸润性生长

六、辅助检查
- 免疫组化标记 MDM2 和 CKD4
- FISH 检测 *MDM2* 扩增

七、主要鉴别诊断
- 纤维结构不良
- 促结缔组织增生性纤维瘤
- 纤维肉瘤

边界不清的硬化性肿瘤

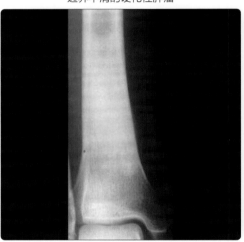

质硬肿瘤

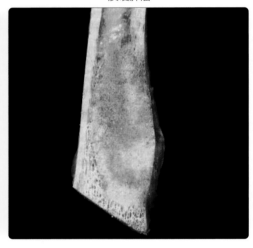

（左图）高分化骨肉瘤累及胫骨干骺端。肿瘤呈放射高密度，边界不清。肿瘤未引起骨膜反应。（右图）胫骨远端肿瘤切除标本显示肿瘤已经取代了胫骨远端髓腔的大部分，并包裹原有的骨松质，侵蚀骨皮质。

硬化性肿瘤

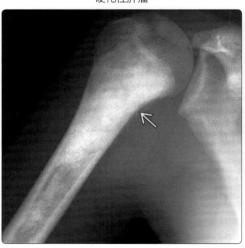

肿瘤充满髓腔

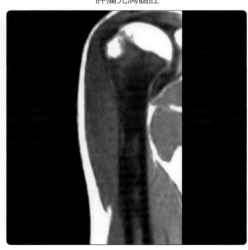

（左图）骨肉瘤充满了肱骨近端髓腔，并向远端骨干延伸。肿瘤呈放射高密度，伴有斑点状空晕。可见细微的骨膜反应➜。（右图）冠状位 MR T₁ 加权像显示髓腔内充满了低信号肿块。肿瘤沿骨干长轴侵犯，未穿透骨皮质。

一、术语

（一）同义词

- 高分化骨肉瘤
- 低级别髓内骨肉瘤

（二）定义

- 由形态温和的梭形细胞和编织骨组成的肿瘤，转移风险较低
  - 组织学上类似骨旁骨肉瘤

二、病因 / 发病机制

肿瘤性

- 含有 12q13-15 扩增子的超额环状染色体和巨染色体
  - 多数病例 *MDM2*、*CDK4* 和 *FRS2* 扩增

三、临床特征

（一）流行病学

- 发生率
  - 非常少见
    - 占所有骨肉瘤的 1% 左右
- 年龄
  - 在 11—50 岁发病
  - 50% 患者诊断时在 21—30 岁
- 性别
  - 男女相同

（二）部位

- 长骨：干骺端 – 骨干区域
  - 股骨，其次是胫骨；扁平骨不常见

（三）表现

- 诊断前数月至数年疼痛史
- 增大，可扪及肿块
- 可为偶然发现

（四）治疗

- 单纯手术：与低转移风险相关

（五）预后

- 转移率：约 15%
  - 转移自去分化肿瘤

四、影像学检查

（一）X 线

- 致密云朵样和矿化；有些为放射透明
- 边缘分界不清
- 可引起骨膨胀伴少量骨膜反应
- 可累及软组织，但与髓内成分相比较小

（二）MR

- 信号强度取决于矿化程度
  - T_1 多呈低信号
  - 当病变明显矿化时 T_2 信号不均匀

（三）CT

- 硬化性

- 有助于界定骨累及范围

五、大体检查

一般特征

- 坚硬，砂砾感，棕白色
- 边界不清
- 可有骨皮质破坏和伴有软组织肿块

六、显微镜检查

组织学特征

- 少至中等细胞量、形态温和的梭形细胞成分
  - 瘤细胞邻近长的编织骨骨小梁或圆形骨岛；可呈 Paget 骨病样
- 浸润性生长
  - 肿瘤包绕原有骨小梁，作为肿瘤骨的支架
- 少数情况下发生去分化
  - 去分化区域通常为离散性，高级别区域或为骨肉瘤或为纤维肉瘤
  - 去分化肿瘤的最终结果与经典型骨肉瘤相似，对系统治疗反应不佳

七、辅助检查

（一）免疫组织化学

- MDM2 和 CDK4 常为阳性

（二）遗传学

- 可通过 CISH 和 FISH 可检测 *MDM2* 扩增

八、鉴别诊断

（一）纤维结构不良

- 影像学上呈非侵袭性
  - 磨玻璃样改变
- 曲线状骨沉积
- 不呈浸润性生长
- MDM2 和 CDK4 阴性；有 *GNAS* 突变

（二）促结缔组织增生性纤维瘤

- 瘤细胞无异型性
- 不含有肿瘤性骨
- 通常不具有浸润性生长模式

（三）纤维肉瘤

- 低级别纤维肉瘤可显示浸润性生长，类似高分化骨肉瘤
- 无肿瘤性骨形成

九、诊断清单

病理解读要点

- 高分化髓内骨肉瘤应包括在纤维骨性病变的鉴别诊断中，特别是活检病例

推荐阅读

[1] Toki S et al: A clinical comparison between dedifferentiated low-grade osteosarcoma and conventional osteosarcoma. Bone Joint J. 101-B(6):74552, 2019

（**左图**）体积巨大的高分化骨肉瘤穿透骨皮质，沿骨表面生长并延伸至软组织内。X线片上肿瘤呈放射高密度。（**右图**）对应的轴位CT显示骨肉瘤填塞髓腔并累及软组织。

巨大矿化肿瘤

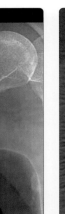

巨大肿瘤填充骨

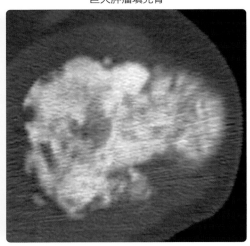

（**左图**）肿瘤很小，且位于干骺端外侧。肿瘤呈放射高密度，边缘不规则，浸润至髓腔内➡。肿瘤未累及邻近软组织。（**右图**）轴位CT显示一个致密矿化的肿瘤，有小的发射性透亮斑点，其中一侧边缘与周围的骨松质界限不清➡，在其他区域则界限清楚➡。肿瘤未穿透骨皮质。

硬化性病变

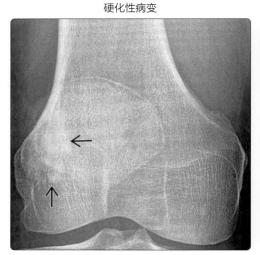

不规则致密的髓内肿瘤

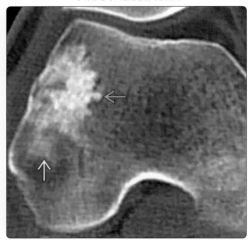

（**左图**）肿瘤位于距骨远端，呈放射透亮状。边缘相对清晰➡，跟骨骨皮质完整。（**右图**）冠状位MR显示跟骨不均质肿瘤，累及髓腔远端部分。可见肿瘤穿透骨皮质➡。

溶骨性肿瘤

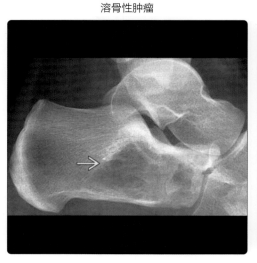

信号不均匀肿瘤

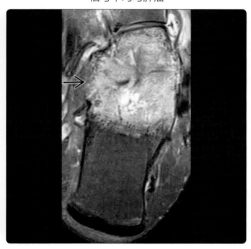

放射高密度肿瘤

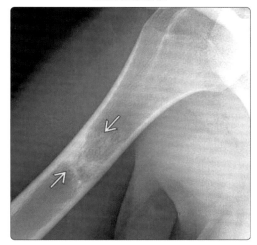

针穿活检

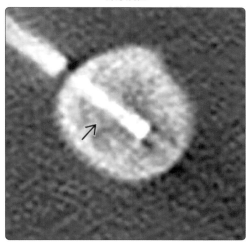

（左图）肿瘤发生于骨干，表现为不规则硬化区➡与周围骨松质融合。骨皮质完整，无骨膜反应。（右图）CT引导下的针穿活检显示肿瘤充填了整个髓腔的横截面➡。针头很好置入肿瘤中心。

重度矿化的肿瘤

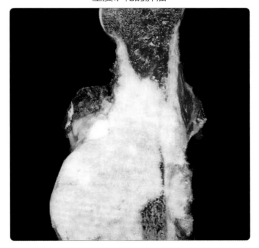

鱼肉样肿块

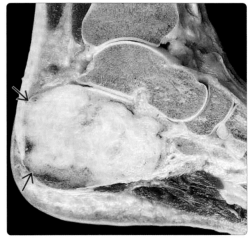

（左图）骨肉瘤质硬，呈珠白色。肿瘤发生于髓腔，并穿透骨皮质，形成一个巨大的软组织肿块。（右图）肿瘤取代了大部分跟骨，并长入软组织中➡。质地坚硬，鱼肉样。

外突性肿瘤

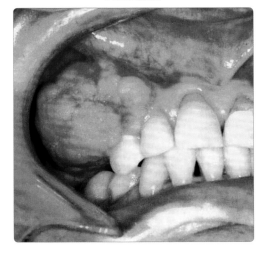

浸润性生长模式

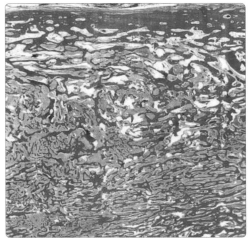

（左图）临床照片显示一例发生于上颌骨的低级别中央型骨肉瘤，肿瘤浸润骨皮质，并形成一个大的隆起性肿块，被牙龈覆盖。肿瘤已长至邻近牙齿底部。（右图）低级别骨肉瘤呈浸润性生长，包裹原有骨小梁。肿瘤产生大量梁状肿瘤性骨，相互连接。

（左图）对髓内低级别骨肉瘤的针穿活检显示，肿瘤通过哈弗斯系统穿入骨皮质➡。髓腔内也充满了正在产生编织骨的肿瘤➡。（右图）高分化骨肉瘤显示宽大的骨样基质。基质之间被梭形细胞占据，肿瘤包裹原有骨小梁➡。

针穿活检

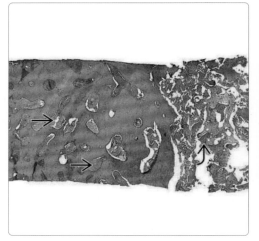

肿瘤包绕骨小梁

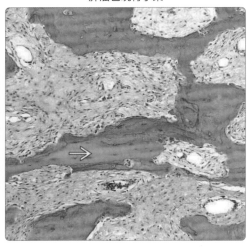

（左图）成片的肿瘤性骨包裹残留的宿主板层骨松质➡。有些肿瘤骨呈小梁状，并被轻度异型的梭形细胞所围绕➡。（右图）偏振光下勾画出肿瘤性骨和原有宿主骨中胶原纤维的结构模式。肿瘤性骨呈编织状➡，而原有宿主骨呈板层状➡。原有宿主骨被肿瘤性骨所包裹。

裹夹在肿瘤性骨内的宿主板层骨

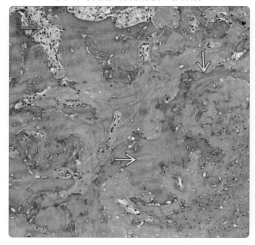

骨的偏振光

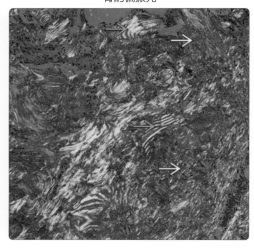

（左图）低级别髓内骨肉瘤的肿瘤骨由形成相对良好的编织骨骨小梁组成➡。瘤细胞呈梭形➡，无明显异型性。（右图）瘤细胞呈束状排列或无结构性。细胞核染色质细腻，核型一致。瘤细胞衬覆于肿瘤基质的成骨表面。

肿瘤性编织骨

肿瘤性骨和梭形细胞

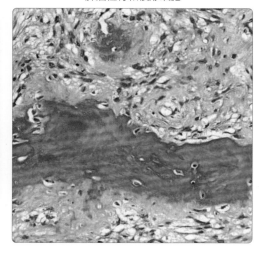

富于细胞的肿瘤

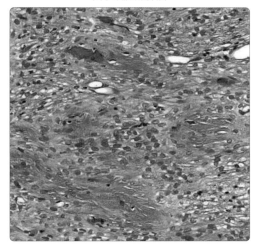

肿瘤周边

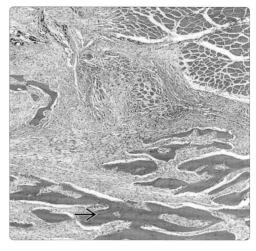

（左图）低级别骨肉瘤富于细胞，瘤细胞呈卵圆形，HE染色胞质呈淡红色至透亮状。尽管细胞丰富，但无明显异型性，核分裂象罕见。肿瘤性骨呈原纤维状。（右图）高分化髓内骨肉瘤显示平行排列的骨样骨质➡️，周围围绕成纤维细胞成分。形态有点类似纤维结构不良，但纤维结构不良不浸润周围软组织，而本例高分化骨肉瘤如图所示浸润肌肉组织。

梭形细胞束

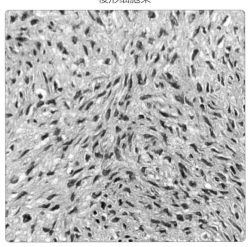

Paget病样骨模式

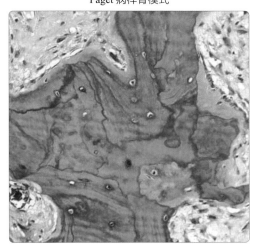

（左图）本例高分化骨肉瘤由交织排列的梭形细胞组成，瘤细胞轻度异型，核分裂象罕见，无肿瘤性骨。（右图）在低级别中央型骨肉瘤中，骨可呈Paget病样。骨黏合线突出，形成马赛克式图案。其中一个重要的鉴别点是，骨为编织状而不是板层状，另见梭形细胞围绕肿瘤性骨。

CISH检测 *MDM2*

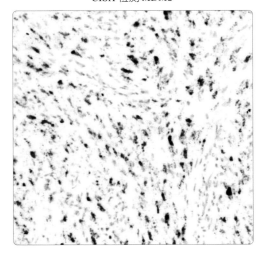

去分化

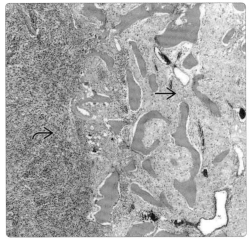

（左图）显色原位杂交显示梭形细胞 *MDM2* 扩增呈阳性。细胞核含有棕色小斑点凝聚，掩盖了染色质。（右图）图示高分化髓内骨肉瘤去分化成高级别骨肉瘤。低级别成分➡️显示了被低级别梭形细胞围绕的平行状肿瘤性骨小梁。高级别成分➡️显示为富于细胞的骨肉瘤区域。

骨旁骨肉瘤
Parosteal Osteosarcoma

诊断要点

一、病因 / 发病机制
- 不明；很少发生在既往放射治疗部位

二、临床特征
- 是最常见的表面骨肉瘤（osteosarcoma，OSA）（65%）；占所有 OSA 的 5%
- 80% 病例诊断时年龄为 20—50 岁；平均为 28 岁
- 最常见部位为股骨后方骨皮质，位于腘窝的骨干 - 干骺端
- 5 年生存率：91%～100%；10 年生存率为 80%
- 9%～16% 发生去分化；大多数转移性肿瘤为去分化肿瘤

三、影像学检查
- 通常为均匀致密性矿化
- 境界多较清楚，分叶状，很少或无骨膜反应
- 20%～80%（平均为 50%）病例累及髓腔

四、大体检查
- 实性，坚硬，棕白色；质软棕色部分代表成纤维细胞成分
- 50% 病例穿透骨皮质并侵入髓腔

五、显微镜检查
- 形成良好的编织骨骨小梁，周围围绕轻至中度异型的梭形细胞，伴有胶原纤维
- 去分化成分呈高级别，含有多形性梭形细胞
- 常可见低级别软骨肉瘤样病灶
  - 可类似于骨软骨瘤

六、辅助检查
- 采用 FISH 和免疫组化检测 MDM2 扩增

七、主要鉴别诊断
- 骨瘤和骨软骨瘤

股骨远端骨旁骨肉瘤

矿化的棕白色肿瘤

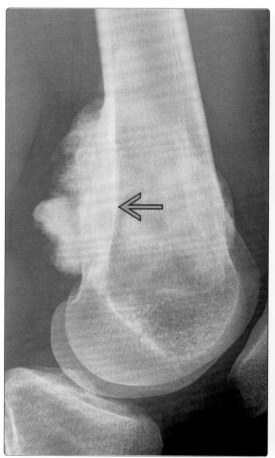

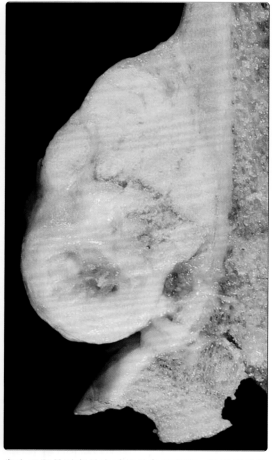

X 线片显示发生于股骨远端后部的经典骨旁骨肉瘤。肿瘤广泛矿化，其下骨皮质 完整。

发生于股骨后方骨皮质的骨旁骨肉瘤。肿瘤境界清楚，呈棕白色椭圆形，具有中心性骨化。肿瘤位于骨皮质表面，未侵犯髓腔。

一、术语

（一）缩略语
- 骨肉瘤（osteosarcoma，OSA）

（二）同义词
- 骨皮质旁高分化 OSA，骨表面高分化（低级别）OSA

（三）定义
- 发生于骨表面的低级别 OSA

二、病因 / 发病机制

肿瘤
- 间充质干细胞突变所产生的肿瘤；很少发生于既往放射治疗过的部位

三、临床特征

（一）流行病学
- 发生率
  - 1/800 万；占所有 OSA 的 5%；最常见的表面 OSA 类型，占 65%
- 年龄
  - 发病高峰在 21—30 岁，80% 在 20—50 岁时诊断，平均为 28 岁
- 性别
  - 男：女 =1：1.3

（二）部位
- 通常发生于管状骨表面；91% 累及干骺端，64% 局限于干骺端，15% 干骺端和骨干，8% 干骺端和骨骺，9% 局限于骨干
- 最常见部位是股骨后方皮质，位于腘窝的骨干 – 干骺端区域

（三）表现
- 缓慢增大，坚实，可扪及的肿块；可伴有疼痛

（四）治疗
- 手术切除；不能完整切除时需予以辅助放射治疗；肿瘤发生去分化时需行化疗

（五）预后
- 良好；5 年生存率为 91%～100%，10 年生存率为 80%，局部复发率为 7%～50%
- 5 年内有 6% 转移，10 年内有 11% 转移
  - 大多数转移性肿瘤为去分化性；9%～16% 发生去分化

四、影像学检查

（一）X 线
- 通常表现为均匀、致密性矿化；可显示放射透亮区；境界清楚，分叶状，伴有不同程度骨膜反应
- 除局部附着部分外，与下方骨皮质分离
  - 58% 病例有放射透亮线，将肿瘤底部与邻近骨皮质分开

- 其下骨皮质可表现为正常（49%）、增厚（29%）或破坏（21%）；20%～80% 病例可见髓腔内累及

（二）MR
- 境界清楚的肿块，矿化成分在 T_1 加权和 T_2 加权上信号强度较低
  - 成纤维细胞和软骨区域在 T_1 和 T_2 序列上信号强度增加；对识别髓内累及很敏感

（三）CT
- 境界清楚的矿化肿块，为高密度改变；1/3 病例周边部分未矿化，密度较低

（四）骨扫描
- 在骨显像中显示摄取量增加

五、大体检查

（一）一般特征
- 实体，质硬，棕白色；可有灰色、质韧、有光泽的透明软骨帽；质软的棕褐色区域为成纤维细胞成分
- 牢固地附着在骨皮质上，环绕骨质呈包裹性生长；50% 的病例累及髓腔

（二）大小
- 通常较大（2～30cm）；平均 9cm

六、显微镜检查

组织学特征
- 形成良好的长条状编织骨骨小梁，可见黏合线。骨小梁周围为轻至中等细胞密度的条束状梭形细胞
- 梭形细胞核细长，末端尖，显示轻至中度异型性；常类似纤维瘤病
- 高级别病灶瘤细胞核染色质粗，核分裂象活跃，常呈鱼骨样排列
- 软骨帽由透明基质内轻至中度异型软骨细胞组成，类似骨软骨瘤

七、辅助检查

（一）免疫组织化学
- 瘤细胞核表达 MDM2

（二）原位杂交
- 通过 CISH 和 FISH 检测 *MDM2* 扩增：比免疫组织化学更特异和敏感

八、鉴别诊断

（一）骨瘤
- 皮质骨组成，无梭形细胞成分

（二）骨软骨瘤
- 无梭形细胞成分及其下的骨皮质

推荐阅读

[1] Ruengwanichayakun P et al: Parosteal osteosarcoma: a monocentric retrospective analysis of 195 patients. Hum Pathol. 91:11-18, 2019

（**左图**）年轻成年男性患者股骨远端骨干骨肉瘤。肿块巨大，可扪及，质硬，不能移动，并且大腿下部明显增粗。（**右图**）发生于股骨干表面的巨大骨旁骨肉瘤。长形肿瘤呈放射高密度，周边轮廓起伏。肿瘤包裹骨皮质，看似侵犯骨髓质。

巨大质韧可扪及肿瘤

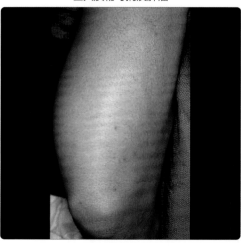

骨干表面的矿化肿瘤

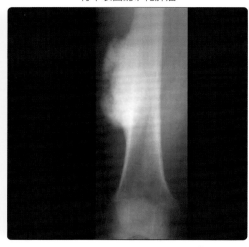

（**左图**）骨旁骨肉瘤的切除标本显示肿瘤固定于骨皮质表面。棕白色肿瘤边界清楚，轮廓光滑。肿瘤包绕约 1/2 骨周生长，底部骨皮质完整，未受累及。（**右图**）本例骨膜旁骨肉瘤底部与骨皮质紧密相连。坚韧的棕白色肿瘤与骨质粘连，骨膜下反应性骨➡有限。骨皮质未被侵犯。

股骨表面棕白色肿瘤

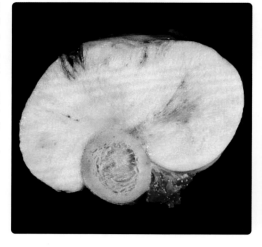

骨旁骨肉瘤的底部

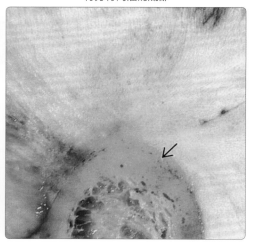

（**左图**）发生于股骨远端干骺端后方骨皮质的骨旁骨肉瘤。肿瘤呈均匀性矿化，具分叶状轮廓。近端有骨膜反应性骨形成。（**右图**）骨旁骨肉瘤沿骨皮质表面生长。肿瘤呈粉棕色，实性，边缘锐利，局灶被白色软骨帽覆盖➡。肿瘤未累及骨皮质，近端见骨膜下反应性骨形成➡。

股骨远端后方骨旁骨肉瘤

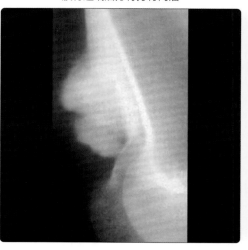

具有软骨帽的实性肿块

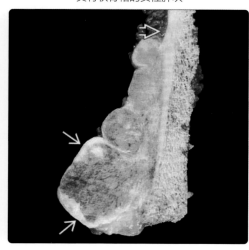

骨干骨旁骨肉瘤

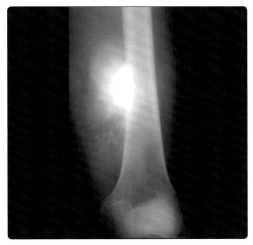

腓骨肿瘤累及骨髓腔

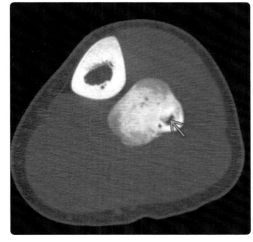

（左图）前后位 X 线片显示股骨远端一巨大部分骨化肿块，黏附于远端骨皮质内侧。肿瘤凸入邻近肌肉，其下侧缘不清，具有软组织放射密度成分。（右图）图为腓骨骨旁骨肉瘤。肿瘤发生于骨表面，显示广泛矿化。肿瘤局部穿透骨皮质，侵入髓腔➡。

发生于股骨前方的肿瘤

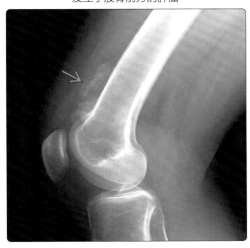

股骨前方的骨旁骨肉瘤

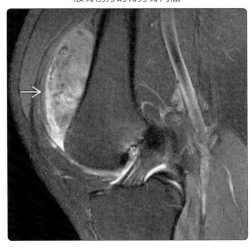

（左图）图示发生于股骨远端前方表面➡的骨旁骨肉瘤。肿瘤呈絮状矿化，似未侵入髓腔。（右图）相对应的 MR 显示肿瘤发生于骨表面➡，紧贴下方骨皮质。髓腔并未受累。

去分化骨旁骨肉瘤

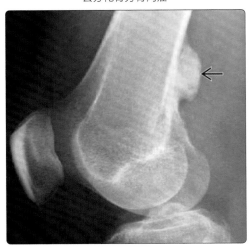

去分化骨旁骨肉瘤

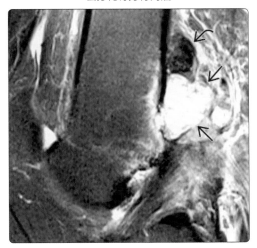

（左图）图为发生于股骨远端后方的去分化骨旁骨肉瘤。分化良好的骨化成分➡位于去分化成分近侧，X 线片并未清晰展示。（右图）矢状位 MR T₂ 加权像显示去分化骨旁骨肉瘤的近侧部分有矿化的分化良好区域呈低信号➡，远侧部分去分化区域呈高信号➡。邻近骨内膜的骨髓及后方软组织出现水肿。

三维重建

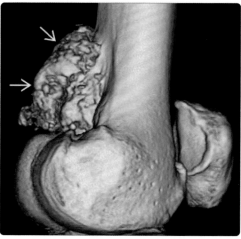

致密矿化肿瘤

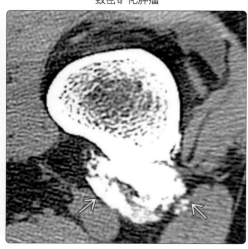

（左图）三维重建图示股骨远端有一个骨化肿块➡️，固定在后方骨皮质上。肿瘤表面不规则，呈火山口状。（右图）轴位 CT 显示一个致密矿化的骨旁骨肉瘤➡️附着在股骨后方骨皮质上。肿瘤累及约 25% 周长，并在靠近神经血管结构的地方凸入软组织。骨髓未见受累。

软组织内矿化占位

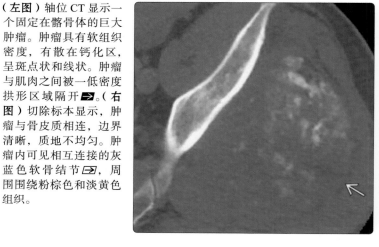

不均质占位

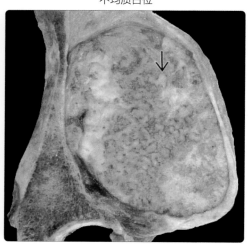

（左图）轴位 CT 显示一个固定在髂骨体的巨大肿瘤。肿瘤具有软组织密度，有散在钙化区，呈斑点状和线状。肿瘤与肌肉之间被一低密度拱形区域隔开➡️。（右图）切除标本显示，肿瘤与骨皮质相连，边界清晰，质地不均匀。肿瘤内可见相互连接的灰蓝色软骨结节➡️，周围围绕粉棕色和淡黄色组织。

不规则轮廓

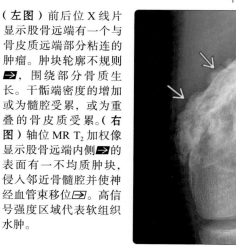

髓腔内侵犯

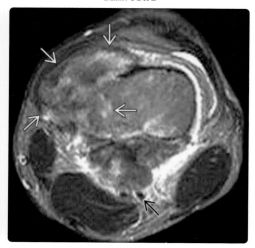

（左图）前后位 X 线片显示股骨远端有一个与骨皮质远端部分粘连的肿瘤。肿块轮廓不规则➡️，围绕部分骨质生长。干骺端密度的增加或为髓腔受累，或为重叠的骨皮质受累。（右图）轴位 MR T_2 加权像显示股骨远端内侧➡️的表面有一不均质肿块，侵入邻近骨髓腔并使神经血管束移位➡️。高信号强度区域代表软组织水肿。

近环周累及

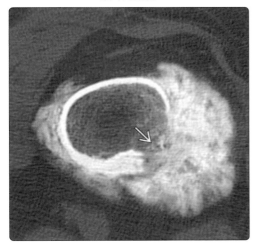

髓腔内侵犯

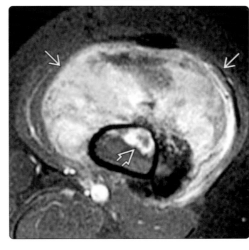

（左图）股骨远端表面骨旁骨肉瘤，伴有近环周肿瘤性骨形成。后方骨皮质增厚和内侧的邻近骨髓受累➡️。（右图）图示巨大近环周的骨旁骨肉瘤，前方为高信号、边界清楚的成分➡️，后内方低暗信号强度代表肿瘤的骨化部分。肿瘤在前方侵入骨髓腔➡️。

桡骨的骨旁骨肉瘤

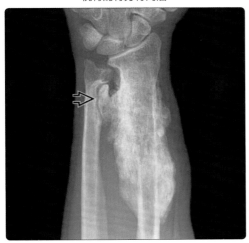

环周累及

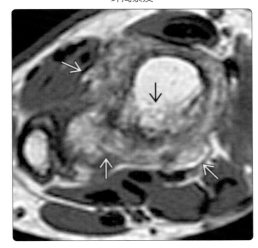

（左图）前后位 X 线片显示桡骨远端骨干–干骺端有一致密矿化病灶，呈环周形累及骨。邻近尺骨被侵蚀是由压力所致➡️。（右图）轴位 MR T_1 加权像显示不均质肿块以环周的形式围绕桡骨生长➡️。肿瘤表面不规则，破坏掌侧骨皮质，并侵入髓腔➡️。

轻微矿化的肿瘤

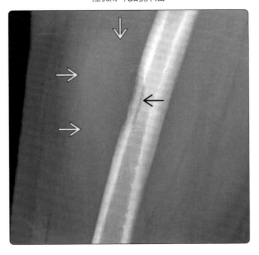

巨大骨旁骨肉瘤

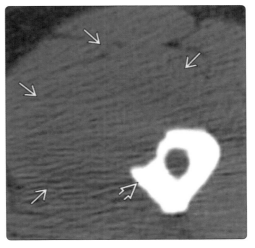

（左图）一个不显眼的软组织肿块➡️沿股骨干前方骨皮质形成碟形缺损➡️。肿瘤有小的、散在的轻微矿化区，未见骨膜反应。（右图）轴位 CT 显示一个与肌肉密度相等的软组织肿块➡️，位于股骨前内侧，并导致骨皮质受压性侵蚀。相邻的后内侧骨皮质增厚➡️。髓腔未受累。

（左图）骨旁骨肉瘤显示为沿股骨近端内侧转子下的骨化、分叶状肿块。由于骨膜新骨形成导致股骨颈畸形。小转子受肿瘤累及。（右图）轴位CT显示一个骨化的骨旁骨肉瘤沿后内侧骨皮质生长。肿瘤扇形覆盖了骨皮质表面。肿瘤与软组织的边缘界限清楚，骨内的骨皮质和骨髓腔均完整。

股骨近端占位

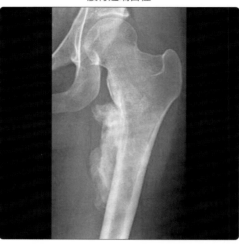

骨化的肿瘤

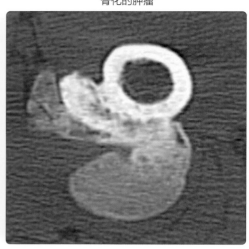

（左图）冠状位 MR T₂加权像显示一个低信号肿块➡附着在股骨近端内侧骨皮质上。高信号的空晕➡代表覆盖于骨化肿块上的软骨帽。（右图）股骨近端骨皮质上发生的骨旁骨肉瘤，累及小转子区域。边界清楚的肿瘤局部区域被白色肿瘤性软骨帽➡覆盖。棕褐色的肿瘤轮廓分明，下方骨皮质增厚➡。

显著的软骨帽

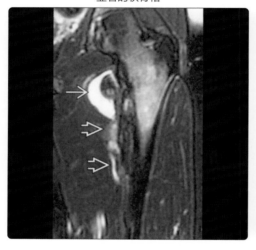

软骨帽

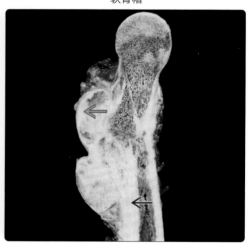

（左图）一个均匀的、高信号的肿块➡毗邻股骨干，外部骨皮质被破坏。肿块边缘光滑、锐利。旁边的骨髓内可见少量的骨髓水肿➡。（右图）发生于骨干的骨旁骨肉瘤。棕白色的肿瘤与邻近的骨骼肌界限分明、轮廓光滑。肿瘤侵蚀骨皮质的外层➡，但未累及髓腔。

骨干肿瘤

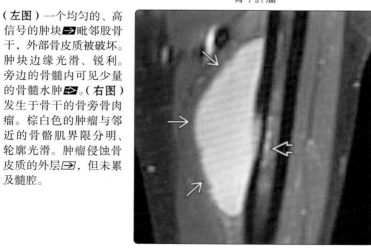

骨干肿瘤

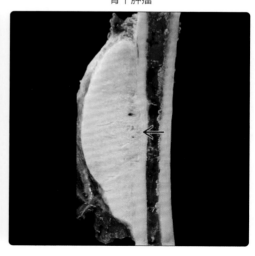

下颌骨肿瘤

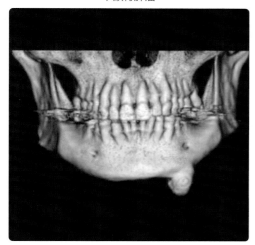

下颌骨致密的肿瘤

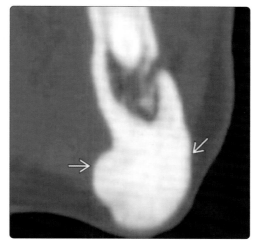

（左图）冠状位三维重建CT显示下颌骨体下缘有一个骨化的肿块突出。该小肿瘤呈息肉样，边缘清楚。（右图）均匀致密的骨旁骨肉瘤➡与下颌骨体相邻。肿瘤边缘清楚。在肿瘤上方可见下颌骨管。

累及髓腔内

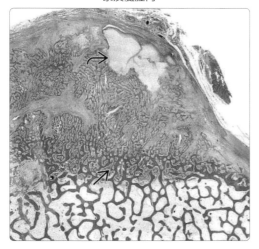

线样排列的肿瘤性骨

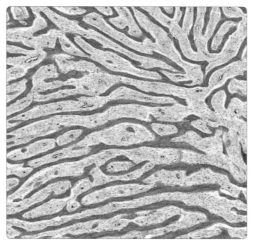

（左图）骨旁骨肉瘤含有软骨结节⊿，周围有线样排列的肿瘤性骨小梁。肿瘤已穿过哈弗斯系统侵入，并累及髓腔的外围⊿。（右图）骨旁骨肉瘤内肿瘤性骨常呈明显的线样排列。肿瘤性骨小梁由编织骨组成，周围围绕中等密度的梭形细胞，瘤细胞异型性不明显。

流水样骨小梁

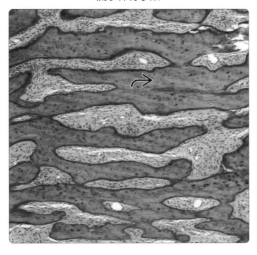

针穿活检

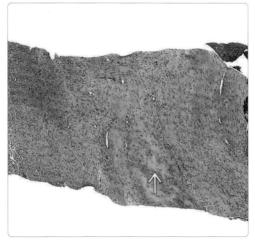

（左图）肿瘤性骨呈流水样排列⊿是骨旁骨肉瘤的特征。肿瘤性骨在结构上呈梁状，在组成上为编织骨。中等细胞密度的梭形细胞呈束状分布于骨小梁间，并覆盖于肿瘤性骨表面。（右图）骨旁骨肉瘤的针穿活检诊断具有挑战性。本例可见宽大、线样排列的骨小梁➡，致密的梭形细胞束围绕肿瘤性骨，并与骨相平行。

骨旁骨肉瘤表面

温和的梭形细胞

（左图）骨旁骨肉瘤的表面由成纤维细胞成分组成➡️，类似纤维瘤病或低级纤维肉瘤。肿瘤性编织骨看似起自于梭形细胞束，后者细胞形态一致，无明显异型性。

（右图）骨旁骨肉瘤的梭形细胞束与肿瘤性骨的表面相关密切。细胞形态一致➡️，无明显异型性，核分裂象少见。

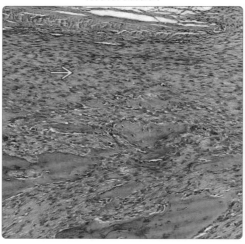
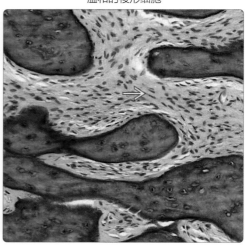

平行排列的肿瘤性骨小梁

纤维结构不良样骨

（左图）肿瘤性骨小梁呈相互平行的线样排列。结构上为编织骨，含有较多黏合线，类似骨的Paget病。梭形瘤细胞异型性不明显，包绕肿瘤性骨生长。（右图）本例中的肿瘤性骨呈曲线形，类似纤维性结构不良。瘤细胞显示出比纤维结构不良更大程度的异型性，表现为核增大和染色质深染。

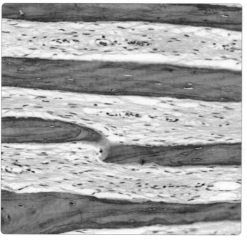
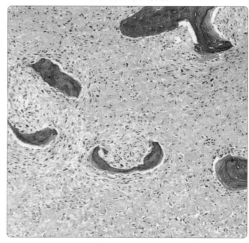

软骨帽

透明软骨帽

（左图）一小部分骨旁骨肉瘤含有透明软骨帽，类似骨软骨瘤，其基底与线样肿瘤性骨小梁相邻，后者周围围绕梭形细胞束。（右图）软骨帽为透明软骨，中等细胞密度，软骨细胞显示轻度异型性，表现为核增大。软骨细胞排列类似于骺板软骨或呈成组的柱状。可发生软骨内骨化，形成初级海绵骨样结构。

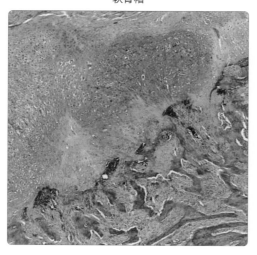
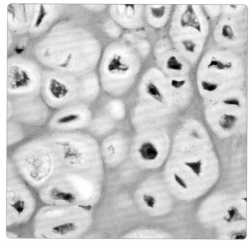

成纤维细胞成分

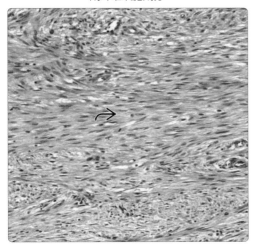

细胞异型性

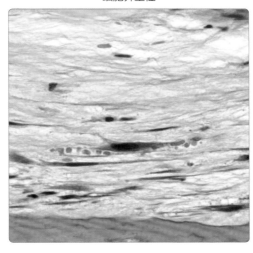

（左图）骨旁骨肉瘤的成纤维细胞成分有时可占肿瘤的大部分。中等细胞密度的梭形细胞呈宽条束状排列➡，瘤细胞的异型性和核分裂活跃程度可类似纤维瘤病或低级纤维肉瘤。（右图）一些骨旁骨肉瘤中的瘤细胞可显示有轻度的异型性，表现为核增大和染色质深染。一般情况下瘤细胞的异型性不明显，但一旦出现明显的异型性则需要注意除外去分化的可能性。

温和梭形细胞

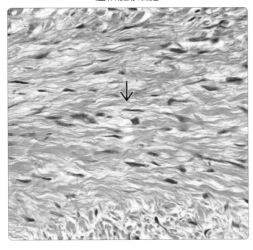

去分化骨旁骨肉瘤

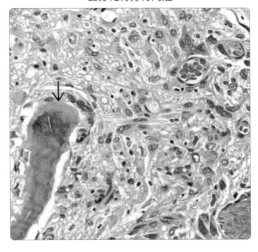

（左图）骨旁骨肉瘤中的梭形成纤维细胞无异型性，瘤细胞间可见丰富的胶原纤维➡。这种模式与纤维瘤病非常相似。（右图）去分化骨旁骨肉瘤中分化良好的成分显示低级成分的编织骨➡被重度异型的梭形和多边形细胞所包绕。在其他区域，异型细胞呈片状和束状生长。

转移性骨旁骨肉瘤

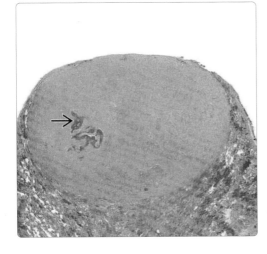

转移性骨旁骨肉瘤

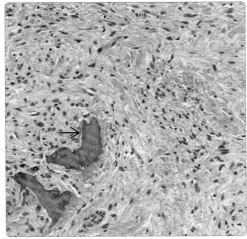

（左图）图示转移至肺部的骨旁骨肉瘤。本例转移性的低级别肿瘤境界清楚，含有少量肿瘤性骨小梁➡。（右图）本例转移至肺部的骨旁骨肉瘤中形成良好的肿瘤性骨➡被轻度异型的梭形细胞包绕，核分裂象很少，肿瘤内含有丰富的胶原纤维。尽管大多数转移性病例为去分化性，但本例为低级别性。

骨膜骨肉瘤
Periosteal Osteosarcoma

诊断要点

一、术语
- 发生在骨表面的中级别软骨细胞型骨肉瘤

二、临床特征
- 骨肉瘤的少见亚型
- 多发生于 11—30 岁
- 常发生在长骨表面：股骨（44%）、胫骨（39%）
- 主要发生于骨干（66%），其次为干骺端
- 患者以增大、坚韧、固定的肿块就诊
- 最佳治疗方法是保肢性手术，并使切缘阴性
- 化疗存有争议
- 预后良好，局部复发率 7%，总生存率 85%

三、影像学检查
- 位于骨表面的宽底纺锤形肿块，呈放射透明状
- 可有肿瘤内线样反应性骨从基底部呈放射状分布
- 与软组织分界清楚，偶可侵犯骨
- 软骨成分在 T_2 加权像上呈明亮状

四、大体检查
- 椭圆形，实性，珠白色软骨样占位

五、显微镜检查
- 含有大量肿瘤性软骨基质和局灶有肿瘤性骨形成的肉瘤

六、主要鉴别诊断
- 奇异型骨旁骨软骨瘤样增生
- 骨软骨瘤
- 骨旁骨肉瘤

巨大矿化的肿瘤

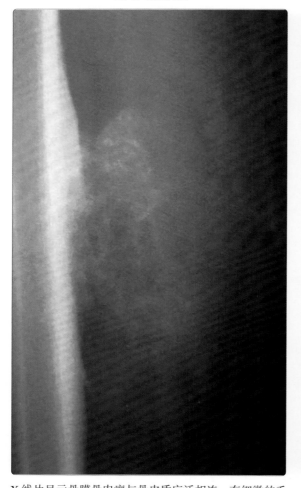

锚定在骨皮质上的巨大肿瘤

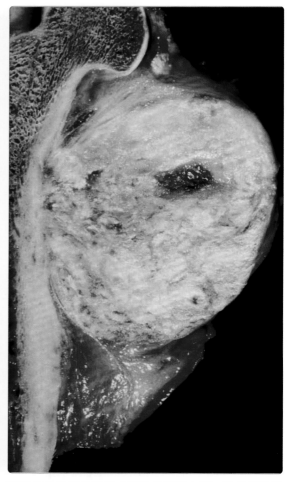

X 线片显示骨膜骨肉瘤与骨皮质广泛相连，有细微的毛絮状和线性钙化。肿瘤近侧骨皮质因反应性骨质增生而增厚。

图示发生于股骨近端表面的骨膜骨肉瘤。肿瘤呈椭圆形、棕白色、结节状，境界清楚，并被骨膜所包绕。外侧骨皮质受肿瘤侵蚀呈扇贝样。

一、术语

（一）同义词
- 皮质旁软骨母细胞型骨肉瘤

（二）定义
- 发生在骨表面的中级别软骨母细胞型骨肉瘤

二、病因／发病机制

肿瘤性
- 由间充质干细胞突变所致，无特殊的遗传学异常

三、临床特征

（一）流行病学
- 发生率
  - 不常见；发病率不详
  - 占所有骨肉瘤的 1%～2%
  - 占表面骨肉瘤的 25%
- 年龄
  - 患者多为 11—30 岁
    - 1—72 岁；平均 22 岁
- 性别
  - 女性略占优势
    - 男：女 =1.0：1.2

（二）部位
- 最常见的骨是股骨（44%）和胫骨（39%），其次是尺骨和肱骨（5%～10%）
- 骨干表面（66%～92%），其次是干骺端
  - 股骨中远端骨干和胫骨近端骨干

（三）表现
- 缓慢或迅速生长，固定的、可扪及的肿块
- 疼痛、肿胀

（四）治疗
- 保肢手术切除，切缘阴性
- 关于全身化疗没有共识
- 在不完全切除的情况下行辅助放射治疗

（五）预后
- 局部复发率约 7%
- 总生存率 85%；5 年生存率 83%～89%
- 近期研究显示能从化疗中获益
- 复发或死亡发生于诊断后 36 个月内

四、影像学检查

（一）X 线
- 透亮的、纺锤形肿块，自骨皮质呈放射状的鬃毛样图像，并具有扇贝样外观
- 实性骨膜皮质增厚或 Codman 三角
- 软骨成分产生棘状的钙化模式

（二）MR
- 非矿化部分在 T_1 上与肌肉信号强度相同，在 T_2 上呈不均匀的高信号强度
  - 矿化区信号空白

- 边缘分明
- 骨皮质增厚和呈扇形

（三）CT
- 非矿化成分的密度低于肌肉
- 矿化成分显示高密度
- 边缘分明
- 骨皮质增厚和呈扇形

（四）骨扫描
- 骨显像上呈均一的高摄取

五、大体检查

（一）一般特征
- 坚实的、局灶砂砾感、分叶状的珠白色肿块
- 边界清楚、呈推挤性的边缘
- 沿着宽大的基底锚定于其下方的骨皮质
- 2%～25% 存在髓腔的累及
  - 髓腔侵犯是局灶的
  - 如果髓腔累及较广泛，那么很难与经典型骨肉瘤区分
- 沿着骨的周径生长
  - 覆盖 50%～55% 的周长；可以包裹骨

（二）大小
- 诊断时体积很大（1～28cm）；平均 10cm

六、显微镜检查

组织学特征
- 肿瘤性透明／黏液样软骨为主
- 中至重度细胞异型性和核分裂活跃
- 肿瘤性骨呈粗蕾丝样，与软骨融合或被软骨包围
- 可有条束状排列的恶性梭形细胞成分

七、鉴别诊断

（一）奇异型骨旁骨软骨瘤样增生
- 反应性纤维组织被覆在富于细胞性软骨帽上，后者发生软骨内骨化

（二）骨软骨瘤
- 软骨帽细胞稀疏且温和
- 髓腔与病变中心连续

（三）骨旁软骨瘤
- 细胞学上呈良性的软骨组织，无肿瘤性骨形成

（四）骨旁骨肉瘤
- 可含有低级别软骨成分和肿瘤性骨

（五）高级别表面骨肉瘤
- 由高级别成骨性肉瘤组成

推荐阅读

[1] Harper K et al: A review of imaging of surface sarcomas of bone. Skeletal Radiol. 50(1):9-28, 2021
[2] Chan CM et al: Periosteal osteosarcoma: A single-institutional study of factors related to oncologic outcomes. Sarcoma. 2018:8631237, 2018
[3] Grimer RJ et al: Periosteal osteosarcoma--a European review of outcome. Eur J Cancer. 41(18):2806-11, 2005

伴有矿化的骨表面肿瘤

伴有矿化的骨表面肿瘤

（左图）腿部远端 X 线片显示，骨表面有一个与骨膜形成➡相关的溶骨性占位，发生于胫骨前外侧骨皮质。未见骨皮质破坏或骨髓异常。（右图）腿部远端轴位 CT 显示自骨膜骨肉瘤发出的线性的骨膜骨➡。肿瘤主要成分呈常低密度➡，与肿瘤性软骨高含水量相一致。

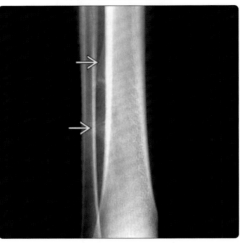

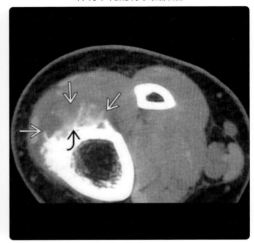

骨皮质旁溶骨性占位

骨膜骨肉瘤中的软骨

（左图）发生于胫骨中段的骨膜骨肉瘤非常隐蔽，骨皮质轻微不规则➡，表现为小灶矿化的骨膜隆起（Codman 三角）➡。下方骨看上去正常。（右图）骨膜骨肉瘤具有多结节状外观➡，提示为透明软骨。较小性病灶显示均匀高信号➡，提示为融合的软骨或其他组织类型。

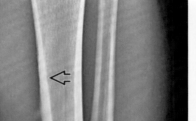

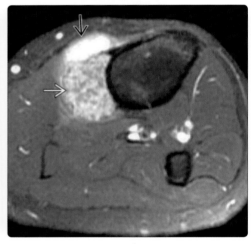

表面肿瘤

表面明显的软骨

（左图）冠状位重建 CT 显示一个固定在胫骨骨皮质上的矿化肿块。肿瘤底部显示出高放射性密度，而富含软骨的中央和周边部分则呈放射透明性➡。（右图）相对应的冠状位 MR T_2 压脂序列显示软骨部分有明亮的信号强度，内侧髓腔表现为轻度水肿。

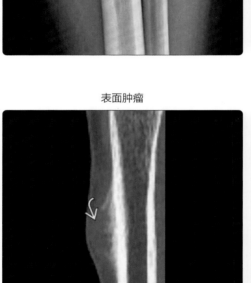

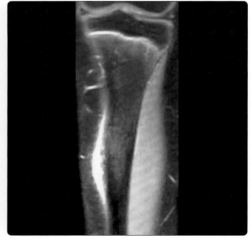

骨膜骨肉瘤

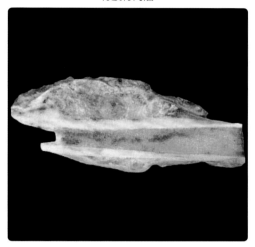

富于细胞的肿瘤边缘

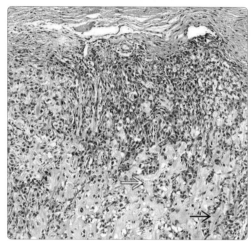

（左图）肿瘤锚定于骨皮质上，以环周形式包裹骨。骨膜被推移，可见Codman三角。肿瘤呈灰白色，与周围软组织分界清楚。髓腔未受累。（右图）肿瘤周边部分多为高细胞密度区域，深部区域内瘤细胞产生软骨基质➡，与肿瘤性骨➡相融合。并且周边部位的核分裂象最多。

肿瘤性软骨和骨

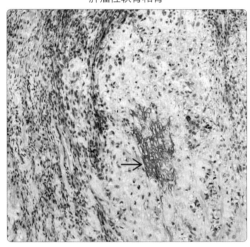

骨膜骨肉瘤中的瘤骨

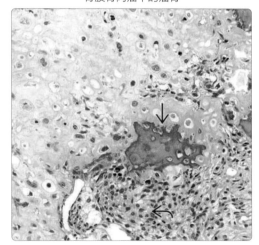

（左图）骨膜骨肉瘤是一种软骨母细胞型骨肉瘤。软骨成分多为透明软骨，并与肿瘤性骨融合，后者可呈粗蕾丝样和伴有矿化➡。富于细胞性区域核分裂活跃。（右图）骨膜骨肉瘤由淡染、粉蓝色的肿瘤性透明软骨组成，与不规则紫色的肿瘤性骨融合➡。骨下面即为增生的核深染异型梭形细胞➡。

骨膜骨肉瘤中的软骨

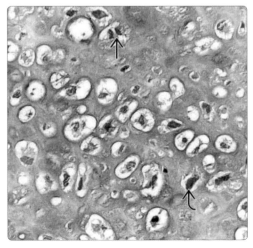

肿瘤性骨

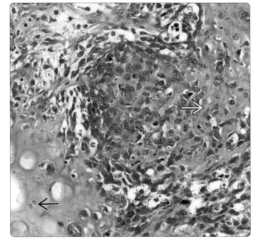

（左图）骨膜骨肉瘤中的肿瘤性软骨是透明软骨并富于细胞。瘤细胞增大，含有不规则、深染的细胞核➡。可见双核细胞➡。（右图）本例骨膜骨肉瘤中，粗大蕾丝样的肿瘤性骨➡被异型的恶性细胞所围绕。邻近肿瘤性透明软骨➡细胞较少且显示不典型性。

骨表面高级别骨肉瘤
High-Grade Surface Osteosarcoma

一、术语
- 发生在骨皮质外表面的高级别骨肉瘤

二、临床特征
- 多发生于青少年和年轻人，表现为疼痛、质韧、增大的肿块
- 通常发生于长管状骨表面
  - 股骨和胫骨最常受累
- 治疗同经典型骨肉瘤，采取手术和化疗

三、影像学检查
- 椭圆形或卵圆形肿块，起源于骨皮质外表面
  - 有附着于下方骨皮质的宽基底
  - 在骨外环周生长
  - 可穿透骨皮质，累及髓腔

- 肿瘤的范围采用 MR 评估最为清楚

四、大体检查
- 体积较大的椭圆形肿块，实性棕白色，质地可坚硬或质韧
- 紧密附着于骨皮质外表面
- 可累及髓腔

五、显微镜检查
- 高级别肉瘤，瘤细胞产生肿瘤性骨
- 可含有软骨肉瘤样和纤维肉瘤样区域

六、主要鉴别诊断
- 骨瘤
- 骨旁骨肉瘤
- 骨膜骨肉瘤

表面骨肉瘤

表面骨肉瘤

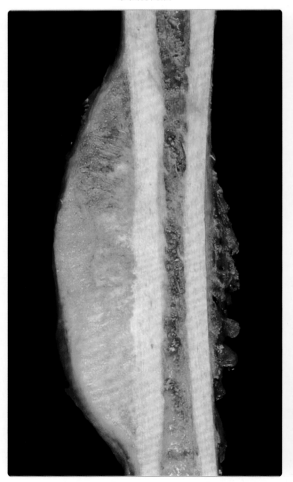

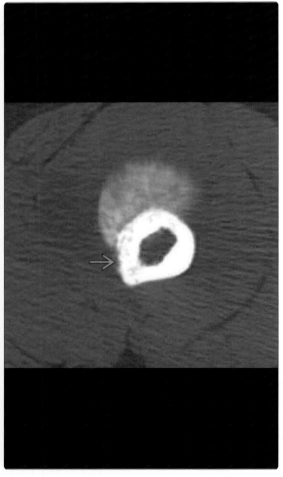

股骨大体标本照片显示一个发生于骨干中段的长形肿瘤。肿瘤起源于骨皮质外表面，与骨附着的基底面很宽。

图示发生于股骨表面的高级别骨肉瘤。肿瘤显示出广泛的瘤内矿化，似乎累及下方的骨皮质➡，但未有髓腔内累及。

一、术语

（一）同义词

● 高级别皮质旁骨肉瘤

（二）定义

● 发生在骨皮质外表面的高级别骨肉瘤

二、病因／发病机制

肿瘤性增生

● 可能由基因突变所致

三、临床特征

（一）流行病学

● 年龄
　○ 范围广泛（8—70 岁）；75% 患者在 11—30 岁发病
● 性别
　○ 男∶女 =2.2∶1

（二）部位

● 骨皮质外表面
● 骨干中段（62%），其次是长骨骨干 – 干骺区；股骨＞胫骨＞桡骨＞肱骨；四肢远端和扁骨罕见

（三）表现

● 肿胀，疼痛，增大且固定的肿块

（四）治疗

● 扩大范围切除的保肢手术；辅助化疗；特定患者放射治疗

（五）预后

● 与经典型骨肉瘤相似；5 年生存率：完全切除和全身治疗时为 70%～80%

四、影像学检查

（一）X 线

● 长或卵圆形肿块，起源于骨皮质外表面；肿瘤长轴与宿主骨平行；与下方骨附着的基底较宽
● 呈环周形式生长
● 矿化程度及其分布各异；大多数肿瘤含有毛絮状至致密的放射性高密度；矿化区域可呈棘状或类似钙化软骨成分；肿瘤基底部放射密度最高
● 骨皮质破坏和增厚经常存在；约 28% 肿瘤累及髓腔；骨膜反应不常见
● 与软组织的边缘通常不规则且不清晰

（二）MR

● 大椭圆形信号不均肿块；在 T_1 和 T_2 加权图像上信号强度不一；有利于识别散布于肿瘤内的软骨；是显示髓内受累的良好手段

（三）CT

● 大椭圆形密度不均肿块；矿化区密度与骨相似；软骨和成纤维细胞成分密度与软组织相似；有助于确定肿瘤的解剖范围

（四）骨扫描

● 明显的放射性核苷酸摄取

（五）PET 扫描

● ^{18}F-FDG 有明显摄取

五、大体检查

（一）一般特征

● 增大的椭圆形和（或）拉长的、巨大肿块，质地坚硬或质韧，可有砂砾感；棕白色或鱼肉状；肿瘤边缘以推挤性长入软组织；下方骨皮质经常增厚且不规则；肿瘤可穿透骨皮质累及髓腔

（二）取材需求

● 肿瘤应充分取样：沿最大直径每厘米取 1 块组织；下方骨皮质和骨髓组织

（三）大小

● 3～18cm，平均 9.8cm

六、显微镜检查

组织学特征

● 通常以肿瘤性成骨成分为主；肿瘤细胞显示重度异型性，可见病理性核分裂象；瘤细胞与粗蕾丝样或形成不良的编织骨骨小梁密切相关；可见坏死
● 可见高级别的恶性软骨和成纤维细胞成分；肿瘤内可见穿插的线样良性反应性骨小梁
● 骨皮质可因反应性骨质而增厚或被肿瘤刺激的破骨细胞变薄；可侵入哈弗斯系统并浸润髓腔

七、鉴别诊断

（一）骨瘤

● 很少发生于长管状骨表面；肿瘤性骨为板层状皮质骨；细胞稀疏，无异型性

（二）骨旁骨肉瘤

● 瘤细胞不显示重度异型性，除非发生去分化；通常发生在股骨下端后方表面；含有比高级别表面骨肉瘤更明显的骨化现象

（三）骨膜骨肉瘤

● 主要由软骨肉瘤样成分组成（软骨母细胞型骨肉瘤）；发生于骨膜下方

推荐阅读

[1] Deng Z et al: High-grade surface osteosarcoma: Clinical features and oncologic outcome. J Bone Oncol. 23:100288, 2020

（左图）X线片显示发生于骨表面的高级别骨肉瘤。肿瘤内可见矿化➡。肿瘤侵蚀骨皮质。（右图）轴位CT显示股骨表面有一卵圆形肿块。肿瘤底部➡及肿瘤中央部分有矿化➡。

侵蚀骨皮质

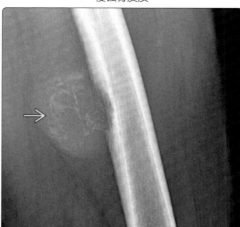

股骨表面骨肉瘤

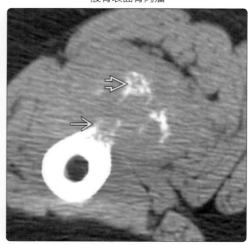

（左图）X线片显示股骨表面的高级骨肉瘤发生重度矿化➡，靠近骨皮质的肿瘤其矿化程度明显较表面要重。（右图）冠状位重建CT显示髂骨表面一个巨大矿化的高级别骨肉瘤。肿瘤局灶侵蚀下方髓腔➡。

重度矿化的表面骨肉瘤

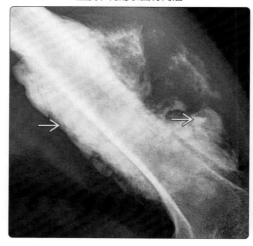

髂骨上的矿化肿瘤

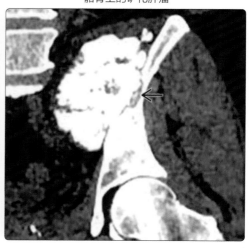

（左图）一个偏位的高级别表面骨肉瘤累及股骨干表面。肿瘤呈棕黄色和环形。虽然肿瘤与骨皮质紧密粘连，但并未浸润内侧髓腔。（右图）高级别表面骨肉瘤的切面质地均匀，以宽基底附着于股骨上。肿瘤未浸润下方骨皮质。

股骨表面骨肉瘤

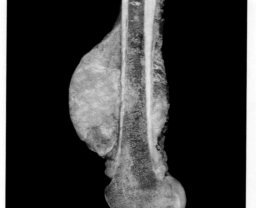

宽基底的表面骨肉瘤

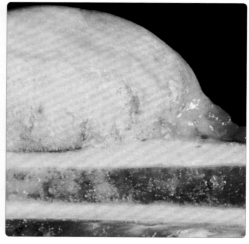

软骨母细胞型高级别表面骨肉瘤

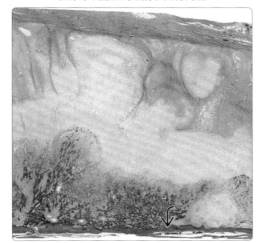

瘤细胞呈上皮样

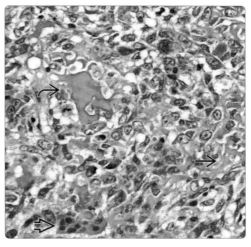

（左图）高级别骨肉瘤中含有多少不等的软骨。本例肿瘤与下方完整的骨皮质相邻➦。根据肿瘤的级别与骨膜骨肉瘤相区分。（右图）本例高级别骨肉瘤的瘤细胞呈上皮样。瘤内可见骨样基质➦。局部骨样基质呈蕾丝样➦。偶可有破骨细胞型巨细胞➦。

大量肿瘤性骨形成

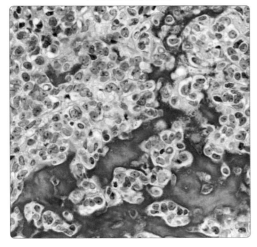

显著多形性

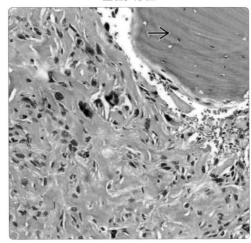

（左图）小细胞型高级别骨肉瘤，瘤细胞小至中等大，核深染，胞质稀少。肿瘤内可见大量瘤骨形成。（右图）高级别骨肉瘤显示明显的核异型性和致密胶原化背景。局部区域见残留的宿主板层骨➦。如同本例的肿瘤一般不能产生板层骨。

高级别表面骨肉瘤

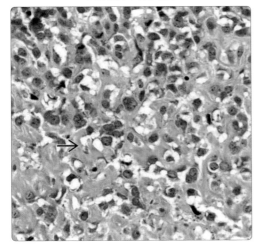

显著的间变性和病理性核分裂

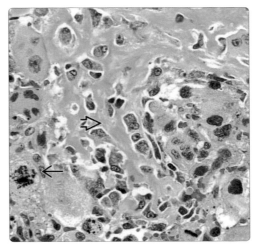

（左图）高级别骨肉瘤完全发生于骨表面，无骨皮质浸润。细胞外的嗜酸性间质➦可能为肿瘤性骨。（右图）本例高级别骨肉瘤的瘤细胞呈上皮样并具显著间变性形态。部分瘤细胞被包裹在骨样基质内➦。可见病理性核分裂象➦。

继发性肉瘤
Secondary Sarcoma

诊断要点

一、术语
- 与良性肿瘤或骨基础性疾病相关的高级别肉瘤

二、病因/发病机制
- 骨 Paget 病
- 放射后
- 其他良性骨疾病：纤维结构不良、骨梗死、金属假体置入物反应

三、临床特征
- 老年患者，通常 > 50 岁
- 预后差
- 进行性增大的痛性肿块
- 病理性骨折

四、影像学检查
- 渗透性和破坏性病变
- 边界不清，无硬化边缘

五、大体检查
- Paget 骨肉瘤
  - 疾病的分布与 Paget 病相似
  - 骨肉瘤占 Paget 肉瘤 80% 以上
- 发生于梗死骨的骨肉瘤，在黄色梗死骨邻近区域可见高级别肿瘤
- 与假体有关的骨肉瘤，可见肿瘤围绕假体材料发生
- 约 50% 发生于纤维结构不良的骨肉瘤病例接受过放射治疗

六、显微镜检查
- 组织学形态与高级别髓内骨肉瘤相似

七、主要鉴别诊断
- 纤维肉瘤、骨折骨痂、软骨肉瘤、骨母细胞型骨肉瘤、肉瘤样癌

膝关节假体旁骨肉瘤

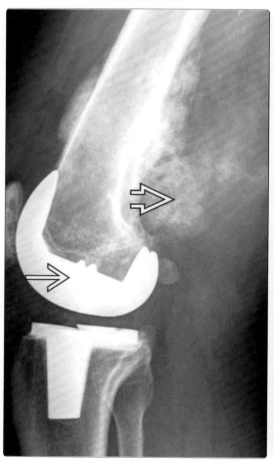

膝关节假体旁骨肉瘤

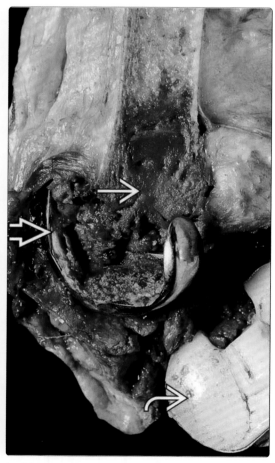

图示发生于股骨远端的巨大骨肉瘤，与人工膝关节➡相邻。肿瘤界限不清，矿化区在软组织中最为突出➡。肿瘤累及假体附近的骨骺。

切除标本于股骨远端可见骨肉瘤➡累及膝关节假体➡。出血性肿瘤破坏了骨头。另可见胫骨➡。

一、术语

定义

- 与良性肿瘤或骨基础疾病相关的高级别肉瘤

二、病因 / 发病机制

（一）骨 Paget 病

- 向肉瘤转化的发生率为 0.70%～0.95%
- 80% 以上的 Paget 病恶性肿瘤是骨肉瘤
- 肿瘤通常发生在有严重疾病的患者

（二）放射后

- 最常见的放射线诱导的肉瘤是骨肉瘤，其次为多形性未分化肉瘤
- 占所有骨肉瘤的 3.4%～5.5%

（三）其他良性骨病变

- 非常少见
  - 骨梗死，对金属假体置入物的反应，纤维结构不良
    - 假体中使用的生物材料在动物实验中被证明有潜在的致癌性
    - 最常见的置入物相关肉瘤是多形性未分化肉瘤
    - 纤维结构不良伴骨肉瘤的病例中约有 50% 接受过放射治疗

三、临床特征

（一）流行病学

- 年龄
  - 老年患者，一般＞ 50 岁
  - 偶尔年轻患者有放射线照射史

（二）表现

- 进行性增大的痛性肿块
- 病理性骨折
- 放射后骨肉瘤
  - 放射后潜伏期很长（中位数 11 年）
    - 罕见的病例只有 2 年
    - 潜伏期与放射剂量成反比

（三）预后

- Paget 骨肉瘤的 5 年生存率为 8%
  - 与经典型骨肉瘤不同，过去几十年来预后没有变化
- 放射诱导肉瘤 1 年的总生存率为 85%，2 年为 51%，3 年为 48%，5 年为 45%
  - 与放射后软组织肉瘤相比，放射后骨肉瘤的总生存率更高

四、影像学检查

X 线

- 渗透性和破坏性病变，伴有骨膜反应
- 界限不清，无硬化边缘
- 混合性溶骨性和出血性肿块，穿越骨皮质，并形成较大的软组织成分
  - Paget 骨肉瘤常呈溶骨性

- 放射性骨炎见于与放射后骨肉瘤相邻的被放射骨

五、大体检查

一般特征

- 骨盆和轴向骨骼比长骨更常受累
- Paget 骨肉瘤
  - 疾病分布与 Paget 病相似
  - 2/3 病例长骨受累，1/3 病例扁平骨受累
  - 15% Paget 肉瘤累及颅骨
  - 偶尔，骨肉瘤呈多灶性
- 发生于骨梗死的骨肉瘤，在黄色梗死区附近可见高级别肿瘤
- 在与假体相关的骨肉瘤中，可见肿瘤围绕假体材料

六、显微镜检查

组织学特征

- 类似高级别经典型骨肉瘤
- Paget 骨肉瘤
  - 通常是骨母细胞型或成纤维细胞型
    - 在一系列报道中，61% 是骨母细胞型，31% 成纤维细胞型，8% 为软骨母细胞型
  - 可含有较多的破骨细胞型巨细胞
  - 附近骨显示 Paget 病形态
    - 板层骨呈马赛克样
    - 破骨活动和大量吸收小凹
    - 破骨细胞体积大，含多个细胞核
    - 耗尽性疾病呈骨硬化性
  - 肿瘤几乎都是高级别
- 放射后骨肉瘤
  - 可见放射性骨炎
- 起源于骨梗死的骨肉瘤中，肿瘤见于梗死骨和骨髓附近

七、鉴别诊断

（一）纤维肉瘤

- 无肿瘤性骨形成

（二）骨折骨痂

- 骨被非肿瘤性骨母细胞包围
- 骨折部位显示纤维软骨，不见于骨肉瘤或软骨肉瘤

（三）软骨肉瘤

- 无边缘有瘤细胞围绕的骨
- 去分化软骨肉瘤可显示骨肉瘤成分，但有内生性骨软骨瘤或低级别软骨肉瘤背景

（四）其他疾病中的 Paget 病样骨

- Paget 病样骨形态可见于骨肉瘤，即便与 Paget 病无关

（五）转移性肉瘤样癌

- 可具有骨肉瘤样分化；原发灶内见癌成分

推荐阅读

[1] Appelman-Dijkstra NM et al: Paget's disease of bone. Best Pract Res Clin Endocrinol Metab. 32(5):657-68, 2018

（**左图**）矢状位重建 CT 显示发生于骶骨的高级别骨肉瘤，该处既往因结肠腺癌接受过放射治疗。矿化的肿瘤➡破坏了椎体并累及后方部件。可见既往结肠切除术的手术钉子➡。（**右图**）相对应的轴位 CT 显示一个巨大的放射致密性骨肉瘤➡发生于既往诊断为结肠腺癌的被放射骨。

放射骨内的骨肉瘤

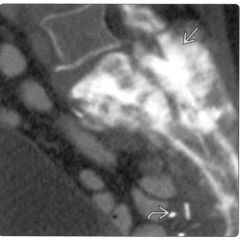

放射骨内的骨肉瘤

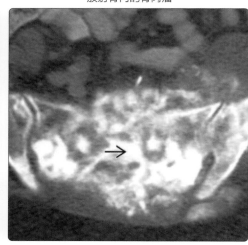

（**左图**）一例 Paget 病晚期病例的侧位片显示胫骨弥漫性受累。可见增大的粗糙骨皮质➡和骨小梁➡，以及骨前方弓形弯曲。胫骨近端的溶骨和成骨性破坏性病变➡代表骨肉瘤。（**右图**）切除标本显示发生于 Paget 病的经典型骨肉瘤。胫骨膨大，骨皮质不清。巨大的出血性占位为骨肉瘤➡。

Paget 病内的骨肉瘤

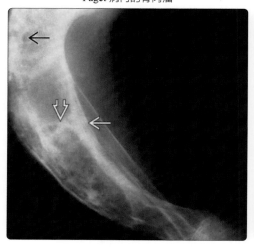

Paget 病内的出血性肿瘤

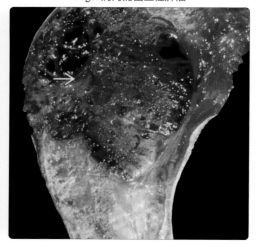

（**左图**）图示发生于 Paget 病的高级别骨肉瘤➡。相邻宿主板层骨显示由黏合线形成的马赛克形态➡。骨边缘可见破骨细胞➡。未见黏附瘤细胞的骨样基质。（**右图**）发生于 Paget 病的高级别骨肉瘤。可见骨蕾丝样骨样基质➡，核明显异型的瘤细胞➡毗邻骨样基质。

Paget 病内的骨肉瘤

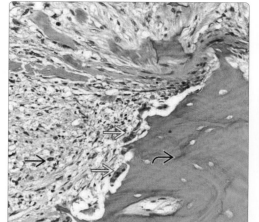

高级别骨肉瘤

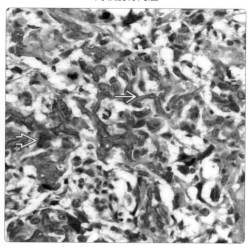

具有反转线的骨肉瘤

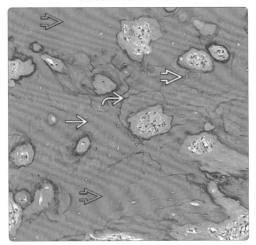

骨梗死

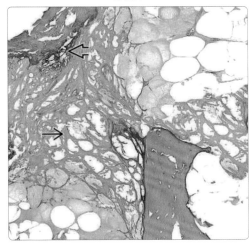

（左图）图示伴有大量骨质沉积➡的高级硬化性骨肉瘤。瘤细胞未显示异型性，即所谓的正常化➡。肿瘤成分中可见明显的反转线➡。残留的宿主板层骨➡被肿瘤包裹。（右图）骨梗死由坏死脂肪和骨组成。部分死亡脂肪细胞周边环以嗜酸性物质➡，看似角质层。可见营养不良性钙化➡。

发生于骨梗死的骨肉瘤

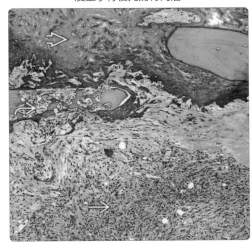

放射性骨炎

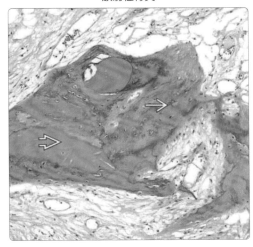

（左图）图示发生于既往有骨梗死之胫骨的骨肉瘤➡。坏死组织发生广泛营养不良性钙化➡。残留骨小梁已被之前破骨细胞活动所侵蚀➡。（右图）放射性骨炎表现为骨髓纤维化和反应性编织骨增生➡，周围为原有板层骨➡。也可有脂肪坏死、骨髓纤维化和骨重建。

放射相关骨肉瘤

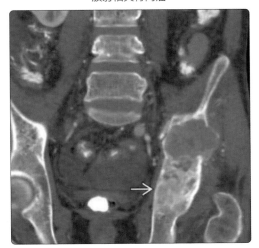

放射相关骨肉瘤

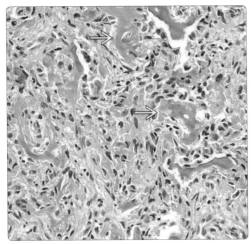

（左图）骨盆冠状位 CT 显示发生于髂骨和髋臼的破坏性溶骨性和硬化性肿瘤➡。患者既往曾因急性淋巴母细胞性淋巴瘤接受过放射治疗。（右图）图示急性淋巴母细胞性淋巴瘤患者接受放射治疗后的高级别骨肉瘤。恶性梭形细胞伴有直接编织骨沉积➡。

视网膜母细胞瘤相关骨肉瘤

放射相关骨肉瘤

（左图）该患者既往因双侧视网膜母细胞瘤行眼球剜除术和放射治疗。体积较大的矿化性骨肉瘤➡累及眼眶和颅腔，并穿透下方骨中。对侧眼眶可见假体➡。（右图）肱骨 C+ MR T_1 显示髓内固定钉周围有一个体积较大的肉瘤➡，并环周累及软组织➡。该患者既往因浆细胞骨髓瘤接受过放射治疗。

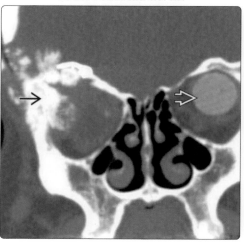

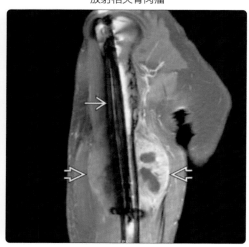

放射相关骨肉瘤

放射相关骨肉瘤

（左图）肱骨大体照片显示破坏性的肿瘤围绕着髓内固定钉，并广泛累及软组织➡。图中的固定钉已被移除。（右图）组织学上，肿瘤为高级别放射相关骨肉瘤，瘤细胞体积大，显示多形性，可见矿化编织骨沉积➡。

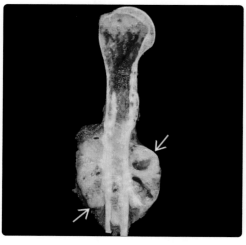

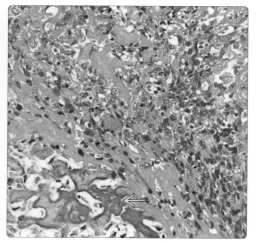

放射相关多形性未分化肉瘤

放射相关多形性未分化肉瘤

（左图）MR 显示发生于既往颈椎脊索瘤放射野内的巨大破坏性未分化肉瘤➡。（右图）颈椎脊索瘤治疗后的放射相关性肉瘤镜下显示为上皮样至多形性未分化肉瘤。无特殊分化方向的瘤巨细胞➡和核分裂象➡均易见。

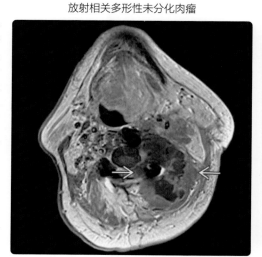

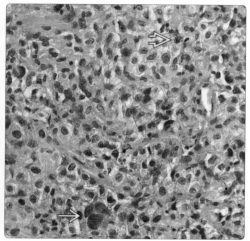

关节成形术相关的未分化肉瘤

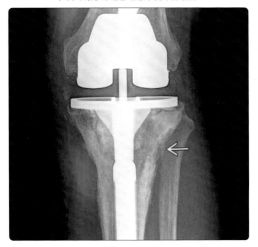

关节成形术相关的未分化肉瘤

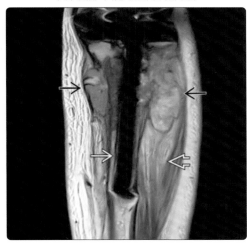

（左图）左膝关节的 X 线片显示半限制性全膝关节置换。毁损性病变包绕胫骨干，伴有外侧皮质骨质溶解➡。（右图）相对应的冠状位 MR T₂加权像显示胫骨干周围有一浸润性肿瘤➡，累及周围软组织⊟，远端软组织出现广泛水肿➡。

关节成形术相关的未分化肉瘤

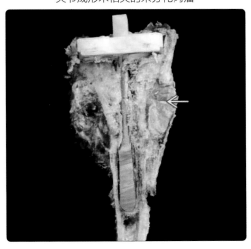

关节成形术相关的未分化肉瘤

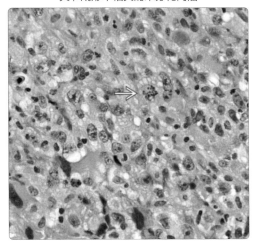

（左图）切除的大体标本显示胫骨干周围有一个鱼肉样、毁损性肿瘤，并累及周围软组织➡。（右图）组织学上，骨干周围的肿瘤为多形性未分化肉瘤，无骨样基质或骨形成。可见病理性核分裂象➡。

放射相关性未分化梭形细胞肉瘤

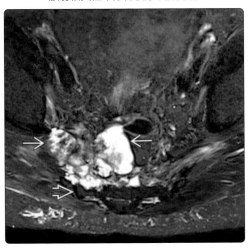

放射相关性未分化梭形细胞肉瘤

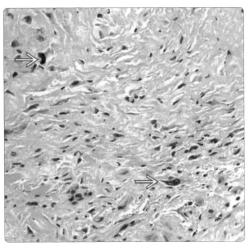

（左图）在既往直肠癌放射野内可见一个累及骶骨➡和骶前软组织的高信号肿块➡。（右图）肿瘤活检显示高级别未分化梭形细胞肉瘤（纤维肉瘤）➡伴有纤维化。

第五篇
良性软骨肿瘤
Benign Cartilage Tumors

刘绮颖　译

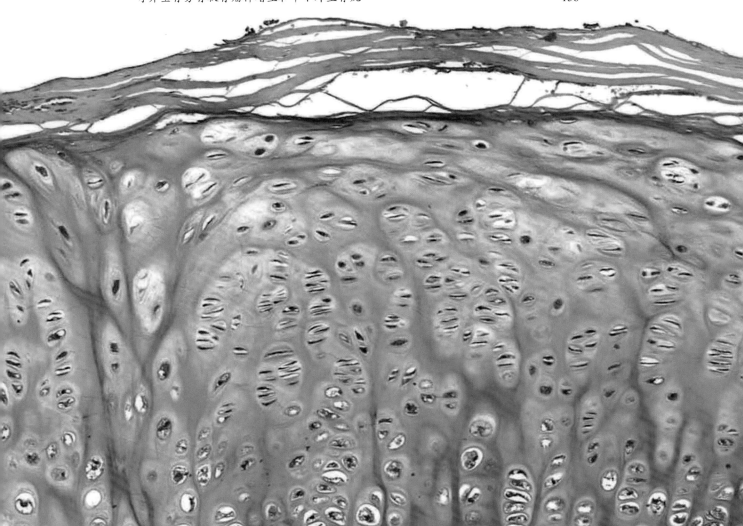

胸壁软骨间叶性错构瘤
Chondromesenchymal Hamartoma of Chest Wall

一、术语
- 胸壁软骨间叶性错构瘤

二、临床特征
- 通常发生于胎儿或婴儿早期的 1 根或多根肋骨
- 75% 患儿＜ 1 岁
- 胸壁畸形
- 通常需要完全手术切除
- 预后极好

三、影像学检查
- 体积大，膨胀性，囊性肿块
- 可有液－液平面
- 含有矿化区域
- 低和高的 T_1 和 T_2 加权信号强度，分别代表实性和

囊性成分

四、大体检查
- 边界清楚，棕红色软骨肿块
- 大量充血性囊腔

五、显微镜检查
- 透明软骨结节，周围为增生的纤维血管组织和大小不一的囊腔
- 透明软骨岛类似于紊乱的骺板
- 充血性囊腔可成为主要成分
- 梭形细胞成分可较为丰富，并与编织骨相混合

六、诊断清单
- 骺板样软骨、囊腔、梭形细胞和编织骨的混合

肋骨错构瘤

充血性囊腔

（左图）X 线片显示胸壁软骨间叶性错构瘤使肋骨发生膨胀，肿瘤呈境界清楚的溶骨性病变，被一层反应性骨所包围，内部有线性骨小梁。（右图）切除的肋骨含有一个胸壁软骨间叶性错构瘤，表现为一个界限清楚的血性肿块。肿瘤的一部分呈实性，由红褐色的组织组成（图片由 I. Amstalden, MD 惠赠）。

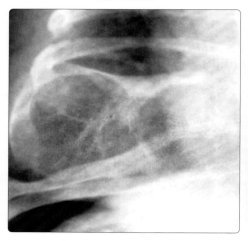
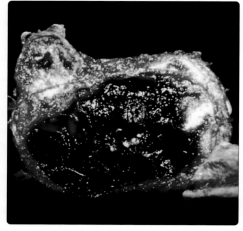

骺板样软骨和骨

充血性囊腔

（左图）肿瘤的透明软骨发生软骨骨化➡，编织骨骨小梁的周围围绕肥胖的骨母细胞➡。梭形细胞区富于细胞，且形态温和。（右图）肿瘤内含有大的囊腔，通常为充血性，类似于动脉瘤样骨囊肿。囊壁含有骺板样软骨结节➡和梭形细胞条束。

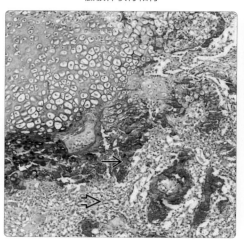
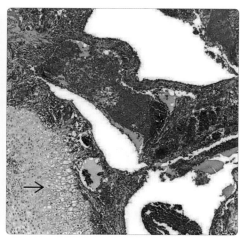

一、术语

（一）同义词

- 胸壁错构瘤
- 胸壁血管性软骨样错构瘤
- 胸壁软骨瘤样错构瘤

（二）定义

- 肋骨错构瘤样肿瘤，通常在胎儿期或婴儿早期发病
  - 尽管与发生于鼻窦的软骨间叶性错构瘤无关，但在组织学上相似

二、临床特征

（一）流行病学

- 发生率
  - 罕见
  - 文献中描述的病例少于 100 例
- 年龄
  - 胎儿期或婴儿期早期
  - 75% 患儿 < 1 岁
  - 成人罕见报道
- 性别
  - 男性略多见

（二）部位

- 通常发生于 1 根或多根肋骨
  - 罕见发生于其他部位，包括椎体
- 一些被描述为鼻软骨间叶性错构瘤和骨内骨软骨黏液瘤的病变也可能是这种病变的变异型

（三）表现

- 无症状
- 胸壁畸形
- 呼吸困难

（四）自然病史

- 生长趋于平稳；有自发消退报道

（五）治疗

- 通常需要完全手术切除

（六）预后

- 预后良好
- 切除不净可复发
- 罕见情况死于呼吸系统并发症

三、影像学检查

（一）X 线

- 体积大、扩张性，囊性肿块
  - 可有液 – 液平面
- 含有矿化区域
- 一些病例可累及邻近软组织
  - 可能会被疑为更具侵袭性的病变

（二）MR

- 低和高的 T_1 和 T_2 加权信号强度，分别代表了实性和囊性成分

（三）CT

- 伴有矿化和骨质破坏的膨胀性占位

四、大体检查

一般特征

- 分界清楚的肿块，有棕褐 – 白 – 红色实性区域
- 可见有光泽的透明软骨
- 局部砂砾感
- 大量充血性囊腔

五、显微镜检查

组织学特征

- 多种组织的组合，包括
  - 透明软骨结节，周围有增生的纤维血管组织
  - 可含有编织骨和大小不一的囊腔
- 透明软骨岛
  - 常类似于无序的骺板
  - 可发生软骨内骨化
  - 富于细胞，仅有轻度异型
- 囊腔类似于动脉瘤样骨囊肿
  - 囊壁为成纤维细胞和胶原纤维
- 梭形细胞成分可细胞丰富并且核分裂活跃
  - 细胞温和、正常的核分裂
  - 可有高度胶原化区域
- 可有大量血管
  - 小口径毛细血管及散在分布的扩张性大血管
- 常有多少不等的反应性骨

六、辅助检查

（一）免疫组织化学

- 软骨细胞 S100 阳性；梭形细胞平滑肌肌动蛋白阳性

（二）遗传学

- 未发现有基因突变

七、鉴别诊断

（一）动脉瘤样骨囊肿

- 无软骨结节

（二）软骨肉瘤和骨肉瘤

- 瘤细胞显示有异型性，并产基质

八、诊断清单

病理解读要点

- 骺板样软骨伴囊腔、梭形细胞和编织骨

推荐阅读

[1] Swaminathan A et al: Life-threatening mesenchymal hamartoma of the chest wall in a neonate. BJR Case Rep. 5(3):20190004, 2019

[2] Amstalden EM et al: Chondromatous hamartoma of the chest wall: description of 3 new cases and literature review. Int J Surg Pathol. 14(2):11926, 2006

骨软骨瘤
Osteochondroma

诊断要点

一、术语
- 骨软骨瘤（osteochondroma，OCE）：良性、具有表面软骨帽的肿瘤，发生于干骺端
  - 占通过手术切除治疗的良性肿瘤的 36% ~ 50%

二、病因 / 发病机制
- 肿瘤性过程；*EXT1* 或 *EXT2* 突变
- 大多数为散发性

三、临床特征
- 大多数患者在 11—20 岁诊断
- 通常发生于骨骼的干骺端，源于软骨内骨化
- 随访观察或单纯手术切除治疗
- 可有疼痛感
- 在骺板开放时已基本长成
- 孤立性 OCE 发生恶变者极为少见（0.4%~2%）

四、影像学检查
- 表面病变，骨皮质和髓腔与病变相延续

五、大体检查
- 软骨帽的厚度不一；深度从不足 2.54cm 到超过 5.08cm
  - 总体大小 3~6cm

六、显微镜检查
- 外部纤维层为软骨膜
- 软骨帽模仿骺板并发生骨化

七、主要鉴别诊断
- 奇异型骨旁骨软骨瘤样增生
- 骨膜骨化性肌炎
- 表面（骨膜）软骨瘤
- 表面（骨旁）骨肉瘤

经典型骨软骨瘤

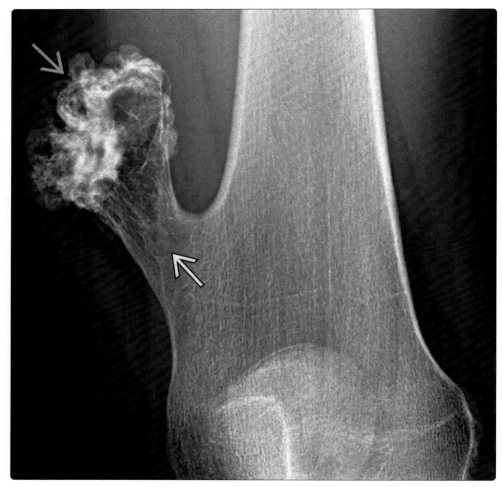

图示发生于股骨远端的骨软骨瘤（OCE）。OCE 的特点是沿对角线方向生长，远离附近的关节。可见环形和弧形钙化的软骨帽➡️，骨柄和其下方股骨的骨皮质之间相延续➡️。

一、术语

（一）缩略语

- 骨软骨瘤（osteochondroma，OCE）

（二）同义词

- 外生骨疣
- 骨软骨性外生骨疣

（三）定义

- OCE：良性软骨肿瘤，由软骨帽覆盖的骨性凸起组成，发生于骨外表面，与下方骨髓腔相通
- 通过软骨内骨化的过程而增大
- 发生于两种临床情形
  - 单发病变
  - 多发病变

二、病因／发病机制

肿瘤性过程

- 可散发型发生，但当表现为多个 OCE（常染色体显性遗传病）时，倾向于多骨性和双侧对称
- OCE 被认为是由骺板的侧向移位或重新定向或周围骨膜袖口的缺陷发展而来
  - 根据观察，OCE 从未发生于现存骨皮质的表面，并通过实验在动物身上操纵骺板诱发
- 软骨帽中的软骨细胞有 *EXT1* 或 *EXT2* 的失活突变
  - 软骨细胞为单克隆细胞增殖，表明 OCE 的肿瘤成分位于软骨帽中
  - 基因突变破坏了硫酸肝素的生成，这在骺板生长和骨化过程中尤为重要
- 少数 OCE 与既往的放疗相关
  - 大多数患者是年轻的
    - ≤5 岁接受全身放疗的患者中，有 25% 会出现 OCE
- 混合性软骨瘤病患者同时有 OCE 和软骨瘤
  - 混合性软骨瘤病是由于 *PTPN11* 的功能丧失所导致的
- Trevor 病的基因异常尚不清楚

三、临床特征

（一）流行病学

- 发病率
  - 十分常见的原发性骨肿瘤
  - 占良性骨肿瘤的 36%～50%，占所有骨原发肿瘤的 8.5%～15.0%
  - 80%～85% 为单发
- 年龄
  - 大多数患者在诊断时为 11—20 岁
    - 发生率：0—18 岁的人为 35/100 万
    - 年龄：8—77 岁（平均 21 岁）
- 性别
  - 男性居多；男：女 =（1.5～2）：1

（二）部位

- 通常发生于附肢骨上
  - 在由软骨内骨化产生的骨的干骺端上
    - 股骨远端、胫骨近端和肱骨
- 很少出现在骨骺
  - 发生在这个部位则被称为 Trevor 病或半肢骨骺发育异常
- 可累及扁平骨，如髂骨和肩胛骨
- 罕见于手足小骨和椎骨
- 罕见于颅面骨，但下颌骨髁状突除外，因为它是由软骨内骨化所形成

（三）表现

- 多数人没有症状
  - 在影像学检查中偶然发现
- 存在多年的坚韧、缓慢增大的肿块
- 可伴有疼痛感
  - 压迫邻近的神经血管结构
  - 上覆的滑囊发生炎症反应：炎性滑囊炎
  - 柄部骨折
- 影响运动范围

（四）自然病史

- 缓慢地生长，通常在青春期停止
  - OCE 大面积生长发生于骺板开放时
- 如果 OCE 出现快速生长、青春期后生长和疼痛的情况，应考虑恶性转化

（五）治疗

- 小的和无症状的 OCE 不需要干预
  - 可能有并发症，导致需要切除的症状
- 切除通常是足够的
  - 病变基底附近的骨皮质剥除
  - 上覆滑囊应与软骨帽一起切除
  - 如果留下任何软骨膜或软骨帽，那么病变可能复发

（六）预后

- 孤立性 OCE 的恶变是罕见的（0.4%～2.0%）
- 去分化极为罕见

四、影像学检查

（一）X 线

- 发生于骨的表面
- 病变的骨皮质和下方骨及其骨髓腔直接相连
- 病变远离最近的关节，这是对肌肉和肌腱施加的力的反应
  - OCE 的方向不是诊断的特征
- 软骨表面是分叶状，可能有钙化
- 基底可以是窄的或宽的（无柄骨软骨瘤）
- 病变可以是重度矿化的

（二）MR

- T_1 显示病变髓腔和下方骨的信号强度相似

- T_2 显示高信号强度的软骨帽
  - 软骨帽周围的低信号强度代表软骨膜
- 有助于评估软骨帽的厚度

（三）CT

- 很好地显示了 OCE 的骨皮质和髓腔与下方骨的相通
- 软骨帽的钙化显示出环形和拱形以及爆米花结构

（四）骨扫描

- 在发育中的患者显示热区
- 在成人中，OCE 在骨扫描中往往不显示热区
  - 例外情况：骨折、滑囊炎、恶性转化

五、大体检查

（一）一般特征

- 蕈伞状
- 外层由菲薄的纤维组织鞘组成，覆盖在珠白、灰白色的软骨帽上
  - 在老年人中，软骨帽可能非常薄甚至消失
  - 可能含有钙化或囊性变的砂砾感区域
- 软骨帽的厚度不一；通常＜2cm
  - 帽的表面光滑，呈分叶状
  - 基底有锐利但起伏不定的边缘，其下方有骨松质
- 软骨帽可能显示出不同程度的矿化
  - 呈不规则的斑点或环状钙化
    - 由于软骨小叶部分或完全被骨化或无定形矿化"框住"
- 软骨帽的基底部经历软骨内骨化并产生骨松质
- 随着时间的推移，软骨帽可消失并被骨所取代

（二）大小

- 1cm 至最大尺寸＞20cm
  - 平均：3～6cm

六、显微镜检查

组织学特征

- 外层为软骨膜
  - 由致密的纤维组织组成，覆盖在透明软骨帽上
  - 整体结构与无序的骺板相似
- 周围的软骨帽细胞最少，有丰富的透明基质
- 软骨的细胞量往深部逐渐增加
- 软骨细胞排列成模糊的柱状，往深部其体积增加
- 软骨细胞表现出轻微的异型性
  - 可能存在散在的双核细胞
- 基质在帽底钙化
- 软骨细胞发生坏死
  - 部分矿化的软骨被帽底的破骨细胞重吸收
  - 留下的软骨基质的剩余支柱作为骨沉积的支架

- 新形成的骨小梁模仿正常骺板底部的初级海绵状骨
- 发展中的软骨肉瘤由增厚的、富于细胞的软骨结节组成，周围有纤维隔膜
  - 软骨细胞表现出不同程度的异型性
  - 骨柄的浸润与骨的包裹可诊断为软骨肉瘤

七、鉴别诊断

（一）奇异型骨旁骨软骨瘤样增生

- 含有反应性纤维组织，覆盖在经历软骨内骨化的富于细胞性软骨帽上
- 其底部的骨皮质是完好的

（二）骨膜骨化性肌炎

- 发生于骨的表面，基底有完好的骨皮质
- 缺乏透明软骨帽

（三）表面（骨膜）软骨瘤

- 发生于完好的骨皮质
- 只有软骨小叶组成，没有软骨内骨化

（四）表面（骨旁）骨肉瘤

- 锚定于骨皮质的外表面，髓腔与占位的中心部分不相通
- 两者均可具有软骨帽
  - 骨旁骨肉瘤的软骨帽更为紊乱，虽然可类似于 OCE 且可出现软骨内骨化
- 骨旁骨肉瘤具有瘤骨旁的梭形恶性细胞

八、诊断清单

（一）临床相关病理特征

- 典型的放射学检查结果，为骨表面病变，并与下方骨共享骨皮质和髓腔

（二）病理解读要点

- 有正在进行软骨内层骨化的软骨帽
  - 与正常骺板相同
- 没有公认的骨软骨瘤恶变标准
  - 我们不使用软骨帽的某一厚度标准来诊断软骨肉瘤，虽然软骨帽越厚，越有可能是软骨肉瘤
    - 软骨帽应包含由纤维分隔划定的软骨结节，并显示细胞数增多、细胞学异型和（或）下层骨的浸润，才能被归类为恶性

推荐阅读

[1] D'Arienzo A et al: Hereditary multiple exostoses: Current insights. Orthop Res Rev. 11:199-211, 2019
[2] de Andrea CE et al: Integrating morphology and genetics in the diagnosis of cartilage tumors. Surg Pathol Clin. 10(3):537-52, 2017
[3] de Andrea CE et al: Interobserver reliability in the histopathological diagnosis of cartilaginous tumors in patients with multiple osteochondromas. Mod Pathol. 25(9):1275-83, 2012

带蒂占位

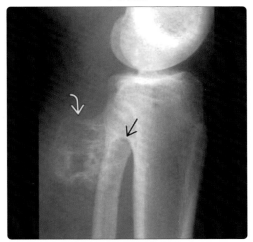

与骨皮质及髓腔相延

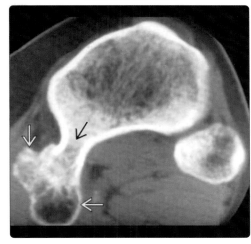

（左图）X 线片显示 OCE ⊋ 发生于胫骨近端后部，并指向关节外。胫骨近端骨皮质和病变柄之间的骨皮质相通 ⇨。（右图）轴位 CT 显示胫骨近端 OCE ➡，其髓腔 ⊟ 及其骨皮质与下方骨的髓腔和骨皮质相连续。骨松质和骨髓脂肪位于 OCE 柄内。

巨大骨软骨瘤

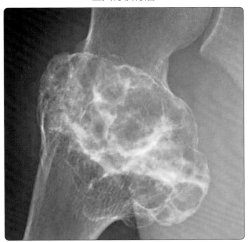

巨大骨软骨瘤

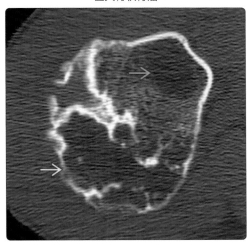

（左图）图示发生于肱骨的巨大 OCE。由于软骨帽的软骨内骨化使得肿瘤发生矿化。（右图）相对应的轴位 CT 显示一例发生于肱骨 ⊟ 的巨大肿瘤 ➡，伴有矿化，肿瘤与下方骨的髓腔相通。

菜花样肿块

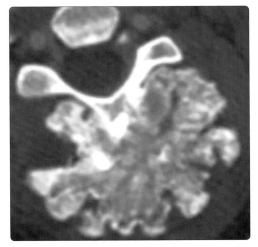

脊柱后部附件的占位

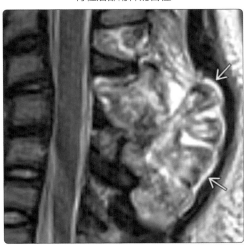

（左图）轴位 CT 示一例巨大 OCE，发生于脊柱后部附件，这是一个不常见的部位。肿瘤矿化良好，显示明显的软骨内骨化。（右图）相对应的矢状位 MR T2 加权显示一例巨大 OCE，有一个相对较薄的软骨帽 ➡。肿瘤主要由软骨帽之软骨内骨化形成的骨所组成。

骨诊断病理学（原书第3版）
Diagnostic Pathology: Bone (3rd Edition)

（左图）图示发生于股骨远端的 OCE，被矿化的软骨所覆盖，并以远离关节方向生长。骨柄基底部➥可见线性贯穿的骨折。（右图）OCE 的特点是沿对角线方向生长，远离附近关节。X 线片显示肿瘤骨柄和附着于股骨骨皮质的基底部之间相通➡。股骨对侧有一个小的非骨化性纤维瘤➡。

柄的基底部骨折

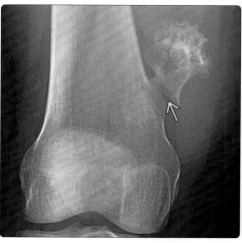

蕈伞形肿瘤

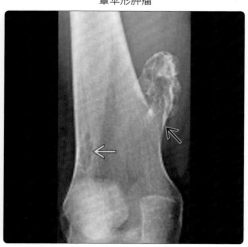

（左图）侧位 X 线片显示发生于股骨干骺端的宽基底 OCE。肿瘤内矿化呈骨小梁状➡，反映了软骨内骨化的情况。（右图）矢状位 MR T_2 压脂序列显示一例 OCE，上面覆盖了一个巨大的滑囊，充满了液体，表现为增强的信号➡。注意髓腔和肿瘤相通➡。

宽基底占位

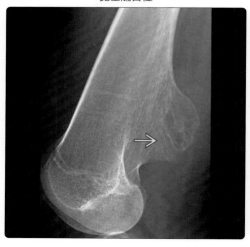

被覆的巨大滑囊

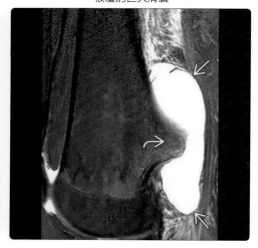

（左图）一例多发性遗传性骨软骨瘤病患者的 X 线片显示第 5 跖骨有一个巨大的 OCE，受累的足趾发生了严重的畸形。（右图）发生于第 2 足趾第一节趾骨的 OCE，压迫着旁边的趾骨➡。随着时间的推移，受压迫的骨重塑，显示为一个具有硬化边缘的凹陷。

因肿瘤严重致畸

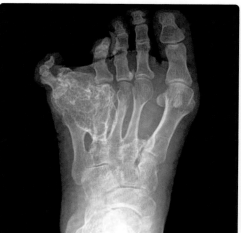

骨侵蚀

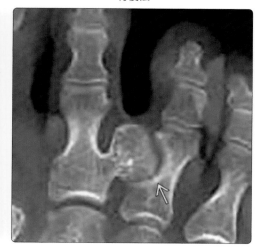

106

侵蚀腓骨的无蒂骨软骨瘤

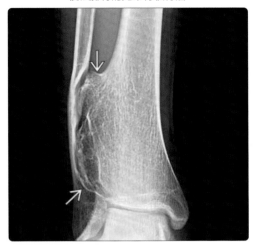

巨大骨软骨瘤

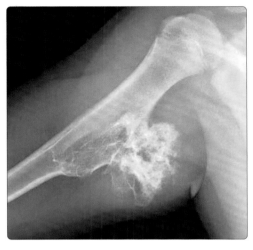

（左图）图示发生于胫骨远端的无蒂 OCE ➡️。病变的基底部较宽，与下方骨直接相连。病变生长缓慢，引起邻近腓骨的重塑。（右图）X 线片显示一例发生于 15 岁男孩的肱骨骨干上的巨大的 OCE。肿瘤有明显的放射性致密区，反映了矿化的软骨帽。

肋骨的去分化骨软骨瘤

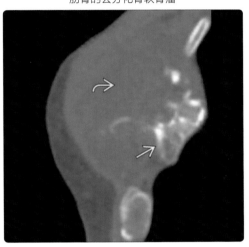

去分化骨软骨瘤中的鱼肉样占位

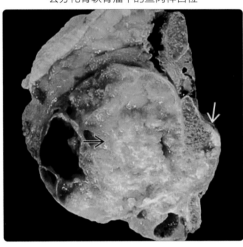

（左图）重建矢状位 CT 显示肋骨上的无蒂 OCE ➡️ 发生去分化，成为高级别梭形细胞肉瘤。恶性成分于前胸壁上形成了一个巨大的肿块 ➡️。（右图）图示发生于肋骨 OCE 基础上的巨大去分化软骨肉瘤（CSA）。可见残留的软骨帽 ➡️。肉瘤由透明软骨小叶 ➡️ 和镜下小灶性多形性梭形细胞肉瘤组成。

恶性转化

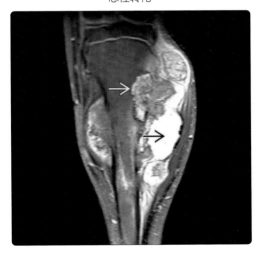

Trevor 病

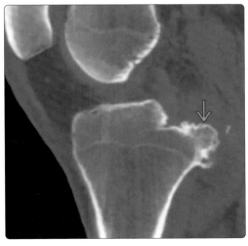

（左图）冠状位 MR T_2 压脂序列显示一例发生于一名青少年男孩的一个巨大 OCE，并且已恶变为低级别的经典型 CSA，由大块透亮软骨 ➡️ 组成并侵蚀胫骨 ➡️。（右图）矢状位 CT 显示一个发生于胫骨骨骺的小 OCE，符合 Trevor 病（半肢骨骺发育异常）的诊断 ➡️。

（左图）图示发生于长骨上的 OCE 切除标本。表面的软骨结节呈灰白色、分叶状。（右图）横断面示 OCE 柄的髓腔与其下方长骨的髓腔相通➡️。软骨帽灰白透亮，基底部正发生软骨内骨化➡️。

圆凸状表面

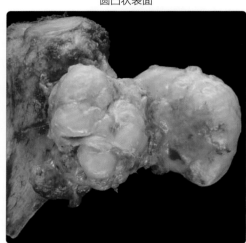

骨软骨瘤切面

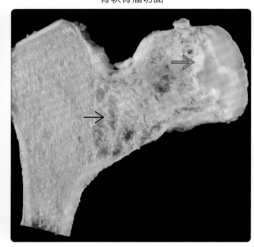

（左图）X 线片显示股骨远端前部的 OCE。病变无柄，但仍有骨皮质和髓腔相通，尽管比较难以识别。（右图）无蒂OCE 显示出由蓝色、透亮的软骨所组成的透明软骨帽。软骨发生软骨内骨化，形成骨松质。

无蒂骨软骨瘤

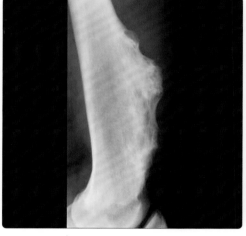

无蒂骨软骨瘤

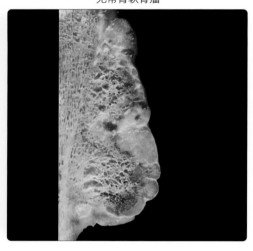

（左图）典型的 OCE 显示出蕈伞状外形和形成良好的透明软骨帽。软骨帽覆盖在新形成的骨松质上，骨松质内含脂肪骨髓。（右图）OCE 显示软骨帽的大部分已发生软骨内骨化➡️。剩余的部分仍在积极地生长➡️。

形成良好的软骨帽

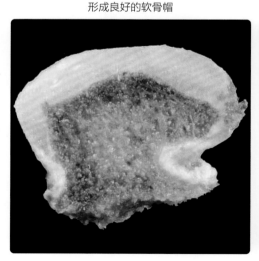

生长期结束的骨软骨瘤

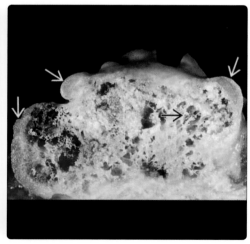

巨大矿化占位

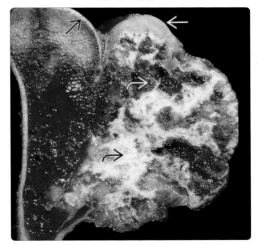

巨大占位伴矿化

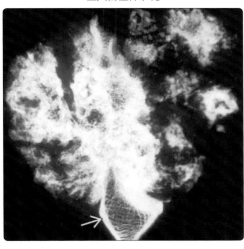

（左图）巨大的无蒂 OCE 在部分关节面上生长➡️。透明软骨帽➡️经历了钙化⬚和软骨内骨化➡️。注意到骨髓腔和病变中心之间直接相通。（右图）标本 X 线片显示一个巨大的 OCE，有一个增厚的软骨帽和连接的柄➡️。软骨帽发生了钙化和软骨内骨化，这些均为良性病变的特征。

完全软骨内骨化

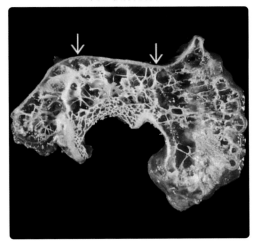

分叉状骨软骨瘤

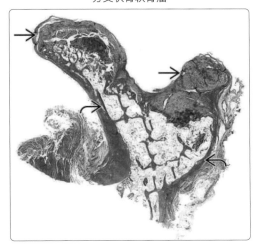

（左图）切除的 OCE 标本显示这例长期存在的肿瘤已经发生了完全的软骨内骨化。其表面由皮质骨的薄壳➡️组成，并围绕着骨松质和脂肪。（右图）OCE 的全景图显示病变呈分叉状，并可见一部分残留的软骨帽➡️。软骨发生了软骨内骨化，骨松质被脂肪骨髓和骨柄包围⬚。

软骨帽

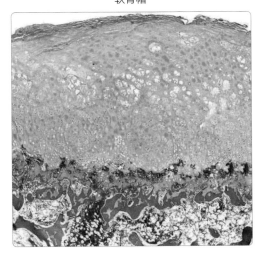

类似骺板的软骨帽

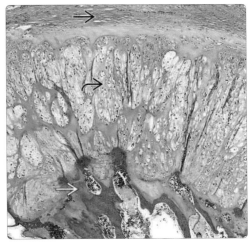

（左图）OCE 的软骨帽被纤维性骨膜覆盖。软骨发生软骨内骨化，形成骨松质。（右图）纤维骨膜⬚覆盖在 OCE 的软骨帽上，类似骺板肥大层⬚。软骨帽的基底部正在被骨封闭，表明生长停止➡️。

（**左图**）OCE 的软骨帽被一层薄纤维性软骨膜所覆盖➡。软骨类似骺板，发生软骨内骨化，产生初级海绵骨样结构，这是生长活跃的一个特征➡。（**右图**）软骨帽中的软骨细胞排列成柱状➡，这种方式类似于骺板软骨。当软骨细胞接近基底部时，软骨细胞增大➡并获得更多的细胞质。

软骨帽表面骨膜
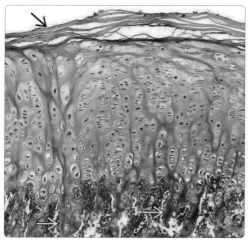

帽内的软骨细胞柱
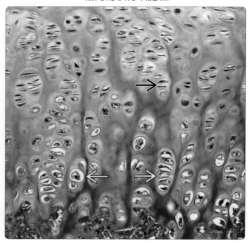

（**左图**）OCE 软骨帽内的软骨细胞群被丰富的透明基质包围。软骨细胞的排列方式类似骺板型软骨，细胞形态温和。（**右图**）本例 OCE 的软骨帽富于细胞，软骨细胞的排列方式混乱。软骨细胞有小而圆的深色细胞核，无明显的细胞异型性。

软骨细胞呈柱状排列
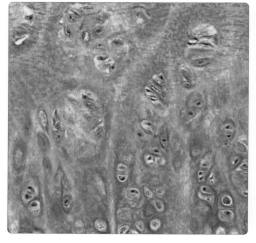

软骨帽的富于细胞区
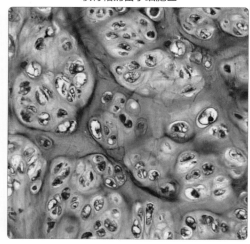

（**左图**）软骨细胞在 OCE 的软骨帽内以无序的方式排列。软骨帽内含有丰富的基质，软骨细胞有小而圆的深色细胞核，嗜酸性胞质紧缩并远离基质➡。（**右图**）OCE 基底部显示软骨内骨化的过程。软骨帽的一部分被破骨细胞移除，剩余的支柱为新沉积的骨提供了框架。

软骨帽的富于细胞区
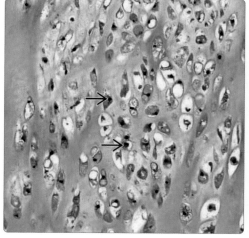

软骨内骨化
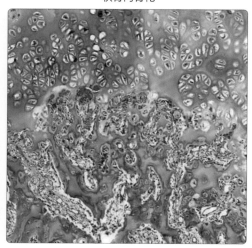

初级海绵骨样组织

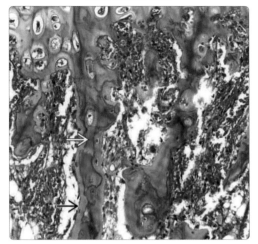

不活跃的骨软骨瘤

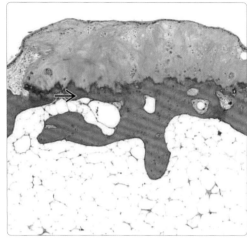

（左图）生长活跃的 OCE 基底部显示软骨内骨化。这些特征模仿了骺板的基底部，产生了初级海绵骨，由层次不一的骨组织➡️夹着软骨芯➡️组成。（右图）图示一例不活跃 OCE 中的软骨帽，发生于年龄较大、骨骼发育成熟的患者。病变基底部已被水平排列的骨封闭➡️。

软骨帽表面的滑囊

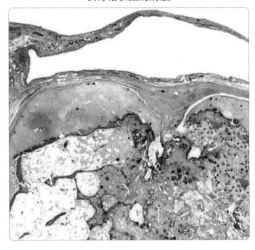

恶性转化中由纤维间隔分割的结节

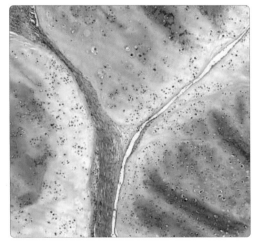

（左图）滑膜衬覆的滑囊覆盖软骨帽，软骨帽呈多结节状，与滑膜之间被脂肪和纤维组织分隔。软骨帽的基底部发生软骨内骨化。（右图）出现在巨大 OCE 背景中的软骨肉瘤样成分，由富于细胞的透明软骨结节组成。软骨结节由纤维组织分隔，未显示骺板样软骨结构。

非典型性软骨细胞

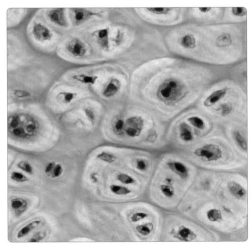

起自于骨软骨瘤的去分化软骨肉瘤

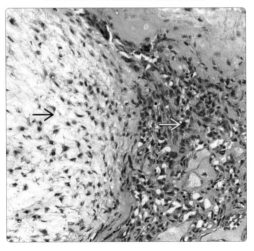

（左图）OCE 的透明 CSA 成分中的软骨细胞显示出细胞异型性，表现为核大、核深染和多核。这些都是 2 级或 3 级经典型 CSA 的特征。（右图）罕见有 OCE 发生恶性转化成为去分化 CSA。HE 染色显示了一个小叶状的低级别黏液样 CSA➡️和一个镜下多形性梭形细胞肉瘤病灶➡️。

多发性骨软骨瘤
Multiple Osteochondromas

一、术语
- 同义词：遗传性多发性外生骨疣
- 多发性骨软骨瘤（multiple osteochondroma，MO）：常染色体显性遗传，由 *EXT1* 或 *EXT2* 突变所致
- 诊断条件：长骨骨骺旁区 ≥ 2 个的骨软骨瘤

二、临床特征
- 60% 患者有多发性骨软骨瘤家族史
- 0.5% ～ 5.0% MO 患者会发生骨软骨瘤向软骨肉瘤的恶性转化
- 诊断时中位年龄：3 岁；大多数患者在 20 岁前诊断

三、影像学检查
- 发生于骨表面
- 病变的骨皮质和下方骨及其骨髓腔是直接相通的

四、显微镜检查
- 类似散发性骨软骨瘤

- 周围有透明软骨帽
- 恶性转化需要多项检查综合判断，但在有以下情况时应怀疑
  - 软骨帽 > 2cm 厚
  - 浸润原有骨质
  - 结节状，有纤维性间隔
  - 软骨细胞有核分裂象和核多形性

五、遗传学
- 遗传性多发性骨软骨瘤涉及 *EXT1*（位于 8q24.11）或 *EXT2*（位于 11p11.2）的胚系改变

六、主要鉴别诊断
- 表面（骨膜）软骨瘤
- 表面（骨旁）骨肉瘤

多个巨大占位

骨骼变形

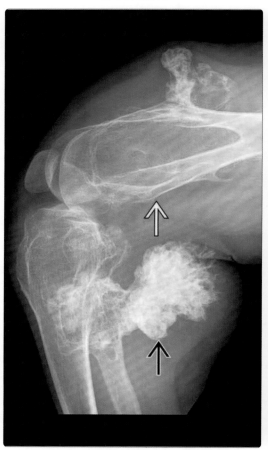
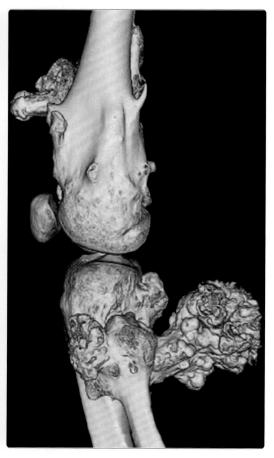

腿部侧位 X 线片显示有多个巨大的、无蒂➡和有蒂➡的骨软骨瘤。有蒂的病变通过一个柄与下方的骨皮质相连。软骨显示不同程度的致密矿化。

矢状位三维重建 CT 显示有多个巨大的肿块从股骨远端和胫骨近端发出，使骨骼变形。股骨远端形状异常，伴膨胀性改变。部分肿瘤累及周围软组织。

一、术语

（一）缩略语

- 多发性骨软骨瘤（multiple osteochondroma，MO）

（二）同义词

- 骨干连续症
- 多发性软骨性外生骨疣
- 遗传性多发性外生骨疣

（三）定义

- 常染色体显性遗传，由 *EXT1*（65%～70%）或 *EXT2*（30%～35%）突变所致
  - 10% 为未知遗传异常
- 诊断条件：≥ 2 个长骨骨骺旁区的骨软骨瘤

二、临床特征

（一）流行病学

- 发病率
  - 约 1/50 000
  - 单发（散发性）骨软骨瘤比 MO 常见 6 倍及以上
- 诊断时中位年龄：3 岁；大多数在 20 岁以内
- 性别：男性多见（男：女 =1.5：1）

（二）部位

- 通常发生于附肢骨
- 股骨远端、胫骨近端、肱骨近端
- 可累及扁骨，如髂骨和肩胛骨

（三）表现

- 90% 有多发性骨软骨瘤家族史
- 多个缓慢增大、多年病史的坚韧病变
- 疼痛

（四）预后

- 0.5%～5.0% MO 患者中的骨软骨瘤发生软骨肉瘤恶性转化
  - 也有罕见的骨肉瘤和去分化软骨肉瘤的报道
- 患者可能表现为前臂畸形、肢体长度不等、膝关节弯曲或外翻，踝关节畸形和不相称的矮小身材

三、影像学检查

一般特征

- 与散发性骨软骨瘤相似
- 发生于骨表面
- 病变骨皮质和下方骨及其骨髓腔是直接相通的
- 软骨帽厚度不同

四、大体检查

一般特征

- 与散发性骨软骨瘤相似
- 蕈伞状
- 外层由薄的纤维组织鞘组成，覆盖着珍珠样的灰白色软骨帽
- 软骨帽的厚度不一，从不足 1cm 到几厘米不等
- 软骨帽的基底部发生软骨内骨化，并与骨松质的区融合

五、显微镜检查

组织学特征

- 类似于散发性骨软骨瘤
- 整体结构重现了无序的骺板
- 外层的软骨膜
- 周围的透明软骨帽
  - 软骨的细胞量从深部到表面递减
  - 软骨细胞排列成模糊的柱状
- 软骨细胞表现出轻度异型，且无核分裂象
- 软骨基底部新形成的骨小梁模拟正常骺板的初级海绵骨
- 应怀疑恶性转化的情形
  - 如果软骨帽＞ 2cm；厚度不是诊断标准，但较厚的软骨帽更有可能是软骨肉瘤
  - 结节状，伴有纤维间隔
  - 软骨可见核分裂和核多形性
  - 浸润原有骨小梁的可诊断为软骨肉瘤
- 发生于 MO 基础上的软骨肉瘤需要综合多个学科的结果以诊断

六、辅助检查

遗传学检查

- *EXT1*（位于 8q24. 11）或 *EXT2*（位于 11p11.2）的胚系突变，涉及遗传性多发性骨软骨瘤
  - MO 中野生型等位基因的丢失和散发性骨软骨瘤的罕见病例
- *EXT1* 或 *EXT2* 的基因产物的功能
  - 蛋白质 exostosin-1（*EXT1*）和 exostosin-2（*EXT2*）定位于内质网并催化硫酸肝素的聚合
  - 这两种蛋白被认为是正常骺板内成纤维细胞生长因子和印度刺猬信号传导的关键

七、鉴别诊断

（一）表面（骨膜）软骨瘤

- 仅由软骨小叶组成，无软骨内骨化

（二）表面（骨旁）骨肉瘤

- 锚定在骨皮质的外表面，髓腔和肿块中心之间不通
- 骨旁骨肉瘤的瘤骨旁可见恶性梭形细胞
- 与 *MDM2* 扩增有关

推荐阅读

[1] de Andrea CE et al: Interobserver reliability in the histopathological diagnosis of cartilaginous tumors in patients with multiple osteochondromas. Mod Pathol. 25(9):1275-83, 2012

（左图）多发性遗传性骨软骨瘤病示重度矿化的骨软骨瘤➜，累及股骨近端和骨盆。（右图）多发性遗传性骨软骨瘤病的轴位 CT 显示多个骨软骨瘤累及髂骨。宿主骨松质长入骨软骨瘤➜，这是区别该病变与其他表面软骨病变的特征。软骨下区重度矿化。软骨帽未能很好地显示出来。

多发性骨软骨瘤

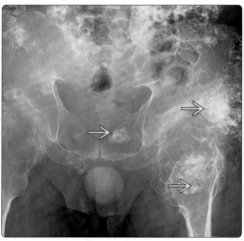

多发性骨软骨瘤

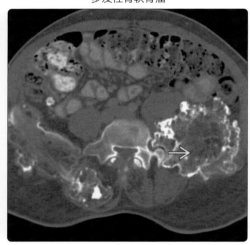

（左图）冠状位 CT 显示多发性骨软骨瘤累及髂骨。宿主骨骨松质长入骨软骨瘤。骨软骨瘤的软骨下区重度矿化。（右图）这个累及髂骨的巨大无蒂的骨软骨瘤已经发生恶性转化。下面的骨软骨瘤重度矿化➜。这个巨大的骨外病变经手术切除➜，并诊断为软骨肉瘤 1 级或非典型性软骨肿瘤（ACT）。

多发性盆腔骨软骨瘤

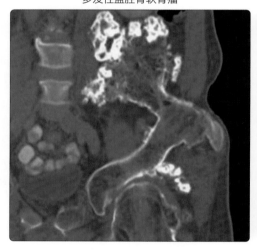

恶性转化

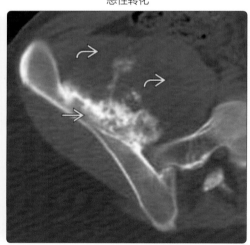

（左图）切除的骨软骨瘤很大，表面呈菜花状多结节。软骨帽表面棕白色、有光泽。肿块局部可见通过一个柄连接到下方的骨头上。（右图）图示一个明显增厚的蓝灰色软骨帽，厚度 2.1cm➜。软骨未浸润下方骨松质➜。尽管担心为软骨肉瘤，但单从这一点来看并不足以诊断为恶性转化。

球状多结节占位

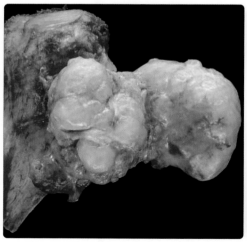

增厚的软骨帽

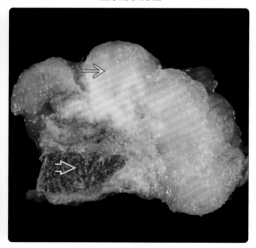

软骨帽

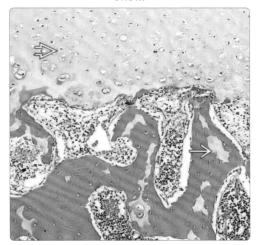

软骨内骨化

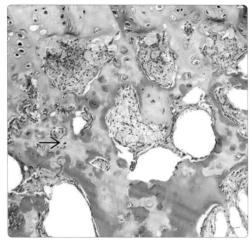

（左图）这例骨软骨瘤的软骨帽是由透明软骨所组成。软骨细胞密度增加➡️，尤其是在生长旺盛的骨骼中，不必担心是恶性转化的可能。另外可见软骨正发生软骨内骨化➡️。（右图）软骨帽由透明软骨组成，可以看到软骨发生软骨内骨化，产生类似初级海绵骨的外观➡️。这一特征见于生长中的骨骼。

骨软骨瘤的软骨肉瘤

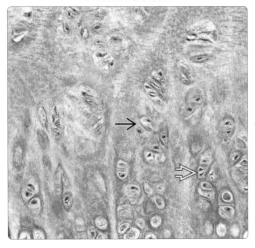

恶性转化

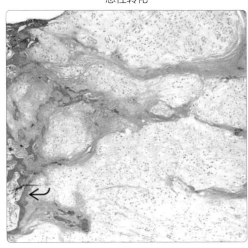

（左图）骨软骨瘤帽中的软骨细胞柱➡️，类似骺板肥大层。不用担心双核软骨细胞➡️为恶性转化的改变。（右图）发生于骨软骨瘤基础上的软骨肉瘤。注意原有骨软骨瘤的基底部➡️。小叶状结构是在骨软骨瘤基础上发生软骨肉瘤的一个组织学特征。同时瘤细胞密度增加。

恶性退变

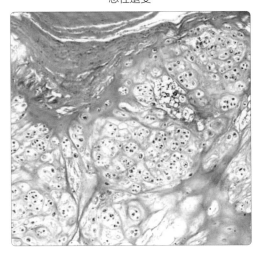

软骨肉瘤

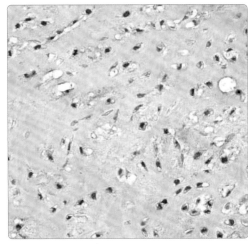

（左图）发生于骨软骨瘤基础上的软骨肉瘤，瘤细胞密度增加。软骨小叶被纤维组织分隔。（右图）软骨肉瘤显示高细胞密度软骨。低级别软骨肉瘤在针穿活检时难以与骨软骨瘤区分。

内生性骨软骨瘤
Enchondroma

诊断要点

一、术语
- 常见的良性原发性骨肿瘤，占所有骨肿瘤的3%～10%

二、临床特征
- 通常在21—40岁发生
- 几乎90%内生性骨软骨瘤（enchondroma）为单发性
- 主要发生于附肢骨远端
- 通常没有症状
- 经常为偶然性发现
- 孤立性骨软骨瘤可以随访
- 当肿瘤的影像学检查结果有疑问，应进行刮除术以排除低级别软骨肉瘤

三、影像学检查
- 球形或长方形透明病变
- 边界清楚
- 放射性高密度斑点结构，环状和弧形
- 儿童内生性骨软骨瘤常较大，并显示骨内膜扇贝样改变和罕见矿化现象

四、大体检查
- 大小：3～5cm
- 有些大到足以导致骨明显的畸形
- 珠白色或灰白色
- 结节状结构 ± 骨内膜扇贝样改变

五、显微镜检查
- 由软骨结节组成
- 分界清楚，不浸润骨小梁
- 基质呈透明状
- 黏液样基质不常见
- 在指（趾）和Ollier病及Maffucci综合征背景下发生的内生性骨软骨瘤，细胞可以更为丰富，并显示细胞非典型性
- 黏液样变和软骨细胞坏死应怀疑低级别软骨肉瘤/非典型性软骨肿瘤

环状和弧形结构

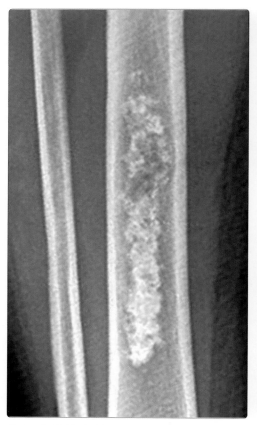

长骨内生性骨软骨瘤

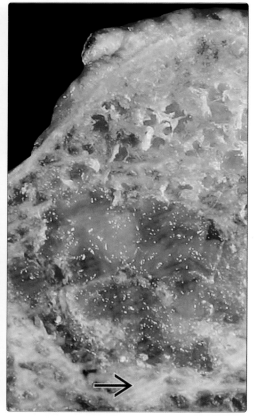

发生于胫骨骨干的内生性骨软骨瘤显示经典的环状和弧形结构，对应于显微镜下骨包绕的软骨。针状放射致密影代表了透明基质的钙化。局部骨皮质呈扇贝样改变。

发生于长骨的内生性骨软骨瘤。可见境界清楚的灰蓝色卵圆形有光泽的肿瘤结节。结节周边发生软骨内骨化➡，产生硬化区。

一、术语

（一）同义词

- 骨的软骨瘤

（二）定义

- 发生于骨髓腔内的良性原发性透明软骨性肿瘤

二、病因/发病机制

未知

- 可能为干细胞发生的遗传学改变导致

三、临床特征

（一）流行病学

- 发病率
  - 常见原发性骨肿瘤
    - 发生率仅次于骨软骨瘤
  - 占原发性良性骨肿瘤的12%～24%
  - 占所有骨肿瘤的3%～10%
    - 确切发生率未知，因为很多为无症状未被临床诊断
- 年龄
  - 通常在21—40岁发现
  - 儿童及老人不常见
- 性别
  - 性别分布无差异
- 种族
  - 无种族倾向

（二）部位

- 仅发生在胚胎发育过程中软骨内骨化所形成的骨中
  - 不发生在膜内形成的骨中
- 近60%单发性内生性骨软骨瘤发生在手足小管状骨
  - 手部最常见的原发性骨肿瘤
- 其他常见部位包括长管状骨（20%～45%）
  - 经常受累的长骨包括股骨、胫骨、肱骨和腓骨
    - 通常发生在干骺端以及骨干的近端和远端
- 内生性骨软骨瘤发生于扁骨和脊柱者不常见
  - 骨盆发生率<3%
  - 骨盆发生的软骨肿瘤绝大多数是软骨肉瘤

（三）表现

- 大多数没有症状
- 经常是在检查其他疾病时被偶然发现
  - 相对来说，内生性骨软骨瘤患者常因其他伴随疼痛的疾病就诊时被查出，如骨关节炎、半月板撕裂、袖撕裂和转移性癌症
    - 疼痛可能被错误地归因于关节周围骨的内生性骨软骨瘤
- 约90%内生性骨软骨瘤为单发性
- 生长缓慢
  - 在成年期可能不再生长
  - 生长可持续多年

- 除病理性骨折外不常有疼痛
  - 疼痛由产生微小骨折导致
  - 疼痛的骨内透明软骨肿瘤应考虑软骨肉瘤的可能性
- 骨折最常影响发生于指骨的肿瘤
  - 长骨的大肿瘤很少出现剧烈的病理性骨折

（四）自然病史

- 缓慢而有限地生长，最终停止
- 多发病变出现在几个综合征中
  - Ollier病
    - 多个有症状的内生性骨软骨瘤
  - Maffucci综合征
    - 多个有症状的内生性骨软骨瘤和软组织血管瘤
      - 最常见的血管肿瘤是梭形细胞血管瘤
  - 混合性软骨瘤病
    - 内生性骨软骨瘤和骨软骨瘤
    - 常染色体显性遗传方式
    - 由*PTPN11*功能缺失引起
- 孤立病变向恶性转化为软骨肉瘤的情况罕见
  - 内生性骨软骨瘤病恶性转化的发生率增加
  - 软骨肉瘤中具有内生性骨软骨瘤组织学特征的区域并不少见

（五）治疗

- 大多数无症状的单发性内生性骨软骨瘤可通过临床和适当的影像学检查进行随访
- 确定哪一个肿瘤应该进行手术取决于临床情况
  - 疼痛的肿瘤可能需要治疗以缓解症状，并排除为低级别软骨肉瘤的可能性
  - 对影像学上怀疑软骨肉瘤的肿瘤应进行活检或刮除
    - 明显的透亮区域、深部骨皮质侵蚀及骨髓水肿时应警惕
  - 一些患者可能因心理原因需要治疗
  - 对大的肿瘤（最大径>5cm）应谨慎看待
- 手术治疗通常是积极彻底地刮除，在骨内缺损处添加辅助药物，并用植骨或骨水泥填充
- 对可牺牲的骨，如腓骨近端或肋骨中的巨大病变进行整块切除
- 如果进行针穿或开放活检，应对准透亮部分

（六）预后

- 刮除术后局部复发非常常见（3%～4%）
  - 由残余肿瘤的继续生长导致
- 局部复发应引起对低级别软骨肉瘤/非典型性软骨肿瘤的怀疑
- 小部分内生性骨软骨瘤在生物学上可进展为经典型和去分化软骨肉瘤
  - 由于内生性骨软骨瘤的发生率不详，这种现象的真实发生率也不详

四、影像学检查

（一）X线

- 球形或卵圆形

- 大多数肿瘤呈透光性，有散在的放射性高密度区
  - 矿化程度差异很大
  - 很多肿瘤含有散在致密的斑点状不透光灶
  - 代表软骨基质的不规则钙化
    - 矿物质是羟基磷灰石钙
  - 单个透光软骨结节周边的矿化性反应性骨产生环状和弧形的 O 样和 C 样结构
    - 骨形成基于肿瘤性软骨的软骨内骨化或对肿瘤形成反应的膜内骨化
  - 可能会随着时间的推移逐渐发生矿化，而被误认为是肿瘤增大
  - 在较老的肿瘤中，矿化的结节凝集在一起形成实性、石头样的骨内密度
    - 随着时间的推移钙化局部消失，且可能预示着恶性转化
- 边界清晰
  - 边缘可能与硬化有关，也可能与硬化无关
- 与内层骨皮质相邻的肿瘤产生扇贝样改变
  - 扇贝样变的轮廓光滑，可以是浅表性，有时为深在性
- 小骨或扁平骨中的大肿瘤可以引起骨皮质明显变薄或骨皮质吸收
- 小骨和扁骨中进行性增大的肿瘤可引起骨的明显膨胀
  - 明显的不对称骨膨胀并不常见，称为隆突性内生性骨软骨瘤
- 骨皮质变薄、骨膨胀和骨膜反应同时出现时预示着恶性肿瘤的可能，尤其是扁平骨或大的管状骨相关的软骨肿瘤
- 骨膜反应通常不存在，除非发生骨折
- 无软组织累及或占位

（二）MR
- T_2 加权图像上呈高信号强度
- T_1 加权图像上呈低至中等信号强度
- 矿化软骨为无信号
- 围绕肿瘤的骨髓通常是正常的，除非发生骨折
  - 周围骨髓水肿的出现提示软骨肉瘤的可能

（三）CT
- 分界清楚，分叶状肿瘤
- 斑点状钙化
- 弓形、环形及 C 形矿化
- 骨内膜扇贝样伴骨皮质变薄
- 无骨膜反应，除非发生骨折

（四）骨扫描
- 可为阴性
- 钙化活跃的肿瘤显示中度活性
- 骨折肿瘤显示显著的活性

（五）PET 扫描
- 内生性骨软骨瘤 ^{18}F-FDG PET 的 SUV < 2
  - 高 SUV 要怀疑为软骨肉瘤

五、大体检查

（一）一般特征
- 质韧至硬
  - 砂砾感取决于基质矿化的数量以及反应性骨形成
- 由多个珠白色至灰色结节凝集组成，通常直径为 3～5mm
  - 灰色有光泽的透明软骨结节
  - 白色区域代表矿化基质
- 可见骨内膜表面扇贝样改变
- 位于骨髓腔
- 与周围骨分界清楚
  - 偏位的肿瘤可导致显著的扇贝样改变

（二）取材
- 刮除标本需全部取材
- 切除标本：每 1cm 至少取 1 块
  - 重点取非钙化区域
  - 取最近的骨和软组织切缘
  - 取肿瘤与周围骨之间的界面，以除外浸润性生长的可能，这一表现见于低级别软骨肉瘤
- 保留部分肿瘤不要脱钙，以备分子检测分析所需

（三）大小
- 相对小（1～5cm）
- 小骨的肿瘤可致骨骼畸形
- 长骨的肿瘤很少会增大到使骨骼变形的地步

六、分子检测

突变
- > 50% 散发性内生性骨软骨瘤和约 90% 内生性骨软骨瘤病中的内生性骨软骨瘤可伴有 *IDH1/IDH2* 突变
  - 也见于软骨肉瘤，因此不能用于鉴别内生性骨软骨瘤和低级别软骨肉瘤
  - 突变会产生肿瘤代谢物 D-2– 羟基戊二酸
- *IDH1/IDH2* 突变可见于经典型软骨肉瘤、去分化软骨肉瘤以及梭形细胞血管瘤

七、显微镜检查

组织学特征
- 由大小不等的透明软骨结节组成
  - 纤维软骨分化罕见；不会发生弹力软骨分化
- 软骨结节边界清楚，与周围骨的边缘锐利
- 软骨为低至中等细胞密度
- 内含软骨细胞的细胞核形态均一、细小、圆形且深染（淋巴细胞样）
- 偶尔，细胞有双核并且有细腻的染色质和细小的核仁
- 基质通常为透明型
  - 病变最明显的部分
- 黏液样基质不常见，并且为局灶性
  - 显著的黏液样成分应怀疑为软骨肉瘤的可能

- 透明基质经常钙化
  - 钙化表现为无定形紫色或嗜碱性颗粒状物；软骨细胞在钙化带内坏死
- 结节外周通常发生软骨内骨化
  - 骨小梁围绕软骨结节的周边
  - 原有的骨小梁未被包裹（浸润），后者为软骨肉瘤的特征
  - 肿瘤的周边，残余的软骨可见于宽大的骨小梁的中心
- 指（趾）发生的内生性骨软骨瘤细胞通常较丰富并且呈现出轻度的细胞异型性
- Ollier 病和 Maffucci 综合征的内生性骨软骨瘤可以富于细胞并显示细胞异型性，基质可局灶黏液样变性

八、辅助检查

（一）免疫组织化学

- 对诊断内生性骨软骨瘤无帮助
- 软骨细胞强表达波形蛋白和 S100
- 约 20% 病例 IDH R132H 突变特异抗体阳性
  - 标记帮助不大，因该位点突变仅代表软骨肿瘤 IDH 突变中一小部分

（二）遗传学

- 涉及染色体 5、6、7、12 及 17 的异常

九、鉴别诊断

（一）低级别中央型软骨肉瘤 / 非典型性软骨肿瘤

- 呈浸润性生长
- 软骨细胞密度更高且核有异型性
- 新近研究显示与内生性软骨肉瘤相比，在低级别软骨肉瘤中 2 个微小 RNA：miR-181a 和 miR-138 表达上调
- 低级别软骨肉瘤和长骨内生性骨软骨瘤的治疗基本相同
  - 两者均通过积极刮除治疗
- 在最新版 WHO 分类中，"非典型性软骨肿瘤 / 软骨肉瘤 1 级"是用于发生在附肢骨上的低级别软骨肉瘤
- 有报道示 ERG 免疫组化在软骨肉瘤中呈核阳性表达，但很少见于内生性骨软骨瘤

（二）软骨黏液纤维瘤

- 含有黏液样和纤维性成分
- 缺乏形成良好的透明软骨

十、诊断清单

病理解读要点

- 由透明软骨结节组成的边界清楚的肿瘤；软骨低至中等细胞量

- 软骨细胞形态温和

推荐阅读

[1] Mulligan ME: How to diagnose enchondroma, bone infarct, and chondrosarcoma. Curr Probl Diagn Radiol. 48(3):262-73, 2019
[2] Ferrer-Santacreu EM et al: Enchondroma versus chondrosarcoma in long bones of appendicular skeleton: clinical and radiological criteria- a follow-up. J Oncol. 2016:8262079, 2016
[3] Zhang L et al: Use of MicroRNA biomarkers to distinguish enchondroma from low-grade chondrosarcoma. Connect Tissue Res. 1-7, 2016
[4] Crim J et al: Can imaging criteria distinguish enchondroma from grade 1 chondrosarcoma? Eur J Radiol. 84(11):2222-30, 2015
[5] Hirata M et al: Mutant IDH is sufficient to initiate enchondromatosis in mice. Proc Natl Acad Sci U S A. 112(9):2829-34, 2015
[6] Tang C et al: Current management of hand enchondroma: a review. Hand Surg. 20(1):191-5, 2015
[7] Yalcinkaya M et al: Recurrent metacarpal enchondroma treated with strut allograft: 14-year follow-up. Orthopedics. 38(7):e647-50, 2015
[8] Calbo Maiques J et al: [Radiological diagnosis of enchondroma protuberans of the humerus.] Radiologia. 56(3):272-6, 2014
[9] Fisher TJ et al: Metachondromatosis: more than just multiple osteochondromas. J Child Orthop. 7(6):455-64, 2013
[10] Kerr DA et al: Molecular distinction of chondrosarcoma from chondroblastic osteosarcoma through IDH1/2 mutations. Am J Surg Pathol. 37(6):787-95, 2013
[11] Yang W et al: Ptpn11 deletion in a novel progenitor causes metachondromatosis by inducing hedgehog signalling. Nature.499(7459):491-5, 2013
[12] Bierry G et al: Enchondromas in children: imaging appearance with pathological correlation. Skeletal Radiol. 41(10):1223-9, 2012
[13] Damato S et al: IDH1 mutations are not found in cartilaginous tumours other than central and periosteal chondrosarcomas and enchondromas. Histopathology. 60(2):363-5, 2012
[14] Mohammadi A et al: Enchondroma protuberans of ulnar bone: a case report and review of literature. Case Rep Radiol. 2012:278920, 2012
[15] Amary MF et al: IDH1 and IDH2 mutations are frequent events in central chondrosarcoma and central and periosteal chondromas but not in other mesenchymal tumours. J Pathol. 224(3):334-43, 2011
[16] Amary MF et al: Ollier disease and Maffucci syndrome are caused by somatic mosaic mutations of IDH1 and IDH2. Nat Genet. 43(12):1262-5, 2011
[17] Eefting D et al: Assessment of interobserver variability and histologic parameters to improve reliability in classification and grading of central cartilaginous tumors. Am J Surg Pathol. 33(1):50-7, 2009
[18] Romeo S et al: Benign cartilaginous tumors of bone: from morphology to somatic and germ-line genetics. Adv Anat Pathol. 16(5):307-15, 2009
[19] An YY et.al. Enchondroma protuberans of the hand. AJR 190: 40-44; 2008
[20] Bell WC et al: Molecular pathology of chondroid neoplasms: part 1, benign lesions. Skeletal Radiol. 35(11):805-13, 2006
[21] Kita K et al: Enchondroma protuberans of the phalanx: a case report. J Hand Surg Am. 28(6):1052-4, 2003
[22] Brien EW et al: Benign and malignant cartilage tumors of bone and joint: their anatomic and theoretical basis with an emphasis on radiology, pathology and clinical biology. I. The intramedullary cartilage tumors. Skeletal Radiol. 26(6):325-53, 1997
[23] Crim JR et al: Enchondroma protuberans. Report of a case and its distinction from chondrosarcoma and osteochondroma adjacent to an enchondroma. Skeletal Radiol. 19(6):431-4, 1990
[24] Keating RB et al: Enchondroma protuberans of the rib. Skeletal Radiol.13(1):55-8, 1985
[25] Caballes RL: Enchondroma protuberans masquerading as osteochondroma.Hum Pathol. 13(8):734-9, 1982

边界清楚的溶骨性内生性骨软骨瘤

环状和弧形外观

（左图）股骨远端前后位X线片显示一个界限清楚的溶骨性内生性骨软骨瘤，周围有模糊的硬化边界，内部有爆米花样放射性致密影➡。同时可见环状和弧形状放射性致密影➡。（右图）内生性骨软骨瘤的轴位CT显示散在的环状和弧形影➡。肿瘤的非钙化部分密度低。肿瘤周边为菲薄的硬化壁➡，显示肿瘤非侵袭性。

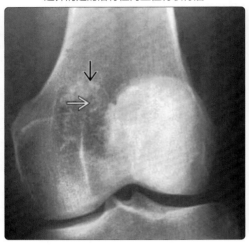

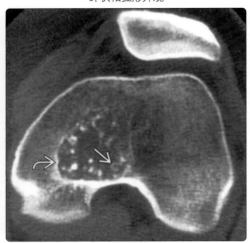

钙化内生性骨软骨瘤

葡萄簇

（左图）X线片显示肱骨近端有一个重度钙化的内生性骨软骨瘤。均匀分布的钙化表明肿瘤内无活跃性生长区域。可见形成良好的弧形矿化层➡。骨皮质未见特殊。（右图）内生性骨软骨瘤的轴位CT显示单个致密矿化的结节➡。聚集的"葡萄簇"形态中可见结节状形态。

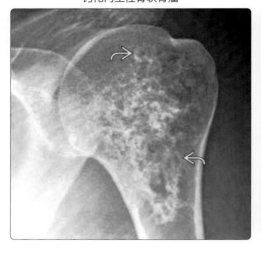

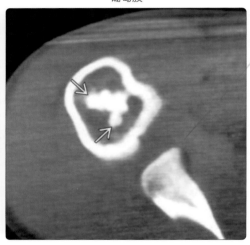

低信号内生性骨软骨瘤

高信号内生性骨软骨瘤

（左图）MR T$_1$加权显示股骨远端低信号的髓内肿瘤➡。病变呈分叶状，边界清楚，提示为非侵袭性。肿瘤使后部骨皮质变薄并呈扇形➡，无骨膜反应或瘤周水肿。（右图）内生性骨软骨瘤在MR T$_2$加权上显示高信号➡，表明其含水量高。肿瘤覆盖后部骨皮质➡。这是偏心性内生性骨软骨瘤的常见表现。

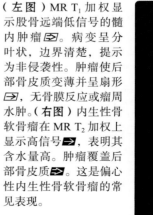

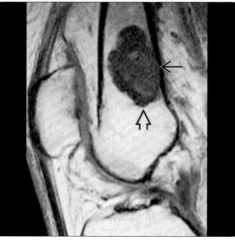

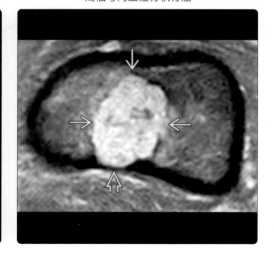

低信号内生性骨软骨瘤

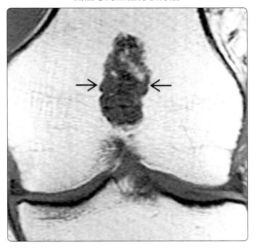

高信号内生性骨软骨瘤

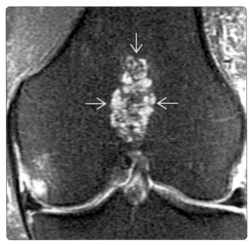

（左图）内生性骨软骨瘤的 MR T_1 加权显示为边缘清晰的低信号分叶状肿瘤➡。病变内信号明亮，可能代表夹在软骨结节之间的骨髓脂肪或由肿瘤形成的软骨内骨化的脂肪。（右图）同一例内生性骨软骨瘤的 MR T_2 加权➡显示其结节结构。结节呈标靶样，可能是高信号软骨结节内含有低信号的钙化。

手指内生性骨软骨瘤

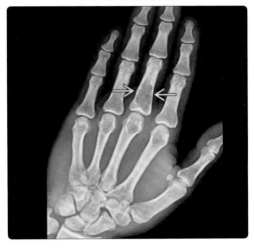

末端趾骨内生性骨软骨瘤

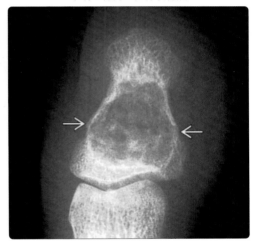

（左图）第 3 指近端指骨的经典型内生性骨软骨瘤➡，为溶骨性，边界清晰，并导致骨轻度膨胀。矿化在指（趾）内生性骨软骨瘤中比较少见。（右图）累及足趾末端趾骨的内生性骨软骨瘤。被侵蚀的骨皮质导致骨呈中度膨胀➡。这是指（趾）内生性骨软骨瘤的一个常见特征，不应作为恶性肿瘤的依据。

手指的巨大内生性骨软骨瘤

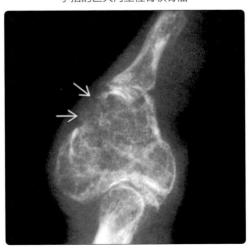

手指的内生性骨软骨瘤伴骨折

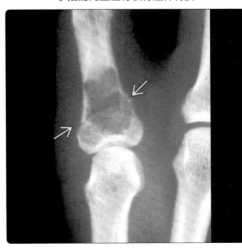

（左图）图示良性内生性骨软骨瘤导致骨膨胀的一个极端病例。指骨看似缩短，很可能提示有病理性骨折。局部骨皮质缺损，并由一层菲薄的骨膜反应性新骨替代➡。（右图）图示近端指骨的经典型内生性骨软骨瘤，有病理性骨折➡。溶骨性的肿瘤边缘分界清楚，骨皮质呈扇形变薄，使之容易断裂。

（左图）X线片显示末端指骨有一个境界清楚的、偏心性并累及软组织的溶骨性内生性骨软骨瘤➡，从影像学上不能明确软骨瘤这一诊断。（右图）图示腓骨近端伴有致密矿化的内生性骨软骨瘤➡。在X线片上很难看到结节、环状和弧形改变。骨皮质完整。

偏心性内生性骨软骨瘤

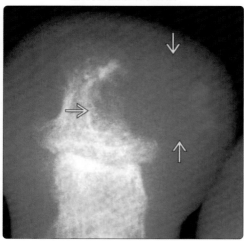

致密矿化内生性骨软骨瘤

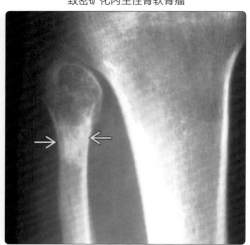

（左图）肱骨近端显示内生性骨软骨瘤➡附近发生了骨折➡。这一形态提示为典型的骨质疏松性骨折，因骨折线靠近内生性骨软骨瘤，有质疑肿瘤在骨折中作用的可能性。（右图）肱骨骨折的CT显示，骨折线➡没有穿透内生性骨软骨瘤➡，而且肿瘤没有导致骨皮质变薄。这表明骨折不是由内生性骨软骨瘤导致的，并且属于偶然的发现。

内生性骨软骨瘤伴骨折者

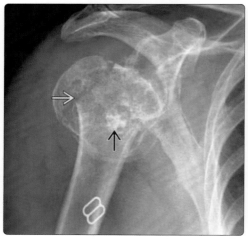

病理性骨折

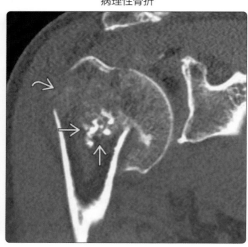

（左图）X线片显示桡骨远端骨骺的内生性骨软骨瘤，这是一个不寻常部位。溶骨性的瘤体分界清楚，边缘呈扇形硬化➡，并累及软骨下区域。（右图）轴位CT显示桡骨远端有一个内生性骨软骨瘤。低密度的肿瘤境界分明，呈分叶状，有硬化的边缘➡。局部区域因肿瘤导致了骨内膜扇贝形改变以及骨皮质变薄➡。

桡骨远端的内生性骨软骨瘤

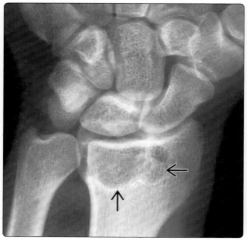

桡骨远端的内生性骨软骨瘤

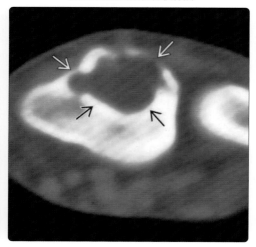

骨骺内生性骨软骨瘤

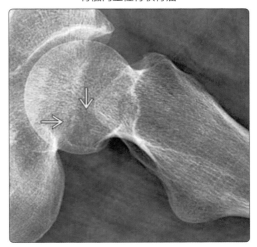

骨骺内生性骨软骨瘤

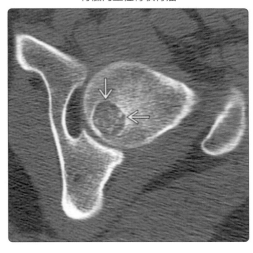

（左图）X线片显示股骨头的内生性骨软骨瘤，这是一个不常见的部位。其鉴别诊断包括软骨母细胞瘤。这个隐蔽的肿瘤境界清楚，以溶骨性为主，具有细小的环形放射高密度区➡。（右图）图示股骨头骨端的内生性骨软骨瘤➡，一个不常见的部位。边界清楚的肿瘤较暗，内部有散在的环状和不规则棘突样矿化。

肱骨的内生性骨软骨瘤

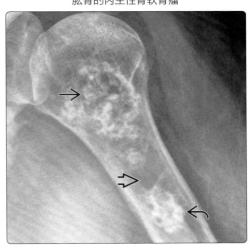

股骨远端的内生性骨软骨瘤

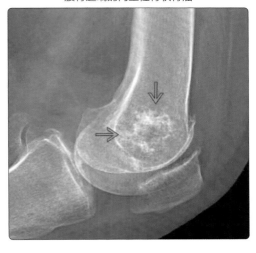

（左图）发生于肱骨骨干近端的内生性骨软骨瘤，肿瘤的近端➡和远端➡有较好的矿化，当中有一非矿化区➡。（右图）发生于股骨远端的内生性骨软骨瘤➡显示典型的结构特征或软骨矿化。肿瘤处于静止状态，没有反应性改变，提示肿瘤生长非常缓慢。

发生于儿童的内生性骨软骨瘤

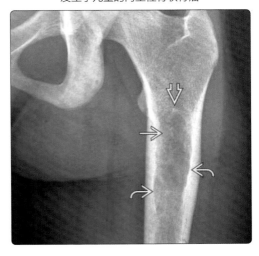

腓骨骨骺的内生性骨软骨瘤

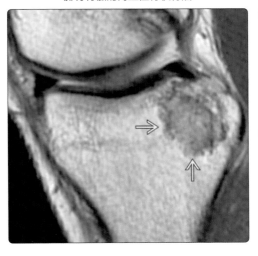

（左图）图例为发生于15岁儿童股骨的内生性骨软骨瘤➡。分叶状透光性病变累及股骨干。骨内膜呈扇贝形➡改变和出现少量矿化。肿瘤边界清楚，近端有一菲薄且硬化的边缘➡。（右图）图示累及骨骺并局部延伸至干骺端的内生性骨软骨瘤➡。肿瘤在MR上呈暗信号，且分界清楚。发生于长骨内的内生性骨软骨瘤，主要累及骨骺的情形不常见。

（左图）图示发生于跟骨 ⇨ 的内生性骨软骨瘤，是一个不常见部位。在本例 MR T_2 加权上，肿瘤显示出高信号强度、呈分叶状，与周围的骨质分界清楚。（右图）分界清楚的内生性骨软骨瘤由大小不一的软骨结节所组成，呈灰蓝色并有光泽。棕白色区域代表基质钙化病灶。

跟骨的内生性骨软骨瘤

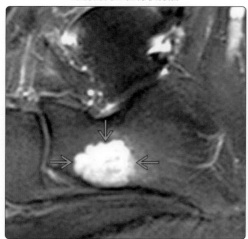

股骨远端的矿化内生性骨软骨瘤

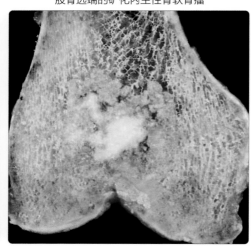

（左图）切除的腓骨近端含有一个分界清楚的内生性骨软骨瘤 ⇨，横跨骨干近端到骨骺的远端。灰–棕–白色的肿瘤由多个结节组成，这些结节与骨内膜局部接触 ⇨。骨皮质完整。（右图）发生于骨髓腔的内生性骨软骨瘤，其分界清晰 ⇨，含有小灶矿化灶。骨皮质已经消失，肿瘤侵蚀了骨皮质并侵入邻近组织，该处被一层骨膜包围 ⇨。

腓骨的内生性骨软骨瘤

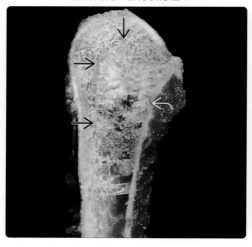

隆突性内生性骨软骨瘤

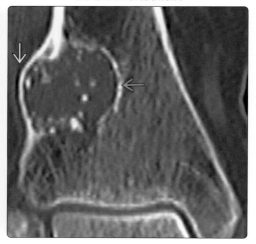

（左图）趾骨远端的隆突性内生性骨软骨瘤，使足趾末端明显畸形。肿瘤表现为一个巨大的偏心性肿块，导致趾甲外侧变形 ⇨。表面被覆的皮肤显示有灶性溃疡。（右图）图为截肢的足趾远端有巨大的隆突性内生性骨软骨瘤。实性的灰棕色肿瘤取代了大部分趾骨，只有一小部分近端被保留 ⇨。表面覆盖皮肤 ⇨ 完整。

隆突性内生性骨软骨瘤

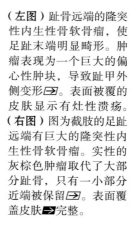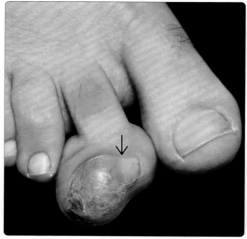

隆突性内生性骨软骨瘤

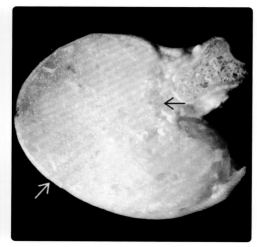

耻骨的内生性骨软骨瘤

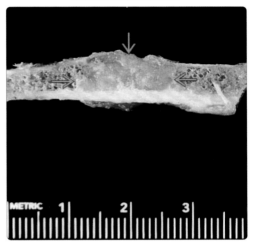

硬化性边缘

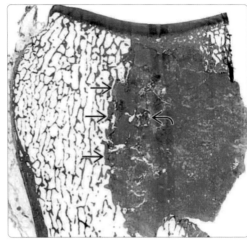

（**左图**）图示发生于耻骨的内生性骨软骨瘤➡️，这是一个非常少见的部位，因为绝大多数的盆腔软骨肿瘤都是软骨肉瘤。肿瘤呈灰白色，有光泽，分叶状，分界清楚。（**右图**）Goldner 三色染色显示腓骨近端有一个品红色的内生性骨软骨瘤。肿瘤的边缘虽然有些不规则，但界限分明，被硬化的骨小梁所隔开➡️。部分肿瘤性软骨已经发生软骨内骨化➡️。

隐匿性内生性骨软骨瘤

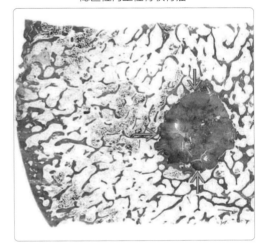

内生性骨软骨瘤周边

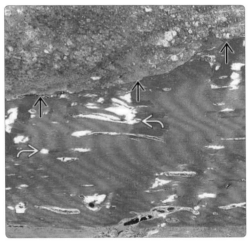

（**左图**）图示一例因严重骨关节炎而切除的股骨头中发现细小的、隐匿性内生性骨软骨瘤➡️。该内生性骨软骨瘤呈分叶状，并未显示浸润性生长模式。（**右图**）内生性骨软骨瘤紧贴骨皮质的内表面，并在其轮廓上产生一个温和的扇形改变➡️。肿瘤分界清楚，未浸润到骨皮质哈弗斯系统➡️。

内生性骨软骨瘤周边

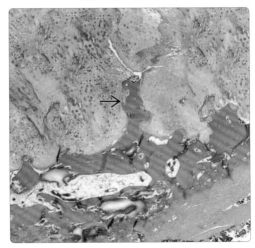

内生性骨软骨瘤的多个结节

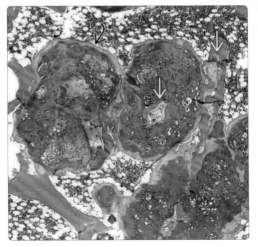

（**左图**）图示与骨内膜相邻的内生性骨软骨瘤有清晰的边缘。一个骨小梁➡️延伸到肿瘤内。垂直于该骨小梁的切面可以显示类似浸润性生长模式，看似肿瘤完全围绕骨生长。（**右图**）图示髓腔中内生性骨软骨瘤的结节。分界清楚的结节被一圈薄薄的反应性骨质所包绕➡️。肿瘤性软骨的一部分已经历了软骨内骨化的过程➡️。

（左图）内生性骨软骨瘤的活检标本显示邻近的低细胞透明软骨结节。这些结节边界清楚，被非肿瘤性的骨➡️和旁边的造血骨髓所框绕。（右图）图示内生性骨软骨瘤的边缘正在活跃地进行软骨内骨化➡️。矿化的软骨被破骨细胞再吸收，一直存在的部分作为骨质沉积的支架。

边界清楚的结节

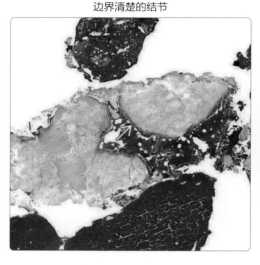

软骨内骨化

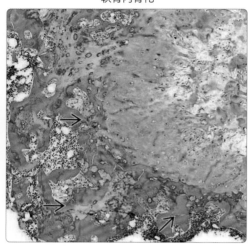

（左图）本例内生性骨软骨瘤中的未矿化透明软骨结节被一圈矿化的反应性骨所环绕➡️，对应于影像学上的内生性骨软骨瘤所特有的 O 形环状标志。由于周围发生骨折，因此骨髓被纤维组织所取代➡️。（右图）内生性骨软骨瘤包含一个不规则的钙化区域，呈深紫色➡️。矿物为羟基磷灰石钙，以斑点状的方式沉积。当周围基质钙化时，软骨细胞会发生坏死。

由反应性骨环绕

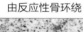

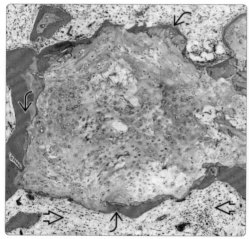

矿化区域

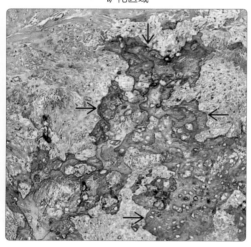

（左图）图示为未经过脱钙的内生性骨软骨瘤组织切片。不规则的、致密的矿物质被染成深紫色➡️。可见钙化程度不等。（右图）图示由形成良好的透明软骨所组成的内生性骨软骨瘤。肿瘤细胞量中等，软骨紊乱排列于基质之中。软骨细胞有细小的、圆形的、深染的细胞核，无核仁。

钙化

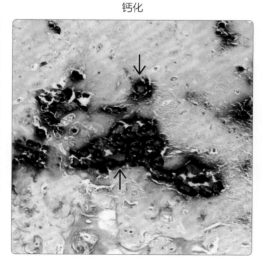

细胞学形态

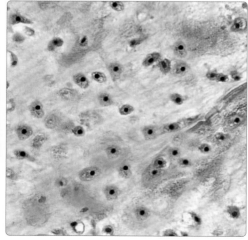

侵蚀骨皮质的内生性骨软骨瘤

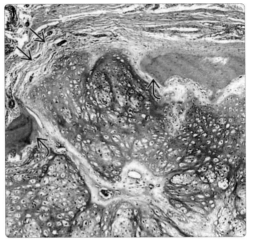

黏液样变性

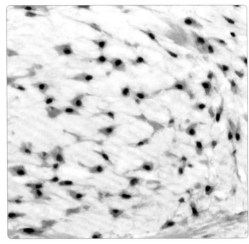

（左图）指（趾）内生性骨软骨瘤的周边部分显示肿瘤侵蚀骨皮质➡，突入表面的骨膜➡。这种局部侵袭性生长方式常见于指（趾）。（右图）显示内生性骨软骨瘤含小灶黏液样软骨，软骨细胞呈梭形或星形，漂浮于淡嗜碱性细胞外基质中。无软骨陷窝。软骨细胞核无异常。

指（趾）内生性骨软骨瘤细胞密度增加

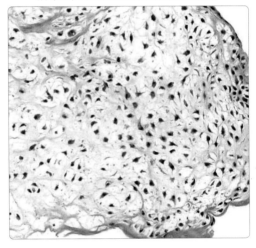

富于细胞性指（趾）内生性骨软骨瘤

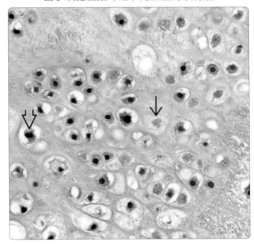

（左图）指（趾）内生性骨软骨瘤表现为特征性细胞密度增加，因位于特定的解剖位置。基质透明，肿瘤细胞位于软骨陷窝内。（右图）富于细胞性内生性骨软骨瘤中软骨细胞可显示有限的细胞异型性。注意细胞核大小不等，偶可见双核➡。散在的细胞已经历坏死，缺少细胞核➡。

内生性骨软骨瘤伴骨折

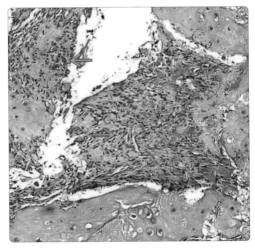

低级别软骨肉瘤/非典型性软骨肿瘤

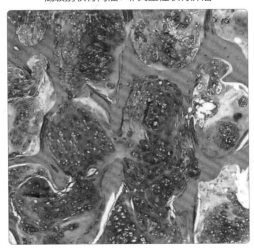

（左图）内生性骨软骨瘤的刮除标本显示发生了病理性骨折。邻近软骨结节可见纤维血管组织增生➡。这种区域不应误诊为去分化。（右图）不像内生性骨软骨瘤边界清楚，有反应性骨包绕，低级别软骨肉瘤/非典型性软骨肿瘤呈浸润性生长，包裹原有骨小梁。

内生性骨软骨瘤病
Enchondromatosis

诊断要点

一、术语
- 多发性内生性骨软骨瘤与 Ollier 病和 Maffucci 综合征有关
- Maffucci 综合征定义为 ≥ 2 个内生性骨软骨瘤伴有骨外血管瘤
- Ollier 病定义为 ≥ 2 个内生性骨软骨瘤

二、临床特征
- 经常在儿童期首次发现
- 经常影响手的短管状骨
- Maffucci 综合征的血管瘤通常位于皮肤或软组织内
- 可能在任何部位有 2 个至上百个肿瘤
- 疼痛的病变需要进行活检，并可行切除
- Ollier 病或 Maffucci 综合征患者必须对其肿瘤进行终身随访

三、影像学检查
- 肿瘤为多发性

- 有些病变可发生于髓腔内并酷似单发的内生性骨软骨瘤

四、大体检查
- 多个结节
- 灰白有光泽的外观

五、显微镜检查
- 与散发的内生性骨软骨瘤相比，经常显示更丰富的细胞和细胞异型性，但缺乏浸润性生长模式
- 可具有黏液样基质

六、主要鉴别诊断
- 软骨肉瘤
- 在小样本中，Ollier 病和 Maffucci 综合征的内生性骨软骨瘤与低级别软骨肉瘤的鉴别会十分困难
- 最重要的组织学特征是软骨肉瘤具有浸润性的生长模式

在内生性骨软骨瘤病基础上发生的软骨肉瘤

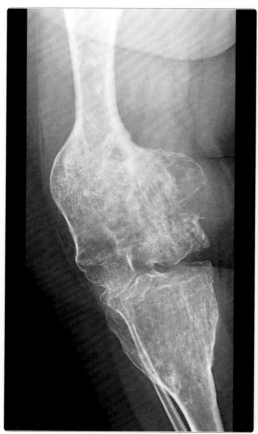

右膝关节的 X 线片显示股骨和胫骨广泛畸形和缩短。两块骨头的干骺端都膨大，含有点状软骨钙化。

在内生性骨软骨瘤病基础上发生的软骨肉瘤

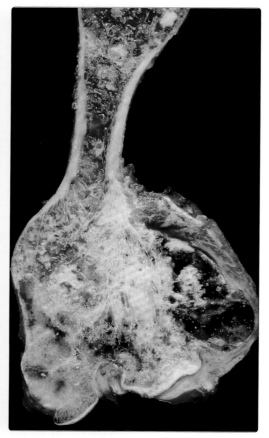

图示股骨远端病程较久的内生性骨软骨瘤病转化为软骨肉瘤。可见灰色有光泽的内生性骨软骨瘤和破坏性出血性软骨肉瘤。

一、术语

（一）同义词

- Ollier 病
  - 软骨发育不良
  - 多发性软骨样内生性骨软骨瘤病
  - 内生性骨软骨瘤病，Spranger Ⅰ 型
- Maffucci 综合征
  - 软骨发育不良伴血管瘤
  - 内生性骨软骨瘤病伴多发性梭形细胞血管瘤
  - Kast 综合征
  - 内生性骨软骨瘤病，Spranger Ⅱ 型
- 混合性软骨瘤病
  - 内生性骨软骨瘤病，Spranger Ⅲ 型

（二）定义

- 多发性内生性骨软骨瘤，可能与 Ollier 病、Maffucci 综合征或混合性软骨瘤病相关
  - 大多数多发性内生性骨软骨瘤患者有 Ollier 病；比较少为 Maffucci 综合征
  - 混合性软骨瘤病为最罕见形式
  - 还有其他非常罕见的内生性骨软骨瘤病的类型
- Ollier 病定义为 ≥ 2 个有症状的内生性骨软骨瘤，通常影响短和长管状骨
- Maffucci 综合征定义为 ≥ 2 个有症状的内生性骨软骨瘤，伴有骨外血管瘤
  - 血管瘤最初被归类为海绵状血管瘤或动静脉畸形
    - 这些血管肿瘤现在大多被证实为梭形细胞血管瘤
- 混合性软骨瘤病是内生性骨软骨瘤和骨软骨瘤的组合

二、病因/发病机制

肿瘤性

- Ollier 病和 Maffucci 综合征中的内生性骨软骨瘤被证实为涉及 *IDH1* 和 *IDH2* 体细胞突变所致
- Ollier 病和 Maffucci 综合征为非遗传
- 混合性软骨瘤病为常染色体显性遗传疾病

三、临床特征

（一）流行病学

- 发生率
  - 罕见；确切发生率未知
- 年龄
  - 通常在儿童期发现
  - Ollier 病患者，软骨肿瘤的体积在青春期后趋于稳定，或继续生长
- 性别
  - 性别分布无差异

（二）部位

- 内生性骨软骨瘤可累及
  - 仅在手足小骨中；仅在长骨、肩胛骨和骨盆中；小骨、长骨和扁骨
  - 罕见累及脊柱和颅骨
- 倾向累及身体一侧，比另一侧更严重
- 在长骨中，内生性骨软骨瘤通常位于骨干 – 干骺端
- 伴有 Maffucci 综合征患者的血管瘤通常位于皮肤或软组织
  - 可在内脏中

（三）表现

- 症状不一：通常，首发症状与手指变大相关；患者在不同部位可有 2 个至上百个肿瘤
- Ollier 病和 Maffucci 综合征的内生性骨软骨瘤可导致严重的力量和外观问题
- 混合性软骨瘤病可无症状

（四）自然病史

- 在 Ollier 病患者中，软骨肿瘤的体积在青春期后可能趋于稳定或继续生长
- Ollier 病和 Maffucci 综合征患者的其他类型的恶性肿瘤发生率增加
  - 胰腺癌和卵巢、脑和骨的恶性肿瘤在 Maffucci 综合征中很常见
- 软骨肉瘤是与 Ollier 病和 Maffucci 综合征相关的主要恶性肿瘤
  - 约 40% Ollier 病患者发生软骨肉瘤
  - 约 50% Maffucci 综合征患者发生软骨肉瘤
- 混合性软骨瘤病的肿瘤在成年后可能会消退
  - 混合性软骨瘤病患者发生软骨肉瘤的罕见病例已有报道

（五）治疗

- 无特定的治疗方法；疼痛病变可切除；在发生严重畸形的情况下，可能需要进行各种形式的矫正手术，包括截肢
- 根据需要对 Maffucci 综合征的非骨源性病变进行治疗

（六）预后

- 恶性转化为软骨肉瘤的总体风险在骨骼严重受累或长骨和扁骨受累的患者中更为常见

四、影像学检查

（一）X 线

- 肿瘤呈多发性；有些可能出现在髓腔内，类似单发的内生性骨软骨瘤
- 其他可能呈偏心性，发生于骨皮质或骨表面，甚至跨越关节
- 在长骨中，起源于骺板的发育不良软骨细胞柱，产生从干骺端到骨干的线性放射性透光区
  - 为 Ollier 病或 Maffucci 综合征的诊断性特征
- 沿骨滋养血管走向的斜形管状软骨病变

- 严重受影响的骨缩短和变形
- Maffucci 综合征的患者其软组织血管瘤中可出现的静脉石
- 骨的破坏和原先看到的基质钙化的消失表明是恶性转化

（二）MR

- T_1 加权低信号，T_2 加权高信号

（三）CT

- 内生性骨软骨瘤边界清楚且显示不同程度的钙化

（四）骨扫描

- 多发性病变的轻度摄取

五、大体检查

一般特征

- 多个灰色有光泽结节，可融合成较大肿块

六、显微镜检查

组织学特征

- 类似散发的孤立性内生性骨软骨瘤；但经常显示更丰富的细胞和细胞异型性，并且可有黏液样基质

七、辅助检查

（一）免疫组织化学

- 无特异性免疫组织化学表型

（二）遗传学

- 涉及染色体 5、6、7、12 及 17 的异常
- Ollier 病和 Maffucci 综合征是由 *IDH1* 和 *IDH2* 的体细胞嵌合突变所致
  - 在约 87% 的 Ollier 病患者和 80% 的 Maffucci 综合征患者的肿瘤中发现突变
  - 在梭形细胞血管瘤中也发现该突变
- 混合性软骨瘤病是由于 *PTPN11* 的功能丧失所致

八、鉴别诊断

软骨肉瘤

- 在小样本中，可能很难将 Ollier 病和 Maffucci 综合征中的内生性骨软骨瘤与低级别软骨肉瘤区分开来
  - 最重要的组织学特征是软骨肉瘤的浸润性生长模式，肿瘤性软骨包裹原有的骨小梁

推荐阅读

[1] Bruce-Brand C et al: Gene of the month: IDH1. J Clin Pathol. 73(10):611-15, 2020

[2] El Abiad JM et al: Natural history of Ollier disease and Maffucci syndrome: Patient survey and review of clinical literature. Am J Med Genet A.182(5):1093-103, 2020

[3] Jurik AG: Multiple hereditary exostoses and enchondromatosis. Best Pract Res Clin Rheumatol. 34(3):101505, 2020

[4] Jurik AG et al: Whole-body MRI in assessing malignant transformation in multiple hereditary exostoses and enchondromatosis: audit results and literature review. Skeletal Radiol. 49(1):115-24, 2020

[5] Suster D et al: Differential diagnosis of cartilaginous lesions of bone. Arch Pathol Lab Med. 144(1):71-82, 2020

[6] Saiji E et al: IDH1 immunohistochemistry reactivity and mosaic IDH1 or IDH2 somatic mutations in pediatric sporadic enchondroma and enchondromatosis. Virchows Arch. 475(5):625-36, 2019

[7] Jamshidi K et al: Chondrosarcoma in metachondromatosis: A rare case report. Acta Med Iran. 55(12):793-99, 2017

[8] Fisher TJ et al: Metachondromatosis: more than just multiple osteochondromas. J Child Orthop. 7(6):455-64, 2013

[9] Alderton GK: Genetics: IDH mosaicism in enchondromatosis syndromes. Nat Rev Cancer. 12(1):6-7, 2011

[10] Amary MF et al: Ollier disease and Maffucci syndrome are caused by somatic mosaic mutations of IDH1 and IDH2. Nat Genet. 43(12):1262-5, 2011

[11] Bowen ME et al: Loss-of-function mutations in PTPN11 cause metachondromatosis, but not Ollier disease or Maffucci syndrome. PLoS Genet. 7(4):e1002050, 2011

[12] Pansuriya TC et al: Somatic mosaic IDH1 and IDH2 mutations are associated with enchondroma and spindle cell hemangioma in Ollier disease and Maffucci syndrome. Nat Genet. 43(12):1256-61, 2011

[13] Verdegaal SH et al: Incidence, predictive factors, and prognosis of chondrosarcoma in patients with Ollier disease and Maffucci syndrome: an international multicenter study of 161 patients. Oncologist. 16(12):1771-9, 2011

[14] Silve C et al: Ollier disease. Orphanet J Rare Dis. 1:37, 2006

[15] Fanburg JC et al: Multiple enchondromas associated with spindle-cell hemangioendotheliomas. An overlooked variant of Maffucci's syndrome. Am J Surg Pathol. 19(9):1029-38, 1995

软骨肿瘤

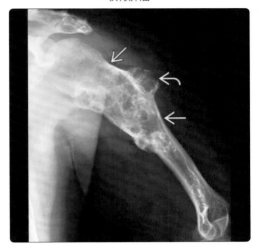

外翻畸形

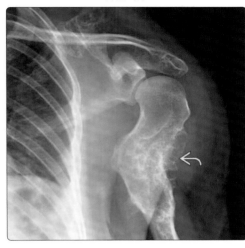

（左图）左肱骨的 X 线片显示有多个软骨肿瘤累及干骺端和骨干➡️及骨皮质表面➡️，其软骨性质通过点状和弧状的钙化凸显出来。（右图）X 线片显示肱骨髓内的内生性骨软骨瘤病，骨膜软骨瘤➡️ 和一些骨皮质软骨瘤。肱骨的外翻畸形是一个常见的特征，推断是由于生长障碍所致。

小骨的内生性骨软骨瘤病

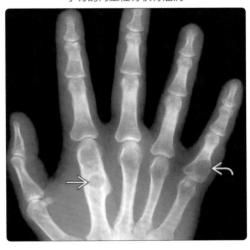

掌骨多发性内生性骨软骨瘤

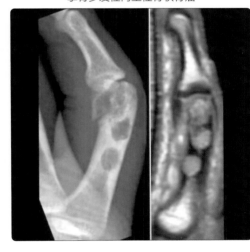

（左图）手的 X 线片显示第 2 掌骨➡️和第 5 近端指骨➡️ 的软骨肿瘤。第 2 掌骨的病变以斜角穿过骨皮质延伸到骨膜表面，推测是通过滋养孔。（右图）在第 1 掌骨的 X 线片中，有 3 个独立的内生性骨软骨瘤，均为溶骨性，且边界清楚。远端肿瘤已发生了病理性骨折。在矢状位MR 中，肿瘤具有中信号强度。

颅底软骨肿瘤

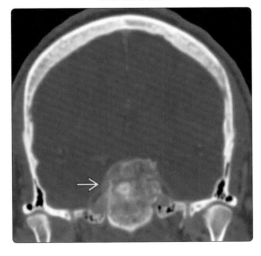

膨胀的溶骨性病变

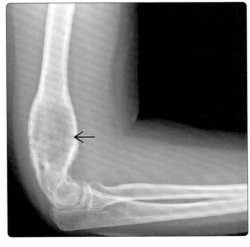

（左图）一例内生性骨软骨瘤病患者的冠状位重建 CT 显示颅底➡️有一个巨大的软骨性肿瘤。肿瘤分界清楚，显示典型的弧形和环形的软骨分化。（右图）一例内生性骨软骨瘤病患者的肱骨侧位片显示肱骨远端髓内的膨胀性溶骨性病变➡️。虽然该肿瘤与软骨完全一致，却没有内生性骨软骨瘤病的诊断特征。

软骨性病变

恶性转化

（左图）一例内生性骨软骨瘤病患者的踝关节 CT 显示腓骨远端和舟状骨有软骨性病变。病变有非常大的区域未发生矿化，表明为近期性生长和具有恶性转化的可能。
（右图）一例内生性骨软骨瘤病患者的腓骨远端 CT 显示有一个巨大的软骨性病变。当中部分区域缺乏矿化组织，提示向软骨肉瘤转化。

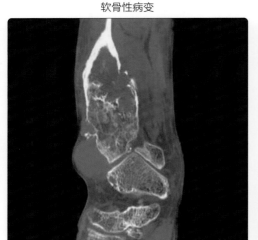

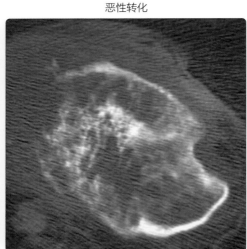

多发性内生性骨软骨瘤

进展为软骨肉瘤

（左图）一例内生性骨软骨瘤病患者的近端股骨切除标本显示整个髓腔内有多个界限清晰的灰色有光泽结节➡。（右图）图示一例内生性骨软骨瘤病患者的胫骨近端发生软骨肉瘤。肿瘤起自髓内，呈灰色，有光泽，渗透骨皮质并累及周围软组织➡。

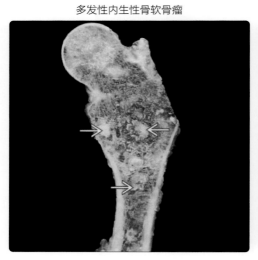

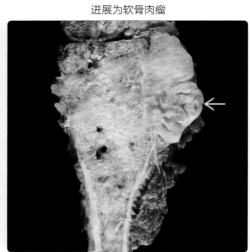

多发性肿瘤

手指软骨肉瘤

（左图）图示一例内生性骨软骨瘤病患者的指骨有多个巨大肿瘤。这种大小的肿瘤发生病理性骨折，影响外观和功能。
（右图）一例伴有内生性骨软骨瘤病的低级别软骨肉瘤患者的手指切除标本，显示有多个轮廓清晰、灰白色有光泽的软骨瘤结节➡，尤其是在近端指骨，其远端和近端融合形成低级别软骨肉瘤➡。

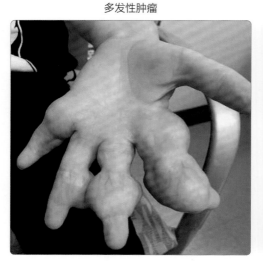

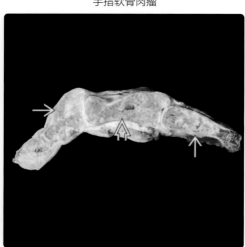

多发性内生性骨软骨瘤

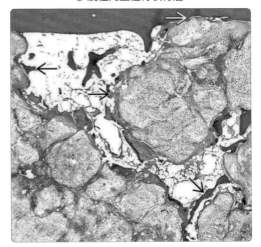

内生性骨软骨瘤被反应性骨包绕

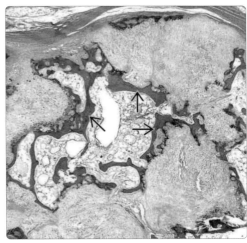

（左图）一例内生性骨软骨瘤病患者的切除标本显示有多个内生性骨软骨瘤。各个结节分界清楚，周围有反应性骨包绕➡，并没有显示浸润性生长模式。骨皮质局灶呈扇贝样改变➡。（右图）中倍镜下显示内生性骨软骨瘤病的典型镜下形态。有多个软骨样结节，边缘有反应性骨包绕➡，缺乏浸润性生长模式。

富于细胞性内生性骨软骨瘤

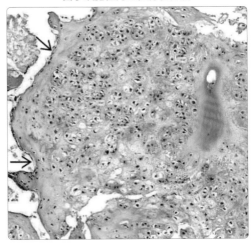

伴有细胞异型性的内生性骨软骨瘤

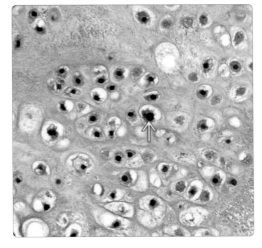

（左图）高倍镜下观察内生性骨软骨瘤病患者的软骨瘤时可见肿瘤经常表现出富于细胞和异型性，但结节被一薄层反应性骨包绕➡。在没有浸润性生长的情况下，这些都不是恶性肿瘤的迹象。（右图）高倍视野显示细胞丰富和异型性。部分软骨细胞有增大的、深染的细胞核➡。这些经常见于内生性骨软骨瘤病的患者。

伴有黏液样变的内生性骨软骨瘤

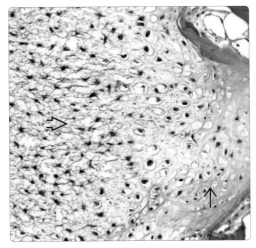

浸润性生长模式

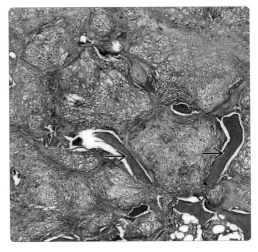

（左图）除了富于细胞和异型性以外，内生性骨软骨瘤病患者的软骨瘤可显示黏液样变，如本例所见➡。肿瘤细胞呈梭形或星状，且不位居于陷窝内。有局灶性透明型软骨存在➡。（右图）发生于内生性骨软骨瘤病患者的低级别软骨肉瘤显示出典型的浸润性生长模式，肿瘤取代了髓腔并包裹了原有的骨小梁➡。

（左图）在这例 Maffucci 综合征的患者身上，可见真皮内有多个梭形细胞血管瘤，表现为多个质韧、蓝紫色的结节。随着时间的推移，新的结节往近端方向蔓延，并且部分体积增大。（右图）在这个来自 Maffucci 综合征患者的标本中，骨被灰白色有光泽的软骨性肿瘤所取代，其中一些是低级别软骨肉瘤➡。也有一个小的血管瘤➡，明确了 Maffucci 综合征的诊断。

Maffucci 综合征

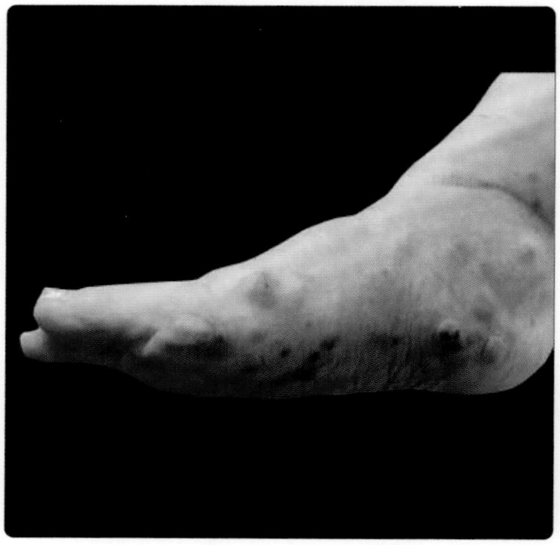

Maffucci 综合征

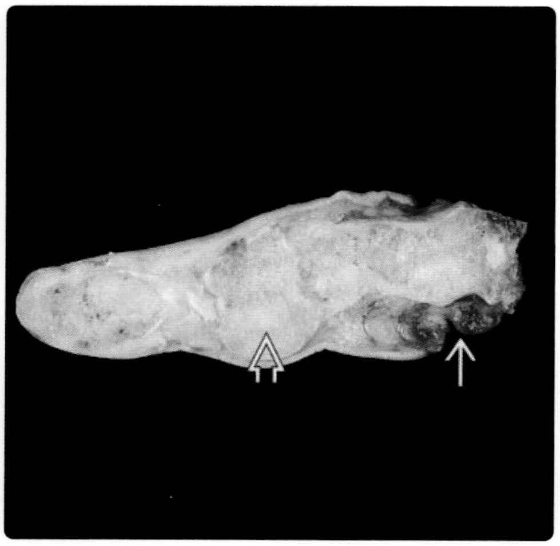

（左图）图示为富于细胞性骨软骨瘤➡与毗邻的软组织血管瘤➡。这种内生性骨软骨瘤病和血管瘤的组合可以诊断为 Maffucci综合征。（右图）虽然 Maffucci 综合征患者发生的血管瘤大多数是梭形细胞血管瘤，但偶尔也会发生海绵状血管瘤，如图所示，由扩张的血管腔隙组成➡，内衬扁平内皮细胞。

内生性骨软骨瘤和梭形细胞血管瘤

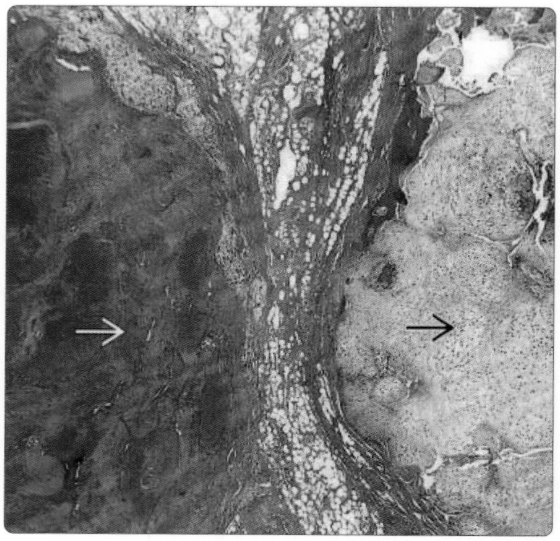

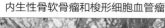

海绵状血管瘤

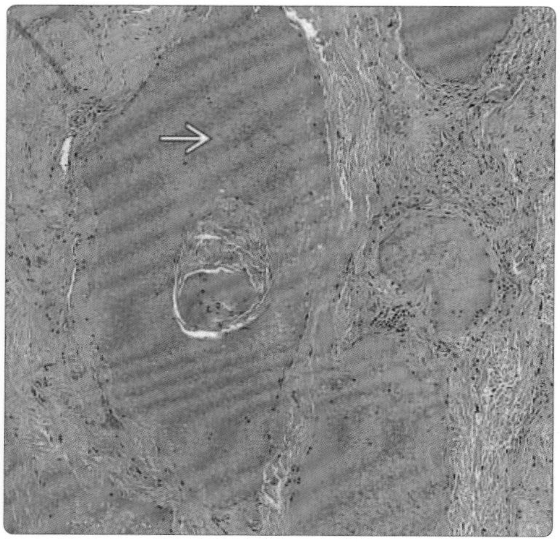

（左图）低倍镜显示一个 Maffucci 综合征患者的梭形细胞血管瘤。肿瘤轮廓清晰，含有海绵状血管腔➡，并且由富于细胞的区域分隔开➡。（右图）Maffucci 患者的梭形细胞血管瘤的高倍视野，显示出一个由扁平的内皮细胞衬覆的海绵状腔隙➡，相邻为富于细胞的梭形区域（卡波西肉瘤样）。有些细胞含有胞质内空泡➡。

梭形细胞血管瘤

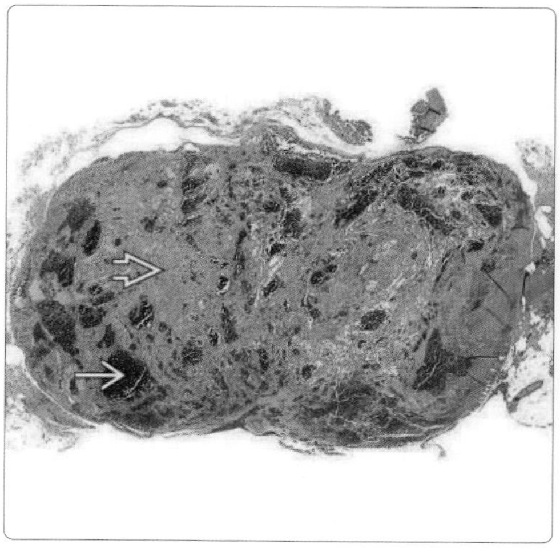

酷似卡波西肉瘤

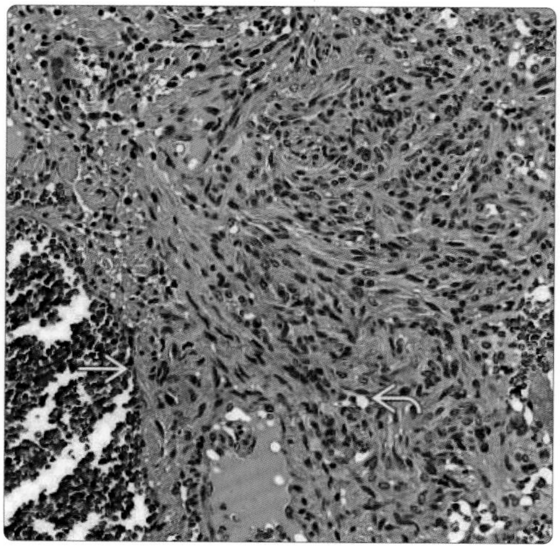

Ollier 病中的软骨肉瘤

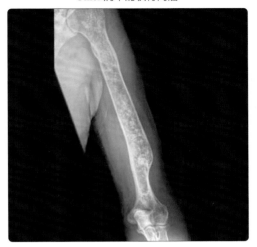

Ollier 病中的软骨肉瘤

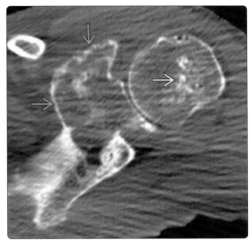

（左图）伴有 Ollier 病和肩痛的患者，其 X 线片显示肱骨被内生性骨软骨瘤所取代。（右图）轴位 CT 显示一个累及肩胛骨的膨胀性、已矿化的肿瘤➡。其旁边的肱骨内生性骨软骨瘤中也可以看到圆形的矿化区域➡。

PET/CT

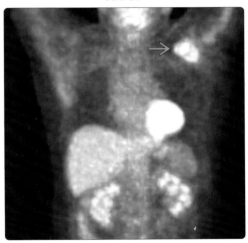

Ollier 病中的软骨肉瘤

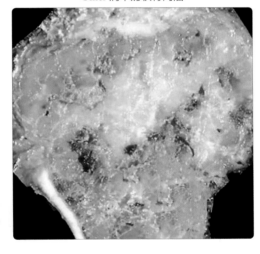

（左图）PET/CT 示累及肩胛骨的肿瘤具有高摄取率➡。（右图）肩胛骨的切除标本显示融合的、灰白色、有光泽的软骨样结节取代了髓腔。

Ollier 病中的内生性骨软骨瘤

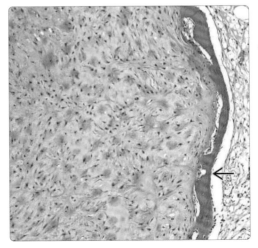

Ollier 病中的软骨肉瘤

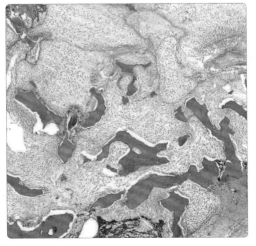

（左图）肩胛骨的局部有内生性骨软骨瘤的成分。肿瘤轮廓清晰，边缘有反应性骨形成➡。这个内生性骨软骨瘤是富于细胞的，并有黏液样变。Ollier 病和 Maffucci 综合征的内生性骨软骨瘤可以表现出富于细胞，如本病例所示。（右图）图示肩胛骨的软骨肉瘤区域。肿瘤富于细胞，表现出浸润性生长的模式，并且包裹着原有的骨小梁。

骨膜软骨瘤
Periosteal Chondroma

诊断要点

一、术语
- 相对不常见的良性软骨肿瘤，发生于骨膜下的骨皮质
- 同义词：皮质旁软骨瘤，骨膜下软骨瘤

二、临床特征
- 男性通常多于女性
- 所有年龄均可发病
- 治疗方法是肿块和被覆的骨膜切除
- 复发不常见
- 肿块和肿胀
- 疼痛
- 管状骨的表面是特征性的发病部位

三、影像学检查
- 主要呈放射透光性
- 可含有点状钙化
- 边缘清晰

- 肿瘤的周围为厚而成熟的反应性骨膜骨
- 病变呈圆形或椭圆形

四、大体检查
- 灰白色、有光泽的软骨
- 局灶砂砾感或黏冻样

五、显微镜检查
- 肿瘤性基质呈低至中等细胞密度
- 基质由透明软骨组成
- 软骨细胞通常温和
- 不浸润下方骨

六、主要鉴别诊断
- 骨膜软骨肉瘤和骨肉瘤
- 奇异型骨旁骨软骨瘤样增生
- 骨膜软骨黏液样纤维瘤
- 骨旁骨肉瘤

（左图）肱骨近端巨大的骨膜软骨瘤呈多结节状，周边有一圈反应性骨，使肿瘤具有小梁状外观。（右图）骨膜软骨瘤是由小叶状且形成良好的透明软骨组成，聚集并形成一个单独的肿块。肿瘤局部被形成良好的反应性骨的薄壳所分隔开。

多结节状表面软骨瘤

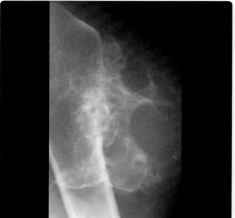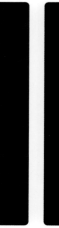

分叶状有光泽的肿瘤

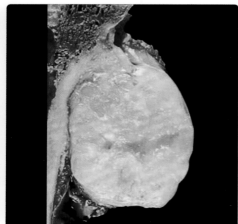

（左图）指骨骨膜软骨瘤呈椭圆形透亮状，侵蚀下方骨皮质。肿瘤被骨膜下骨壳所围绕➡，肿瘤呈小梁状。（右图）在手术切除过程中，肿块边界清楚，固定而坚韧，被一层菲薄的灰粉色骨膜覆盖。肿块推挤邻近的神经血管结构。采用边缘切除将肿瘤与下方骨皮质分离，手术基底被刮除并打磨。

圆形肿块

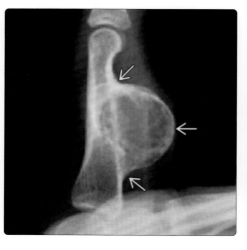

凸出的肿块

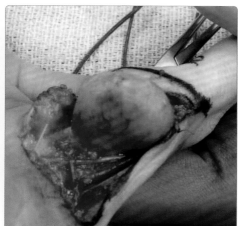

一、术语

（一）同义词

- 皮质旁软骨瘤，骨膜下软骨瘤

（二）定义

- 发生于骨膜下骨质表面的少见良性软骨肿瘤

二、临床特征

（一）流行病学

- 发生率
  - 低于软骨瘤的 2%
- 年龄
  - 所有年龄均可发病；可发生于儿童和老年人；大多数患者为十几岁或二十几岁
- 性别
  - 男性比女性更常见

（二）部位

- 管状骨表面是典型的发病部位
  - 特别是肱骨和股骨的骨干 – 干骺端区域及手足部短管状骨
- 也可发生于椎骨表面

（三）表现

- 肿块、肿胀、疼痛；可能是由于肿瘤累及肌腱插入点引起的
- 累及椎体时可能引起脊髓压迫和神经症状

（四）治疗

- 切除软骨性肿块，包括覆盖的骨膜

（五）预后

- 复发不常见；恶性转化极为罕见

三、影像学检查

（一）X 线

- 主要为放射性透光的骨表面病变；可含有点状钙化
- 边缘清楚
- 下方的骨皮质表面被侵蚀；偶尔有扇贝形和硬化的改变，但不穿透
- 肿瘤周围环绕厚而成熟的反应性骨膜骨，呈杯中蛋样

（二）MR

- 与其他良性软骨肿瘤相似；在 T_2 加权图像上明亮，在 T_1 加权图像上暗淡
- 其下方髓腔可能显示骨髓水肿，类似骨髓受累的表现
- 可显示周边强化

（三）CT

- 显示大小和圆形或椭圆形
  - 清楚地识别肿瘤的范围和缺少髓腔受累
- 可示基质钙化和其下骨皮质扇贝样改变

四、大体检查

（一）一般特征

- 有光泽，灰白色软骨；局部有砂砾感或呈黏冻样
- 骨膜，一层质韧的纤维结缔组织覆盖着肿瘤
- 基底光滑或起伏，与下层挖空的骨皮质有明显的分界
- 髓腔可被反应性的骨内膜冲压，但不被侵犯

（二）大小

- 大小很少超过 3cm；如果较大，要考虑骨膜软骨肉瘤的可能性

五、显微镜检查

组织学特征

- 肿瘤基质细胞密度为低至中等；软骨细胞形态温和
- 可具有轻度至中度异型性，表现为核增大、核仁突出和双核
- 基质由透明软骨组成；局部可见黏液样变性

六、辅助检查

分子检测

- > 80% 的肿瘤有 *IDH1* 突变

七、鉴别诊断

（一）骨膜软骨肉瘤

- 可能难以与骨膜软骨瘤区分
- 与骨膜软骨瘤相比，通常体积更大，细胞更丰富，并显示出更明显的细胞异型性

（二）骨膜骨肉瘤

- 显示出更明显的细胞异型性和有肿瘤性骨形成

（三）奇异型骨旁骨软骨瘤样增生

- 反应性纤维组织伴有富于细胞的软骨帽，并且发生软骨内骨化

（四）骨膜软骨黏液样纤维瘤

- 分叶状生长模式；黏液样区域和软骨区域一样明显
- 非软骨样区在黏液样或纤维黏液基质内含有梭形或星状细胞

（五）骨旁骨肉瘤

- 可有软骨帽
  - 软骨帽紊乱，并且可显示出软骨内骨化的现象
- 恶性的、梭形细胞和肿瘤性骨

推荐阅读

[1] Panagopoulos I et al: Recurrent 12q13-15 chromosomal aberrations, high frequency of isocitrate dehydrogenase 1 mutations, and absence of high mobility group AT-hook 2 expression in periosteal chondromas. Oncol Lett.10(1):163-7, 2015

骨膜软骨瘤

骨膜软骨瘤

（左图）图示发生于肱骨表面的骨膜软骨瘤⇒。肿瘤分界清楚，周边似有一骨壳。（右图）相对应的轴位 MR T$_2$ 加权显示肿瘤明亮⇒。累及骨表面，看似起自于骨膜下，并使得下方骨呈扇贝形改变。

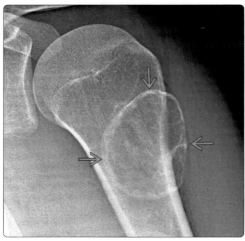

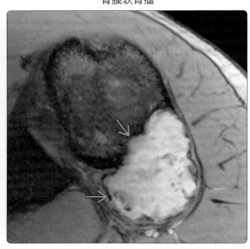

巨大的表面肿块

肿瘤伴轻度强化

（左图）股骨后部发生的巨大骨膜软骨瘤，为溶骨性，小梁状，周围局部有蛋壳状反应性骨包绕⇒。可见 O 形环状矿化⇒。其下方骨皮质局部增厚。肿瘤的大小增加了为骨表面软骨肉瘤的可能性。（右图）相对应的矢状位 MR T$_1$ 增强＋压脂序列显示肿瘤的信号强度低，伴有灶性强化⇒。其下方骨皮质完整，且骨髓水肿。

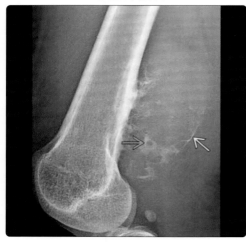

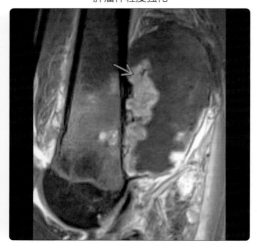

轻微矿化的肿瘤

表面软骨瘤

（左图）膝关节侧位片显示股骨后方表面有一个骨膜软骨瘤⇒。病变内有轻微的矿物沉积。（右图）矢状位 MR T$_1$ 增强＋压脂序列显示表面病变由多个软骨结节组成。每个结节内有一个微小的暗信号焦点⇒，可能代表钙化。病变几乎没有强化，典型地显示出软骨血管稀少的性质。

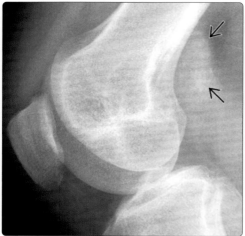

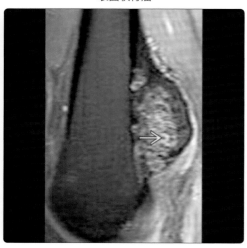

表面软骨瘤

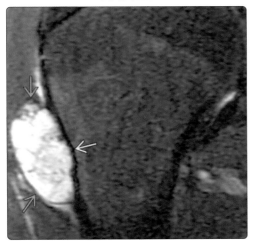

反应性骨边缘

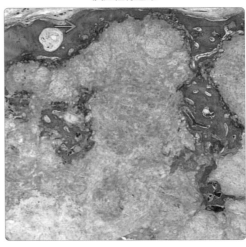

（左图）图示肱骨表面软骨瘤。肿瘤在 MR T$_2$ 压脂序列上呈明亮分叶状➡️。其下方髓腔并未受累➡️。（右图）相对应的 HE 染色显示肿瘤由透明软骨组成，细胞略为丰富，周围有一圈反应性骨➡️。

富于细胞性肿瘤

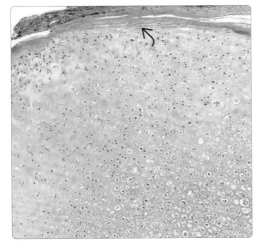

钙化的表面软骨瘤

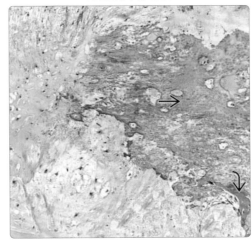

（左图）上覆的骨膜由一薄层致密的纤维组织组成➡️。肿瘤由中等量细胞的透明软骨结节组成，肿瘤性软骨细胞位居于陷窝之中。（右图）骨膜软骨瘤的肿瘤性软骨主要是透明软骨，可能有钙化的区域。钙化表现为无定形的紫色颗粒物➡️。也可能局部发生软骨内骨化➡️。

富于细胞且有异型性的病变

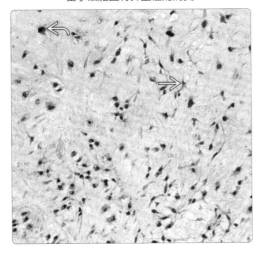

与骨皮质边界清楚

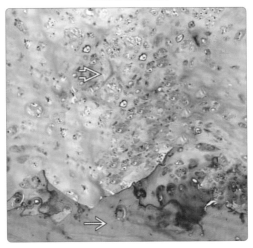

（左图）富于细胞、具有异型性（核增大和深染➡️）和局灶黏液样变也可能出现于骨膜软骨瘤中，使之难以与骨膜软骨肉瘤区分。在黏液样变区，软骨细胞呈星状➡️，位居陷窝之外。（右图）骨膜软骨瘤的基底部➡️通常直接与下方的骨皮质相连➡️，边缘锐利，呈波浪状。

软骨母细胞瘤
Chondroblastoma

<table>
<tr><td rowspan="2">诊断要点</td><td>

一、临床特征
- 年龄：10—25 岁
- 骨骼发育未成熟人群
- 常通过刮除术治疗；复发率 14% ～ 18%
- 组织学良性的软骨母细胞瘤肺转移十分罕见

二、影像学检查
- 髓腔内，境界清楚的肿瘤伴硬化性边缘
- 放射性透明伴有内部钙化

三、大体检查
- 砂砾感
- 灰白色
- 常见出血性囊性灶

四、显微镜检查
- 细胞致密
- 由单核软骨细胞和多核破骨细胞型巨细胞混合组成

</td><td>

- 软骨细胞成片生长
- 基质一般由形成不良的透明软骨构成

五、辅助检查
- 软骨母细胞表达 S100 及 SOX9
- 染色质蛋白组蛋白 H3.3 的突变存在于大多数软骨母细胞瘤中

六、主要鉴别诊断
- 软骨黏液性纤维瘤
- 动脉瘤样骨囊肿
- 透明细胞软骨肉瘤
- 骨巨细胞瘤
- 软骨母细胞瘤样骨肉瘤

七、诊断清单
- 发生于骨骼发育未成熟人群中骨骺的肿瘤要想到软骨母细胞瘤

</td></tr>
</table>

骨骺边界清楚的肿瘤

硬化边缘

（左图）X 线片显示典型的软骨母细胞瘤发生于一个骨骼不成熟患者的骨骺➡️，其骺板开放。肿瘤为溶骨性，界限清晰，边缘硬化。（右图）同一患者的轴位 CT 显示病变分界清楚、边缘硬化➡️，肿瘤内部有一些矿化。

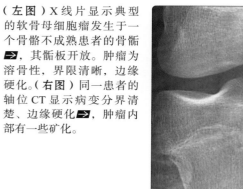
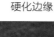
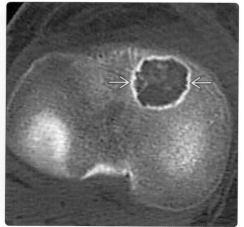

股骨髁上的肿瘤

红－棕－白色边界清楚的肿块

（左图）矢状位 MR T$_1$ 加权显示股骨后髁关节面下有一个分叶状、不均匀、信号强度低的肿块。肿瘤轮廓清晰，瘤周有轻度水肿。（右图）软骨母细胞瘤大体表现为圆形至椭圆形，柔软至砂砾状，红－棕－白色的肿块，且边缘轮廓清晰。这例肿瘤位于关节软骨下。

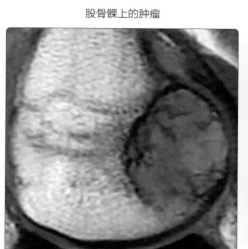
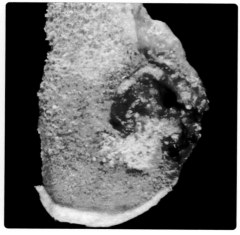

一、术语

（一）同义词

- 钙化性巨细胞瘤
- Codman 肿瘤
- 骨骺软骨瘤样巨细胞瘤

（二）定义

- 良性的，由软骨细胞组成的产软骨肿瘤，发生于骨骼不成熟的人的骨骺或相当于干骺端（骨突）
- 以前被认为是"中间型、偶见转移性"的肿瘤，但在最新的第 5 版 WHO 分类中，现被归类为良性

二、病因 / 发病机制

遗传学异常

- 推测是由骨内间充质干细胞发生突变后发展而来
- 几乎所有的软骨母细胞瘤都含有杂合性的 K36M 突变，主要在 *H3F3B*；极少在 *H3F3A*

三、临床特征

（一）流行病学

- 发生率
  - 占原发性骨肿瘤的 1% 左右
  - 在原发性良性骨肿瘤的占比 < 3%
  - 在 < 18 岁的个体中，发病率为 1.18/100 万
- 年龄
  - 10—25 岁
  - 罕见于青少年和老年人
- 性别
  - 男性更为常见
    - 男：女 =2∶1

（二）部位

- 通过软骨内骨化形成的骨
- 长管状骨骼的骨骺：66%
  - 股骨远端和近端、胫骨近端和肱骨近端
  - 约 37% 局限于骨骺
  - 约 65% 累及骨骺并延伸至干骺端
  - 绝大多数位于髓腔中心；骨皮质内和表面肿瘤罕见
- 骨突部位较少见：25%
  - 股骨大转子；肱骨大结节
- 手和足的骨骼：10%
- 其他部位包括距骨、跟骨、髌骨、髋臼、髂嵴、颞骨和颅底
- 肿瘤很少发生于干骺端或骨干
- 几乎所有的软骨母细胞瘤都是单发的
  - 多灶性软骨母细胞瘤非常罕见
- 扁平骨和短管状骨在骨骼成熟者中更常受累

（三）表现

- 疼痛、肿胀、僵直

- 活动范围受限
- 跛行
- 跨关节面的病理性骨折

（四）自然病史

- 缓慢增大，症状逐渐明显
- 刮骨或不完全切除后可能局部复发
- 转移发生在 < 1% 的患者中
  - 通常在多次复发或病理骨折后
- 恶性转化异常罕见

（五）治疗

- 刮骨后植骨
- 经皮射频热消融
- 特定病例切除
- 发生于重要解剖部位（如颅底）肿瘤行放射治疗

（六）预后

- 局部复发率：14%～18%
- 发生在颞骨和肋骨的肿瘤复发率较高
- 局部复发通常在刮骨后 3 年内发生
  - 可能在更长的时间间隔后发现
- 组织学上的良性软骨母细胞瘤发生肺转移非常罕见
  - 转移呈缓慢性进展
  - 仍显示软骨母细胞瘤组织学特征
  - 通常在初诊后 > 5 年发生
  - 罕呈致命性，可通过切除治疗

四、影像学检查

（一）X 线

- 髓内，偏心或中央性，边缘清楚的硬化边缘
- 主要是放射性透光，经常具有散在的点状钙化
- 可能骨皮质呈扇贝形或导致骨皮质损毁
- 邻近骨髓水肿
- 继发性动脉瘤样骨囊肿样改变可能会导致骨的广泛骨膨胀和骨膜反应，看似为更具侵袭性的肿瘤
  - 此时可能难以识别出原发性软骨母细胞瘤的特征

（二）MR

- T_1 加权图像上信号强度低或中等，可能被周围的水肿所掩盖
- T_2 加权图像上强度高或表现不一
- 骨髓和软组织有明显的水肿
- 关节渗出很常见

（三）CT

- 椭圆形，边界清楚伴有内部钙化

（四）骨扫描

- 骨扫描上显著活跃

五、大体检查

（一）一般特征

- 分界清楚，圆形或椭圆形，红灰白色，有砂砾感

- 出血性囊性区常见，可能非常突出，类似于动脉瘤样骨囊肿

（二）大小

- 1～19cm（平均：3.6cm）
- 85% ≤ 5cm

六、显微镜检查

组织学特征

- 富于细胞、边缘锐利
- 单核软骨母细胞和多核破骨细胞型巨细胞混合
- 软骨母细胞成片生长，具有嗜酸性细胞质，细胞膜清晰、细胞核偏心
- 细胞核呈肾形或咖啡豆形，与朗格汉斯细胞的细胞核形态相似
- 可出现核分裂和区域性坏死；后者常见于钙化区
- 软骨样基质可呈粉红色或嗜碱性，有时类似于骨质
  - 形态良好的透明软骨不常见
- 单个细胞周围的基质矿化，形成网格样形态
- 破骨细胞型巨细胞散布于整个肿瘤；在基质产生和出血的区域有很多
  - 破骨细胞型巨细胞是非肿瘤性的
- 血管侵犯不常见
- 已有非常罕见的恶性软骨母细胞瘤病例报道
  - 这些肿瘤标记 K36M 染色，显示细胞异型性和呈浸润性的生长模式
- 侵袭性软骨母细胞瘤在组织学上具有软骨母细胞瘤的特征，但影像学上显示为破坏性生长模式的肿瘤
- 转移灶中的肿瘤与原发的形态相似，并且经常被反应性骨围绕

七、辅助检查

（一）免疫组织化学

- H3F3 K36M 在 > 95% 肿瘤中呈核阳性
  - 软骨母细胞瘤的敏感和特异性标志物
- 软骨母细胞也可表达 S100、SOX9、Dog1 和 p63
- 可有肌动蛋白、角蛋白、EMA 和 ERG 染色
- 破骨细胞型巨细胞标记组织细胞标志物
- RANKL 是破骨细胞产生和活化的激活物，为肿瘤细胞所表达
  - 招募破骨细胞进入肿瘤
- 细胞外基质标记 Ⅱ 型胶原蛋白

（二）遗传学

- 几乎所有软骨母细胞瘤都具有 K36M 突变
  - 最常见于 *H3F3B*，很少见于 *H3F3A*
- 无 *IDH1* 或 *IDH2* 突变

八、鉴别诊断

（一）软骨黏液样纤维瘤

- 通常发生于干骺端而非骨骺
- 分叶状轮廓半软骨黏液样区域
- 无网格样矿化

（二）动脉瘤样骨囊肿

- 缺乏软骨母细胞和肿瘤性软骨样基质
- 囊壁以梭形细胞、破骨细胞型巨细胞和反应性骨组成

（三）透明细胞软骨肉瘤

- 发生在骨骼成熟、骺板闭合的患者的骨骺
- 浸润性生长方式，具有经典型软骨肉瘤的区域半富于透明（充满糖原）胞质的细胞
- K36M 突变在一例透明细胞软骨肉瘤中被报道

（四）骨巨细胞瘤

- 巨大肿瘤，横跨骨骺和干骺端
- 发生于成年人身上
- 单核细胞的核在形态上与破骨细胞型巨细胞的核相同
- 单核细胞标记 G34W 染色，但 K36M 阴性
- 不包含软骨基质或钙化
- 经常有梭形肿瘤细胞的区域

（五）软骨母细胞瘤样型骨肉瘤

- 肿瘤细胞与软骨母细胞瘤内的单核细胞相似，可表达 S100，但 K36M 为阴性
- 肿瘤为浸润性生长
- 肿瘤细胞表现出更大程度的细胞异型性
- 骨肉瘤在影像学上更具侵袭性

九、诊断清单

（一）临床相关病理特征

- 当肿瘤发生于骨骼未成熟患者的骨骺时要想到软骨母细胞瘤

（二）病理解读要点

- 细胞丰富的肿瘤中其单核细胞具有偏心的、有裂隙的核，类似于朗格汉斯细胞组织细胞增生症中所见
  - 具有网格状矿化模式和散在的破骨细胞型巨细胞

推荐阅读

[1] Papke DJ et al: Clinicopathologic characterization of malignant chondroblastoma: a neoplasm with locally aggressive behavior and metastatic potential that closely mimics chondroblastoma-like osteosarcoma. Mod Pathol. 33(11):2295-306, 2020

[2] Amary MF et al: The H3F3 K36M mutant antibody is a sensitive and specific marker for the diagnosis of chondroblastoma. Histopathology. 69(1):121-7, 2016

[3] Behjati S et al: Distinct H3F3A and H3F3B driver mutations define chondroblastoma and giant cell tumor of bone. Nat Genet. 45(12):1479-82, 2013

混合溶骨和钙化的肿块

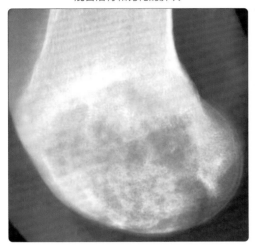

椭圆形红棕色肿块

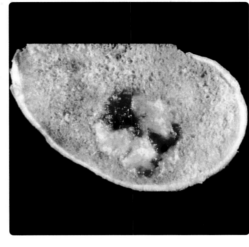

（左图）标本 X 线片显示股骨髁上的软骨母细胞瘤。巨大的肿瘤充满了髓腔，呈分叶状，边缘有明显的硬化，且透光，伴内部矿化。（右图）切除的股骨髁髓内有一软骨母细胞瘤。肿瘤呈椭圆形，轮廓清晰，外观呈红棕色。上覆关节软骨未见异常。

髁间切迹的溶骨性肿瘤

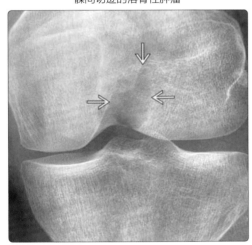

低密度肿块

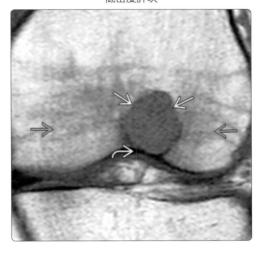

（左图）本例软骨母细胞瘤位于股骨远端髁间切迹处。肿瘤为溶骨性，有清晰的边缘。（右图）冠状位 MR T_1 加权显示在髁间切迹处内有一个椭圆形、小的低密度的肿块。肿瘤边缘清晰，与软骨下骨板相邻。周围骨信号强度增加，是典型的软骨母细胞瘤所特有的。

距骨的椭圆形和溶骨性肿瘤

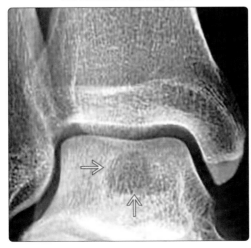

软骨下多结节状肿瘤

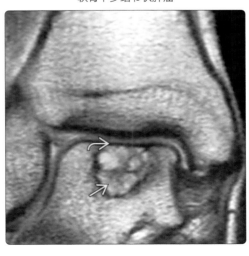

（左图）在距骨圆顶内有一个椭圆形轮廓清晰的溶骨性肿瘤。肿块边缘硬化。（右图）同一患者冠状位 MR 显示软骨母细胞瘤呈结节状，边缘清晰、硬化。肿瘤累及关节面底部。

（左图）肩部内旋视图显示肱骨头软骨母细胞瘤。病变内有散在的软骨基质密度➡️。病变周围反应性硬化➡️。肱骨头因关节积液而向内侧偏移。（右图）冠状位 MR T₁加权显示肱骨头的上外侧有一个边界清楚的病变➡️，内部信号不均匀。周围骨髓正常。骺板已融合。

肱骨头的软骨母细胞瘤

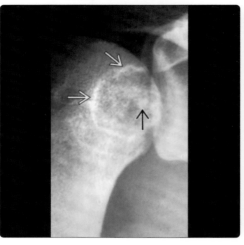

肿瘤以骨骺为中心

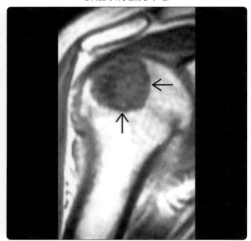

（左图）在这个三维重建的 CT 中，软骨母细胞瘤表现为肋骨前端与肋软骨连接处的一个膨胀性肿块。网状骨➡️为反应性改变，围绕肿瘤周边。（右图）这个肋骨的软骨母细胞瘤发生于肋骨末端，紧邻肋软骨。该多结节状的肿瘤为溶骨性和膨胀性，并在某些区域侵蚀了骨皮质。

肋骨的膨胀性占位

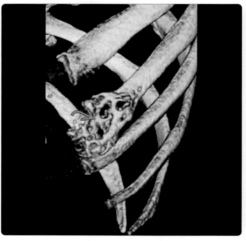

不规则的膨胀性占位

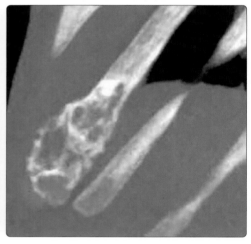

（左图）下颌骨髁部有一个膨胀性、局部矿化的溶骨性肿瘤。肿瘤已破坏了骨皮质，被一层薄的反应性骨质所包围➡️。（右图）相对应的三维重建 CT 中显示下颌骨髁部因软骨母细胞瘤发生了膨胀性改变➡️。

髁内的溶骨性和矿化的占位

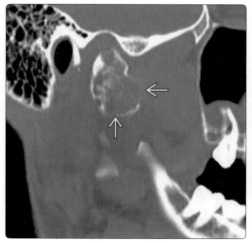

肿瘤扭曲了下颌骨髁部

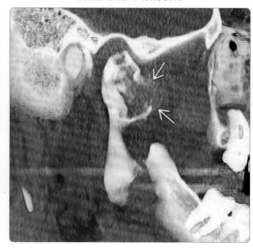

跟骨内的破坏性肿块

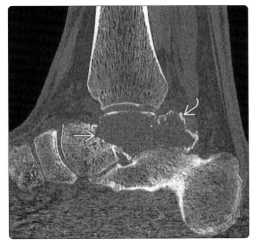

距骨内出血性肿块

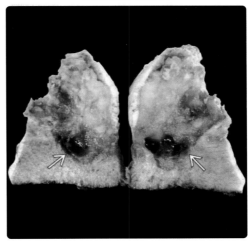

（左图）一个巨大的软骨母细胞瘤已经破坏了距骨的大部分。肿瘤累及近端关节面基底部，与跟骨关节相连。髓内边缘分界清楚➡️，后部附件被反应性骨质所包围➡️。（右图）局部出血的软骨母细胞瘤取代了距骨近端部分，被关节软骨覆盖。肿瘤呈分叶状，棕白色，边界清晰➡️。

巨大软骨母细胞瘤

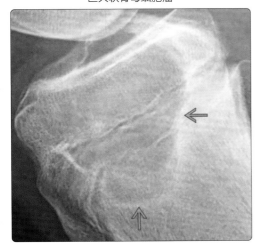

巨大软骨母细胞瘤

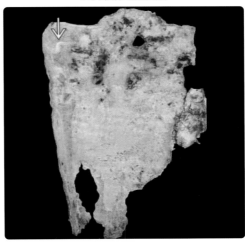

（左图）图示为胫骨近端的巨大软骨母细胞瘤。肿瘤边界清楚，累及骨骺，并通过开放的骺板累及干骺端➡️。（右图）胫骨近端软骨母细胞瘤的切除标本，从骨骺的软骨下骨板累及近端干骺端。肿瘤外周有残存的骺板➡️。肿瘤为局限性，黄色、局部有出血和囊性变。

肿瘤内病理性骨折

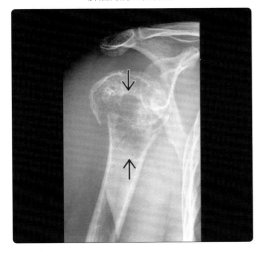

液－液平面

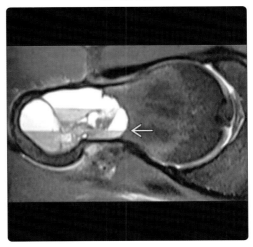

（左图）在肱骨近端看到一个累及干骺端的溶骨性病变➡️。未见内部基质。病变内有病理性骨折。注意到软组织肿胀。（右图）软骨母细胞瘤是少数会发生继发性出血性囊性变的原发性骨肿瘤之一，可类似动脉瘤样骨囊肿。本例可见明显的液－液平面➡️。

（**左图**）软骨母细胞瘤显示有小的囊性成分。细胞密集的肿瘤含有嗜酸性基质➡小岛。可见小簇破骨细胞型巨细胞。（**右图**）软骨母细胞瘤显示原纤维状嗜酸性基质➡。基质可酷似骨质，其表面旁边有一个破骨细胞➡。软骨母细胞呈富于细胞、实性片状生长，含有嗜酸性胞质和椭圆形、泡状细胞核。

伴有嗜酸性基质的软骨母细胞瘤

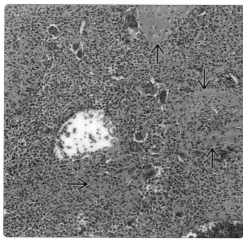

嗜酸性基质

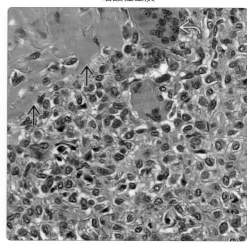

（**左图**）软骨母细胞瘤显示广泛的钙化（紫色）➡，形成不良的玻璃样基质围绕单个肿瘤细胞。这种矿化模式呈网格状。可见细胞坏死区➡。（**右图**）在非脱钙组织中，网格状钙化的嗜碱性、形成不良的玻璃样基质➡呈紫色➡。基质和钙化围绕着单个软骨母细胞是软骨母细胞瘤的典型特征。

网格状钙化

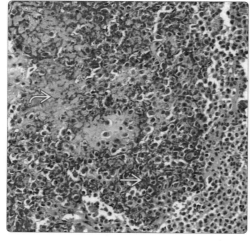

网格状钙化

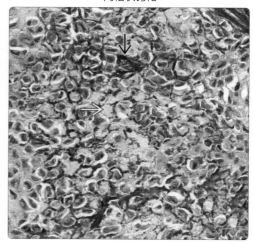

（**左图**）片状的软骨母细胞形成软骨母细胞瘤的鹅卵石外观。多边形细胞中等大小，细胞膜清晰，胞质嗜酸性。细胞核呈卵圆形，可见裂隙➡，多分叶状，类似朗格汉斯细胞的核。（**右图**）图示具有广泛 ABC 样改变的软骨母细胞瘤。这种变化可酷似动脉瘤样骨囊肿，在囊肿壁上可能仅存在小灶诊断性的软骨母细胞瘤成分➡。K36M 染色可能有帮助。

软骨母细胞瘤的细胞学特征

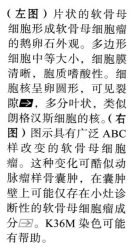

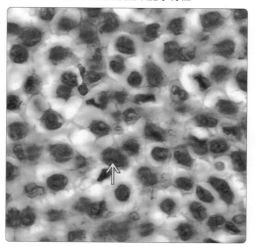

伴有 ABC 样改变的软骨母细胞瘤

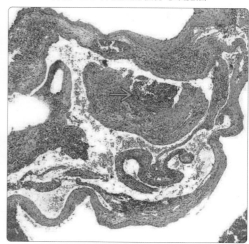

伴有巨细胞的软骨母细胞瘤

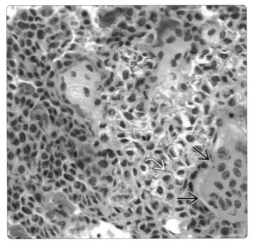

大量的巨细胞

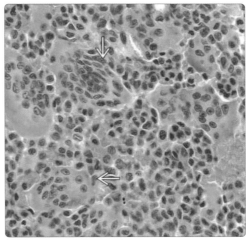

（左图）图示软骨母细胞瘤中成片的软骨母细胞，伴有细胞外基质，局部钙化➡。多边形的软骨母细胞核不规则，可有核沟。此外，还可见多核破骨细胞型巨细胞➡。（右图）软骨母细胞瘤含有大量大的破骨细胞型多核巨细胞➡，类似骨巨细胞瘤。软骨母细胞呈片状生长，并混杂外渗的红细胞。

嗜酸性细胞外基质

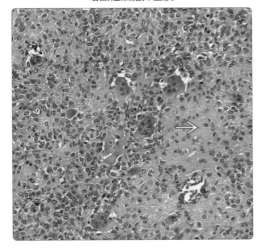

H3K36ME

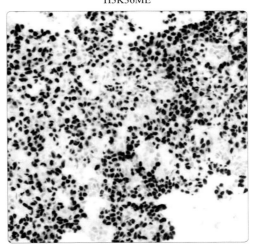

（左图）本例软骨母细胞瘤由大量单核细胞和散在的破骨细胞型巨细胞组成。细胞外有嗜酸性（粉红色软骨样）的基质➡。（右图）软骨母细胞弥漫核表达 H3K36ME。肿瘤内可见散在破骨细胞型巨细胞。

恶性软骨母细胞瘤

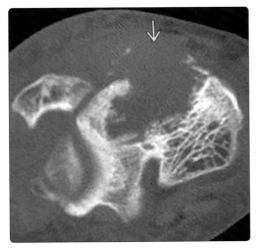

恶性软骨母细胞瘤

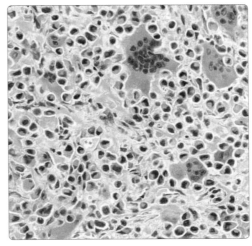

（左图）图示距骨的恶性软骨母细胞瘤。肿瘤发生在骨髓腔内，但已破坏骨皮质，并累及邻近软组织➡。（右图）图示恶性软骨母细胞瘤。虽然单核细胞为软骨母细胞瘤样，但却表现出异型性。该肿瘤显示 K36M 阳性染色。该患者死于疾病转移。

软骨黏液样纤维瘤
Chondromyxoid Fibroma

诊断要点

一、临床特征
- 最不常见的骨肿瘤之一；在所有原发性骨肿瘤中占比 < 1%
- 出现在 11—30 岁的患者中
- 约 50% 病例涉及长管状骨
- 刮骨是最常见的治疗方法
- 保守性整块切除
- 局部复发率：约 20%

二、影像学检查
- 偏心和放射性透光；边缘清楚
- 干骺端分叶状病变；肿瘤长轴与骨长轴平行
- 可能含有细小的钙化

三、大体检查
- 1 ~ 10cm，局限性，棕白色，橡胶感

四、显微镜检查
- 边界清楚，分叶状
- 由中央细胞相对较少，周边细胞较多的软骨样或软骨黏液样组织组成
- 软骨区细胞标记 S100 染色；周边细胞区表达肌特异性和平滑肌肌动蛋白，但不表达 S100
- 常富含血管，且血管呈分支鹿角状

五、主要鉴别诊断
- 软骨母细胞瘤
- 内生性骨软骨瘤
- 低级别软骨肉瘤
- 软骨黏液样纤维瘤样骨肉瘤
- 纤维黏液瘤
- 骨软骨黏液瘤

年轻患者的巨大肿瘤

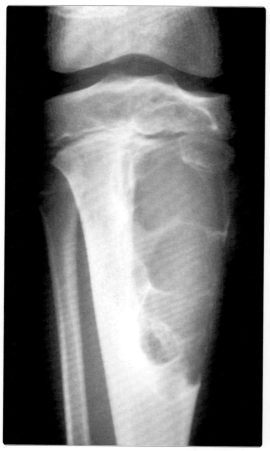

分叶状胶冻样肿瘤

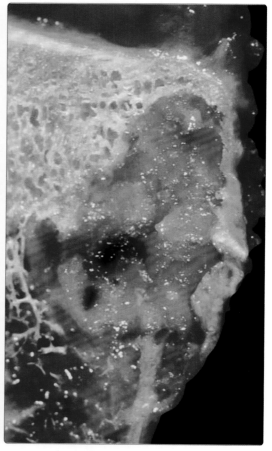

前后位 X 线片显示胫骨干骺端有一个放射性透光的分叶状病变，表现为地图样骨质破坏、硬化的扇形边界和内部分隔。肿瘤发生于骨骼不成熟的患者，其骺板仍开放。

软骨黏液样纤维瘤（CMF）通常境界清楚，棕褐色，有光泽。实体瘤呈分叶状，骨皮质膨胀，被一层骨膜新生骨所覆盖。

一、术语

（一）缩略语

- 软骨黏液样纤维瘤（chondromyxoid fibroma，CMF）

（二）定义

- CMF：良性的软骨肿瘤，其特征是由星状或梭形细胞组成的小叶，嵌入丰富的细胞外黏液样或软骨样基质中
- 以前被归类为"中间型，局部侵袭性"，但 2020 年 WHO 分类中被认是良性

二、病因／发病机制

未知

- 推测是由间充质干细胞发生突变所导致

三、临床特征

（一）流行病学

- 发生率
  - 不常见的骨肿瘤
    - 0—18 岁每 100 万居民（荷兰）中有 0.48 人；所有原发性骨肿瘤中占比 ＜ 1%，良性骨肿瘤中占比 ＜ 2%
- 年龄
  - 在 11—30 岁发生（50%）；72% ＜ 40 岁
- 性别
  - 男性比女性稍常见

（二）部位

- 大多数病例发生在髓腔内，常为偏侧性
  - 不常发生在骨膜下；很少发生在骨皮质内
- 约 50% 病例涉及长管状骨干骺端，通常在膝关节周围
- 约 30% 病例发生在扁平骨：髂骨（45%）、肋骨（26%）、椎骨（8%）和肩胛骨（2%）
- 15% 病例累及足骨；跗骨比趾骨更常受累
- 3% 病例累及手骨；5% 病例累及颅面骨

（三）表现

- 疼痛；可能长期存在；肿胀
- 影像学上的偶然发现；很少与肿瘤性骨软化症有关

（四）治疗

- 取决于肿瘤的位置
  - 刮骨和用补片或骨水泥填充
  - 保守性的整块切除
  - 位于关键部位的肿瘤，如颅底，可能需要放疗

（五）预后

- 局部复发率：约 20%
  - 主要发生于经刮除治疗的肿瘤中
  - 多次复发不常见，需疑有软骨肉瘤
  - 5～120 个月后复发
  - 复发与组织学形态之间无相关性
- 已有关于恶性 CMF 和肉瘤性转化的罕见病例报道

- 其中一些病例发生于放疗后

四、影像学检查

（一）X 线

- 在长骨中，肿瘤为干骺端和偏侧性
  - 88% 累及干骺端；68% 单纯累及干骺端
  - 很少局限于骨干或骨骺
  - 肿瘤的长轴与骨的长轴平行
- 在短管状骨中，84% 病例肿瘤累及干骺端；42% 影响到干骺端和骨骺
- 放射性透光
  - 13% 显示散在不规则的毛刺状钙化
- 常引起骨皮质变薄和膨胀
  - 可发生局部骨皮质的完全吸收，并累及软组织
- 具有多个小叶状轮廓和内部分隔；病变边缘尖锐，常有硬化边缘
- 骨膜反应不常见；病理性骨折非常不常见

（二）MR

- 肿瘤分界清楚；T_1 加权图像显示低至中等信号强度；T_2 加权图像显示高信号强度

（三）CT

- 界限清楚，溶骨性病变；少数显示内部基质钙化；被薄薄的骨皮质所覆盖

（四）骨扫描

- 放射性示踪剂的摄取量增加

五、大体检查

（一）一般特征

- 单个，实性分叶状；轮廓清晰；棕白色，坚韧，有光泽；钙化时有砂砾感

（二）取材须知

- 刮骨标本
  - 全部肿瘤取材，最多可达 10 个包埋盒
- 切除标本
  - 按肿瘤最大径每 1cm 取材 1 块，以及标本切缘

（三）大小

- 1～10cm

六、显微镜检查

组织学特征

- 界清的边缘
  - 不常渗透到骨小梁中
    - 如跗骨、颅骨
- 分叶状的轮廓和结构
  - 小叶中心的细胞相对较少，外围细胞相对增多
- 星状或梭形细胞伴丰富的黏液样或软骨样基质
- 在软骨样区，细胞呈卵圆形，居于陷窝内，周围有形态不良的透明软骨样基质

- 分化成熟的透明软骨存在于约 20% 肿瘤中，并不广泛
  - 在手足部小骨的病变中最为明显
- 黏液样区由分布于起泡状嗜碱性基质的星状细胞组成
- 富于细胞的外周区域可见有散在破骨细胞型巨细胞和类似软骨母细胞的多边形细胞
  - 软骨母细胞样细胞有裂隙和分叶状细胞核
- 核分裂象相对不常见，且形态正常
- 20%～35% 病例软骨样基质中出现粗大的钙质沉淀
  - 沉淀物呈椭圆形、团块状或斑块状，致密，在 HE 染色的切片上呈紫色
- 假恶性细胞存在于少数肿瘤中
  - 核分裂不活跃，但有增大、深染、多形性的空泡状核
  - 类似陈旧性神经鞘瘤中所见
- 纤维性成分包括将肿瘤分隔成小叶的分隔
- 经常含有细小的、薄壁的、分支的血管，具有血管外皮瘤样结构
  - 大多数软骨肿瘤缺乏明显的血管树
- 约 10% 的肿瘤中可见动脉瘤样骨囊肿样改变

七、辅助检查

（一）免疫组织化学

- 软骨区细胞以及部分黏液样区细胞表达 S100
- 外周富于细胞区的细胞表达肌特异性和平滑肌肌动蛋白，但不表达 S100
  - desmin、calponin 和 h-caldesmon 阴性
- CMF 的基质含有 Ⅰ 型、Ⅱ 型、Ⅲ 型和 Ⅵ 型胶原，以及水合蛋白多糖
  - 成分似乎是 CMF 所特有的
    - 不见于其他软骨肿瘤，如软骨母细胞瘤、骨软骨瘤、内生性骨软骨瘤或软骨肉瘤
- 星状和梭形细胞的细胞核 SOX9 标记阳性
- 与很多其他软骨肿瘤一样，在 CMF 中看到 ERG 核表达

（二）分子检测

- 已有报道称 6 号染色体克隆重排
- *GRM1* 重排和表达蛋白上调

（三）超微结构

- 软骨样区域细胞具有软骨细胞特征
- 外周区域细胞显示出肌成纤维细胞和软骨母细胞分化

八、鉴别诊断

（一）软骨母细胞瘤

- 发生于年轻患者，其骨骼往往不成熟；以骨骺为中心，

而不是像 CMF 那样在干骺端
- 缺乏明显的分叶状结构
- CMF 的富于细胞区域在组织学上与软骨母细胞瘤非常相似
- 具有网格状钙化，而非 CMF 中看到的球状矿物沉积

（二）内生性骨软骨瘤

- 由形成良好的透明软骨组成；看似成熟的透明软骨结节在 CMF 中不常见
- 软骨发生软骨内骨化
  - 在 CMF 中罕见

（三）低级别软骨肉瘤

- 缺乏 CMF 中的分叶状结构
- 细胞和血管较少
- 显示浸润性生长模式
- 影像学上显示出更具侵袭性的外观

（四）软骨黏液样纤维瘤样骨肉瘤

- 影像学上侵袭性更高，边缘不规则
- 细胞异型性更大，且呈浸润性生长
- 肿瘤细胞可表达 S100

（五）纤维黏液瘤

- 罕见的骨肿瘤，组织学上与 CMF 相似；有人认为是 CMF 的变异型

（六）骨软骨黏液瘤

- 非常罕见的先天性骨肿瘤，与 CMF 有一些组织学上的重叠
- 与 Carney 综合征有关

九、诊断清单

（一）临床相关病理特征

- 在骨骼成熟的患者中看到偏侧性、边界清楚的干骺端溶骨性肿瘤时，要想到 CMF

（二）病理解读要点

- 肿瘤生长的边缘清晰；低倍镜下结构明显呈分叶状
- 由软骨样区与黏液样及纤维组织组成；纤维区常有分支血管，类似血管外皮瘤
- 整个病变的细胞密度明显不同
- 可能存在假恶性特征

推荐阅读

[1] Meredith DM et al: Chondromyxoid fibroma arising in craniofacial sites: A clinicopathologic analysis of 25 cases. Am J Surg Pathol. 42(3):392-400, 2018

偏侧的溶骨性肿瘤

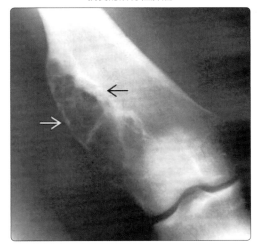

边界清楚的肿瘤

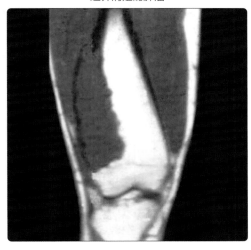

（左图）X线片显示股骨远端的典型CMF，以干骺端为中心，且位于骨一侧。周边有一个菲薄的硬化边界➡和骨膜下新骨形成➡。（右图）CMF冠状位MR T_1加权显示病变中结节状软组织成分。肿瘤看起来呈实性，边界清楚，可能起自于股骨外侧骨皮质。

骨小梁状模式

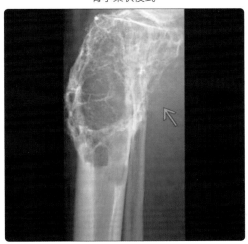

侵蚀骨皮质

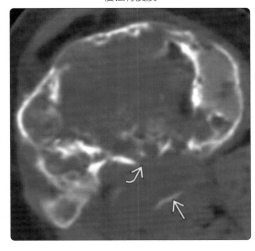

（左图）胫骨侧位片显示一巨大肿块从软骨下骨板累及干骺端。肿瘤为溶骨性，呈骨小梁状，膨胀性，境界清楚。肿瘤侵蚀骨皮质，并推挤至软组织内➡。（右图）相应的轴位CT显示巨大的溶骨性肿瘤，边缘硬化。肿瘤侵蚀后部骨皮质➡，并伸入软组织中，肿瘤的一部分有层状反应性骨质➡。肿瘤具侵袭性特征。

骨皮质旁肿块

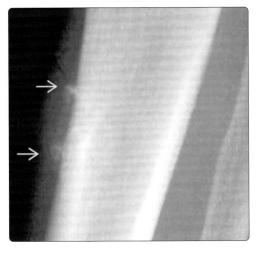

偏侧性肿瘤

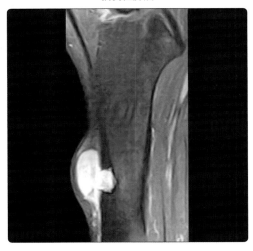

（左图）胫骨X线片显示在CMF中不常见的表面性病变。椭圆形的溶骨性病变边缘旁有反应性骨质➡。鉴别诊断中的其他良性表面病变包括软骨瘤、血管瘤和软骨母细胞瘤。（右图）矢状位MR T_1增强＋压脂序列显示CMF位于骨表面，境界清楚，侵蚀骨皮质。肿瘤呈椭圆形，有均匀、明亮的信号强度。

151

（左图）骨盆的前后位片显示髂骨有一个巨大分叶状且有分隔的CMF➡️。溶骨性的瘤体界限清楚，周围有一圈菲薄的硬化骨。（右图）轴位CT显示发生于髂骨髓腔内的CMF，该处发生了病理性骨折➡️。表现为密度强化的纤维间隔➡️将肿块分隔成小叶状。肿瘤累及软组织➡️。

髂骨巨大的溶骨性肿瘤

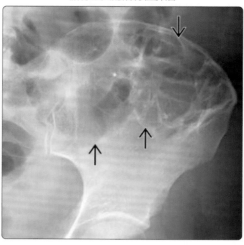

肿瘤的骨小梁状形态

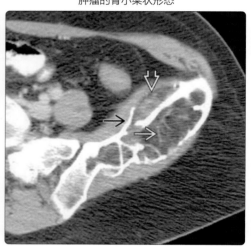

（左图）X线片显示CMF发生于腓骨近端的干骺端。边界清楚椭圆形的溶骨性肿瘤呈肥皂泡沫样，并侵蚀侧面的骨皮质➡️。肿块远端有骨膜反应➡️。（右图）轴位CT显示CMF发生于下颌骨髓腔内。肿瘤境界清楚，局部围绕硬化性边缘。肿块具有软组织密度，类似骨骼肌，并侵蚀前方骨皮质➡️。

腓骨的多结节状肿瘤

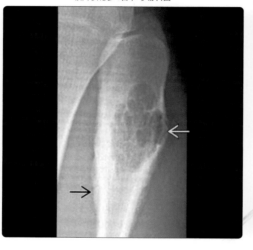

下颌骨肿瘤

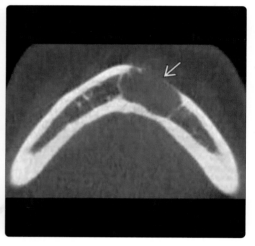

（左图）矢状位CT显示CMF发生于蝶骨➡️。肿瘤轮廓清晰，具有膨胀性轮廓，表明可能是缓慢生长或良性，但已完全破坏了鼻窦前部骨皮质。（右图）冠状位CT显示从颧骨处发生的骨表面病变➡️。钙化➡️暗示软骨的存在。这种特征在CMF中罕见，在软骨瘤和软骨母细胞瘤中更为典型。

颅底巨大肿瘤

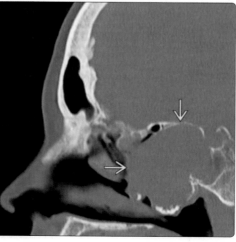

颅底软骨黏液样纤维瘤

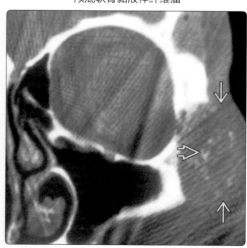

复发性软骨黏液样纤维瘤

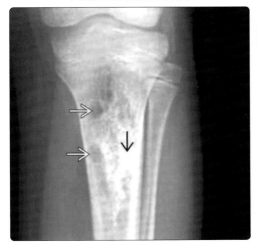

巨大的破坏性肿瘤

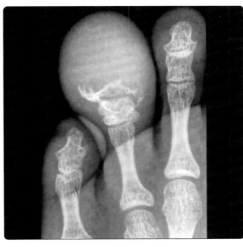

（左图）X线片显示胫骨在刮骨和骨质填充后复发的 CMF ➡。在骨质填充处的周边，肿瘤 ➡ 表现为多个椭圆形的溶骨性病变。（右图）足趾腹因肿瘤而明显增大，该肿瘤发生于第4足趾远端趾骨，并使之膨大。肿瘤呈溶骨性，并破坏了大部分趾骨，与周围软组织融合。

明亮的肿瘤

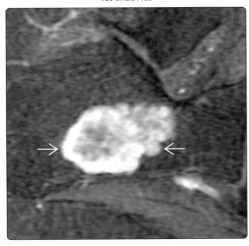

边界清楚的偏侧性肿瘤

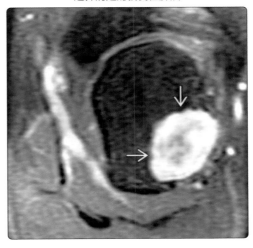

（左图）矢状位 MR T$_2$ 压脂序列显示跟骨有一分叶状高信号病变 ➡，累及跟骨的内侧骨皮质。（右图）冠状位 MR T$_2$ 压脂序列显示跟骨有一分叶状的高信号病变 ➡，累及并使得骨侧方骨皮质膨大。

骨皮质内溶骨性肿瘤

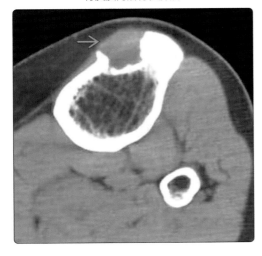

干骺端的巨大肿瘤

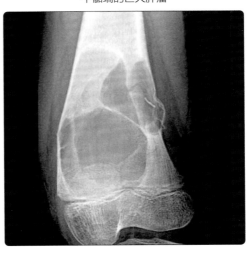

（左图）图示胫骨近端 ➡ 基于骨皮质的 CMF。肿瘤境界清楚，未累及其下的骨髓腔。透光的区域可能是黏液组织。（右图）图示发生于一例骨骼未成熟、骺板开放患者的 CMF。肿瘤发生于股骨远端干骺端，呈分叶状，有分隔。病变使骨膨胀并变形。

（左图）图像描绘了 CMF 的大体病理外观。病变分界清楚，有光泽，鱼肉样。因其位于骨皮质一侧，因此导致骨轻度膨大➦。（右图）CMF 的空芯针穿活检显示出隐约的分叶状生长模式。肿瘤含有分支的毛细血管和显著的黏液样和纤维性区域。

软骨黏液样纤维瘤

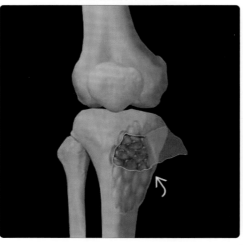

针穿活检

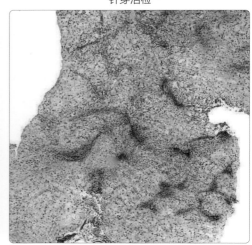

（左图）CMF 周边与邻近变薄骨皮质之间有清晰的分界。肿瘤呈分叶状，细胞数量不等。肿瘤有明显的软骨黏液样成分，并有散在的软骨样小岛➡。（右图）图示颅底 CMF ➡ 使鼻窦黏膜移位➡。肿瘤呈分叶状，边界清楚，被一层骨膜覆盖➠。

软骨黏液样纤维瘤的外周

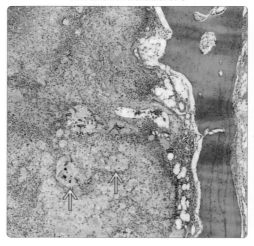

颅底肿瘤

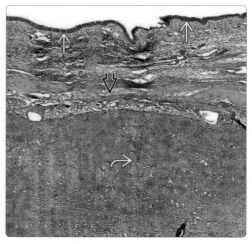

（左图）CMF 呈分叶状，分别由蓝色软骨样区和富于细胞区组成。软骨样区内可见粗大的钙化➠。（右图）CMF 显示特征性粗大的紫色钙化，见于约20%病例。钙化发生在软骨样区。含有明显的血管。

粗钙化

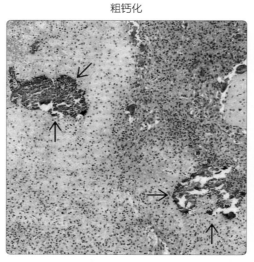

致密钙化

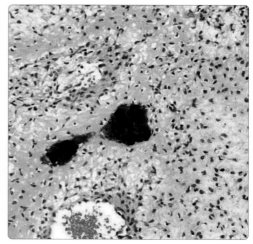

软骨样区

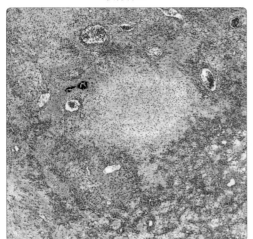

富于细胞且致密

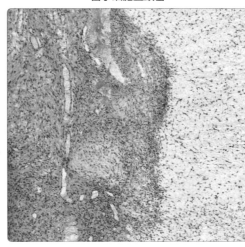

（左图）CMF 的中央部分有一软骨样结节，有明显的蓝色基质。周围区域富于细胞，含有大量血管。（右图）图示 CMF 有一黏液样区和一富于细胞性外周区。黏液样区由星状细胞组成，浸埋在嗜碱性细胞外基质中。富于细胞区含有明显的血管网，可呈血管外皮瘤样。

软骨母细胞瘤样区域

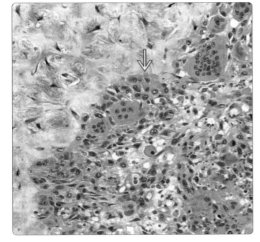

黏液样区

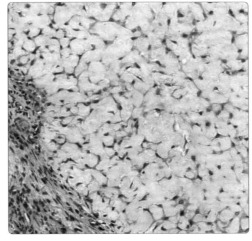

（左图）CMF 显示软骨样区和邻近富于细胞区的交界处。软骨样区由浸埋于蓝色基质的星状细胞组成，基质边缘见破骨巨细胞。单核细胞与软骨母细胞瘤中所见的相似 ➡。（右图）CMF 黏液样区域内形态温和的梭形及星状细胞，细胞核呈椭圆形，深染，胞质呈嗜酸性。细胞质突起从细胞延伸出来，形成一个复杂相互连接的网络。

平滑肌肌动蛋白免疫组化标记

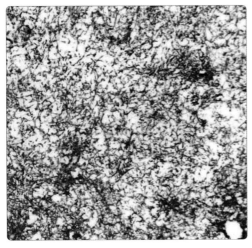

CD34 标记突显血管树

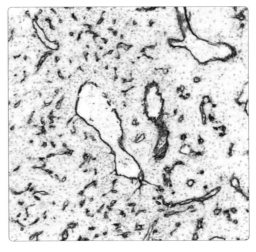

（左图）在 CMF 中，星状细胞显示出平滑肌肌动蛋白的弥漫性胞质染色。本例中的大多数细胞都呈强阳性。（右图）CMF 是唯一具有明显血管网的软骨肿瘤。CD34 标记内皮细胞，清晰显示鹿角样血管结构。

奇异型骨旁骨软骨瘤样增生和甲下外生骨疣
Bizarre Parosteal Osteochondromatous Proliferation and Subungual Exostosis

一、术语
- 奇异型骨旁骨软骨瘤样增生（bizarre parosteal osteochondromatous proliferation，BPOP）：良性、形成基质的增生性病变，发生于骨表面，在临床、影像学和病理学上类似其他肿瘤

二、病因 / 发病机制
- BPOP 和甲下外生骨疣有相关的基因易位；倾向为肿瘤

三、临床特征
- 不常见：确切的发病率不详
- 75% 累及手足部小骨
- 25% 发生于上下肢长骨上
- 有时疼痛，生长迅速

四、大体检查
- 类似骨软骨瘤，有骨柄和软骨帽
- 大小为 0.5～2cm

五、显微镜检查
- 由纤维组织、骨和软骨组成
- 软骨发生软骨内骨化，形成由骨母细胞围绕的骨小梁
- 纤维组织可为高细胞密度（有时则缺乏）

六、主要鉴别诊断
- 骨软骨瘤
- 旺炽性反应性骨膜炎
- 骨旁骨肉瘤

七、诊断清单
- 富于细胞的纤维组织覆盖在正进行软骨内骨化透明软骨帽上

溃疡的甲下肿块

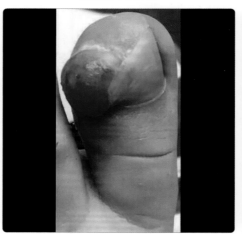

肿块使趾甲移位

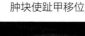
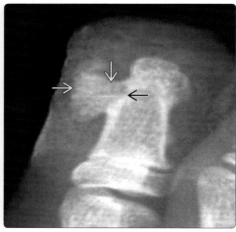

（左图）典型的病例显示了甲下外生骨疣导致覆盖的皮肤溃疡并使趾甲变形。肿瘤体积大，呈球状和椭圆形。根据病史，该肿瘤在外伤后迅速发展。（右图）增厚且矿化的新骨➡️从第一节远端趾骨的表面发生，并垂直于骨皮质，形成一个蘑菇状肿块。骨内皮质完整➡️。肿块使覆盖的趾甲移位。

球形肿块

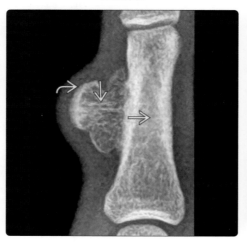

BPOP 中的 3 层结构

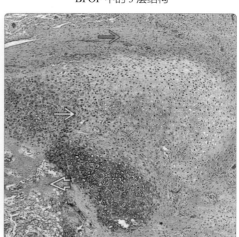

（左图）图示在指骨表面出现大、边界清楚的球状肿块。肿瘤已矿化，呈骨小梁状➡️，表面光滑而凸起➡️。（右图）图示 BPOP 的典型 3 层结构。富于细胞的纤维层➡️，其下是富于细胞的软骨成分➡️，并正进行软骨内骨化➡️。

一、术语

（一）缩略语

- 奇异型骨旁骨软骨瘤样增生（bizarre parosteal osteochondromatous proliferation，BPOP）

（二）同义词

- Nora 病

（三）定义

- 骨表面骨膜下的良性、形成基质的增生性病变

二、病因／发病机制

遗传因子

- t (1;17)；甲下外生骨疣：t (X;6)
  - 提示这些是肿瘤性病变

三、临床特征

（一）流行病学

- 发生率
  - 罕见；未知确切发生率
- 年龄
  - 青少年至中年
- 性别
  - 无性别差异

（二）部位

- 手足部小骨（75%）
- 上肢和下肢长骨（25%）
- 通常是骨干或干骺端
- 甲下外生骨疣，顾名思义，发生在甲床之下
  - 趾（70%～80%），其次为拇指和示指

（三）表现

- 肿块；少数病例有疼痛感
- 甲下外生骨疣使指甲变形；疼痛、出血
- 有时迅速生长

（四）自然病史

- 自限性生长；随时间推移发生骨化

（五）治疗

- 无症状患者无须治疗
- 通常可通过单纯切除治疗

（六）预后

- 复发很常见，50% 病例会出现复发
- 再切除通常可治愈

四、影像学检查

（一）X 线

- 边界清晰，有蒂，结节状
- 帽为软骨性
- 基底位于骨表面、放射性致密
  - 起初为放射性透光，随时间推移变为放射性致密

- 骨皮质完整；与髓腔不通

（二）MR

- 软骨帽在 T_2 加权图像上明亮

五、大体检查

（一）一般特征

- 坚硬、息肉样，边界清晰，棕白色
  - 纤维组织覆盖在软骨上，附着于骨质

（二）大小

- 0.5～2cm；大多数约 1cm

六、显微镜检查

组织学特征

- 由 3 种不同的成分组成
  - 纤维组织、软骨和骨
- 纤维组织可为高细胞密度（有时则缺乏）
  - 成纤维细胞排列成短交叉束状，边界不清的嗜酸性胞质，染色质细腻且细胞核细长
- 透明软骨细胞丰富；细胞大，核胖钝，双核常见
- 软骨发生软骨内骨化，形成明显骨母细胞围绕的骨小梁
  - 骨附着于其下完整的骨皮质
- 核分裂可能较多，但无病理性核分裂

七、鉴别诊断

（一）骨软骨瘤

- 影像学有助于鉴别；与髓腔和病变中心相通；在 BPOP 和甲下外生骨疣下方的骨皮质完整
- 软骨类似无序的骺板；未见于 BPOP 和甲下外生骨疣中
- 缺乏富于细胞的纤维性成分

（二）旺炽性反应性骨膜炎

- 无 BPOP 中的 3 层结构
- 由反应性纤维组织和编织的骨组成

（三）骨旁骨肉瘤

- 罕见于手足部小骨
- 非典型梭形细胞围绕长小梁状肿瘤性骨；不见于 BPOP 和甲下外生骨疣中
- MDM2 扩增

八、诊断清单

（一）临床相关病理特征

- 小的、在短管状骨的表面快速生长的

（二）病理解读要点

- 富于细胞的纤维组织覆盖在透明软骨帽上，并正进行软骨内骨化

推荐阅读

[1] Washington E et al: Bizarre parosteal osteochondromatous proliferation: Rare case affecting distal ulna and review of literature. Clin Imaging. 69:233237, 2020

（**左图**）BPOP 的 X 线片显示，远端指骨腹侧有一个混合的透光和成骨性病变，有一薄的骨膜新骨壳。在远端，骨膜形成一个悬吊边缘并向近端累犯。（**右图**）BPOP ➡ 呈多结节状，从掌骨背侧累及软组织。病变由几个桥接的肿块组成。骨质有细小的骨小梁形态 ➡。下方的骨皮质完整。

远端指骨 BPOP
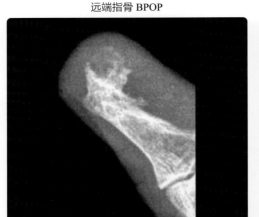

多结节状肿瘤
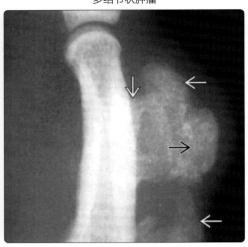

（**左图**）近端指骨掌侧的 BPOP 大体呈无蒂生长 ➡。肿瘤轮廓呈起伏状，并且固定在下方完整的骨皮质上。（**右图**）息肉样 BPOP 发生于指骨背侧骨皮质的远端表面，并使被覆的软组织和皮肤移位。肿瘤呈骨小梁状 ➡，以下方硬化的骨皮质为基底 ➡。

巨大的 BPOP
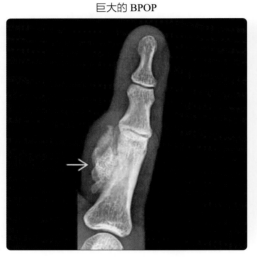

靠近关节的肿瘤
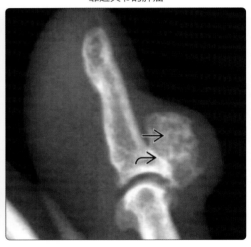

（**左图**）本例甲下外生骨疣呈偏侧性，并遮盖部分指甲。肿瘤表面光滑，有均匀的矿化 ➡。（**右图**）轴位 CT 显示 BPOP 表现为骨膜新骨的结节状肿块 ➡，从骨皮质的后表面累犯至此，并通过骨柄与之连接 ➡。肿瘤的密度类似细小的骨小梁。

偏侧性甲下外生骨疣
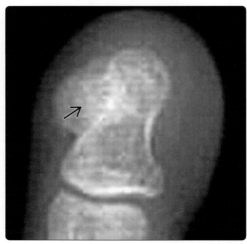

附着于髂骨的肿块
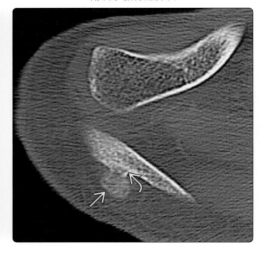

锚定在股骨骨皮质的肿块

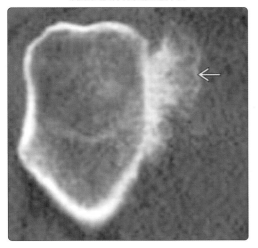

复发性甲下外生骨疣

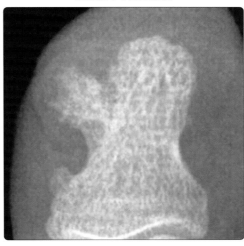

（左图）矢状位 CT 显示 BPOP 发生于股骨近端 ➡，呈结节状，由毛绒状、骨小梁状的骨膜新骨组成。病变固定在骨皮质上并累及软组织。其边缘清晰。（右图）很多甲下外生骨疣病例会复发。复发的特征与原发病变相似，即肿块呈蘑菇状、矿化，且固定于甲下面的背侧骨皮质上。

复发性矿化肿块

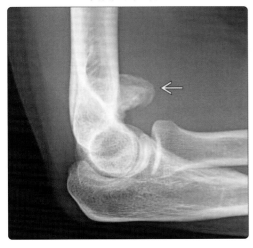

旺炽性反应性骨膜炎

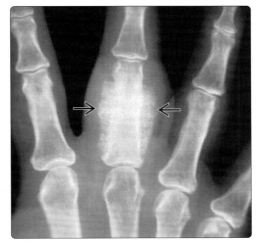

（左图）复发性 BPOP ➡ 形状拉长、轮廓清晰、矿化，在一些区域有细小的骨小梁。病变与下方骨皮质紧密相连，下方骨皮质完整。（右图）中指被旺炽性反应性骨膜炎累及。手指肿胀，由对称性矿化的骨膜新骨 ➡ 以环周方式沉积在骨皮质上所致。其下方骨皮质完整。

复发性肿块

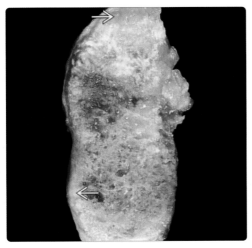

软骨内骨化

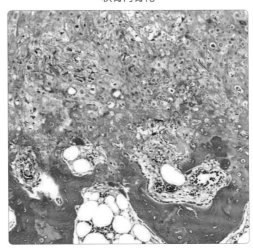

（左图）复发性 BPOP ➡ 切除后大体照片显示表面的软骨帽已经发生了广泛的软骨内骨化，形成了肿瘤的大部分。（右图）BPOP 的透明软骨表面细胞密度中等，并发生软骨内骨化，产生由骨母细胞围绕的骨小梁。

（左图）因趾甲下发生甲下外生骨疣而截肢的足趾显示一结节状肿块➡️，其被覆的皮肤移位➡️。肿块有一个明显的软骨盖，发生软骨内骨化➡️。病变基底➡️被固定在趾骨下方骨皮质上➡️。（右图）甲下外生骨疣使趾甲移位➡️。肿块固定在远端趾骨的骨皮质上➡️。病变大部分由紫色骨小梁组成➡️，形成一个复杂的网络。

巨大肿块

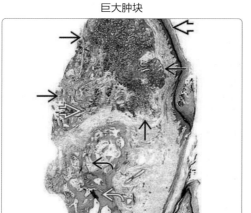

趾甲被肿块移位

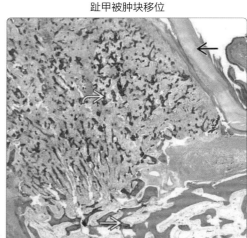

（左图）帽的层次由浅入深，包括一层薄的富于细胞的纤维组织➡️，然后是一层较厚的软骨➡️，并发生软骨内骨化，形成矿化的骨小梁➡️。血管结缔组织填充了骨小梁间的空隙。（右图）在这例甲下外生骨疣中，肿块使得皮肤隆起。在皮肤下面是一个薄的纤维组织区，在其深处是编织骨的骨小梁，无软骨层；这在少数病例中发生。

BPOP 的帽

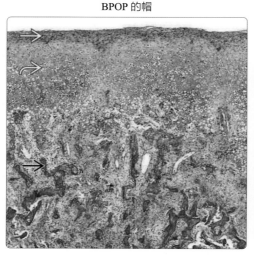

皮肤溃疡

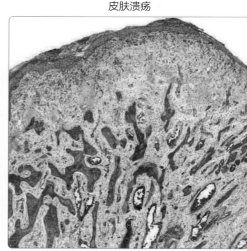

（左图）BPOP/甲下外生骨疣的软骨帽含有胖钝的软骨细胞➡️，细胞核增大、核仁小。软骨在外周与反应性骨相融合。（右图）BPOP 的富于细胞性软骨帽含有体积较大的软骨细胞➡️。软骨细胞的核有细腻的染色质和小核仁。贯穿嗜碱性基质的是嗜酸性的胶原束➡️。丰富的软骨细胞易与软骨肉瘤混淆。

富于细胞的软骨和骨

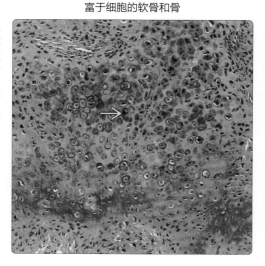

伴有大软骨细胞的软骨帽

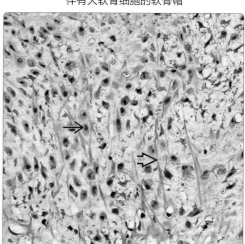

帽内的软骨细胞

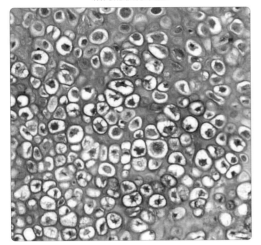

富于细胞的软骨

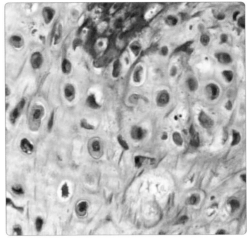

（左图）本例中的软骨帽细胞丰富，为透明软骨。软骨细胞较大，有圆形至卵圆形的核，染色质较细腻。（右图）软骨帽的软骨成分灶性钙化，含有大量软骨细胞。软骨细胞核呈卵圆形、染色质细腻、核仁小、胞质嗜酸性。

BPOP 的基底部

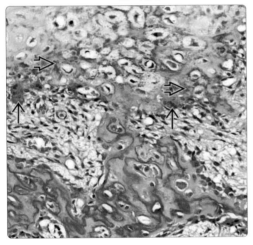

BPOP 的柄

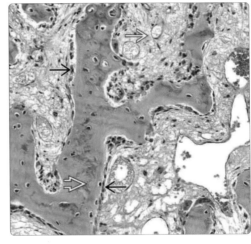

（左图）BPOP 中软骨帽的基底在被破骨细胞吸收之前就已经钙化➡。钙表现为小而不规则的紫色颗粒➡。残留软骨支柱成为新形成骨的模板。（右图）这一 BPOP 的柄由反应性编织状骨小梁组成，边缘有骨母细胞➡。骨小梁间的间隙被反应性结缔组织➡和脂肪填充。中央核心部位的软骨向骨皮质方向移行时数量逐渐减少➡。

旺炽性反应性骨膜炎

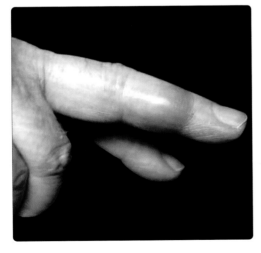

旺炽性反应性骨膜炎

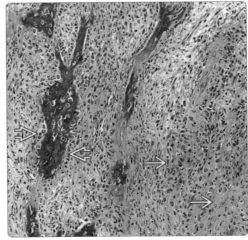

（左图）旺炽性反应性骨膜炎在该患者身上表现为手指疼痛及红肿。病变隆起使上覆的皮肤变形，并且失去了正常的皱褶。（右图）旺炽性反应性骨膜炎由反应性纤维组织和编织骨骨小梁组成。骨小梁呈平行排列，处于不同的成熟阶段，最近形成的骨小梁轮廓较模糊➡，而较成熟的骨小梁边缘有明显的骨母细胞➡。

第六篇
恶性软骨肿瘤
Malignant Cartilage Tumors

王 坚 译

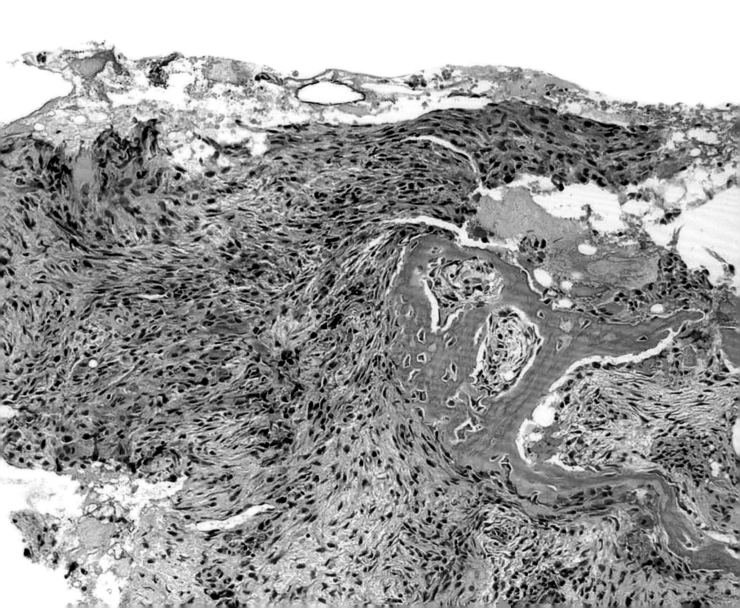

常规软骨肉瘤
Conventional Chondrosarcoma

诊断要点

一、术语

- 软骨肉瘤（chondrosarcoma，CSA）：产软骨基质的恶性肿瘤
- 非典型性软骨肿瘤（atypical cartilaginous tumor，ACT）适用于发生于四肢骨的 1 级软骨肉瘤
- 继发性软骨肉瘤发生于先前存在的良性软骨肿瘤基础上
- 骨膜软骨肉瘤发生于骨表面

二、临床特征

- 髓腔经典型软骨肉瘤在所有病例中占比 > 90%
- 起自于骨软骨瘤的软骨肉瘤和骨膜软骨肉瘤均非常少见
- 原发性软骨肉瘤多发生于 50—70 岁成年人
- 可发生于任何源自软骨内骨化的骨
- 多发生于盆骨和股骨

- 患者常以疼痛或增大肿块就诊

三、影像学检查

- 位于髓腔内，放射透亮影伴有散在放射致密影
- 放射致密影多呈环状、弧线状或毛刺样
- MR 有助于判断肿瘤范围

四、大体检查

- 肿瘤性软骨呈灰蓝色，有光泽

五、显微镜检查

- 重要的组织学形态是肿瘤性软骨浸润宿主骨，并鉴别 CSA 与良性软骨肿瘤

六、主要鉴别诊断

- 内生性骨软骨瘤，软骨黏液样纤维瘤，透明细胞软骨肉瘤，软骨母细胞型骨肉瘤
- 脊索瘤
- 骨折骨痂

起自于内生性骨软骨瘤的软骨肉瘤

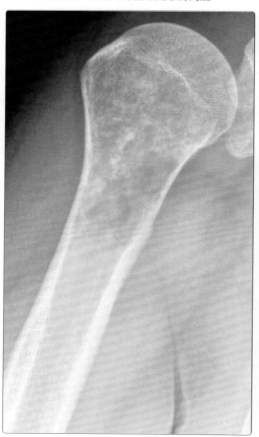

位于股骨近端的内生性骨软骨瘤显示典型的环状和弧线样矿化。位于远侧的肿瘤部分更多显示透亮状，矿化较少，代表了起自于内生性骨软骨瘤的低级别软骨肉瘤（CSA）。

起自于内生性骨软骨瘤的软骨肉瘤

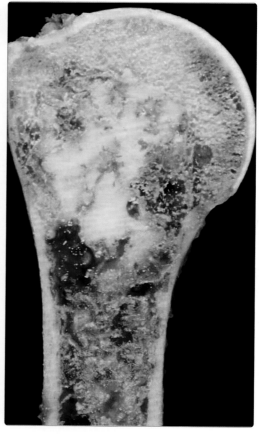

位于肿瘤近端的多个透明软骨结节代表了内生性软骨肉瘤，位于肿瘤远端的部分更显得胶冻样，代表了低级别软骨肉瘤。

一、术语

（一）缩略语

- 软骨肉瘤（chondrosarcoma，CSA）
- 非典型性软骨肿瘤（atypical cartilaginous tumor，ACT）

（二）定义

- 产软骨基质的恶性肿瘤
- 原发性 CSA 起自于正常骨
- 继发性 CSA 起自于
  ○ 先前存在的良性肿瘤
    - 内生性骨软骨瘤 / 内生性骨软骨瘤病，骨软骨瘤，纤维结构不良
  ○ 病骨
    - 放射，Paget 病
- 骨膜（骨皮质旁）CSA 发生于骨表面
- 2013 年 WHO 引入 ACT
  ○ 适用于发生于四肢骨的低级别软骨肉瘤
  ○ 也用于起自于四肢骨骨软骨瘤的低级别 CSA（继发性周围型非典型性软骨肿瘤）
  ○ 形态相似但发生于中轴骨（包括盆骨、肩胛骨或颅骨）应采用低级别（1/3 级）CSA 这一诊断名称
    - 发生于髓腔内（中央型 CSA 1 级）或起自于骨软骨瘤（继发性 CSA 1 级）
  ○ 类似的名称为非典型性脂肪瘤样肿瘤 / 高分化脂肪肉瘤
  ○ 如 CSA 为 2 级或 3 级，则不管部位统称 CSA

二、病因 / 发病机制

肿瘤性

- 由基因突变引起
- 多数中央型 CSA 有先前存在的内生性骨软骨瘤
  ○ 可能代表了内生性骨软骨瘤的生物学进展
  ○ 散发性内生性骨软骨瘤发生恶性转化的风险很低（＜1%）
- 内生性骨软骨瘤病患者，如 Ollier 病或 Maffucci 综合征，发展为 CSA 的风险增高
  ○ 恶性转化风险 35%～40%
- 骨软骨瘤病发展为 CSA 的风险为 5%～25%
- 极少情况下 CSA 发生于孤立性骨软骨瘤
  ○ 推测发生率为 0.4%～2.0%，但可能会更低

三、临床特征

（一）流行病学

- 发病率
  ○ 原发性 CSA 是仅次于骨肉瘤的第二常见原发性骨恶性肿瘤
    - 约占骨恶性肿瘤的 20%
  ○ 髓腔内经典型 CSA 在所有病例中占比＞90%
- 年龄

  ○ 原发性 CSA 通常发生于 50—70 岁成年人
    - 极少发生于儿童；此年龄段需除外软骨母细胞型骨肉瘤
- 性别
  ○ 男性略多见

（二）部位

- 可发生于经软骨内骨化的任何骨
- 多发生于盆骨，尤其是髂骨
  ○ 其次为股骨近端、肱骨近端、股骨远端、肋骨
    - 在长骨，CSA 通常位于干骺端或骨干，弥漫型常发生于大关节
- 较少发生于手足小骨（占 CSA 1%）
- 颅骨 CSA 多发生于颅底，颅底骨由软骨内骨化形成
- 起自于骨软骨瘤的 CSA 多发生于盆骨或股骨
- 骨膜 CSA 多累及远端股骨

（三）表现

- 患者以疼痛，增大肿块，少数情况下骨折就诊
  ○ 症状常持续较长时间
- 颅底肿瘤常引起头痛、复视和颅神经麻痹
- 骨软骨瘤（病）患者中，青春期后临床症状的任何变化或肿块增大应怀疑恶性转化

（四）治疗

- 对非典型性软骨肿瘤进行彻底刮除
  ○ 如果肿瘤位于四肢骨
- 高级别 CSA（2 级和 3 级）需广泛切除
- 不能切除肿瘤参与放疗
  ○ 多用于脊柱或颅底肿瘤
- 中轴骨（包括盆骨和肩胛骨）CSA 在可行情况下尽可能采用手术切除而不管 CSA 的组织学级别如何（即便是 CSA 1 级），因为发生这些部位的复发性 CSA 非常难以处理，并在生物学上常显示有进展

（五）预后

- 组织学是最重要的预后因素
- CSA 1 级呈局部侵袭性
  ○ 死亡多因局部复发
  ○ 转移罕见
  ○ CSA 1 级 5 年生存率：约 90%
- CSA 2 级和 CSA 3 级预后相对较差
  ○ CSA 2 级 5 年生存率：约 80%
  ○ CSA 3 级 5 年生存率：约 29%
- 复发性肿瘤在组织学级别上常显示有增加
- 起自于内生性骨软骨瘤或内生性骨软骨瘤病的髓腔内继发性 CSA 预后与原发性 CSA 相同，取决于组织学级别
- 起自于骨软骨瘤的 CSA 预后较好，组织学上通常为低级别
  ○ 高级别或去分化 CSA 可显示侵袭性
- 骨膜 CSA 易局部复发
  ○ 转移少见

四、影像学检查

（一）X 线

- 溶骨性病变伴有散在放射致密影
- 放射致密影多呈环状、弧线状或不规则毛刺样
  - 环状和弧线状代表了周围的软骨内骨化和反应性骨形成
  - 毛刺样代表了基质的不规则钙化
- 低级别肿瘤可有明显的矿化区，导致骨膨胀，骨内膜扇贝样改变，以及骨皮质变厚
- 高级别肿瘤含有大片放射透亮区，骨质有破坏，常伴有明显的软组织肿块
- 骨膜 CSA 在骨表面显示不规则矿化
  - 侵袭性肿瘤可累及髓腔

（二）MR

- MR 有助于确定肿瘤范围
- T_1 加权呈黑色
- T_2 加权呈亮色
- 骨软骨瘤如软骨帽厚度 > 2cm 需怀疑是否有恶性转化的可能性
  - 不根据增厚的软骨帽诊断恶性
- 骨膜 CSA 在 T_2 加权像上呈骨表面光亮肿块伴有矿化

（三）CT

- 髓腔内和骨表面病变可清晰显示无矿化和矿化成分

（四）骨扫描

- 骨扫描上显示核素浓聚

五、大体检查

（一）一般特征

- 低级别肿瘤充满髓腔，骨被扩大，骨内膜面呈扇贝样，骨皮质增厚
- 高级别肿瘤破坏骨皮质，形成软组织肿块，境界清楚，周边有被抬起的骨膜
- 肿瘤性透明软骨呈蓝灰色，有光泽
  - 可呈分叶状，其间为纤维性间隔
- 基质矿化表现为散在斑点状分布的白垩样沉积
- 有明显软骨内骨化的部分显示为质地坚实象牙样的骨形成区
- 黏液样基质半透明状、胶冻样或水样
- 起自于骨软骨瘤的 CSA 软骨帽厚，常显示囊性变
- 骨膜 CSA 可见附着于骨表面的灰色有光泽的大肿块（常 > 5cm）
  - 可含有对应于钙化和骨化的砂砾性区域
  - 下方的骨皮质呈扇贝样，可浸润至髓腔

（二）大小

- 常较大（≥ 10cm）

六、显微镜检查

组织学特征

- 浸润性生长，包裹梁状宿主骨，填充哈弗斯系统
- 肿瘤性基质或透明样或黏液样
  - 纤维软骨较少见，不见弹力软骨
- 透明基质呈均质性并常呈嗜碱性
  - 偶可呈粉红色
- 黏液样基质有起泡现象
  - 总呈嗜碱性
- 软骨可矿化或发生软骨内骨化
- 肿瘤性软骨大小不一
  - 含有中等量嗜酸性胞质
- 透明软骨内瘤细胞呈圆形至卵圆形，位于陷窝内
- 黏液样区域内瘤细胞呈双极性或星状，单个、绳索样或丝缕状排列
  - 邻近细胞的胞质突起相互接近或直接接触，形成复杂细胞网络
  - 瘤细胞不形成排列紧密的细胞巢或细胞簇
- 瘤细胞显示程度不等的异型性
- 肿瘤可含有灶性内生性骨软骨瘤，后者细胞不丰富，无明显异型性
- 起自于骨软骨瘤的 CSA 细胞密度低
  - 发生于骨软骨瘤的 CSA 在诊断上有主观性
    - 软骨帽呈结节状，由纤维性间隔形成小叶状
    - 累及骨软骨瘤的柄是发生恶性转化的确凿证据
- 骨膜 CSA，在骨表面可见透明软骨
  - 常显示低至中级别伴有钙化和骨化区域
  - 区分骨膜软骨瘤和骨膜软骨肉瘤同样带有主观性
    - CSA 细胞更丰富，有异型，浸润下方骨皮质，有时浸润至髓腔内

七、辅助检查

（一）免疫组化

- 对软骨肉瘤诊断没有帮助
- 瘤细胞 S100 和 ERG 阳性
- 一小部分中央型 CSA 表达 IDH1 R132H

（二）分子遗传学

- 多数 CSA 显示异柠檬酸脱氢酶基因 *IDH1* 和 *IDH2* 突变
  - 原发性中央型 CSA：50%
  - 继发性中央型 CSA：80%
  - 骨膜 CSA：高达 60%
- 突变分析可用于诊断困难的活检病例，鉴别 CSA 和软骨母细胞型骨肉瘤，以及活检标本内无软骨时用于诊断去分化软骨肉瘤

八、鉴别诊断

（一）内生性骨软骨瘤

- 不显示浸润性生长

- 细胞相对不丰富，无明显异型性

（二）软骨黏液样纤维瘤

- 边界清楚
- 含有纤维黏液样组织和大量的血管
- 影像学上显示非浸润性生长，境界清楚
- 常含有破骨样巨细胞

（三）透明细胞软骨肉瘤

- 发生于长管状骨的骨骺，通常为股骨近端和胫骨近端
- 含有透明细胞、化生性骨和破骨样巨细胞，这些成分不见于 CSA

（四）脊索瘤

- 软骨样脊索瘤与低级别 CSA 可较难鉴别
- 软骨样脊索瘤多发生于颅底
- 脊索瘤表达 CK 和 Brachyury（CSA 不表达）
  - 两种肿瘤 S100 均阳性

（五）骨折骨痂

- 单从组织学上，骨折骨痂易被误诊为 CSA
- 软骨结节较小
- 软骨发生软骨内骨化
- 影像学上容易鉴别

（六）软骨母细胞型骨肉瘤

- 组织学上呈高级别
- 含有肿瘤性骨
- 无 IDH 基因突变

九、诊断清单

病理解读要点

- 活检标本鉴别内生性骨软骨瘤和低级别 CSA 非常困难
  - 影像学与组织学相结合非常重要
- 困难病例的开放性活检应集中于肿瘤和正常骨交接处
  - 可显示浸润性生长，对 CSA 具有诊断意义
- 对管状骨，区分内生性骨软骨瘤和低级别 CSA 并不至关重要，因为两者均可通过彻底刮除加以治疗

推荐阅读

[1] Bus MPA et al: Conventional primary central chondrosarcoma of the pelvis: Prognostic factors and outcome of surgical treatment in 162 patients. J Bone Joint Surg Am. 100(4):316-25, 2018

[2] de Andrea CE et al: Integrating morphology and genetics in the diagnosis of cartilage tumors. Surg Pathol Clin. 10(3):537-52, 2017

[3] Chowdhry VK et al: Thoracolumbar spinal cord tolerance to high dose conformal proton-photon radiation therapy. Radiother Oncol. 119(1):35-9, 2016

[4] DeLaney TF et al: Long-term results of Phase II study of high dose photon/proton radiotherapy in the management of spine chordomas, chondrosarcomas, and other sarcomas. J Surg Oncol. 110(2):115-22, 2014

[5] Shon W et al: ERG expression in chondrogenic bone and soft tissue tumours. J Clin Pathol. ePub, 2014

[6] de Andrea CE et al: Peripheral chondrosarcoma progression is associated with increased type X collagen and vascularisation. Virchows Arch. 460(1):95- 102, 2012

[7] Schoenfeld AJ et al: Chondrosarcoma of the mobile spine: a review of 21 cases treated at a single center. Spine (Phila Pa 1976). 37(2):119-26, 2012

[8] Streitbuerger A et al: The treatment of locally recurrent chondrosarcoma: Is extensive further surgery justified? J Bone Joint Surg Br. 94(1):122-7, 2012

[9] Vanel D et al: Enchondroma vs. chondrosarcoma: A simple, easy-to-use, new magnetic resonance sign. Eur J Radiol. 82(12):2154-60, 2012

[10] Amary MF et al: IDH1 and IDH2 mutations are frequent events in central chondrosarcoma and central and periosteal chondromas but not in other mesenchymal tumours. J Pathol. 224(3):334-43, 2011

[11] Verdegaal SH et al: Incidence, predictive factors, and prognosis of chondrosarcoma in patients with Ollier disease and Maffucci syndrome: an international multicenter study of 161 patients. Oncologist. 16(12):1771-9, 2011

[12] Lin PP et al: Secondary chondrosarcoma. J Am Acad Orthop Surg. 18(10):608-15, 2010

[13] Eefting D et al: Assessment of interobserver variability and histologic parameters to improve reliability in classification and grading of central cartilaginous tumors. Am J Surg Pathol. 33(1):50-7, 2009

[14] Wagner TD et al: Combination short-course preoperative irradiation, surgical resection, and reduced-field high-dose postoperative irradiation in the treatment of tumors involving the bone. Int J Radiat Oncol Biol Phys. 73(1):259-66, 2009

[15] Porter DE et al: Severity of disease and risk of malignant change in hereditary multiple exostoses. A genotype-phenotype study. J Bone Joint Surg Br. 86(7):1041-6, 2004

[16] Ahmed AR et al: Secondary chondrosarcoma in osteochondroma: report of 107 patients. Clin Orthop Relat Res. (411):193-206, 2003

[17] Papagelopoulos PJ et al: Periosteal chondrosarcoma. Orthopedics. 25(8):839-42, 2002

[18] Pring ME et al: Chondrosarcoma of the pelvis. A review of sixty-four cases. J Bone Joint Surg Am. 83-A(11):1630-42, 2001

[19] Bovée JV et al: Chondrosarcoma of the phalanx: a locally aggressive lesion with minimal metastatic potential: a report of 35 cases and a review of the literature. Cancer. 86(9):1724-32, 1999

[20] Rosenberg AE et al: Chondrosarcoma of the base of the skull: a clinicopathologic study of 200 cases with emphasis on its distinction from chordoma. Am J Surg Pathol. 23(11):1370-8, 1999

[21] Nojima T et al: Periosteal chondroma and periosteal chondrosarcoma. Am J Surg Pathol. 9(9):666-77, 1985

[22] Evans HL et al: Prognostic factors in chondrosarcoma of bone: a clinicopathologic analysis with emphasis on histologic grading. Cancer. 40(2):818-31, 1977

软骨肉瘤分级

分 级	细胞密度	组织学形态
1 级	低密度	• 核小，核轮廓平整，可深染，或者染色质细腻可见小核仁 • 有双核细胞 • 无核分裂象 • 基质可钙化，可有软骨内骨化
2 级	细胞变丰富，特别是软骨小叶周边	• 核大，核形不规则，染色质粗，深染 • 常见双核细胞，可有三核细胞 • 核分裂象不常见（＜ 2 个 /10HPF） • 少量钙化核软骨内骨化
3 级	• 细胞丰富 • 软骨小叶周边细胞密度明显增加	• 核大，多形性核，染色质粗 • 多形性明显 • 核分裂象≥ 2 个 /10HPF • 明显坏死 • 很少或无钙化和软骨内骨化

内生性骨软骨瘤与低级别软骨肉瘤 /ACT 对比

内生性骨软骨瘤	低级别软骨肉瘤 /ACT	备 注
• 疼痛并不由肿瘤直接所致 • 位于短管状骨的病变常可引起骨折	• 疼痛由肿瘤所致 • 长管状骨的病理性骨折不常见	可因内生性骨软骨瘤位于关节近端和多灶性而难以评估
• 细胞稀疏，少有双核细胞 • 黏液样基质不常见，多见于内生性骨软骨瘤病 • 钙化区域内软骨细胞可发生坏死	• 细胞密度增高，可有双核细胞 • 可有黏液样基质 • 非钙化区域软骨细胞坏死	• 细胞和组织学形态可重叠 • 重叠程度在多发性软骨瘤（内生性骨软骨瘤病）病例可更为明显
无核分裂活性	无核分裂象	两种肿瘤内均无核分裂活性，无助于区分内生性骨软骨瘤和低级别软骨肉瘤 /ACT
• 无浸润性生长 • 软骨小叶周边常有反应性骨围绕	浸润性生长，包绕原有宿主骨骨小梁，穿透哈弗斯系统	浸润对低级别软骨肉瘤 /ACT 具有诊断价值，不见于内生性骨软骨瘤

ACT. 非典型性软骨肿瘤

混合性溶骨性和硬化性标本

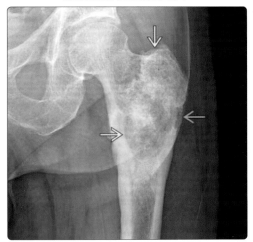

棕灰色和有光泽的软骨肉瘤

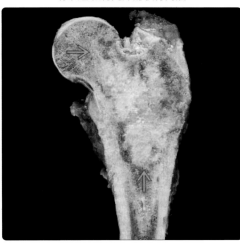

（左图）图示累及股骨近端➡️的混合性溶骨性和硬化性病变。病变骨被轻微扩大。背景有一些提示为环状或弧线状影。软组织内无明确的肿块形成。股骨转子下侧方➡️可能有断裂。（右图）相应的标本显示棕灰色有光泽的 CSA ➡️，充满股骨干骺端、大转子和股骨颈底部的髓腔。

溶骨性肿瘤伴有骨内膜扇贝样改变

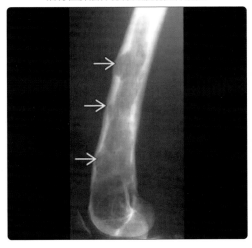

高信号软骨肉瘤

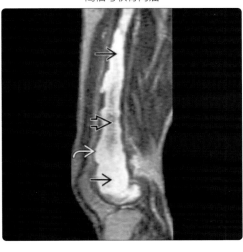

（左图）侧位片显示股骨远端溶骨性 CSA，从干骺端延伸至骨干，骨内膜呈扇贝样改变➡️，前方和后方骨皮质变薄。（右图）矢状位 MR T_2 加权显示整个股骨远端被高信号的 CSA ➡️取代。中央低信号➡️代表了基质矿化。可见骨内膜扇贝样改变和骨皮质受累➡️。

溶骨性软骨肉瘤

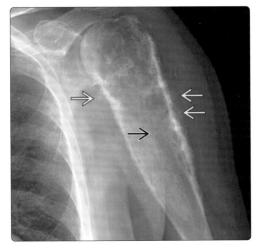

累及软组织

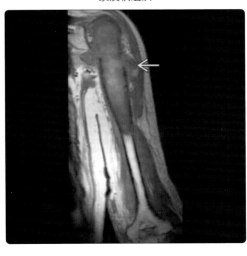

（左图）前后位 X 线片显示肱骨近端溶骨性 CSA ➡️，累及肱骨头、肱骨颈和近端骨干，肱骨被肿瘤扩大。远端边界清楚。可见散在骨皮质穿透区域，沿着内侧和外侧骨皮质有日光样骨膜新生骨➡️。（右图）冠状位 MR T_1 显示异质信号密度的 CSA，充满肱骨近端髓腔，并破坏骨皮质，内侧和外侧均累及软组织➡️。

（**左图**）矢状位 MR T$_2$ 显示充满肱骨近端的高信号 CSA ➡️。肿瘤破坏骨皮质并延伸至软组织 ➡️，肱三头肌水肿 ➡️。（**右图**）充满髓腔的肱骨黏液样 CSA，从骨干中段至软骨下骨板。棕灰至灰白色的肿瘤组织呈小叶状，伴有出血，并将骨干扩大，破坏内侧骨皮质，形成软组织肿块 ➡️。

破坏骨皮质和形成软组织肿块

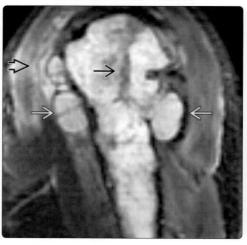

黏液样软骨肉瘤

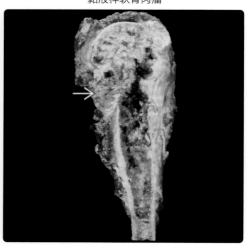

（**左图**）左侧骨盆前后位 X 线片显示 CSA 将左上耻骨支扩大 ➡️。病变呈溶骨性伴有钙化 ➡️。侧方边界不清 ➡️。（**右图**）冠状位 CT 显示低密度 CSA ➡️，伴有巨大软组织肿块，内部可见无定形钙化 ➡️。耻骨内侧硬化由形成的反应性骨 ➡️ 所致。

溶骨性病变伴有散在钙化

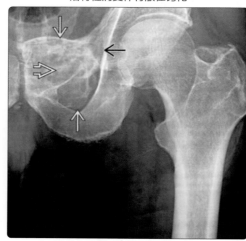

低密度 CSA 伴有软组织肿块

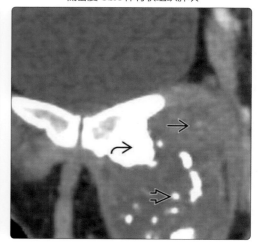

（**左图**）轴位 CT 显示髂骨巨大 CSA ➡️，破坏骨 ➡️ 形成腹腔内巨大肿块，具软组织密度。肿瘤超过椎体前方 ➡️。（**右图**）冠状位 MR T$_2$ 显示高信号经典型透明软骨型 CSA ➡️。肿瘤破坏下方髂骨，延伸至上方的髋臼缘。

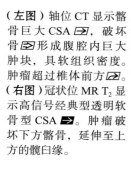

巨大盆腔软骨肉瘤

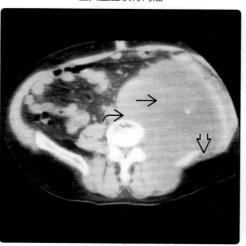

巨大盆腔软骨肉瘤

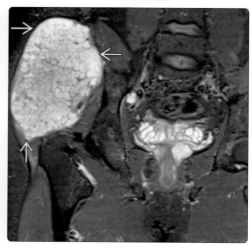

肩峰破坏性生长的肿瘤

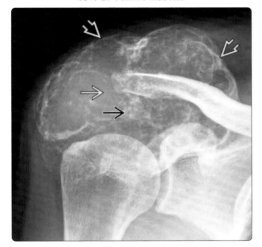

肩峰巨大肿瘤

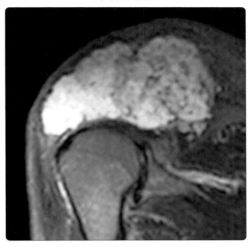

（左图）肩峰巨大肿瘤➡，破坏骨，周边有一层薄的反应性骨➡。肿瘤呈分叶状，溶骨性，可见散在的基质致密影，具环状或断裂环状形态➡。（右图）冠状位 MR T$_2$ 显示肩峰高信号 CSA，具成串葡萄样形态，原有骨被破坏。

骨表面巨大软骨肉瘤

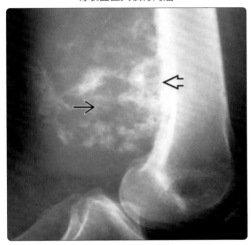

分叶状灰色有光泽的软骨肉瘤

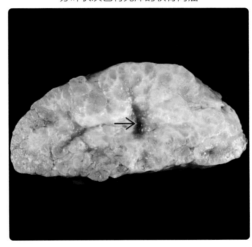

（左图）股骨下段后方骨表面巨大分叶状经典型 CSA。肿瘤呈溶骨性，内部沿肿瘤边缘可见钙化➡。股骨后方骨皮质参差不齐➡。（右图）从骨表面切除的骨皮质旁 CSA 周界清楚，由蓝灰色透明软骨小叶组成，中央部分囊性退变➡。

棘突软骨肉瘤

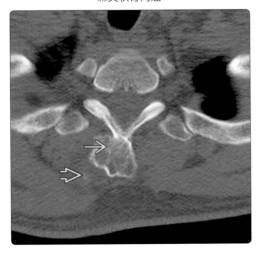

棘突软骨肉瘤

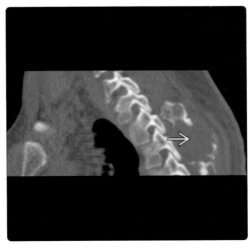

（左图）轴位 CT 显示 CSA ➡使棘突扩大，溶骨性肿瘤的周边为反应性骨，局部有穿透，在右后方形成少量伴有钙化的软组织累及病灶➡。（右图）矢状位重建 CT 显示累及棘突的溶骨性 CSA ➡。后方和下方骨皮质分叶状。病变内无可见的基质。

（左图）轴位 CT 显示膨大胸骨体的 CSA ➔。肿瘤呈溶骨性，伴有透明软骨肿瘤特征性的散在弧线样或环状矿化➔。新的骨皮质由反应性骨组成，部分被侵蚀➔。（右图）矢状位三维重建 CT 显示起源胸骨体下方的 CSA ➔。肿瘤使胸骨明显增大，并破坏骨皮质，突向软组织。

发生矿化的胸骨软骨肉瘤

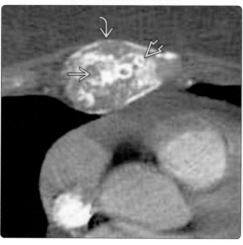

胸骨软骨肉瘤

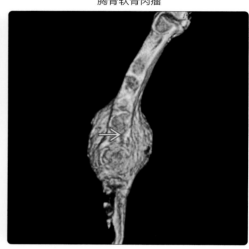

（左图）冠状位 MR T₂ 显示起自于锁骨中段表面的经典型 CSA ➔，累及髓腔➔。（右图）起自于锁骨中段表面的软骨肉瘤境界清楚，由透明软骨组成，中央部分伴有囊性变➔。肿瘤底部三角形为反应性骨➔。肿瘤累及髓腔➔。

锁骨表面高信号软骨肉瘤

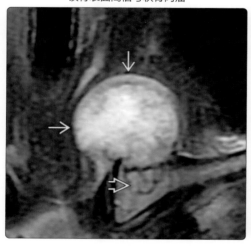

蓝灰色有光泽的表面软骨肉瘤

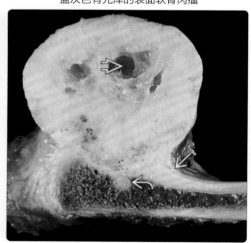

（左图）远端指骨被溶骨性 CSA 所膨大，近端部分肿瘤破坏骨皮质➔。病变内可见弓形或弧线样致密影➔。（右图）发生于第 4 指远端指骨的巨大圆形肿块，破坏骨。呈溶骨性➔，含有分隔➔，为反应性骨。肿瘤周边围绕一层薄的新生骨➔。

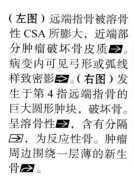

远端指骨溶骨性软骨肉瘤

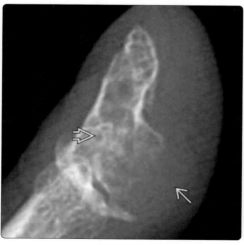

巨大破坏性肿块

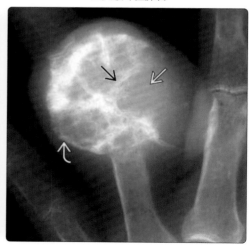

发生于手部的软骨肉瘤

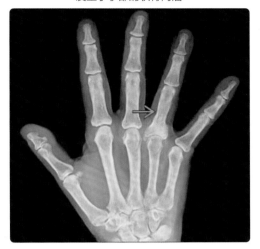

发生于手部的软骨肉瘤

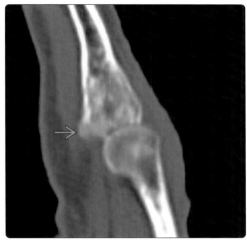

（左图）图示近端指骨的复发性软骨肿瘤➡️。肿瘤呈溶骨性，依稀见矿化，骨皮质似形成扇贝样改变。X线片上无明显的恶性形态。（右图）相对应的CT较好显示肿瘤。含有矿化区，局部破坏骨皮质并延伸至软组织➡️。

浸润性生长

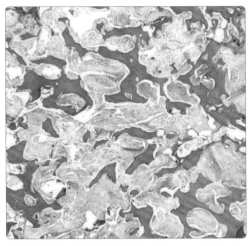

内生性骨软骨瘤病和软骨肉瘤

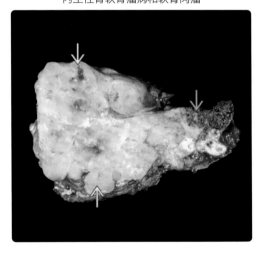

（左图）肿瘤性软骨呈浸润性生长，取代骨髓，包绕宿主骨。（右图）起自于内生性骨软骨瘤病的CSA。肿瘤呈蓝灰色分叶状➡️。邻近"正常"骨内可见几个小的内生性骨软骨瘤➡️。

颅底软骨肉瘤

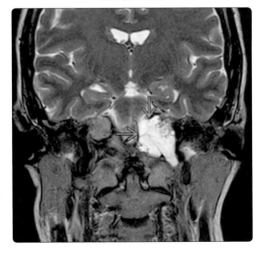

黏液样软骨肉瘤

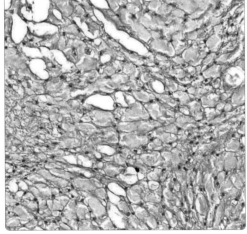

（左图）图示发生于颅底的软骨肉瘤。此部位最常见的肿瘤为脊索瘤和软骨肉瘤，后者发生于经软骨内骨化的骨。肿瘤多位于侧方，如图所示，MR T_2 上呈高信号➡️。（右图）黏液样CSA由梭形和星状细胞组成，漂浮于黏液样基质内，呈网格状或项链样排列。瘤细胞核呈圆形，深染。

（**左图**）经典型透明软骨型 CSA 充满肱骨头，突破骨皮质延伸至肩关节➡。肿瘤由蓝灰色的软骨结节➡组成。一些软骨结节累及邻近骨皮质的骨内膜，形成扇贝样改变➡。（**右图**）黏液样和透明软骨型 CSA 充满股骨髓腔。肿瘤由质脆的灰白色和棕灰色肿瘤组织组成，后者浸润骨皮质，形成扇贝样改变，并导致其增厚。

累及关节腔

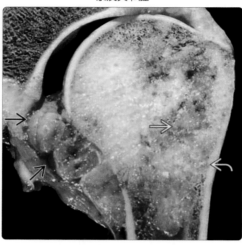

扇贝样改变和骨皮质增厚

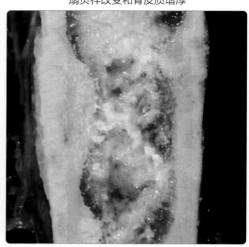

（**左图**）巨大黏液样软骨肉瘤➡使得肱骨近端明显变形。肿瘤充满髓腔，并在内侧和外侧形成软组织肿块➡。肩关节滑膜➡未受累及。（**右图**）累及腓骨近端的 CSA➡，有病理性骨折，骨折处出血➡。蓝灰色肿瘤使得腓骨增大，并累及软组织➡。

巨大黏液样软骨肉瘤

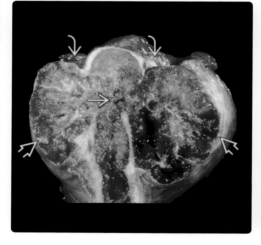

病理性骨折

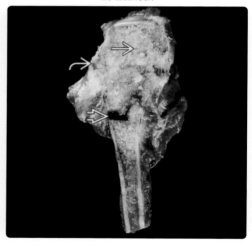

（**左图**）起自于近端指骨的透明软骨型 CSA 突向软组织➡，边缘呈推挤性。实性蓝灰色的软骨肿瘤使指骨变形。指间关节➡完整，未受肿瘤累及。（**右图**）起自于中节指骨的经典型 CSA➡，破坏下方的骨。蓝灰色肿瘤中心部分发生黏液样变➡。邻近骨未受累及。

小骨软骨肉瘤

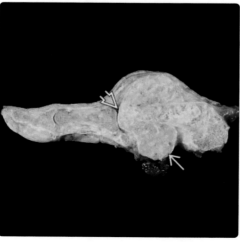

呈破坏性生长的指骨软骨肉瘤

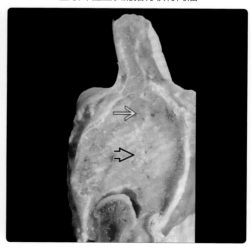

低级别软骨肉瘤呈浸润性生长

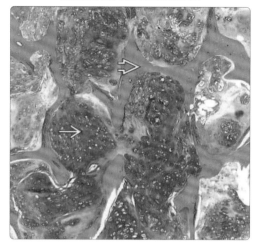

肿瘤穿透哈弗斯系统

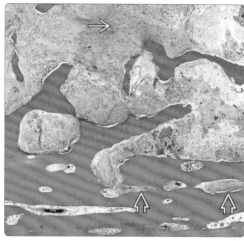

（**左图**）经典型透明软骨型 CSA ➡ 取代骨髓组织，包绕宿主骨 ➡。瘤细胞密度较低，基质呈嗜碱性。（**右图**）CSA 1 级 ➡ 充满髓腔，包绕宿主骨，侵犯骨皮质。骨皮质侵犯体现在肿瘤穿透骨哈弗斯系统 ➡，刺激破骨样细胞，使其直径变大。

包绕梁状宿主骨

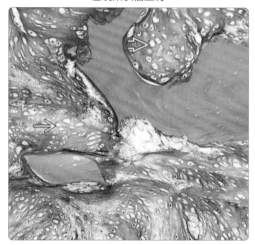

软骨肉瘤 1 级

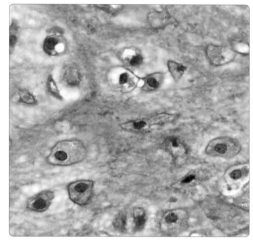

（**左图**）CSA 1 级 ➡ 取代了骨髓脂肪组织，包绕残留的宿主骨骨小梁。瘤细胞密度不高，异型性不明显，可见明显的软骨陷窝 ➡。（**右图**）CSA 1 级的瘤细胞密度高于关节软骨，瘤细胞密度或密度增加后可与内生性骨软骨瘤相同。软骨细胞含有中等量嗜酸性胞质，核染色质均匀，含有小核仁。

起自于内生性骨软骨瘤的软骨肉瘤

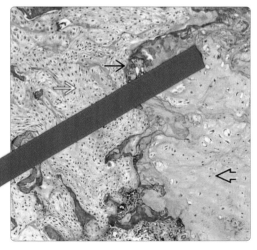

分叶状结构

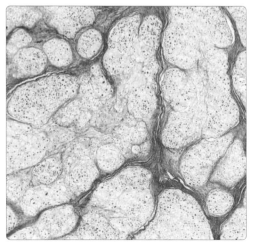

（**左图**）起自于内生性骨软骨瘤 ➡ 的 CSA 2 级。CSA 区域瘤细胞丰富 ➡，呈浸润性生长，包绕残留的宿主骨 ➡。内生性骨软骨瘤周边有一层反应性骨 ➡。（**右图**）经典型 CSA 常显示分叶状或结节状结构。软骨小叶大小不一，其间为薄纤维性间隔。软骨小叶细胞密度不等，周边细胞偏丰富。

（左图）透明软骨型 CSA 瘤 2 级细胞丰富，由成团或成簇肿瘤性软骨细胞组成。核大，深染➡，胞质量变少，嗜酸性，可呈空泡状➡。（右图）黏液样软骨肉瘤 2 级含有起泡性黏液样基质、梭形和星状软骨细胞。瘤细胞胞质嗜酸性，核深染拉长状➡。延伸的瘤细胞胞质突起相互交联➡。

软骨肉瘤 2 级

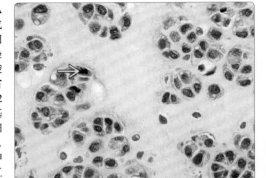

黏液样软骨肉瘤 2 级

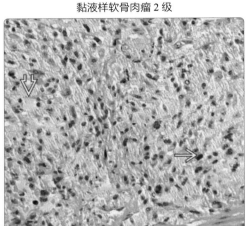

（左图）黏液样 CSA。瘤细胞呈双极性和星状，漂浮于嗜碱性基质内。部分细胞核深染。（右图）透明软骨型 CSA 3 级，细胞丰富，含有大型瘤细胞。多形性瘤细胞含有多个核➡，核增大并深染。

黏液样软骨肉瘤

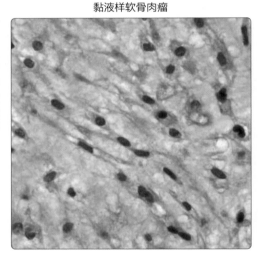

软骨肉瘤 3 级

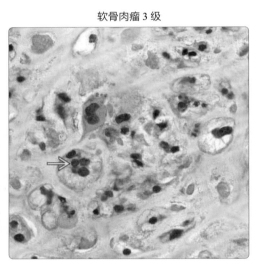

（左图）本例 CSA 瘤细胞表达 IDH1。与分子检测出 IDH1 基因突变相对应。（右图）*IDH1/IDH2* 基因突变分析可用于帮助与软骨母细胞型骨肉瘤的鉴别诊断。本例 CSA 显示 R132C *IDH1* ➡ 突变（c.394 C＞T），证实诊断。

IDH1 免疫组化

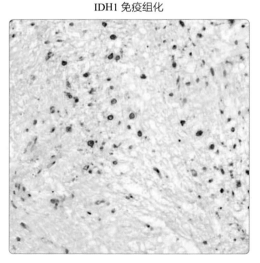

IDH1/IDH2 突变分析

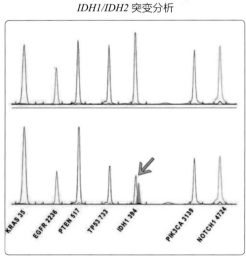

起自于骨软骨瘤病的软骨肉瘤

起自于骨软骨瘤病的软骨肉瘤

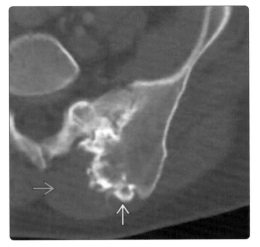

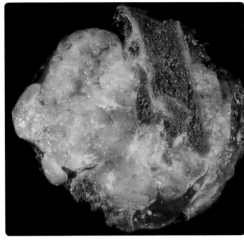

（左图）X线片显示起自于骨盆的巨大肿瘤➡，患者患有多发性遗传性外生骨疣。下方骨的髓腔与肿瘤具延续性。非矿化的软组织密度代表了软骨➡。（右图）相应的标本显示巨大的软骨肿瘤，软骨帽明显增厚，浅蓝色有光泽，局部区域黏液样。

起自于骨软骨瘤的软骨肉瘤

起自于骨软骨瘤的软骨肉瘤

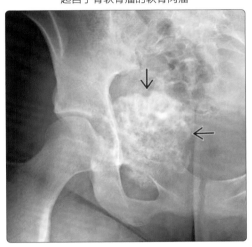

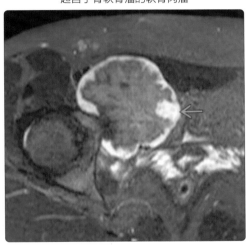

（左图）X线片显示起自于骨软骨瘤的CSA。肿瘤发生于骨盆伴有广泛矿化➡。（右图）相应的MR显示软骨帽总体上变薄，局部增厚➡，但无明显的恶性形态。

起自于骨软骨瘤的软骨肉瘤

起自于骨软骨瘤的软骨肉瘤

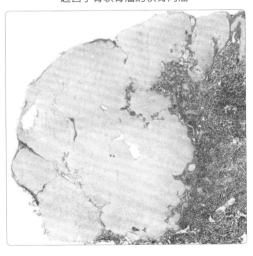

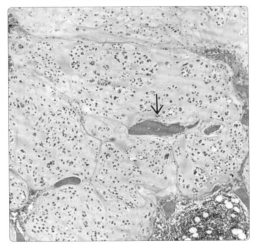

（左图）切片显示骨软骨瘤软骨帽增厚，此张切片无明确的恶性形态特征。（右图）局部区域，肿瘤显示细胞密度增高，有异型性，并浸润骨软骨瘤柄结构，包裹宿主骨➡，证实起自于骨软骨瘤之软骨肉瘤的诊断。

去分化软骨肉瘤
Dedifferentiated Chondrosarcoma

一、术语
- 由 2 种成分组成的高级别恶性肿瘤
  - 高分化软骨肿瘤，通常为低级别经典型软骨肉瘤
  - 少数情况下为内生性骨软骨瘤或骨软骨瘤
- 高级别肉瘤

二、临床特征
- 患者为 50—70 岁成年人
- 发生于盆骨、股骨或肱骨
- 疼痛
- 肿胀
- 病理性骨折
- 多数患者诊断后 2 年内死亡
- 需要广泛切除和系统性治疗

三、影像学检查
- 低级别成分显示环状或弧线样矿化
- 高级别成分呈侵袭性溶骨性病变

四、大体检查
- 有光泽软骨结节
- 邻近或周围围绕粉红色鱼肉样组织

五、显微镜检查
- 分化良好的软骨成分
- 通常具有富于细胞性内生性骨软骨瘤或低级别经典型软骨肉瘤的特征
- 各种类型的去分化肉瘤成分

六、主要鉴别诊断
- 软骨母细胞型骨肉瘤，梭形细胞肉瘤，转移性肉瘤样癌

穿透性生长方式

去分化软骨肉瘤

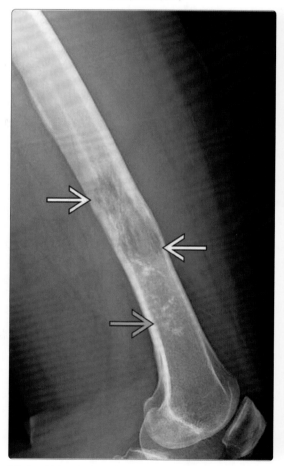

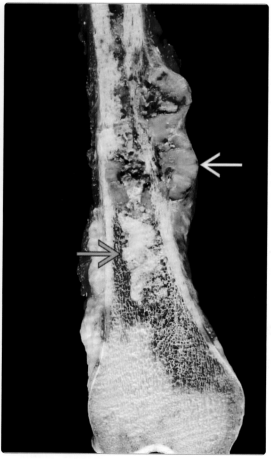

图示股骨去分化软骨肉瘤。远端侧环状或弧线状区域 ⇨ 代表了低级别软骨肿瘤成分。近端侧为溶骨性穿透性病变➡，代表了高级别成分。

相对应的大体标本显示远端侧灰蓝色有光泽的软骨成分 ⇨。近端侧为伴有黄色坏死的鱼肉样组织，穿透骨皮质形成软组织肿块➡。

一、术语

（一）同义词

- 伴有继发性高级别非软骨肉瘤的软骨肉瘤

（二）定义

- 起自于低级别软骨肿瘤的高级别肉瘤，两种之间有明确的界限
  - 软骨成分通常为低级别经典型软骨肉瘤，但也可为内生性骨软骨瘤（中央型）或骨软骨瘤（周围型）

二、病因／发病机制

发育异常

- 两种成分具有相同的体细胞突变和 p53 过表达
- 大多数去分化软骨肉瘤中具有 *IDH1* 和 *IDH2* 突变

三、临床特征

（一）流行病学

- 去分化软骨肉瘤发生率约 10%；发生于内生性骨软骨瘤或骨软骨瘤极为少见
- 年龄：通常发生于 50—70 岁成年人
- 性别：男性多于女性

（二）部位

- 盆骨、股骨或肱骨

（三）表现

- 疼痛，肿胀，病理性骨折

（四）治疗

- 广泛局部切除和系统性治疗，尽管后者相对不敏感

（五）预后

- 非常差：多数患者诊断后 2 年内死亡

四、影像学检查

（一）X 线

- 低级别成分显示为环状或弧线状矿化区域，类似低级别软骨肿瘤；高级别成分呈溶骨性，侵袭性，显示穿透性和破坏性生长
- 常累及邻近软组织

（二）MR

- 可显示双相形态，即低级别软骨肉瘤和破坏骨的高级别肉瘤成分

（三）CT

- 显示钙化不等的肿瘤（低级别软骨肉瘤）和对应去分化成分的破坏性溶骨性病变

五、大体检查

一般形态

- 灰蓝色有光泽软骨结节，邻近或被粉红色鱼肉样肉组织包绕
- 软骨区域可较小，大体上可不被识别，有时仅在镜下可见

六、显微镜检查

组织学形态

- 软骨成分分化良好，通常为低级别经典型软骨肉瘤或内生性骨软骨瘤
- 高级别肉瘤通常为多形性未分化肉瘤
  - 可为其他肉瘤成分，如骨肉瘤、纤维肉瘤、横纹肌肉瘤或平滑肌肉瘤
- 极少数情况下，可见上皮性分化

七、辅助检查

免疫组化

- 去分化成分因组织学类型显示各自免疫表型，去分化多形性梭形细胞区域偶可表达 CK

八、鉴别诊断

（一）软骨母细胞型骨肉瘤

- 当去分化软骨肉瘤的去分化成分为骨肉瘤时，较难与软骨母细胞型骨肉瘤区分；去分化软骨肉瘤患者年龄通常明显大于软骨母细胞型骨肉瘤患者
- 与去分化软骨肉瘤中的低级别软骨成分不同的是，软骨母细胞型骨肉瘤中的软骨成分为高级别

（二）高级别梭形细胞肉瘤

- 如活检标本仅见去分化的梭形细胞成分，未见低级别软骨成分则很难诊断
- 发生于老年患者的任何高级别梭形细胞肉瘤，均需仔细取材以除外去分化软骨肉瘤的可能性

（三）转移性肉瘤样癌

- 去分化软骨肉瘤中的高级别肉瘤样成分可强阳性表达 CK，以致难与癌鉴别
- 仔细取材，并全面复核影像学，有助于发现低级别软骨成分

九、诊断清单

病理解读要点

- 发生成年人骨的任何高级别肉瘤鉴别诊断，均需要包括去分化软骨肉瘤

推荐阅读

[1] Dhinsa BS et al: Dedifferentiated chondrosarcoma demonstrating osteosarcomatous differentiation. Oncol Res Treat. 41(7-8):456-60, 2018

（**左图**）轴位 CT 显示骨盆软骨肉瘤，伴有钙化 ⇨。无钙化区域为高级别去分化成分 ⇨。（**右图**）切除标本显示软骨肿瘤成分 ⇨ 和邻近的鱼肉样高级别肉瘤成分 ⇨。

骨盆软骨肉瘤

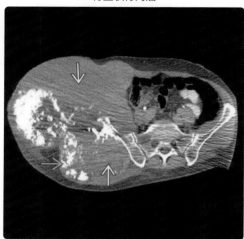

鱼肉样高级别肉瘤

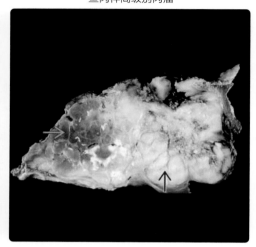

（**左图**）图示肩胛骨去分化软骨肉瘤。软骨成分呈高信号 ⇨，高级别去分化成分呈低密度 ⇨。（**右图**）图示为切除标本。软骨成分呈蓝灰色，有光泽 ⇨，与高级别去分化成分之间分界相对清晰，后者呈鱼肉样伴有黄色坏死 ⇨。

肩胛骨软骨肉瘤

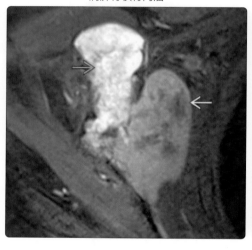

去分化软骨肉瘤大体形态

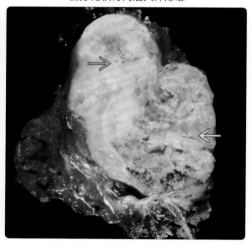

（**左图**）前后位 X 线片显示右侧股骨转子间区域。病变中央含有软骨矿化区域 ⇨。周边区域无矿化，代表了高级别去分化成分 ⇨。（**右图**）同前后位 X 线片显示发生于右股骨干骺端去分化软骨肉瘤 ⇨，可见病理性骨折 ⇨。

矿化和溶骨性

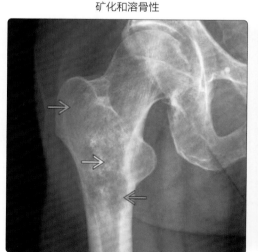

病理性骨折

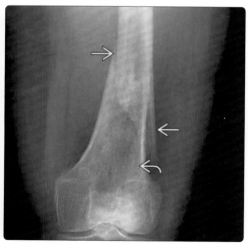

溶骨为主的病变

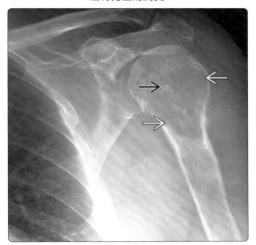

骨扫描呈热成像

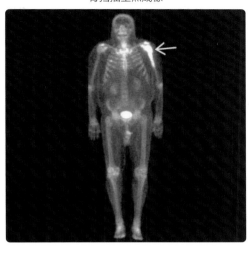

（左图）前后位 X 线片显示股骨➡髓腔溶骨性病变。在近端依稀见矿化，代表了既往低级别软骨肿瘤➡，容易被忽视。（右图）同位素骨扫描显示肱骨近端肿瘤及其范围➡。

肱骨病理性骨折

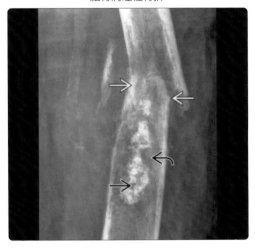

去分化软骨肉瘤

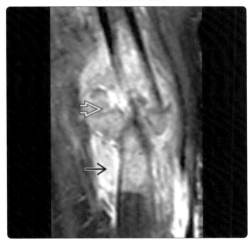

（左图）此例肱骨去分化软骨肉瘤于中央部➡可见环状和弧线状矿化区域，代表了低级别软骨肿瘤成分。其周边可见溶骨性浸润性肿瘤，代表了去分化成分➡。可见病理性骨折➡。（右图）MR T₂ 显示去分化软骨肉瘤累及骨和软组织➡，并形成大量的肌肉水肿➡。

软骨成分和鱼肉样肿瘤成分

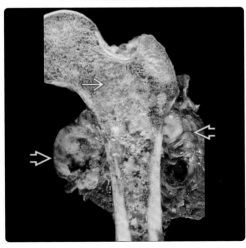

巨大破坏性肿块

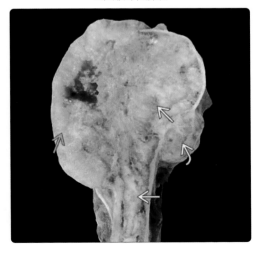

（左图）发生于股骨近端的去分化软骨肉瘤，可见软骨肉瘤成分➡及灰褐灰黄色伴有出血的去分化成分，后者突破骨皮质形成软组织肿块➡。（右图）软骨肉瘤成分➡呈蓝灰色结节样，部分充满髓腔并延伸至关节➡。去分化成分呈粉红色鱼肉样➡。

（**左图**）X线片显示髓腔内内生性骨软骨瘤，可见典型的斑点状➡、C形和O形环状➡放射致密影。患者无症状，一直在随访。（**右图**）2年后，患者因疼痛就诊，X线片显示病变性质发生改变，并有微小移位骨折。肿块中心有放射透亮影，代表了去分化，并经组织学证实。

内生性骨软骨瘤

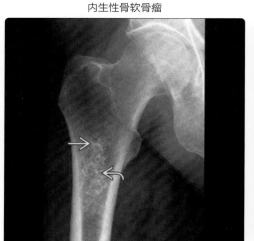

疾病进展

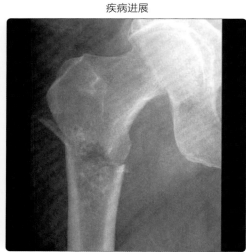

（**左图**）轴位CT显示中央区域为放射致密的内生性骨软骨瘤➡。其后方为去分化软骨肉瘤成分➡，破坏了骨皮质。活检时应集中在此侵袭性区域取材。（**右图**）在诊断时已有转移性病灶，不常见。图示肺内可见数个圆形转移性去分化肿瘤结节➡。

破坏性生长的肿块

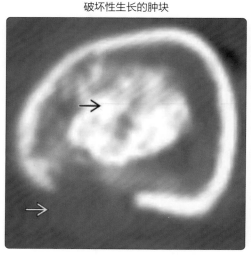

肺转移

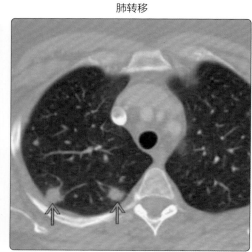

（**左图**）矢状位重建CT显示起自于远端骶椎的巨大肿块➡。显示软组织密度，充满骶前间隙。另可见放射致密的灶性区域。肿瘤发生部位提示脊索瘤。（**右图**）矢状位MR T₂显示巨大肿瘤累及远端骶椎，向前突向软组织。肿瘤周界清晰。肿瘤发生部位、大小和生长方式类似脊索瘤。

发生于骶骨的肿瘤

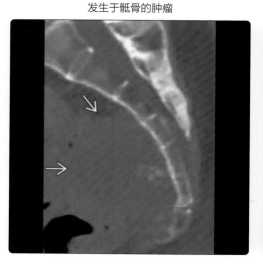

类似脊索瘤

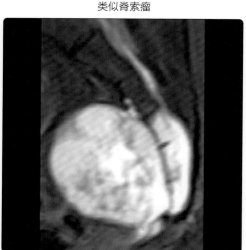

软骨结节和梭形细胞

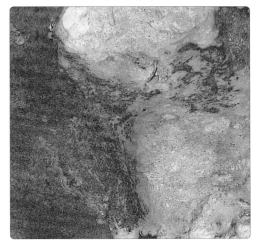

突然移行

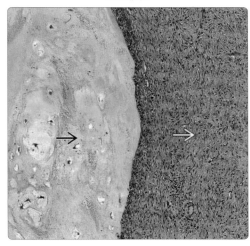

（左图）去分化软骨肉瘤含有结节状低级别软骨肉瘤成分和成片梭形细胞肉瘤去分化成分。2种成分均可占肿瘤主导，但肿瘤预后与去分化成分占比相关。（右图）去分化软骨肉瘤中的低级别软骨肉瘤成分➡与高级别未分化多形性肉瘤成分➡之间突然移行。

高级别骨肉瘤

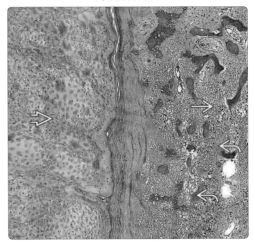

小灶去分化

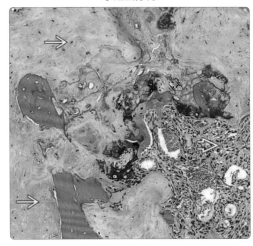

（左图）本例去分化成分为高级别骨肉瘤，低级别成分为低级别软骨肉瘤➡，高级别骨肉瘤成分➡中见骨样组织➡形成。（右图）去分化软骨肉瘤刮除标本，去分化成分➡较少，容易被忽视。软骨样区域为低级别➡。

低级别软骨肉瘤

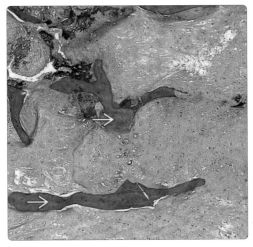

去分化软骨肉瘤

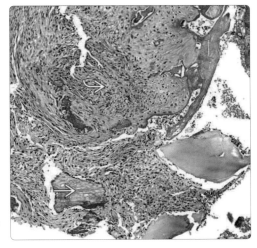

（左图）本例去分化软骨肉瘤中的软骨肉瘤成分细胞密度低，但显示浸润性生长➡。（右图）梭形细胞肉瘤成分➡和小块钙化的内生性骨软骨瘤➡，可诊断为去分化软骨肉瘤。

活检标本

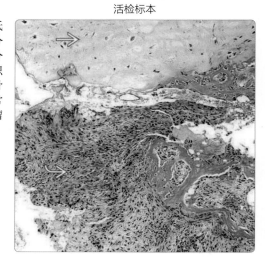

低级别软骨成分

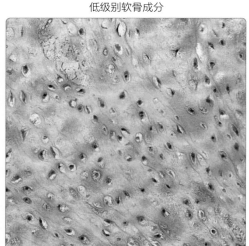

（左图）活检标本显示低级别透明软骨肉瘤成分➡和梭形细胞肉瘤成分➡，邻近区域见编织骨。（右图）去分化软骨肉瘤中的软骨成分通常为低级别软骨肉瘤，瘤细胞显示轻度异型性。

恶性梭形细胞

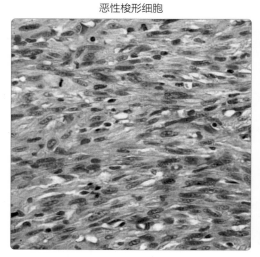

骨肉瘤成分

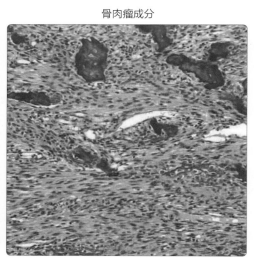

（左图）条束状排列的异型梭形细胞，显示纤维母细胞和肌纤维母细胞分化。（右图）有时去分化成分可为骨肉瘤。本例梭形细胞成分中见矿化的肿瘤性骨小梁。

未分化多形性肉瘤

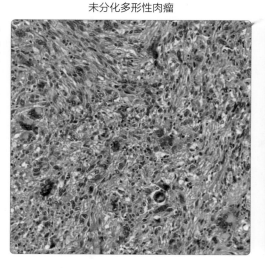

横纹肌肉瘤

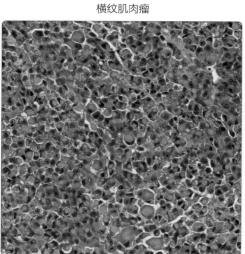

（左图）经典的去分化成分多为高级别未分化多形性肉瘤。但如活检标本仅见这些成分，则难以做出明确诊断。（右图）本例去分化成分为横纹肌肉瘤，可见胞质丰富嗜酸性的横纹肌母细胞。

血管肉瘤

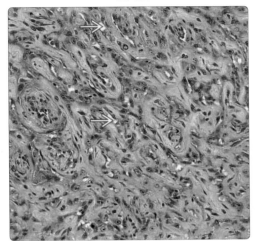

上皮分化

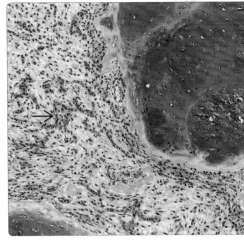

（左图）本例去分化成分为高级别血管肉瘤，可见衬覆异型内皮的不规则血管腔隙➡。（右图）极少数情况下去分化成分呈上皮分化➡。上皮成分表达 CK。可为鳞状细胞癌和腺癌。

鳞状细胞癌

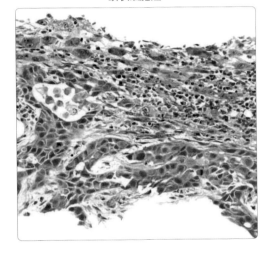

CK 阳性

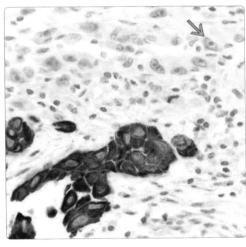

（左图）极罕见情况下，癌成为去分化成分。本例去分化成分中可见明确的鳞状细胞癌，由成片的多形性细胞组成。（右图）有明确鳞状细胞分化的癌巢强阳性表达 CK，其他大多边形细胞灶性表达 CK ➡。

弥漫性 CK 表达

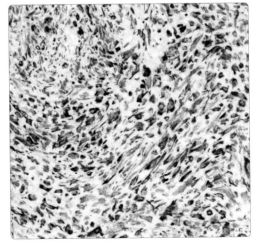

去分化成分中的 Ki-67

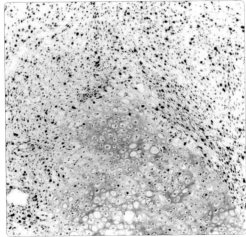

（左图）多数去分化成分中的瘤细胞弥漫强阳性表达 CK，可考虑为肉瘤样癌。影像学或活检标本中发现经典型软骨肿瘤成分有助于区分。（右图）Ki-67 标记显示去分化成分有高增殖活性。本例去分化成分 Ki-67 约 60%，相比软骨成分非常低。

透明细胞软骨肉瘤
Clear Cell Chondrosarcoma

一、术语
- 低级别恶性软骨肉瘤（chondrosarcoma，CSA）的亚型

二、临床特征
- 少见，占所有 CSA 的 2%
- 高峰年龄段：30—40 岁
- 常累及长骨，特别是股骨和肱骨近端
- 局部复发率约为 16%，10% 患者最终死于肿瘤
- 广泛切除常可治愈
  - 初次手术切除不净具有较高复发率和转移率

三、影像学检查
- 发生于骨骺或骨突
- 境界清楚，溶骨性，伴有点状放射致密影
- MR T_2 加权呈高信号密度

四、大体检查
- 位于骨骺或骨突

- 直径为 5～10cm
- 境界清楚，灰褐色，实性伴有出血性囊腔
- 患者常以疼痛或增大肿块就诊

五、显微镜检查
- 分叶状，浸润骨髓，包绕宿主骨
- 瘤细胞体积大，胞质丰富，透亮状或淡嗜酸性
- 可有衬覆骨母细胞的化生性骨，伴有破骨样巨细胞
- 瘤细胞表达 S100 蛋白，也可表达 CK 和 ERG
- 含有灶性经典型 CSA 区域

六、主要鉴别诊断
- 软骨母细胞瘤
- 经典型软骨肉瘤
- 骨肉瘤
- 转移性透明细胞肾细胞癌

伴有斑点状钙化的溶骨性肿块

境界清楚的肿块

（左图）前后位 X 线片显示股骨头关节下溶骨性病变。病变内部隐约可见矿化，肿块周边有一薄层反应性骨。（右图）冠状位 MR T_1 显示股骨头透明细胞软骨肉瘤。肿瘤呈低信号，周边有一薄层黑色边缘，为反应性骨。

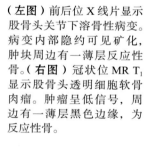
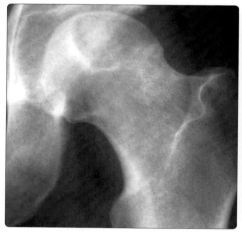

出血性灰褐色肿瘤

成片大透亮细胞

（左图）发生于股骨头的透明细胞软骨肉瘤延伸至软骨下骨板。肿瘤周界相对清楚，呈异质性，灰白色伴有出血。（右图）透明细胞软骨肉瘤由成片大细胞组成，胞质透亮至嗜酸性。肿瘤内含有化生性骨，衬覆骨母细胞。

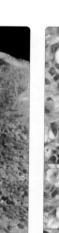
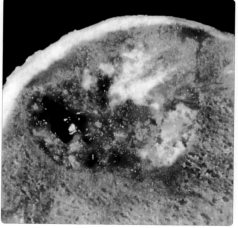
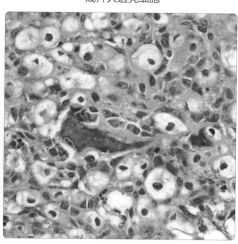

一、术语

（一）缩略语

- 透明细胞软骨肉瘤（clear cell chondrosarcoma，CC-CSA）

（二）定义

- 软骨肉瘤的亚型，软骨细胞体积大，含有富于糖原的透明胞质
  - 尽管被认为是低度恶性软骨肉瘤，但随时间推移转移率达 25% 左右

二、病因／发病机制

肿瘤性

- 间充质干细胞产生的肿瘤发生突变

三、临床特征

（一）流行病学

- 发病率
  - 不常见
    - 占 CSA 2%
- 年龄
  - 多发生于成年人
    - 高峰年龄段 30—40 岁
      - 极少发生于儿童和老年人
      - 40 岁最常见
- 性别
  - 男性多见（男：女 =3：1）

（二）部位

- 长管状骨骨骺或骨突
  - 股骨和肱骨近端最常见
- 其他部位
  - 肋骨
  - 椎管
  - 短管状骨
- 多数骨可被累及

（三）表现

- 局部疼痛，病程多较长

（四）治疗

- 整块切除并使切缘阴性
  - 刮除术复发率高
- 未完整切除者辅以放疗

（五）预后

- 可有较长的临床病程
- 局部复发率取决于切缘情况
  - 16%～32% 局部复发
    - 复发发生于术后 2～348 个月
      - 15% 发生于治疗 10 年后
      - 伴发转移
- 转移率 23.8%

- 多转移至肺，其次为骨（脊椎、胸骨和肋骨）
- 10 年生存率：89%
  - CC-CSA 罕见，但具高侵袭性

四、影像学检查

（一）X 线

- 卵圆形，境界清楚，硬化性边缘
  - 边缘也可不清晰
- 溶骨性伴有斑点状钙化
- 受累骨膨大，骨皮质变薄或中断
- 常无骨膜反应
- 可累及软组织

（二）MR

- T_2 高信号，T_1 低信号

（三）CT

- 清晰的硬化性边缘和斑点状钙化

（四）骨扫描

- 显示高摄取

五、大体检查

（一）一般形态

- 位于骨骺或骨突
- 卵圆形，境界清楚，实性，有时为囊性
- 质软至坚实，灰白色，有光泽，局灶砂砾样
- 可破坏骨皮质，突向软组织

（二）大小

- 直径为 5～10cm

六、显微镜检查

组织学形态

- 分叶状，浸润骨髓，包裹宿主骨
- 成片胞质透亮至淡嗜酸性的大细胞
  - 胞质富含 PAS 阳性的糖原
- 衬覆骨母细胞的化生性编织骨，伴破骨样巨细胞
- 含有灶性低级别透明软骨型 CSA，占肿瘤小部分
  - 经典型软骨肉瘤可含有少量透明细胞区域（＜20%）
  - 这些肿瘤具有 IDH 突变，与透明细胞软骨肉瘤有所不同
- 有时可有动脉瘤样骨囊肿区域
- 罕见去分化为高级别梭形细胞肉瘤

七、辅助检查

（一）免疫组化

- 瘤细胞表达 S100 蛋白和 II 型胶原纤维
- 可表达 ERG 和 CK

（二）电镜观察

- 瘤细胞含有大量糖原颗粒

（三）遗传学

- 无 *IDH1* 和 *IDH2* 基因突变
- 一项报道显示 1/15（7%）显示 *H3F3B* K36M 突变
  - 同样突变见于软骨母细胞瘤

八、鉴别诊断

（一）软骨母细胞瘤

- 发生于长管状骨骨骺，通常为骨骼尚未发育成熟的患者
- 组织学上有所不同，CC-CSA 中的瘤细胞体积大，含有透亮胞质，无核沟

（二）经典型软骨肉瘤

- 较少发生于骨骺
- 瘤细胞较小，无化生性骨形成
- 经典型软骨肉瘤中有时可有少量 CC-CSA 样区域
  - 经典型软骨肉瘤极少累及骨端
  - *IDH* 突变分析有助于疑难病例的诊断，CC-CSA 无 *IDH* 突变
  - 透明细胞区域在肿瘤中的占比＜ 20%

（三）骨肉瘤

- 骨肉瘤极少发生于骨骺
- 含有肿瘤性骨
- 瘤细胞异型性明显，核分裂象易见

（四）转移性透明细胞肾细胞癌

- 含有丰富血管网，无肿瘤性软骨

九、诊断清单

（一）临床相关病理特征

- 如肿瘤发生于成年人骨骺需考虑 CC-CSA 的可能性

（二）病理解读要点

- 大透亮细胞混杂化生性骨和灶性透明软骨肉瘤

推荐阅读

[1] Lam SW et al: Conventional chondrosarcoma with focal clear cell change: a clinicopathological and molecular analysis. Histopathology. 75(6):843-52, 2019

[2] Shon W et al: ERG expression in chondrogenic bone and soft tissue tumours. J Clin Pathol. 68(2):125-9, 2014

[3] Behjati S et al: Distinct H3F3A and H3F3B driver mutations define chondroblastoma and giant cell tumor of bone. Nat Genet. 2013 Dec;45(12):1479-82. Epub 2013 Oct 27. Erratum in: Nat Genet. 46(3):316, 2014

[4] Meijer D et al: Genetic characterization of mesenchymal, clear cell, and dedifferentiated chondrosarcoma. Genes Chromosomes Cancer. 51(10):899-909, 2012

[5] Itälä A et al: An institutional review of clear cell chondrosarcoma. Clin Orthop Relat Res. 440:209-12, 2005

[6] Collins MS et al: Clear cell chondrosarcoma: radiographic, computed tomographic, and magnetic resonance findings in 34 patients with pathologic correlation. Skeletal Radiol. 32(12):687-94, 2003

[7] Kalil RK et al: Dedifferentiated clear cell chondrosarcoma. Am J Surg Pathol. 24(8):1079-86, 2000

[8] Bjornsson J et al: Clear cell chondrosarcoma of bone. Observations in 47 cases. Am J Surg Pathol. 8(3):223-30, 1984

[9] Unni KK et al: Chondrosarcoma: clear-cell variant. A report of sixteen cases. J Bone Joint Surg Am. 58(5):676-83, 1976

混合性溶骨性和成骨性肿块

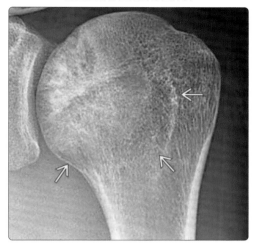

异质性肿块

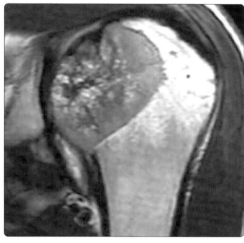

（左图）肿瘤累及股骨头，呈现为混合性溶骨性和成骨性肿块➡。边界从清楚和硬化性至不清。（右图）冠状位 MR T₂ 显示 CC-CSA 呈异质性。部分区域低信号，另一些结节状区域信号增强。后者可能由透明型肿瘤性软骨组成。

股骨头圆形溶骨性肿块

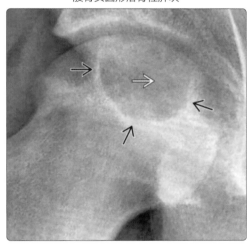

围绕肿瘤的充血带

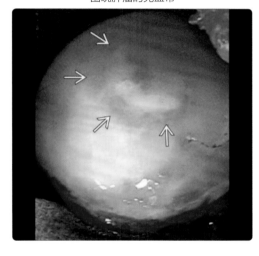

（左图）X 线片显示股骨头圆形溶骨性放射透亮影➡。边界清楚，呈硬化性⊟。股骨头其他区域无特殊。（右图）术中股骨头所见。因含有 CC-CSA，股骨头被切除。肿瘤位于关节面下方，周围围绕充血带➡。

混合性溶骨性和成骨性肿块

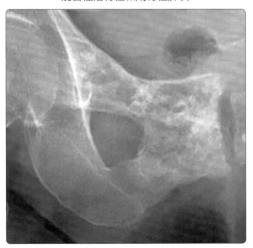

硬化性和溶骨性肿瘤

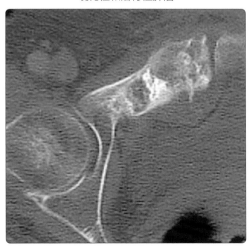

（左图）耻骨轻度膨胀，溶骨性和成骨性肿瘤，无清晰的边界。成骨成分致密不规则。（右图）轴位 CT 显示肿瘤累及耻骨体和耻骨上支，伴有溶骨性和硬化灶。

（左图）股骨远端 CC-CSA 呈现为地图状放射透亮区，近端边界欠清晰➡。肿瘤含有散在的斑点状放射致密影➡。（右图）矢状位 MR T₂ 显示从软骨下骨板延伸至干骺端。肿瘤含有中信号，低信号➡代表了钙化。高信号区域代表了囊性变➡。

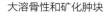

大溶骨性和矿化肿块

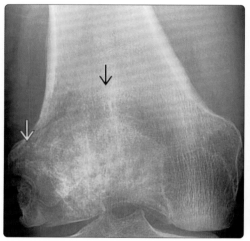

肿块充满股骨和干骺端

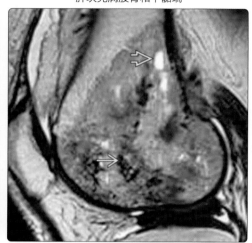

（左图）CT 显示发生于椎体的 CC-CSA，非常少见的部位。肿瘤延伸至双侧椎弓根，病变为溶骨性，伴有散在细腻钙化。因肿瘤受骨膜所限椎体基本未发生变形。（右图）矢状位 MR T₂ 显示 CC-CSA 突入脊髓腔内。灶性黑色斑点代表了钙化➡。

肿瘤累及椎体

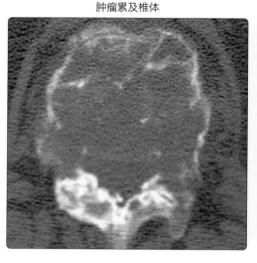

肿块延伸至脊髓腔

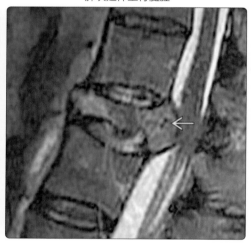

（左图）前后位 X 线片显示第 1 跖骨膨胀性溶骨性病变➡。病变内含有灶性钙化。因骨松质病理性骨折导致软骨下骨板崩塌。（右图）MR T₂ 显示肱骨近端 CC-CSA 含有实性和囊性区域以及液平面➡，代表了继发性动脉瘤样骨囊肿（ABC）。芯针穿刺活检被诊断为原发性 ABC。

膨胀性溶骨性肿块

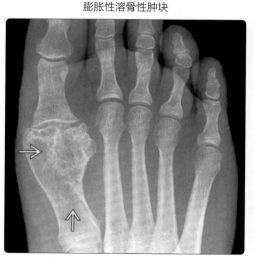

含有液平面的多囊腔

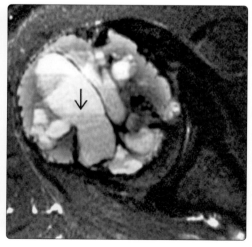

巨大溶骨性和硬化性肿瘤

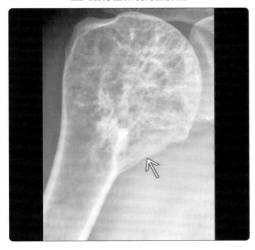

分叶状结构

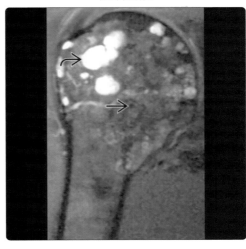

（左图）正位 X 线片显示肱骨近端巨大 CC-CSA。肿瘤使骨膨大，并延伸至内侧软组织➡。肿块呈地图样，边界清楚，含有分叶状透亮区，伴有毛刺样致密区，由线样矿化组织所分隔。（右图）冠状位 MR PD 加权显示异质性肿块，呈分叶状，显示低➡至高信号➡。

股骨髁肿瘤

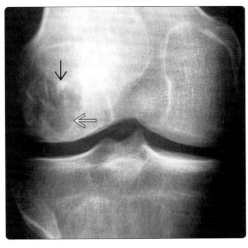

透明细胞软骨肉瘤

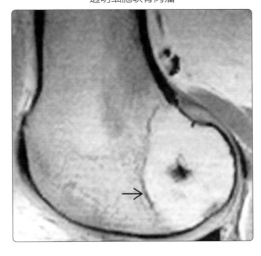

（左图）前后位 X 线片显示股骨髁境界清楚的溶骨性病变，远侧有硬化性边缘➡。病变中心部位可见圆形高密度影➡，提示为钙化。（右图）MR T_2 显示肿瘤高信号，与高含水量一致。中心区域可见低信号（黑色）。周边可见黑线状硬化性边缘➡。

实性和出血性肿瘤

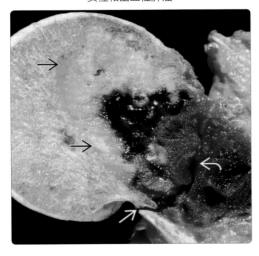

ABC 样区域

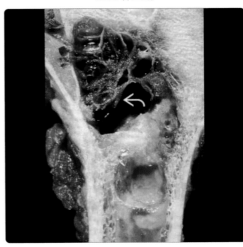

（左图）股骨头 CC-CSA ➡大体形态，既往曾行穿刺活检，缺损充填出血性明胶海绵➡。肿瘤境界清楚，呈灰褐色，有光泽。股骨颈有骨折➡。（右图）股骨近端 CC-CSA 显示明显的出血囊性变，类似 ABC ➡。少数病例明显囊性变。

境界清楚的肿瘤

复发性肿瘤

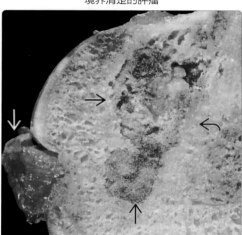
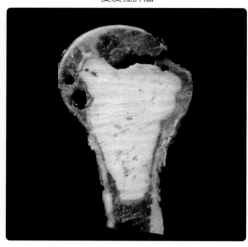

（左图）股骨头 CC-CSA ⇨ 邻近圆韧带 ➡。肿瘤境界清楚，呈灰红色。周边骨伴有局灶性硬化 ⇨。（右图）本例患者行刮除和骨水泥充填治疗。几年后在骨水泥上方肿瘤复发。

软骨区域

浸润性生长

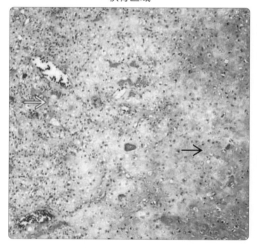
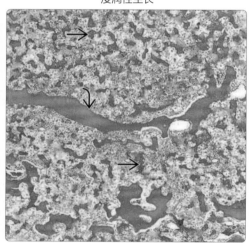

（左图）CC-CSA 含有经典型透明软骨型 CSA 区域 ⇨，与透明细胞 CSA ➡ 之间有一移行区。（右图）发生于髓腔内的 CC-CSA 显示浸润性生长。肿瘤包绕残留的宿主骨 ⇨。肿瘤内常可见明显的编织骨 ⇨，易与骨肉瘤相混淆。

透明细胞和化生性骨

化生性骨

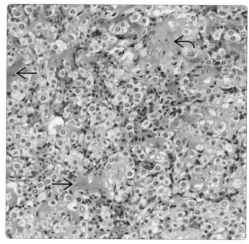
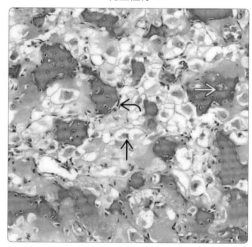

（左图）CC-CSA 由成片的胞质淡粉色和透明的大细胞组成。瘤细胞间可见化生性骨 ⇨ 和小灶肿瘤性透明软骨 ⇨。（右图）CC-CSA 内可见大量的化生性骨 ⇨。肿瘤细胞 ⇨ 围绕着编织骨，编织骨周围衬覆骨母细胞 ⇨。

化生性骨和肿瘤性软骨

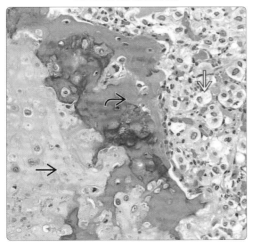

成片透明细胞

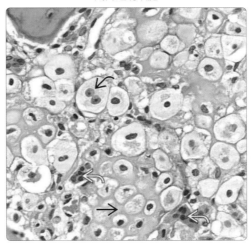

（左图）CC-CSA 局部区域含有灶性经典型透明软骨型 CSA ➡️。透明细胞成分正在经历软骨内骨化⤵️。透明细胞成分由成片胞质淡粉色或透明的大多边形细胞➡️组成。（右图）CC-CSA 可为双核性➡️。细胞核呈圆形至卵圆形，常含有明显的核仁。可见散在的破骨样巨细胞➡️和小范围肿瘤性透明基质➡️。

透明细胞核反应性编织骨

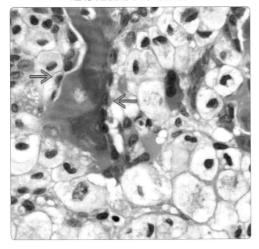

囊性区域

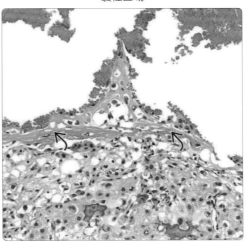

（左图）成片分布的胞质透明的大细胞。瘤细胞间为化生性编织骨，衬覆骨母细胞➡️。（右图）CC-CSA 中的囊性区域，部分充满血液。囊壁内线样分布的反应性编织骨➡️。

透明细胞：PAS 阳性

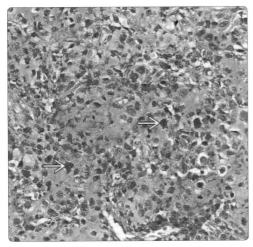

大量糖原

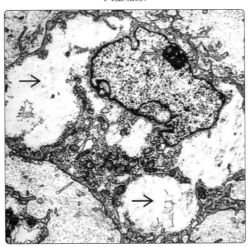

（左图）透明细胞 PAS 染色阳性。胞质内含有大量 PAS 阳性的糖原颗粒➡️，HE 染色切片呈透明状。（右图）电镜观察显示胞质内大量毛玻璃样无膜包被的糖原➡️。核形略不规则，核仁偏位分布➡️。

间叶性软骨肉瘤
Mesenchymal Chondrosarcoma

诊断要点

一、术语
- 一种发生于骨，少数情况下发生于软组织的软骨肉瘤

二、临床特征
- 主要发生于青少年和青年人
- 增大肿块，可伴有疼痛
- 根治性手术，辅以放疗和系统性治疗
- 5 年和 10 年生存率分别为 55% 左右和 28% 左右

三、影像学检查
- 破坏性溶骨性标本，散在斑点状钙化
- 周界不清
- 侵蚀骨皮质，延伸至软组织

- MR T_1 加权呈黑色，T_2 加权呈亮白色

四、大体检查
- 实性，灰褐色，鱼肉样伴有散在钙化
- 破坏性，累及软组织

五、显微镜检查
- 由成片的小圆形、卵圆形或梭形细胞组成
- 散在分布的细胞密度轻至中等的结节状透明软骨。软骨可与瘤细胞分界清晰，也可有移行
- 血管外皮瘤样结构

六、辅助检查
- 表达 vimentin，S100，CD99 和 SOX9
- 90% 病例具有 *HEY1-NCOA2* 融合基因

骨皮质旁间叶性软骨肉瘤   鱼肉样矿化肿块

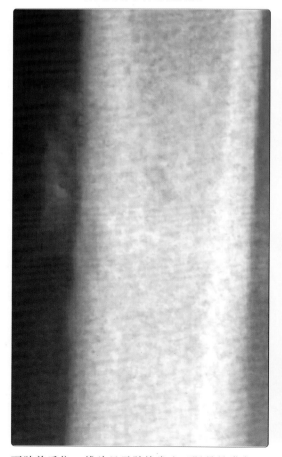 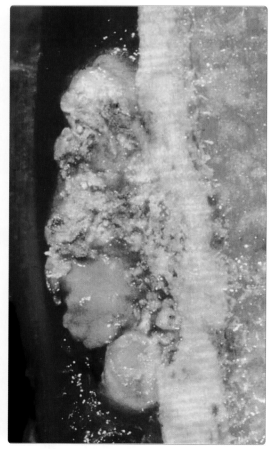

下肢前后位 X 线片显示肿块发生于胫骨骨膜表面，轻度不规则，伴有反应性骨形成，并累及软组织。

间叶性软骨肉瘤切除标本。肿瘤发生于胫骨表面，由局部矿化的灰褐色结节组成，局部呈鱼肉样。

一、术语

（一）缩略语

- 间叶性软骨肉瘤（mesenchymal chondrosarcoma，MCSA）

（二）定义

- 一种少见的高级别软骨肉瘤，由分化原始的小圆细胞和分化良好的软骨小岛组成，形成双相性组织形态
  ○ 可发生于骨和软组织

二、病因/发病机制

肿瘤性

- 约 90% 病例具有 *HEY1-NCOA2* 融合基因

三、临床特征

（一）流行病学

- 发生率
  ○ 占骨软骨肉瘤 2%
- 年龄
  ○ 多发生于 20—30 岁
    - 年龄范围广：5—74 岁
    - 80% 发生于 10—40 岁
- 性别
  ○ 无性别差异
    - 部分报道显示女性略多见

（二）部位

- 多发生于颅面骨，特别是颌骨
- 椎体、肋骨、盆骨、长骨常受累
  ○ 股骨、肱骨、胫骨是最常受累的长骨
    - 发生于干骺端

（三）表现

- 症状因部位而异
  ○ 脊柱或颅骨肿瘤可产生神经症状
- 常表现为增大的肿块，可有痛感
- 症状可持续数年

（四）治疗

- 整块切除并使切缘阴性
- 未完整切除者辅以放疗
- 化疗具有争议但常使用
  ○ 系统性化疗改善预后未获证实

（五）预后

- 5 年和 10 年生存率分别为 55% 左右和 28% 左右
- 发生于颌骨肿瘤预后较其他部位好
  ○ 5 年和 10 年生存率：分别为 82% 左右和 56% 左右
- 最常转移至肺
  ○ 转移可在诊断后数年发生
- 临床病程可延长

四、影像学检查

（一）X 线

- 破坏性溶骨性肿瘤伴有点状钙化
- 境界不清
- 有限骨膜反应
- 破坏骨皮质累及软组织
- 有时可引起骨膨胀和骨皮质增厚

（二）MR

- 异质性，T_1 加权低信号
- T_2 加权高信号

（三）CT

- 侵袭性破坏性肿块，边界不清，斑驳状钙化

（四）骨扫描

- 摄取活跃

五、大体检查

（一）一般性形态

- 孤立性，实性，坚实，灰褐色，鱼肉样
- 散在砂砾区，白色钙化
- 多位于髓腔中央
  ○ 可发生于骨表面
    - 破坏骨皮质，延伸至软组织

（二）大小

- 3～22cm（多＞5cm）

六、显微镜检查

组织学形态

- 成片小圆形、卵圆形或梭形细胞
  ○ 核深染，胞质稀少
- 散在分布的轻至中等细胞密度的透明软骨结节
- 基质与瘤细胞分界清楚或有过渡
- 软骨可钙化或骨化，影像学上产生放射致密影
- 多数病例含有类似骨的细胞外基质
- 可有血管外皮瘤样血管结构
- 超微结构显示圆细胞分化原始，核大，胞质少，细胞器稀疏

七、辅助检查

（一）免疫组化

- 软骨成分表达 S100 蛋白
- 小蓝圆细胞表达 CD99，Leu-7，NSE 和 SOX9
  ○ 有报道显示表达 desmin，myogenin 和 EMA
  ○ 尤因肉瘤和骨肉瘤（除非软骨母细胞型骨肉瘤中的软骨成分）不表达 SOX9
- 软骨样成分可表达 ERG，但小圆细胞不表达
- 75% 病例报道 NKX2.2
- 可表达或不表达 NKX3.1

（二）遗传学

- 约 90% 肿瘤具有 *HEY1-NCOA2* 融合基因
  - 代表了 *HEY1* 与 *NCOA2* 的框内融合
    - 不见于其他软骨肉瘤和需要鉴别诊断的肿瘤类型
- 由于 2 个基因都位于 8 号染色体，FISH 可能判断困难
- *HEY1-NCOA2* 阴性病例可有 *IRF2BP2-CDX1* 融合基因
- MCSA 中无 *IDH1* 或 *IDH2* 基因突变

八、鉴别诊断

（一）尤因肉瘤

- 不含有肿瘤性软骨
- FLI-1 阳性
  - MCSA 阴性
- 分子检测可证实尤因肉瘤

（二）小细胞骨肉瘤

- 瘤细胞产生肿瘤性骨

（三）恶性淋巴瘤

- 不含有软骨样区域
- 相关淋巴细胞标记阳性，而 MCSA 不表达

（四）横纹肌肉瘤

- 表达骨骼肌标记（MYOD1 和 myoglobin）

九、诊断清单

（一）临床相关病理特征

- 发生于不常见部位，如颅面骨

（二）病理解读要点

- 小圆细胞，散在软骨岛，血管外皮瘤样结构

推荐阅读

[1] Chen W et al: NKX3.1 immunoreactivity is not identified in mesenchymal chondrosarcoma: a 25-case cohort study. Histopathology. ePub, 2020

[2] Yoshida KI et al: NKX3-1 Is a useful immunohistochemical marker of EWSR1- NFATC2 sarcoma and mesenchymal chondrosarcoma. Am J Surg Pathol. 44(6):719-28, 2020

[3] Folpe AL et al: Mesenchymal chondrosarcomas showing immunohistochemical evidence of rhabdomyoblastic differentiation: a potential diagnostic pitfall. Hum Pathol. 77:28-34, 2018

[4] Cohen JN et al: Pancreatic involvement by mesenchymal chondrosarcoma harboring the HEY1-NCOA2 gene fusion. Hum Pathol. ePub, 2016

[5] Hung YP et al: Evaluation of NKX2-2 expression in round cell sarcomas and other tumors with EWSR1 rearrangement: imperfect specificity for Ewing sarcoma. Mod Pathol. ePub, 2016

[6] Majumdar S et al: Mesenchymal chondrosarcoma of mandible. J Oral Maxillofac Pathol. 20(3):545, 2016

[7] Bishop MW et al: Mesenchymal chondrosarcoma in children and young adults: a single institution retrospective review. Sarcoma. 2015:608279, 2015

[8] Chen D et al: Primary mesenchymal chondrosarcoma with bilateral kidney invasion and calcification in renal pelvis: a case report and review of the literature. Oncol Lett. 10(2):1075-78, 2015

[9] Frezza AM et al: Mesenchymal chondrosarcoma: prognostic factors and outcome in 113 patients. a European Musculoskeletal Oncology Society study. Eur J Cancer. 51(3):374-81, 2015

[10] Ortiz S et al: An extraordinary case of mesenchymal chondrosarcoma metastasis in the thyroid. Endocr Pathol. 26(1):33-6, 2015

[11] Xu J et al: Mesenchymal chondrosarcoma of bone and soft tissue: a systematic review of 107 patients in the past 20 years. PLoS One. 10(4):e0122216, 2015

[12] Andersson C et al: Primary spinal intradural mesenchymal chondrosarcoma with detection of fusion gene HEY1-NCOA2: A paediatric case report and review of the literature. Oncol Lett. 8(4):1608-1612, 2014

[13] Moriya K et al: Mesenchymal chondrosarcoma diagnosed on FISH for HEY1- NCOA2 fusion gene. Pediatr Int. 56(5):e55-7, 2014

[14] Turel MK et al: Primary spinal extra-osseous intradural mesenchymal chondrosarcoma in a young boy. J Pediatr Neurosci. 8(2):111-2, 2013

[15] Nakayama R et al: Detection of HEY1-NCOA2 fusion by fluorescence in-situ hybridization in formalin-fixed paraffin-embedded tissues as a possible diagnostic tool for mesenchymal chondrosarcoma. Pathol Int. 62(12):823-6, 2012

[16] Lee AF et al: FLI-1 Distinguishes Ewing sarcoma from small cell osteosarcoma and mesenchymal chondrosarcoma. Appl Immunohistochem Mol Morphol. 19(3):233-8, 2011

[17] Cajaiba MM et al: Sox9 expression is not limited to chondroid neoplasms: variable occurrence in other soft tissue and bone tumors with frequent expression by synovial sarcomas. Int J Surg Pathol. 18(5):319-23, 2010

[18] Fanburg-Smith JC et al: Reappraisal of mesenchymal chondrosarcoma: novel morphologic observations of the hyaline cartilage and endochondral ossification and beta-catenin, Sox9, and osteocalcin immunostaining of 22 cases. Hum Pathol. 41(5):653-62, 2010

[19] Fanburg-Smith JC et al: Immunoprofile of mesenchymal chondrosarcoma: aberrant desmin and EMA expression, retention of INI1, and negative estrogen receptor in 22 female-predominant central nervous system and musculoskeletal cases. Ann Diagn Pathol. 14(1):8-14, 2010

[20] Dantonello TM et al: Mesenchymal chondrosarcoma of soft tissues and bone in children, adolescents, and young adults: experiences of the CWS and COSS study groups. Cancer. 112(11):2424-31, 2008

[21] Kaur A et al: Mesenchymal chondrosarcoma of the orbit: a report of two cases and review of the literature. Orbit. 27(1):63-7, 2008

[22] Cesari M et al: Mesenchymal chondrosarcoma. An analysis of patients treated at a single institution. Tumori. 93(5):423-7, 2007

[23] Pellitteri PK et al: Mesenchymal chondrosarcoma of the head and neck. Oral Oncol. 43(10):970-5, 2007

[24] Zhao F et al: Mesenchymal chondrosarcoma of the talus: a case report. Foot Ankle Int. 28(10):1095-9, 2007

[25] Wehrli BM et al: Sox9, a master regulator of chondrogenesis, distinguishes mesenchymal chondrosarcoma from other small blue round cell tumors. Hum Pathol. 34(3):263-9, 2003

[26] Naumann S et al: Translocation der(13;21)(q10;q10) in skeletal and extraskeletal mesenchymal chondrosarcoma. Mod Pathol. 15(5):572-6, 2002

[27] Nakashima Y et al: Mesenchymal chondrosarcoma of bone and soft tissue. a review of 111 cases. Cancer. 57(12):2444-53, 1986

[28] Bertoni F et al: Mesenchymal chondrosarcoma of bone and soft tissues. Cancer. 52(3):533-41, 1983

[29] Huvos AG et al: Mesenchymal chondrosarcoma. a clinicopathologic analysis of 35 patients with emphasis on treatment. Cancer. 51(7):1230-7, 1983

[30] Salvador AH et al: Mesenchymal chondrosarcoma--observations on 30 new cases. Cancer. 28(3):605-15, 1971

[31] Goldman RL: "Mesenchymal" chondrosarcoma, a rare malignant chondroid tumor usually primary in bone. report of a case arising in extraskeletal soft tissue. Cancer. 20(9):1494-8, 1967

骨膜日光照射反应

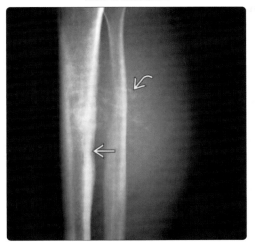

间叶性软骨肉瘤

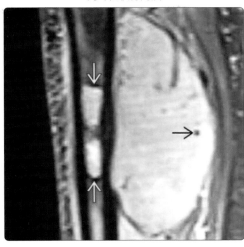

（左图）下肢侧位片显示胫骨近端硬化，有线样和日光照射样骨膜反应。后下方骨膜轴位 CT 显示骨皮质增厚，后内侧骨膜表面有骨吸收➡，另在后方巨大软组织肿块内可见基质钙化影➡。（右图）矢状位 MR T_2 压脂序列显示髓腔内高信号➡，后方有一巨大软组织肿块。低信号代表基质钙化➡。

矿化的骨皮质旁肿块

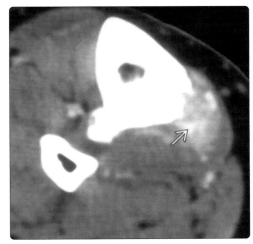

巨大软组织肿块

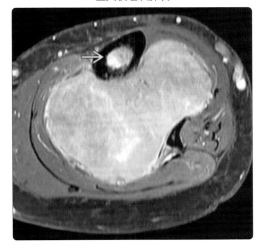

（左图）下肢轴位 CT 显示骨皮质增厚，后内侧骨膜表面有破坏，后方可见软组织肿块，伴有矿化➡。（右图）轴位 MR T_1 增强＋压脂序列显示胫骨近端髓腔内被肿瘤取代➡。胫骨后方骨皮质破坏，有一巨大异质性软组织肿块。

踝部矿化肿块

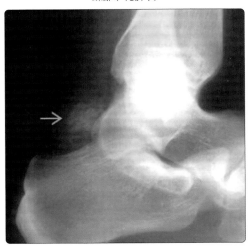

眼眶肿瘤

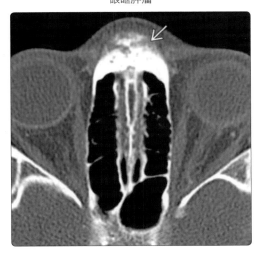

（左图）邻近或起自于距骨表面的间叶性软骨肉瘤➡。肿瘤相对较小，伴有云雾样矿化，骨似未受累及。（右图）轴位 CT 显示肿瘤鼻前方骨破坏，有一小的软组织肿块影➡。含有不规则放射致密影，代表了基质钙化。

（左图）发生于盆腔的巨大间叶性软骨肉瘤，累及软组织，切面呈鱼肉样➡，伴有广泛矿化。（右图）轴位 CT 显示肿瘤累及髂骨➡和邻近软组织。肿瘤体积大，含有透亮和矿化区域➡。

盆腔间叶性软骨肉瘤

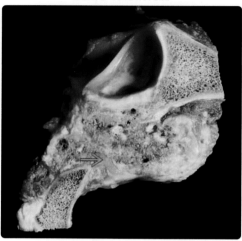

盆腔矿化肿块

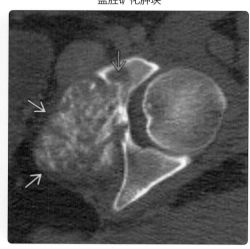

（左图）冠状位重建 CT 显示椎体巨大肿块伴有矿化，累及邻近软组织。肿瘤具软组织密度，伴有斑点状钙化。位于骨内的病变边界清楚。（右图）轴位 CT 显示肿瘤累及脊髓腔➡，压迫脊索。肿瘤侵蚀椎体，突向胸腔。

巨大矿化肿块

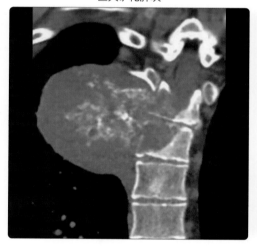

侵犯脊髓腔

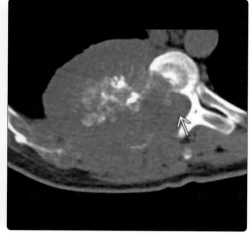

（左图）发生于大腿软组织的间叶性软骨肉瘤。肿瘤呈鱼肉样，中心部位伴有钙化和骨化，为肿瘤内透明软骨骨化所致。（右图）3 年后肿瘤转移至股骨远端。肿瘤呈鱼肉样，镜下全部由小圆细胞组成，无原发肿瘤中可见的软骨成分。

软组织间叶性软骨肉瘤

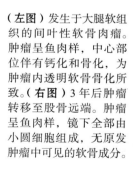

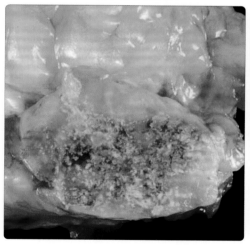

转移性间叶性软骨肉瘤

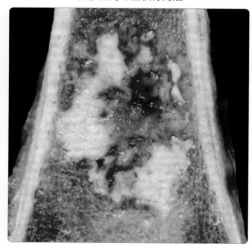

间叶性软骨肉瘤活检标本

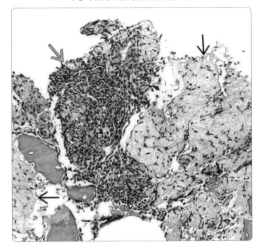

软骨和小圆细胞

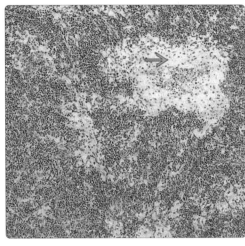

（左图）间叶性软骨肉瘤活检标本显示小圆细胞成分➡和邻近的软骨成分➡。（右图）间叶性软骨肉瘤中的透明软骨成分➡，可与小圆细胞相移行。

嗜酸性软骨

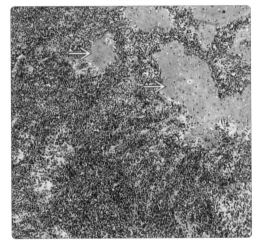

大量软骨区域

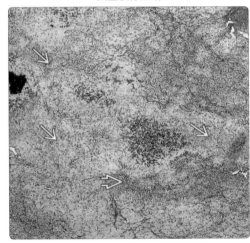

（左图）本例间叶性软骨肉瘤含有粉红色软骨结节➡，类似骨形成。（右图）间叶性软骨肉瘤中大片软骨成分➡，可掩盖小圆细胞成分➡，可与经典型软骨肉瘤相混淆。

结节状透明型软骨

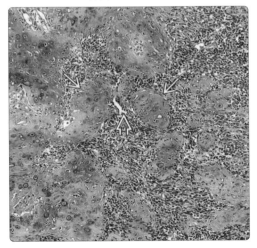

矿化软骨

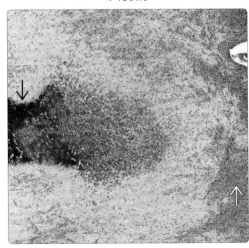

（左图）间叶性软骨肉瘤含有多个透明软骨结节➡，局部融合成片。软骨周围为小圆细胞，局部见扩张血管➡。（右图）间叶性软骨肉瘤中的大卵圆形软骨结节，伴有矿化（紫色区域）➡。结节周围为小圆细胞➡。

（左图）软骨呈透明软骨形态，有时显示纤维软骨样。软骨细胞中等丰富。（右图）肿瘤性透明软骨细胞中等丰富，局部基质钙化，钙化区域呈紫色，形状不规则➡️。

软骨成分

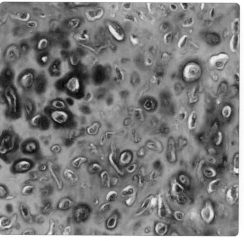

富于细胞的软骨成分

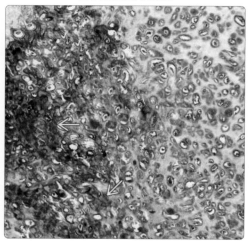

（左图）间叶性软骨肉瘤中的透明软骨与小圆细胞移行。小圆细胞染色质均匀细腻，胞质稀少。（右图）紫蓝色软骨变成嗜酸性，围绕单个瘤细胞➡️，类似骨样组织。

透明软骨和小圆细胞

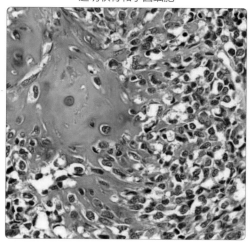

骨样组织样基质

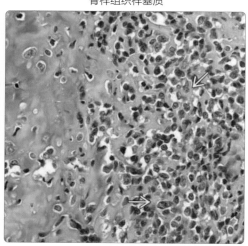

（左图）间叶性软骨肉瘤常含有特征性的血管结构。血管壁薄，轻微扩张，形成血管外皮瘤样结构。这种结构不见于尤因肉瘤。（右图）间叶性软骨肉瘤中典型的血管外皮瘤样结构，小圆细胞分布于胶原性间质内。

显著的血管结构

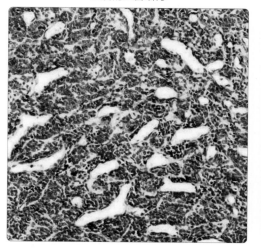

鹿角状血管

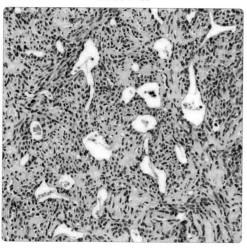

小圆细胞成分

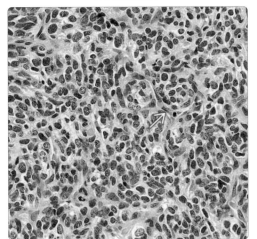

浸润性生长

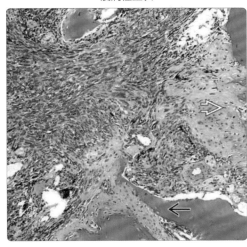

（左图）本例血管呈挤压状，内含红细胞➡。这些区域可能含有丛状血管，但紧密排列的小圆细胞将血管变得不明显。（右图）间叶性软骨肉瘤呈浸润性生长，浸润和包绕宿主骨➡。瘤细胞呈梭形，短束状排列，可见肿瘤性软骨➡。

肺转移

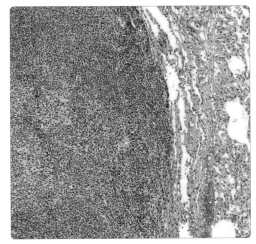

肾上腺转移

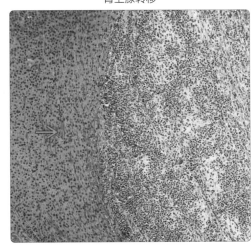

（左图）肺是间叶性软骨肉瘤最常见转移部位。本例转移灶境界清楚，完全由小圆细胞组成。（右图）与其他肉瘤不同，间叶性软骨肉瘤常转移至不常见部位，本例肿瘤转移至肾上腺➡，也转移至胰腺。

SOX9 标记

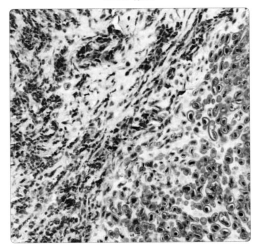

CD99 标记

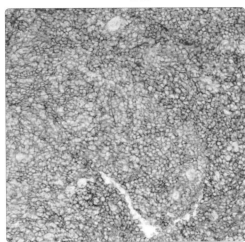

（左图）间叶性软骨肉瘤软骨成分和小圆细胞均表达 SOX9。无软骨成分，该标记对诊断有帮助。但尤因肉瘤也可表达，故有时需要 FISH 检测予以明确。（右图）成片瘤细胞表达 CD99，与尤因肉瘤有重叠。

第七篇
纤维性和纤维组织细胞性肿瘤
Fibrous and Fibrohistiocytic Tumors

刘绮颖 译

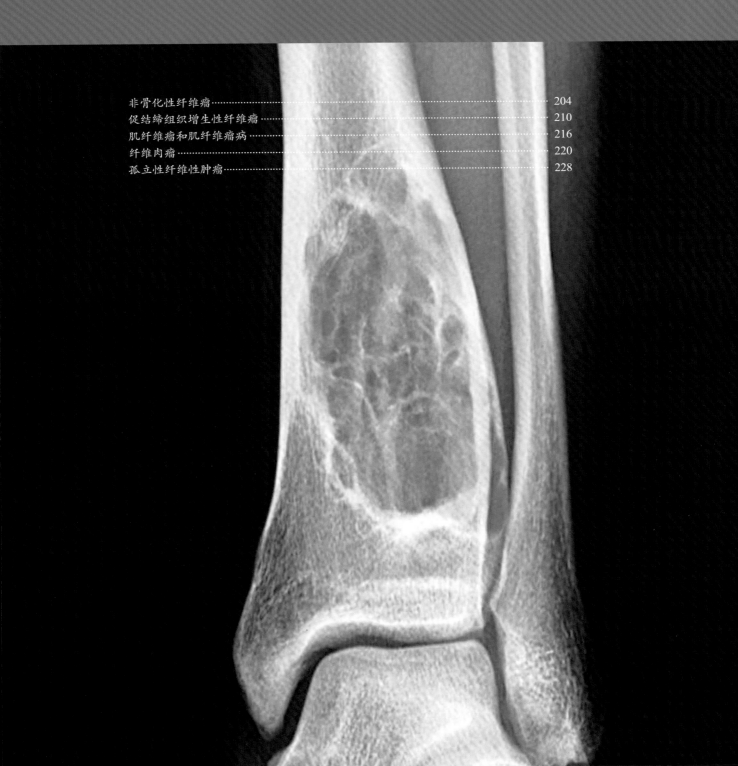

非骨化性纤维瘤
Nonossifying Fibroma

诊断要点

一、术语
- 纤维性骨皮质缺损：局限于骨皮质的小病变
- 非骨化性纤维瘤：累及髓腔肿块

二、临床特征
- 发生于骨骼发育未成熟患者
- 常无症状，偶然发现
- 多发生于股骨远端、胫骨近端和胫骨远端的干骺端
- 治疗上采取观察；对有骨折风险的病变进行刮除

三、影像学检查
- 溶骨性，偏侧性，边缘锐利，伴有硬化；累及骨皮质并可延伸至髓腔
- 分叶状轮廓，可不对称
- 影像学形态具有特征性；大多数情况下不需要活检

四、大体检查
- 偏侧性，红褐色，局部黄色
- 境界清楚
- 硬化性边缘

五、显微镜检查
- 富于细胞，梭形成纤维细胞呈席纹状排列
- 散在的破骨细胞型巨细胞，含铁血黄素沉着和泡沫样巨噬细胞
- 可有坏死和出血

六、诊断清单
- 发生于骨骼发育未成熟患者干骺端的偏侧性病变：考虑非骨化性纤维瘤
- 伴有破骨细胞型巨细胞的富于细胞性梭形细胞肿瘤

溶骨性肿瘤

实性红褐色占位

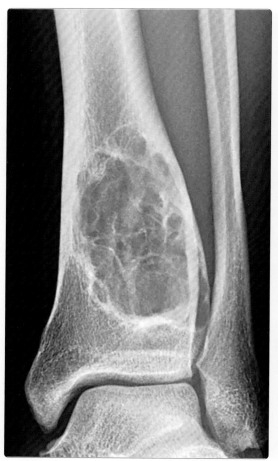

胫骨远端斜位片显示一个非骨化性纤维瘤。病变呈溶骨性和偏侧性，累及远端骨干和干骺端，边缘锐利并硬化。

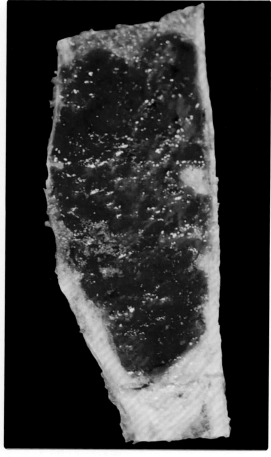

非骨化性纤维瘤充满腓骨近端骨干和干骺端髓腔。实性红褐色肿瘤引起骨膨胀和骨皮质变薄。

一、术语

（一）缩略语

- 纤维性骨皮质缺损（fibrous cortical defect，FCD）
- 非骨化性纤维瘤（nonossifying fibroma，NOF）

（二）同义词

- 干骺端纤维性缺损
- 纤维黄色瘤
- 良性纤维组织细胞瘤

（三）定义

- 良性成纤维细胞增生，伴有破骨细胞型巨细胞
  - 既往局限于骨皮质的肿瘤称为 FCD；现命名为 NOF

二、病因／发病机制

肿瘤性过程

- 与基因突变相关

三、临床特征

（一）流行病学

- 发生率
  - 未知；大多数病变无症状
    - 约 35% 儿童有 ≥1 个病变
    - 影像学研究表明，4 岁时 54% 男孩和 22% 女孩有累及骨皮质的病变
- 年龄
  - 通常在 1—20 岁时发现
    - 发病高峰：4—15 岁
- 性别
  - 男孩更常见（男：女 =2：1）

（二）部位

- 出现在干骺端：90% 位于下肢
  - 股骨远端、胫骨近端和胫骨远端
- 扁平骨或短管状骨很少受累
- 多数为单发；部分可多发
  - 多发病变可见于 I 型神经纤维瘤病和 Jaffe-Campanacci 综合征

（三）表现

- 无症状；影像学偶然发现
- 可引起疼痛；是儿童病理性骨折的最常见原因

（四）治疗

- 观察或刮除
- 影像学上具有特征性：常无须活检

（五）预后

- 良好；很少复发

四、影像学检查

（一）X 线

- 干骺端，偏侧性，溶骨性
- 椭圆形，有锐利的硬化边缘
- 骨皮质扇贝样改变，形成骨小梁
- 自然消退；进行性骨化和融入骨中

（二）MR

- T_1 和 T_2 加权图像呈中至低信号

（三）CT

- 有硬化边缘的透亮病变

（四）骨扫描

- ^{99m}Tc 扫描上有轻度摄取

五、大体检查

（一）一般特征

- 偏侧性，局限性，椭圆形伴硬化边界
- 骨皮质变薄，甚至完全被再吸收
- 质软，红褐色伴局部黄色
- 骨折所导致的广泛出血和坏死

（二）大小

- 通常较小（3～5cm；或更大）

六、显微镜检查

组织学特征

- 富于细胞：由胖梭形成纤维细胞组成，呈席纹状排列
- 核分裂象少见
- 散在分布的破骨细胞型巨细胞、含铁血黄素沉着和泡沫样巨噬细胞
- 可有坏死和出血，尤其在骨折背景下
- 周围可伴有反应性编织骨

七、辅助检查

遗传学

- *KRAS*、*FGFR1* 和 *NF1* 突变
  - 导致 RAS-MAPK 通路活化

八、鉴别诊断

（一）骨巨细胞瘤

- 中年人；干骺端 – 骨骺；体积大
- 诊断性单核细胞呈椭圆形
- 巨细胞中的细胞核与间质细胞核相同

（二）实体型动脉瘤样骨囊肿

- 实体型 ABC 和 NOF 在组织学上相似
  - 实体型 ABC 有瘤内反应性编织骨和不太明显的席纹状改变

九、诊断清单

（一）临床相关病理特征

- 发生于骨骼发育未成熟患者干骺端的偏侧性病变：考虑 NOF

（二）病理解读要点

- 形态温和梭形细胞呈席纹状排列，伴有破骨细胞型巨细胞、含铁血黄素沉着和泡沫样组织细胞

推荐阅读

[1] Baumhoer D et al: Activating mutations in the MAP-kinase pathway define non-ossifying fibroma of bone. J Pathol. 248(1):116-22, 2019

（左图）腕部 X 线片显示桡骨尺侧纤维性骨皮质缺损。肿瘤为溶骨性，狭长状，沿髓腔方向有边界清晰的、略微硬化的边缘 ➡️，并被一层薄薄的骨膜下反应性骨 ➡️ 所覆盖。（右图）轴位 CT 显示纤维性骨皮质缺损呈一个小的骨皮质内软组织肿块。肿瘤受限于反复压缩增厚的骨皮质 ➡️，不累及髓腔。

溶骨性骨皮质病变

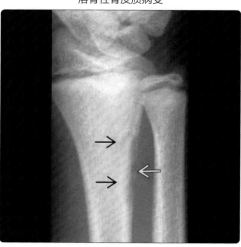

骨皮质内溶骨性病变

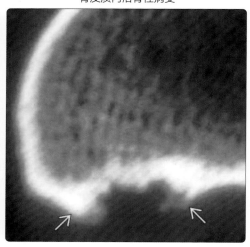

（左图）前后位 X 线片显示股骨远端内侧骨干干骺端有一个椭圆形的溶骨性病变，并有一个形成良好的硬化边缘 ➡️。肿瘤有结节状的轮廓，并使骨轻微膨胀。（右图）侧位片显示股骨远端后部干骺端有一偏侧性非骨化性纤维瘤。该溶骨性肿瘤使骨轻度膨胀，并有轮廓清晰的硬化边缘 ➡️。

局限性边缘

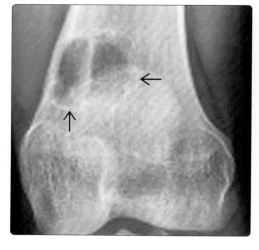

偏侧性溶骨

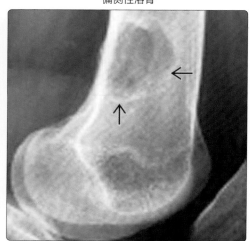

（左图）一例儿童手腕的前后位 X 线片显示桡骨远端外侧骨皮质的典型非骨化性纤维瘤。病变呈偏侧性，有硬化边缘，导致骨干干骺端轻度膨胀。（右图）轴位 CT 显示桡骨的非骨化性纤维瘤。该肿瘤为软组织密度、偏侧性并局限，有一硬化的髓内边缘 ➡️。变薄的骨皮质局灶性被破坏 ➡️。

椭圆形溶骨性肿瘤

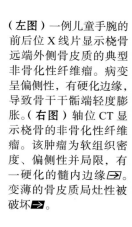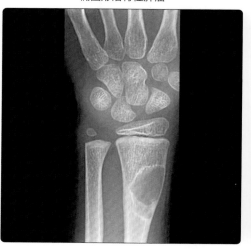

硬化性边缘

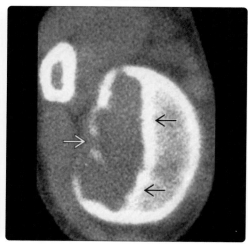

不均质性占位

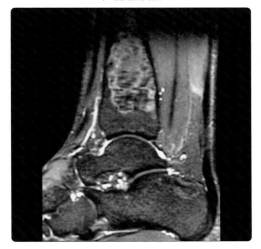

肿瘤边界锐利

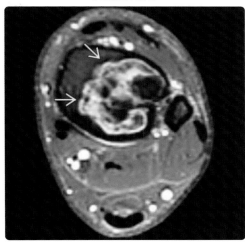

（左图）矢状位 MR T$_2$ 加权显示位于胫骨远端的非骨化性纤维瘤信号强度不均匀。肿瘤呈清晰的结节状，被不明显的骨髓包围。（右图）轴位 MR T$_2$ 加权示非骨化性纤维瘤，具有不均质的信号强度。肿瘤使骨膨胀，并使骨皮质形成扇贝样改变。髓内边缘被硬化骨勾勒成一条暗线➡。

巨大的溶骨性占位

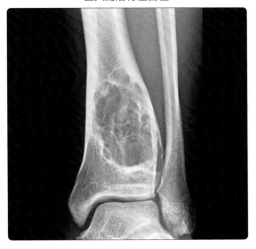

多发性非骨化性纤维瘤

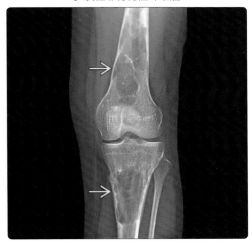

（左图）斜位片显示胫骨远端的非骨化性纤维瘤。偏侧的病变呈溶骨性，累及远端骨干和干骺端。边缘尖锐硬化。（右图）X 线片显示一例神经纤维瘤病患者多个巨大的非骨化性纤维瘤➡。病变均为溶骨性，局限性，累及股骨远端和胫骨近端。

硬化性边缘

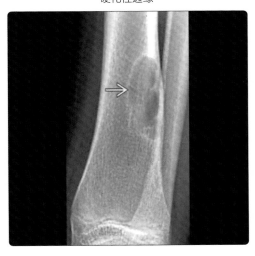

显著水肿

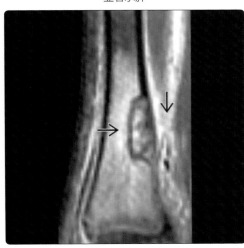

（左图）小腿下部前后位 X 线片显示非骨化性纤维瘤的典型特征。病变位于骨皮质（偏侧性），以骨干干骺端为中心沿骨长轴延伸，并被反应性骨的硬壁➡所包围。骨皮质轻微膨胀。（右图）MR T$_2$ 加权像显示邻近骨髓和软组织水肿。明显的水肿➡代表对隐匿性骨折的反应。

（左图）X 线片显示股骨远端正在消退的非骨化性纤维瘤。肿瘤被病灶内所沉积的反应性骨➡所取代。骨化部分轮廓清晰，并与骨皮质相融合。（右图）轴位 CT 显示一个正在消退的非骨化性纤维瘤。肿瘤被反应性骨取代，但一小部分髓内成分仍然存在，而且呈溶骨性➡。

消退性非骨化性纤维瘤

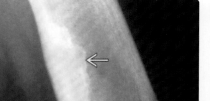

肿瘤被骨填充

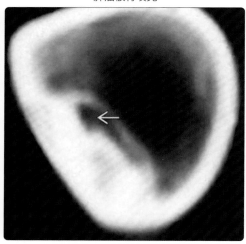

（左图）X 线片显示股骨远端非骨化性纤维瘤导致的病理性骨折。骨折在一定程度上掩盖了病变，但在远端骨折断端的上部可见硬化壁的近端，该硬化壁标明病变➡的上端。（右图）透视图像显示股骨远端非骨化性纤维瘤发生了骨折，并用侧板和螺钉修复。巨大的溶骨性肿瘤➡使股骨膨胀。

病理性骨折肿瘤

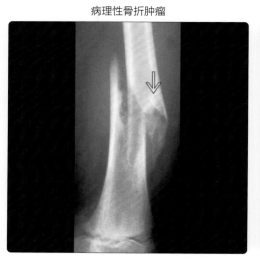

骨折后的内固定

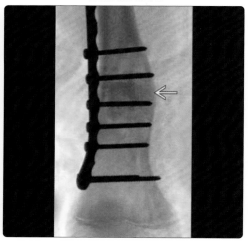

（左图）股骨远端的小非骨化性纤维瘤累及骨皮质和髓腔。肿瘤呈实性、红褐色，边缘有一层反应性骨的骨壳➡。（右图）刮除标本显示从长骨上剥脱的非骨化性纤维瘤组织。红褐色实性肿瘤组织与碎骨块混合在一起。可见为进入髓腔而切除的骨皮质碎片➡。

小非骨化性纤维瘤

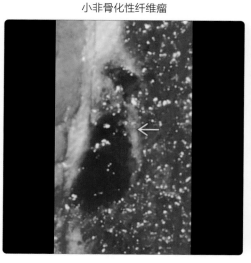

刮除标本

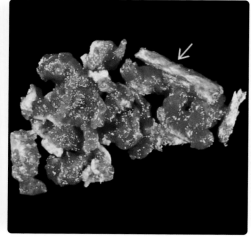

锐利边缘伴骨皮质

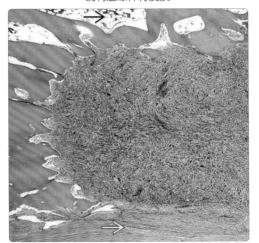

周围反应性编织骨

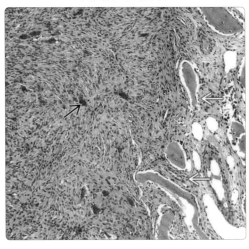

（左图）累及大部分骨皮质的纤维性骨皮质缺损被增厚的骨膜覆盖➡。肿瘤与周围骨皮质有锯齿状但尖锐的边缘，髓腔未受累➡。（右图）非骨化性纤维瘤与髓腔之间有一个反应性编织骨➡边缘。富于细胞性肿瘤呈实性，含有散在分布的破骨细胞型巨细胞➡。

席纹状结构

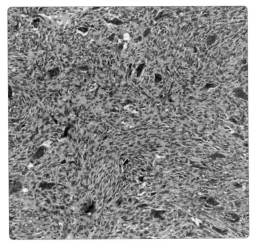

梭形细胞伴含铁血黄素

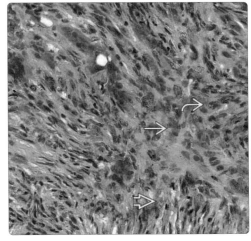

（左图）典型的非骨化性纤维瘤富于细胞，含有散在的破骨细胞型巨细胞。梭形细胞呈席纹状排列，偶见红细胞外渗。（右图）非骨化性纤维瘤由排列成席纹状的梭形细胞➡和散在的破骨细胞型巨细胞组成。常见棕色含铁血黄素沉积➡和小出血灶➡。

泡沫样吞噬细胞

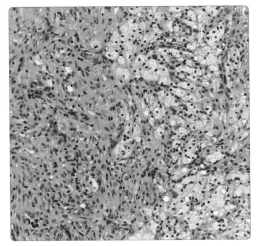

编织骨和宽条束

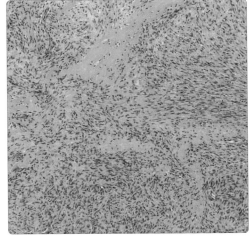

（左图）本例非骨化性纤维瘤中有较多泡沫样组织细胞，可见毗邻肿瘤内增生的梭形细胞。（右图）实体型 ABC 含有编织骨，缺乏伴有破骨细胞型巨细胞、含铁血黄素和泡沫样细胞的席纹状结构。实体型 ABC 中的梭形细胞呈较宽的条束排列。

促结缔组织增生性纤维瘤
Desmoplastic Fibroma

一、术语
- 促结缔组织增生性纤维瘤（desmoplastic fibroma，DF）：局部侵袭性肿瘤，被认为是深部软组织纤维瘤病的骨内对应病变

二、临床特征
- 罕见：占原发性骨肿瘤的 0.1%
- 多发生于十几岁或二十几岁的患者
- 起源于长骨的干骺端和下颌骨
- 缓慢性生长
- 疼痛
- 局部完整切除
- 刮除后复发率高

三、影像学检查
- 放射性透明
- 蜂窝状或气泡样
- 周界清楚

四、大体检查
- 椭圆形和境界清楚
- 实性，质韧，棕白色

五、显微镜检查
- 类似软组织纤维瘤病，细胞密度不等和丰富胶原沉积区域
- 瘤细胞为梭形成纤维细胞，排列成宽流水条束样
- 梭形细胞形态一致，温和

六、辅助检查
- 无特异免疫表型
- 与软组织纤维瘤病不同，DF 很少显示 β-catenin 核染色
  - β-catenin 通路在 DF 的发病机制中不那么重要
  - 结肠癌发病率没有增加，而且患者无 Gardner 综合征的其他表现

破坏性肿块

巨大实性棕褐色肿瘤

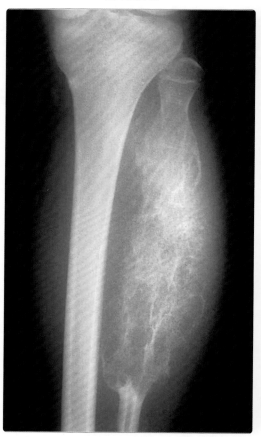

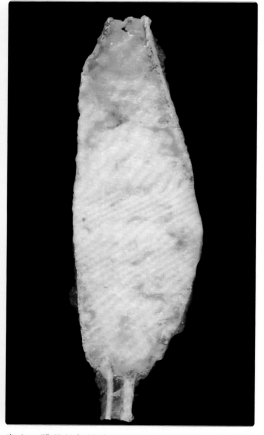

腓骨的促结缔组织增生性纤维瘤表现为一个伸长、膨大、空泡状溶骨性肿瘤。近端和远端边缘境界清楚，并有一层骨膜壳。

发生于腓骨的促结缔组织增生性纤维瘤，呈实性，棕白色，质韧，边界清楚。肿瘤使骨膨胀，周边为蛋壳样骨膜下骨。

一、术语

（一）缩略语

- 促结缔组织增生性纤维瘤（desmoplastic fibroma，DF）

（二）同义词

- 骨内纤维瘤病；骨内韧带样瘤

（三）定义

- 局部侵袭性、非转移性成纤维细胞性肿瘤，类似深部软组织纤维瘤病

二、病因／发病机制

肿瘤

- 间充质干细胞突变

三、临床特征

（一）流行病学

- 发生率
  ○ 罕见的原发性骨肿瘤；在原发性骨肿瘤中占比 < 0.1%
  ○ 2.5 人／亿人
- 年龄
  ○ 范围广泛，从幼儿至老年人
  ○ 发病高峰在十几岁或二十几岁；75% 患者 < 30 岁
- 性别
  ○ 性别分布相等

（二）部位

- 最常发生于长骨干骺端、下颌骨和骨盆；罕见于骨皮质旁或脊柱

（三）表现

- 疼痛和肿胀；受累骨逐渐膨胀
- 头痛、复发性中耳炎和听力损失与颅面骨肿瘤有关；极少情况下表现为病理性骨折

（四）治疗

- 首选局部完整切除；整块切除或扩大刮除

（五）预后

- 刮除后有很高的复发率；完整切除后复发率低很多

四、影像学检查

（一）X 线

- 放射性透明；膨胀性，具有清晰边界
- 通常呈特征性蜂窝状、小梁状或气泡状
  ○ 由肿瘤小叶之间增厚骨皮质的骨内嵴形成
- 侵蚀骨皮质并累及软组织；轻微或无骨膜反应

（二）MR

- T_1 加权图像上为中等信号强度；与骨骼肌等信号或低信号；T_2 加权图像上信号强度不均匀

（三）CT

- 放射性透明，边界清晰；有助于明确肿瘤范围

（四）骨扫描

- ^{99m}Tc 扫描示摄取增加

五、大体检查

（一）一般特征

- 椭圆形，境界清楚，棕白色
- 皮革样或橡胶样；质地类似软组织纤维瘤病；可侵蚀骨皮质和累及软组织

（二）大小

- 最大径通常为 5～10cm

六、显微镜检查

组织学特征

- 类似软组织纤维瘤病，细胞密度不等和丰富的胶原沉积区域；间质可疏松和黏液样
- 瘤细胞为形态一致、温和的梭形成纤维细胞／肌成纤维细胞，呈宽束状排列；黏液样区内富含星状细胞
- 间质含有小口径血管和小灶红细胞外渗；核分裂象少见且为正常性
- 周围可见局灶性浸润；广泛浸润应警惕为纤维肉瘤或低级别成纤维细胞型骨肉瘤的可能性

七、辅助检查

（一）免疫组织化学

- 无特异性免疫表型
- 与软组织纤维瘤病不同，只有少数 DF 显示 β-catenin 核染色

（二）遗传学

- < 10% 的病例具有 *CTNNB1* 或 *APC* 突变

八、鉴别诊断

（一）高分化骨肉瘤

- 均由条束状排列的形态温和的梭形细胞组成；骨肉瘤含有肿瘤性骨；浸润性生长
- 高分化骨肉瘤表达 MDM2 和 CDK4，但 DF 为阴性

（二）髓内高分化纤维肉瘤

- 呈渗透性生长并且细胞较丰富；通常呈鱼骨样排列，瘤细胞核异型性更为明显，并易见核分裂象

（三）纤维结构不良

- 瘤细胞呈席纹状排列，而不是宽大束状；含有曲线状骨小梁，后者非 DF 特征

推荐阅读

[1] Kahraman D et al: Desmoplastic fibroma of the jaw bones: A series of twenty-two cases. J Bone Oncol. 26:100333, 2021
[2] Evans S et al: Desmoplastic fibroma of bone: A rare bone tumour. J Bone Oncol. 3(3-4):77-9, 2014

（左图）促结缔组织增生性纤维瘤在冠状位 CT 上显示为软组织肿块➡️，膨胀并破坏左下颌支。肿瘤密度与骨骼肌相似、残存骨边缘锐利➡️。存在周围反应性骨的小病灶➡️。（右图）轴位 CT 显示下颌骨髁状突的促结缔组织增生性纤维瘤。肿瘤破坏内侧骨皮质，凸入软组织➡️。肿瘤与骨之间的界面清晰。

下颌骨促结缔组织增生性纤维瘤

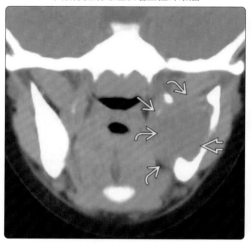

骨皮质损坏

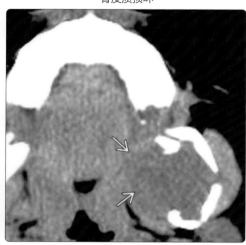

（左图）促结缔组织增生性纤维瘤表现为桡骨远端的分叶状、溶骨性病变。其边缘锐利且硬化➡️，邻近尺骨上的压力效应来自于旁边的软组织肿块➡️。（右图）促结缔组织增生性纤维瘤呈气泡样、溶骨性占位，其边缘清晰，肿瘤累及关节面底部，使周围骨皮质变薄和膨胀。骨内嵴形成肿瘤内穿插的线条➡️。

分叶状和溶骨性

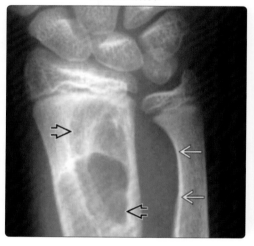

气泡样外观

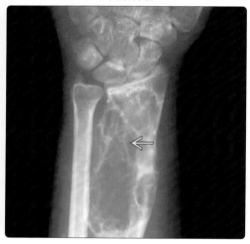

（左图）促结缔组织增生性纤维瘤在轴位 CT 上显示为低密度肿块，随骨膨胀破坏肩胛骨体，并于边缘可见骨膜新生骨➡️。骨内边缘界限清楚➡️。（右图）轴位 MR T₂ 压脂图像显示肩胛骨内高信号强度的促结缔组织增生性纤维瘤。肿瘤侵及前方及后方软组织。骨髓受侵表明肿瘤已越过关节缘➡️。

肩胛骨低密度占位

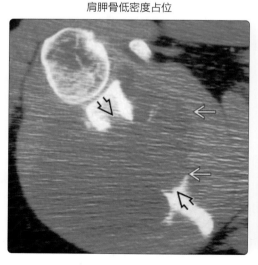

高信号的促结缔组织增生性纤维瘤

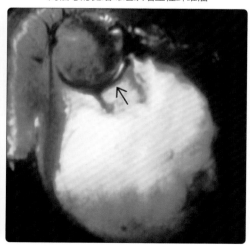

髂骨分叶状和膨胀性病变

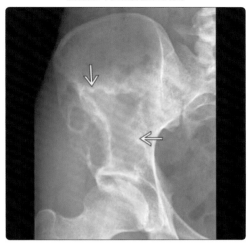

促结缔组织增生性纤维瘤

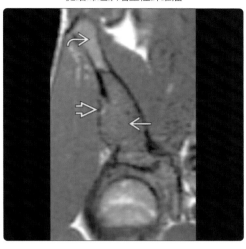

（左图）髂骨促结缔组织增生性纤维瘤表现为髋臼上部分叶状膨胀性病变。肿瘤呈溶骨性、小梁状，并有局限性硬化边缘➡️。（右图）促结缔组织增生性纤维瘤的冠状位 MR T₁ 加权示右侧髂骨的骨髓被病变所取代➡️，该病变使髋臼外侧壁膨胀。肿瘤边缘清晰➡️，邻近的正常脂肪骨髓➡️未见反应性改变。

透亮和分叶状病变

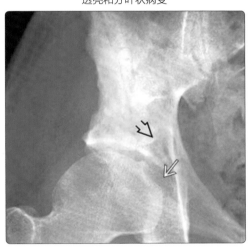

髋骨促结缔组织增生性纤维瘤

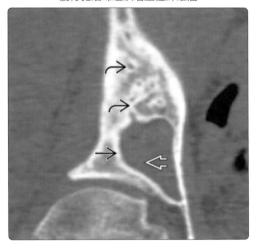

（左图）促结缔组织增生性纤维瘤在右侧髋臼内侧➡️表现为一个模糊、透亮的分叶状病变，沿髋臼上髂骨有增厚的反应性硬化➡️。骨皮质未被破坏。病变下缘界限不清。（右图）CT 示右侧髋臼内侧促结缔组织增生性纤维瘤➡️，具有软组织密度，周围有一层较厚的硬化边缘➡️。肿瘤向上呈不规则触手状延伸➡️。

实性质韧的棕色肿瘤

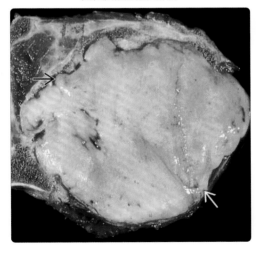

界限分明的实性棕色占位

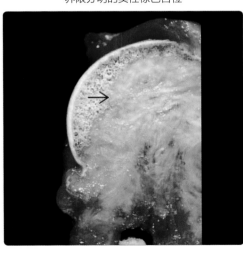

（左图）促结缔组织增生性纤维瘤大部分区域呈实性、质韧和棕褐色。具有一个境界清楚的硬化边缘➡️，骨膜下有一层新骨壳➡️。肿瘤导致其下原来的骨发生再吸收。（右图）肱骨近端促结缔组织增生性纤维瘤显示为局灶出血性、实性、棕白色有横纹的肿块。肿瘤境界清楚➡️，破坏骨皮质并累及邻近软组织。

（**左图**）促结缔组织增生性纤维瘤通常呈局限性，与周围骨分界清楚。本例骨骺肿瘤侵蚀并穿过骺板 ➡，但境界清楚，周边为一层反应性编织骨 ⇨。（**右图**）促结缔组织增生性纤维瘤常可通过针穿活检做出诊断。肿瘤显示中等细胞密度，由梭形细胞和胶原化间质组成，可有红细胞外渗和淋巴细胞聚集。

穿过骺板

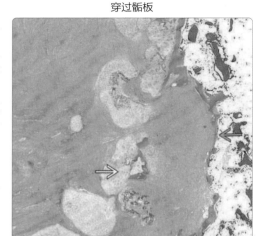

针穿活检

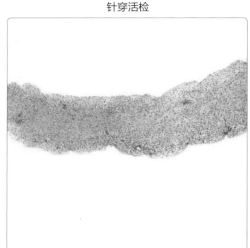

（**左图**）促结缔组织增生性纤维瘤由条束状排列、形态一致的梭形细胞和胶原纤维组成，胞质淡嗜酸性。瘤细胞束较宽，呈流水样，细胞密度中等。（**右图**）促结缔组织增生性纤维瘤由梭形和星状成纤维细胞组成，细胞之间有多少不等的胶原纤维。瘤细胞形态温和，胶原纤维可为细腻纤维丝至粗大绳索样、波浪状 ⇨。

条束状梭形细胞

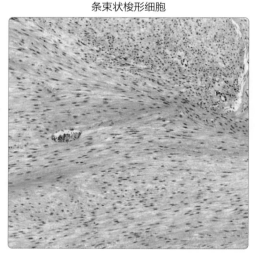

梭形和星状肿瘤细胞

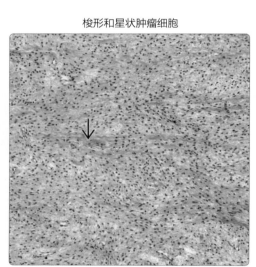

（**左图**）促结缔组织增生性纤维瘤一般为中等至低细胞密度，由梭形和星状肿瘤细胞组成 ⇨。梭形细胞排列成交叉束状且伴有胶原纤维。无或仅有小灶坏死。（**右图**）复发的促结缔组织增生性纤维瘤具有反应性编织骨 ➡。骨的出现提示需要与纤维结构不良相鉴别，倘若在没有病史的情况下，将对诊断造成困难。

形态温和的梭形细胞

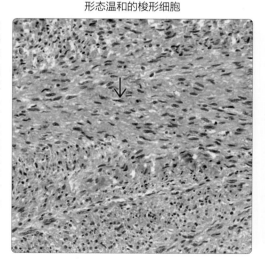

反应性骨形成

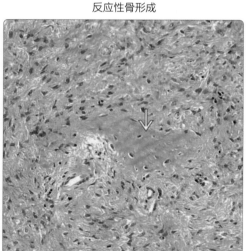

胶原化间质

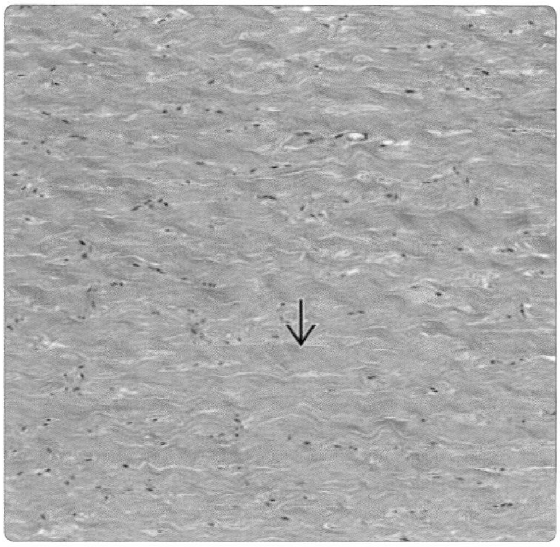

瘤细胞形态一致

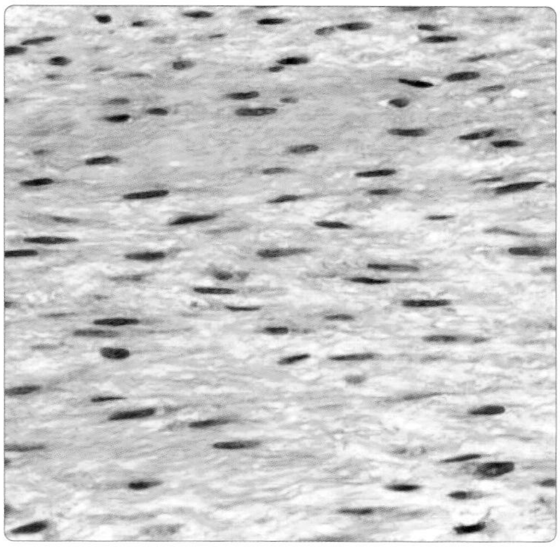

（**左图**）促结缔组织增生性纤维瘤，顾名思义为含有丰富的胶原纤维。本例胶原纤维粗大，呈瘢痕疙瘩样，并平行排列➲。瘤细胞形态温和。（**右图**）促结缔组织增生性纤维瘤中的瘤细胞排列成条束状，且有波浪状胶原纤维。瘤细胞呈形态一致的梭形，核细长，核端圆钝或尖细。胞界不清，胞质嗜酸性。

细胞密度增加

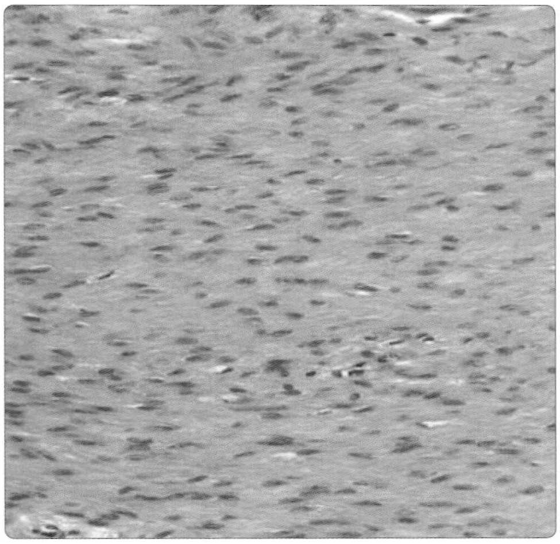

囊性变伴有巨细胞

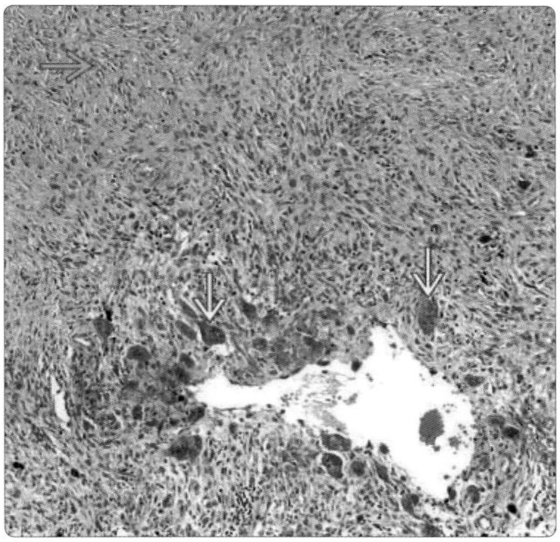

（**左图**）本例肿瘤中，呈宽条束状排列的瘤细胞密度轻度增加。瘤细胞形态一致，核细长，染色质细腻，胞界不清，胞质嗜酸性。（**右图**）本例促结缔组织增生性纤维瘤局部区域细胞稍丰富，小灶呈动脉瘤样骨囊肿样，伴有出血。出血诱导破骨细胞型巨细胞➡迁入。紧邻该区域可见促纤维增生性纤维瘤➲。

核分裂象

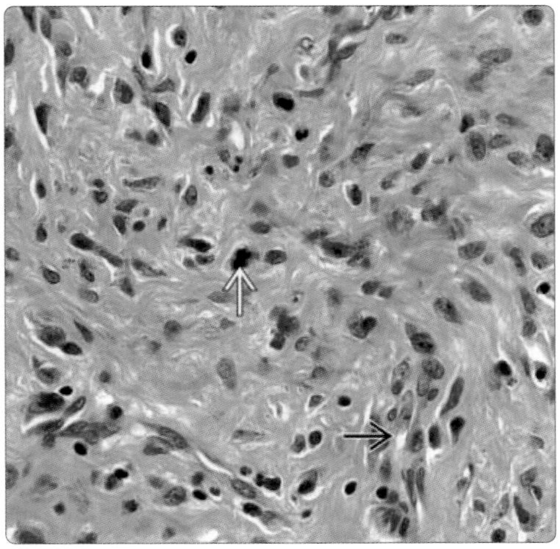

β-catenin 核染色

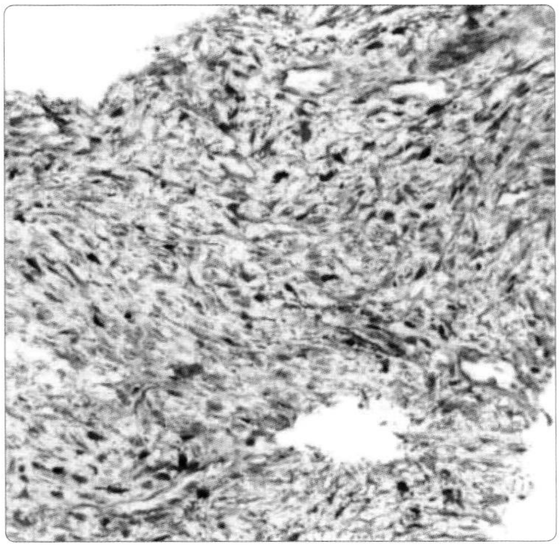

（**左图**）本例促结缔组织增生性纤维瘤中，瘤细胞呈旋涡状生长，血管散在分布➲。图示一个核分裂象➡，这在促结缔组织增生性纤维瘤中并不多见。（**右图**）本例促结缔组织增生性纤维瘤有 *CTNNB1* 突变。β-catenin 免疫组化染色显示多数瘤细胞核呈阳性表达，胞质也有染色。

肌纤维瘤和肌纤维瘤病
Myofibroma and Myofibromatosis

一、术语
- 不常见的肌成纤维细胞性肿瘤

二、临床特征
- 常发生于出生时、婴儿期或儿童早期
- 男性比女性更多见
- 单发肿瘤比多发肿瘤更常见
- 常累及颅骨、颌骨、肋骨和骨盆
- 无症状或可引起病理性骨折
- 无内脏累及者预后好
- 单纯切除通常可治愈
- 内脏有多发性病灶患者，尤其是累及胃肠道者，可因严重出血而致死

三、影像学检查
- 良性外观

- 椭圆形或细长形
- 周界清楚，边缘硬化

四、大体检查
- 坚韧
- 境界清楚
- 棕白色

五、显微镜检查
- 旋涡状或结节状
- 中央区瘤细胞形态原始，圆形至短梭形细胞伴血管外皮瘤样结构
- 周边区域瘤细胞呈肌样形态

六、诊断清单
- 诊断幼儿发生的良性梭形细胞肿瘤时要考虑肌纤维瘤

下颌骨肌纤维瘤

牙齿旁粉棕色肿瘤

（左图）轴位 CT 显示了累及右下颌骨的溶骨性病变➡。病变与骨的边界清楚，并累及软组织。没有矿化现象。（右图）下颌骨内的肌纤维瘤显示均匀棕粉色切面。肿瘤旁边牙齿未见异常。

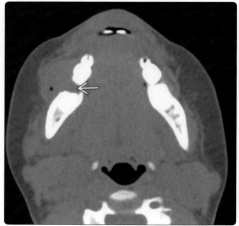
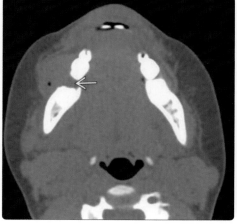

多发性肌纤维瘤

骨骼肌纤维瘤病

（左图）肱骨和尺骨近端的多发性肌纤维瘤➡。肿瘤为溶骨性，境界清楚，边缘硬化。（右图）本例婴儿骨盆 X 线片显示肌纤维瘤病。股骨、耻骨和髂骨均可见椭圆形的溶骨性肿瘤➡。

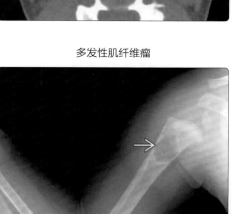
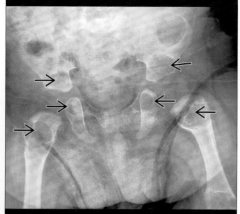
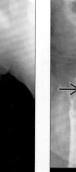

一、术语

（一）同义词
- 婴儿肌纤维瘤病
- 先天性全身性纤维瘤病

（二）定义
- 不常见的良性肿瘤，由形态温和、具有肌成纤维细胞分化的梭形细胞组成
- 病变可为单个（肌纤维瘤）或多个（肌纤维瘤病）

二、病因／发病机制

肿瘤性
- 病因不明

三、临床特征

（一）流行病学
- 发生率
  - 罕见
- 年龄
  - 常发生于出生时、婴儿期或儿童早期
  - 偶可发生于成人
- 性别
  - 男比女多见

（二）部位
- 表现为单个或多个病变
  - 单发肿瘤更常见，可累及骨、软组织或皮肤
  - 多发时，可累及骨和骨外部位，包括皮肤、软组织和内脏
- 常累及颅骨、颌骨、肋骨和骨盆
- 长骨病例中，常以干骺端为中心

（三）表现
- 可无症状或有痛感
- 可扪及肿块
- 可导致病理性骨折

（四）治疗
- 单纯切除常可治愈

（五）预后
- 无内脏累及者预后好
- 累及胃肠道或肺的多脏器病变者可有致命性出血

四、影像学检查

（一）X线
- 椭圆形或细长形
- 透亮，呈偏心性
- 境界清楚，边缘硬化
- 可侵蚀骨或使骨膨胀

（二）MR
- T_1 加权为低信号，T_2 加权信号强度不均
- 钆增强时边缘强化

（三）CT
- 溶骨性，边缘清晰
- 相对骨骼肌呈低至等密度，增强时边缘强化

五、大体检查

一般特征
- 坚韧，棕白色，境界清楚

六、显微镜检查

组织学特征
- 中央区细胞丰富，成片小圆细胞伴有鹿角状血管
  - 小圆细胞成分可不明显
- 常见核分裂象、坏死和钙化
- 中央区与外周区相移行，后者由条束状胖梭形细胞组成
  - 细胞核端圆钝，胞质嗜酸性
  - 类似平滑肌细胞

七、辅助检查

（一）免疫组织化学
- 梭形细胞具有肌成纤维细胞分化
- 梭形及圆形细胞成分 SMA 阳性
- 梭形细胞 CD34 阴性

（二）遗传学
- *PDGFB* 活化胚系突变：家族性
- *PDGFRB* 活化体系突变：获得性

八、鉴别诊断

（一）低度恶性成纤维细胞性肉瘤
- 细胞较肌纤维瘤更丰富
- 核异型性更大
- 显示浸润性生长

（二）纤维结构不良
- 肌纤维瘤缺乏典型的曲线形编织骨

（三）促结缔组织增生性纤维瘤
- 梭形瘤细胞呈宽束状排列；无小圆细胞
- 缺乏鹿角状血管

（四）嗜酸性肉芽肿和非骨化性纤维瘤
- 在影像学上两者均作为鉴别诊断，但在病理学上则易于区分

九、诊断清单

病理解读要点
- 诊断婴幼儿发生的良性梭形细胞肿瘤时要考虑肌纤维瘤

推荐阅读

[1] Koo SC et al: A Distinctive genomic and immunohistochemical profile for NOTCH3 and PDGFRB in myofibroma with diagnostic and therapeutic implications. Int J Surg Pathol. 28(2):128-37, 2020
[2] Dhupar A et al: Solitary intra-osseous myofibroma of the jaw: A case report and review of literature. Children (Basel). 4(10), 2017
[3] Inwards CY et al: Solitary congenital fibromatosis (infantile myofibromatosis) of bone. Am J Surg Pathol. 15(10):935-41, 1991

肌纤维瘤

肿瘤位于板障间隙

（**左图**）骨肌纤维瘤呈实性和棕白色。肿瘤使骨膨大，周界清楚。肿瘤周围围绕一层骨膜下反应性骨。（**右图**）轴位CT显示，颅枕骨内可见一境界清楚的溶骨性病变➡。虽然肿瘤使骨质轻度膨胀，但仍被硬化的骨质所包围。

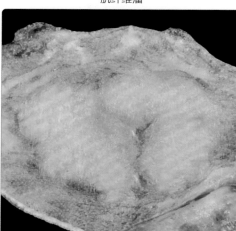
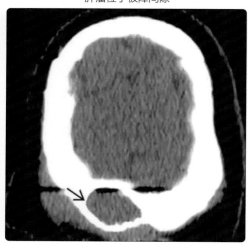

颅骨小肌纤维瘤

病理性骨折

（**左图**）轴位CT显示顶骨左侧有一溶骨性病灶➡，与上一幅图像中的病变非常相似。肿瘤境界清晰，无钙化，并使外板轻微膨大。（**右图**）X线片显示桡骨近端有一个单骨性肌纤维瘤➡。病变呈放射性透亮，边缘清晰。可见一正在愈合的病理性骨折➡。

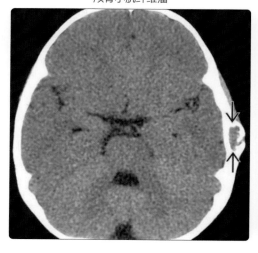
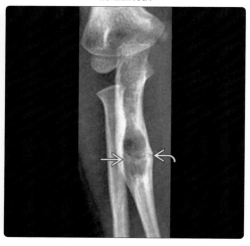

肿瘤使肋骨膨胀

多发性肌纤维瘤

（**左图**）轴位CT显示有累及肋骨的骨内肌纤维瘤➡。病变为溶骨性，椭圆形，边界清楚。（**右图**）婴儿肌纤维瘤病X线片显示，有多个累及长管状骨干骺端的溶骨性病变。每个病变均为溶骨性，呈椭圆形，边界清楚。这些特征与肌纤维瘤病相一致。

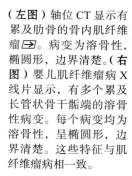
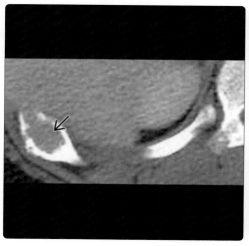
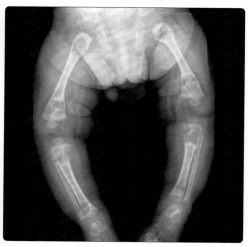

锐利的肿瘤边界

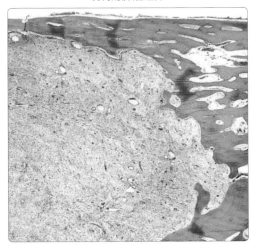

梭形细胞条束

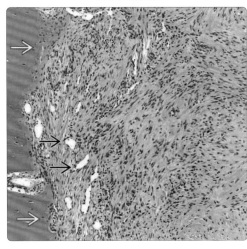

（左图）位于颅骨内的肿瘤与周围骨分界清晰。（右图）中倍视野显示形态温和的梭形细胞，含有嗜酸性胞质。梭形细胞成束排列，可见较多血管➡️，肿瘤与邻近的骨皮质分界清楚➡️。

梭形细胞条束

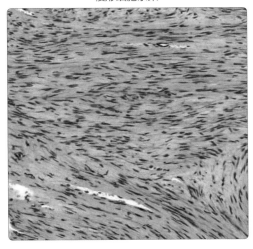

形态一致的肌成纤维细胞

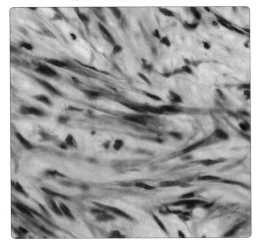

（左图）梭形瘤细胞呈交叉束状排列。核细长，染色质细腻深染，两端圆钝。胞质呈嗜酸性原纤维样，间质呈嗜碱性。（右图）形态一致的肌成纤维细胞含有细长、深染的细胞核，核两端呈逗点状及圆钝，并有原纤维样嗜酸性胞质。

小圆细胞

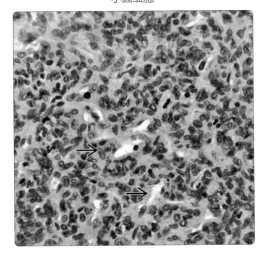

强阳性表达平滑肌肌动蛋白

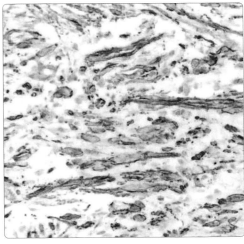

（左图）肌纤维瘤中央区由成片的、核分裂象活跃的小圆细胞组成。该区可发生坏死及营养不良性钙化，可见分支状鹿角样血管➡️。（右图）肌成纤维细胞表达平滑肌肌动蛋白。如图所示，常为弥漫强阳性。

纤维肉瘤
Fibrosarcoma

溶骨性卵圆形肿瘤

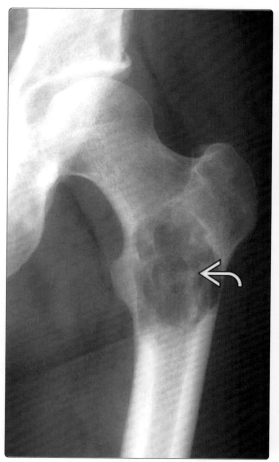

出血性棕褐色肿瘤

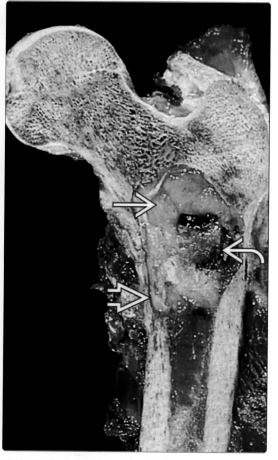

股骨近端 X 线片显示干骺端溶骨性纤维肉瘤。病变含有内部钙化，在本例中难以区分到底是残存死骨片➡还是肿瘤性新骨形成。病变无明显的骨膜反应。

股骨近端骨干的纤维肉瘤切除标本➡显示肿瘤呈粉棕色，有一出血性坏死区➡。周围骨皮质因肿瘤导致扇贝样变形、变薄➡，但看似边界清楚。

一、术语

（一）同义词

- 多形性恶性纤维组织细胞瘤
- 高级别纤维肉瘤
- 未分化多形性肉瘤
- 恶性纤维黄色瘤

（二）定义

- 显示成纤维细胞和肌成纤维细胞分化的肉瘤
- 无胶原产生或肌成纤维细胞分化的肉瘤被认为是未分化多形性肉瘤（undifferentiated pleomorphic sarcomas，UPS）

二、病因/发病机制

肿瘤性

- 多数肿瘤为特发性，无已知致病因素
- 约20%的骨纤维肉瘤发生于原有疾病基础上（继发性纤维肉瘤）
  - Paget病
  - 有骨放射史
  - 骨梗死
  - 骨干髓质狭窄
- 也可在与假体装置相关的情况下发生

三、临床特征

（一）流行病学

- 发生率
  - 罕见肿瘤
  - 约占原发性恶性骨肿瘤的2%
- 年龄
  - 年龄范围广，但常发生于中老年人
  - 诊断时大多数患者 > 50岁
  - 罕见于年轻人

（二）部位

- 长骨
  - 股骨最常见，其次为胫骨和骨盆
  - 常发生于长骨干骺端或骨干

（三）表现

- 疼痛
- 肿块
- 病理性骨折

（四）治疗

- 参照骨肉瘤治疗
  - 结合手术和化疗 ± 放疗

（五）预后

- 5年生存率：40%～50%
- 肺部是最常见的远处转移部位

四、影像学检查

（一）X线

- 放射学特征非特异性，提示为侵袭性恶性肿瘤
- 破坏性
- 溶骨性占位，呈虫蚀样破坏特征
  - 可有小的残存死骨碎片
- 边界不清
- 一般无硬化边缘
  - 如有，多不完整
- 通常位于干骺端，呈偏侧性
- 常见骨皮质突破和软组织肿块
- 可有原来病变迹象

（二）MR

- 在 T_1 加权图像上与骨骼肌呈等信号
- 可显示潜在病变改变

（三）CT

- 与X线表现相似

（四）骨扫描

- 骨扫描上有热点

五、大体检查

（一）一般特征

- 大体形态各异
- 可为棕白色伴出血灶和坏死
- 累及髓腔，甚至浸润至周围软组织

（二）大小

- 通常在诊断时体积已较大

六、显微镜检查

组织学特征

- 与对应的软组织肿瘤病变形态一致
  - 形态特征非常多样，有不同的模式
    - 多形性最常见，其次是成人型、黏液纤维肉瘤和硬化性上皮样纤维肉瘤
- 多形性、梭形细胞呈束状或席纹状/齿轮状排列
- 可有多核破骨细胞型巨细胞
- 常见坏死和核分裂象活跃，包括出现不典型性核分裂象
- 瘤细胞常浸埋于胶原性间质内，后者可发生玻璃样变性
  - 通常难以区分玻变胶原纤维和骨样组织
- 也可有上皮样形态的瘤细胞，可见血管外皮瘤样血管
- 黏液样间质不常见
- 中等大小上皮样细胞在胶原化间质中呈条索样和列兵样排列是硬化性上皮样纤维肉瘤的典型特征

七、辅助检查

（一）免疫组织化学

- 免疫组化无特异性，但有助于在鉴别诊断中排除其他肿瘤

- ○ 瘤细胞弥漫表达波形蛋白，可能对平滑肌标志物呈局灶性染色
  - 提示成纤维细胞和肌纤维母细胞分化
- ○ 瘤细胞偶可显示部分或广泛表达角蛋白，增加了转移性肉瘤样癌的可能性
- 瘤细胞可表达 SATB2

（二）电子显微镜

- 从超微结构上看，瘤细胞通常表现为成纤维细胞分化，含有丰富的胞质内粗面内质网
  - ○ 部分细胞可有肌成纤维细胞分化，周边有纤维丝和致密颗粒
  - ○ 部分细胞含有胞质内溶酶体（纤维组织细胞）

八、鉴别诊断

（一）高级别骨肉瘤

- 纤维肉瘤中的细胞外胶原沉积与肿瘤性骨有时难以鉴别
- 胶原纤维出现任何矿化时提示骨形成
- 骨肉瘤的诊断有时较为困难，需待切除后才能观察到明显的肿瘤性骨
- 骨纤维肉瘤和骨肉瘤的治疗均参照骨肉瘤，两者对化疗有相似的反应
- 瘤细胞如不表达 SATB2 则排除骨肉瘤

（二）去分化软骨肉瘤

- 去分化软骨肉瘤中的去分化成分通常显示成纤维细胞分化
- 比对影像学有助于识别出原有的低级别软骨源性肿瘤
- 检测 IDH 突变有助于鉴别诊断

（三）转移性肉瘤样癌

- 当高级别纤维肉瘤角蛋白阳性时，需除外转移性肉瘤样癌
- 单个骨病灶更倾向是骨原发
- 部分病例利用电子显微镜有助于鉴别诊断
- PET 扫描可判定是否有内脏原发灶

（四）平滑肌肉瘤

- 高级别平滑肌肉瘤可具有相似组织学特征
  - ○ 平滑肌肉瘤的瘤细胞胞质通常更嗜酸性
    - 更为广泛地表达肌标志物，如 desmin、肌蛋白及平滑肌肌动蛋白
    - 超微结构下肿瘤细胞显示平滑肌分化

（五）恶性淋巴瘤

- 影像学上可酷似纤维肉瘤
- 易在光镜下区分，因大多数病例中的瘤细胞非梭形形态

（六）血管肉瘤

- 通常为溶骨性和影像学上高度侵袭性

- 组织学上易于鉴别；血管腔形成及胞质内空泡
  - ○ 血管肉瘤中血管内皮标志物呈阳性，而纤维肉瘤中则呈阴性

九、诊断清单

病理解读要点

- 遇到骨内原发的高级别纤维肉瘤时，一定要从组织学和影像学上寻找原有的病变
- 胶原化间质内见恶性梭形细胞

推荐阅读

[1] Tsuda Y et al: Clinical and molecular characterization of primary sclerosing epithelioid fibrosarcoma of bone and review of the literature. Genes Chromosomes Cancer. 59(4):217-24, 2020

[2] Wojcik JB et al: Primary sclerosing epithelioid fibrosarcoma of bone: analysis of a series. Am J Surg Pathol. 38(11):1538-44, 2014

[3] Jeon DG et al: MFH of bone and osteosarcoma show similar survival and chemosensitivity. Clin Orthop Relat Res. 469(2):584-90, 2011

[4] Tsuchiya H et al: High-grade undifferentiated pleomorphic sarcoma of pelvis treated with curettage and bone graft after complete remission following caffeine-potentiated chemotherapy. J Orthop Sci. 16(4):476-81, 2011

[5] Koplas MC et al: Imaging findings, prevalence and outcome of de novo and secondary malignant fibrous histiocytoma of bone. Skeletal Radiol.39(8):791-8, 2010

[6] Domson GF et al: Infarct-associated bone sarcomas. Clin Orthop Relat Res.467(7):1820-5, 2009

[7] Kocer B et al: A case of radiation-induced sternal malignant fibrous histiocytoma treated with neoadjuvant chemotherapy and surgical resection. World J Surg Oncol. 6:138, 2008

[8] Min WK et al: Malignant fibrous histiocytoma arising in the area of total hip replacement. Joint Bone Spine. 75(3):319-21, 2008

[9] Mandal S et al: Malignant fibrous histiocytoma following radiation therapy and chemotherapy for Hodgkin's lymphoma. Int J Clin Oncol. 12(1):52-5, 2007

[10] Tarkkanen M et al: Malignant fibrous histiocytoma of bone: analysis of genomic imbalances by comparative genomic hybridisation and C-MYC expression by immunohistochemistry. Eur J Cancer. 42(8):1172-80, 2006

[11] Hattinger CM et al: Genetic analysis of fibrosarcoma of bone, a rare tumour entity closely related to osteosarcoma and malignant fibrous histiocytoma of bone. Eur J Cell Biol. 83(9):483-91, 2004

[12] Keel SB et al: Orthopaedic implant-related sarcoma: a study of twelve cases.Mod Pathol. 14(10):969-77, 2001

[13] Antonescu CR et al: Primary fibrosarcoma and malignant fibrous histiocytoma of bone-a comparative ultrastructural study: evidence of a spectrum of fibroblastic differentiation. Ultrastruct Pathol. 24(2):83-91, 2000

[14] Papagelopoulos PJ et al: Clinicopathologic features, diagnosis, and treatment of malignant fibrous histiocytoma of bone. Orthopedics. 23(1):5965; quiz 66-7, 2000

[15] Nishida J et al: Malignant fibrous histiocytoma of bone. A clini-copathologic study of 81 patients. Cancer. 79(3):482-93, 1997

[16] Szymanska J et al: A cytogenetic study of malignant fibrous histiocytoma. Cancer Genet Cytogenet. 85(2):91-6, 1995

[17] Galli SJ et al: Malignant fibrous histiocytoma and pleomorphic sarcoma in association with medullary bone infarcts. Cancer. 41(2):607-19, 1978

[18] Kahn LB et al: Malignant fibrous histiocytoma (malignant fibrous xanthoma: xanthosarcoma) of bone. Cancer. 42(2):640-51, 1978

[19] Dahlin DC et al: Malignant (fibrous) histiocytoma of bone-fact or fancy? Cancer. 39(4):1508-16, 1977

偏侧性溶骨性占位

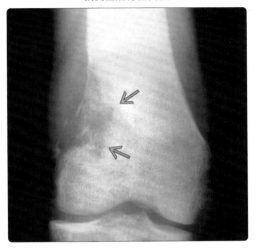

伴有局灶坏死的实性占位

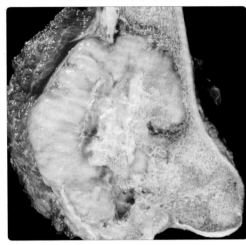

（左图）股骨远端前后位 X 线片显示干骺端有一偏侧性溶骨性病变➡。含有被肿瘤吞噬后残余骨的小碎片。边缘呈虫蚀样改变。（右图）股骨远端高级别纤维肉瘤表现为棕褐色鱼肉样肿块，有淡黄色坏死区和出血灶。肿瘤破坏骨皮质，并侵犯至软组织。

骨干虫蚀样肿瘤

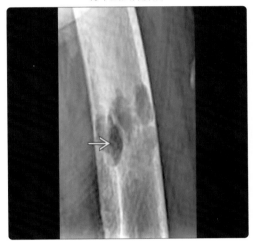

实性粉棕色占位

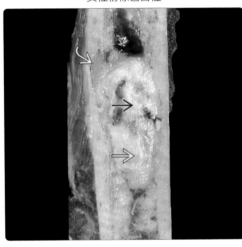

（左图）相对不常见的骨干纤维肉瘤的 X 线片表现。该病变➡具有溶骨性和破坏性，显示虫蚀样骨质破坏，由细小但肉眼可见的"空洞"组成，空洞之间有残存的骨。（右图）股骨干纤维肉瘤的切除标本显示实性粉棕色肿块➡，伴有出血灶。中央黄色区域➡代表坏死。肿瘤已侵蚀骨皮质➡。

假肢旁边毁损性 UPS

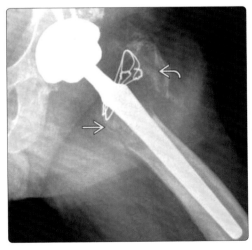

放射后纤维肉瘤

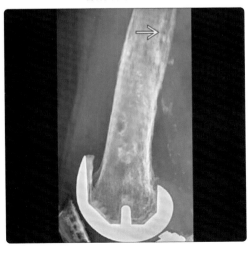

（左图）髋关节蛙式前后位 X 线片显示，在全髋关节置换术的股骨部件周围，于近端干骺端可见一溶骨性、破坏性的多形性未分化肉瘤（UPS）➡。图中可见大转子病理性骨折➡。（右图）患者股骨曾做过放疗，目前在股骨干上出现虫蚀样、边界不清的区域。骨的其余部分显示出斑点状的硬化和溶骨，提示有放射性骨炎➡。

（左图）一例 13 岁儿童因髋部疼痛就诊，X 线片显示髋臼及髂骨体下部有一境界不清的溶骨性病变➡。（右图）相应的 CT 显示肿瘤发生于髓腔内，破坏骨皮质➡，并向软组织内生长➡。肿瘤具软组织密度，无肿瘤性骨形成。

边界不清的肿瘤

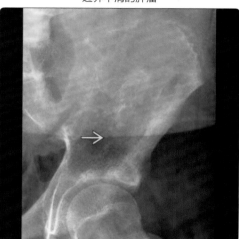

破坏性肿块

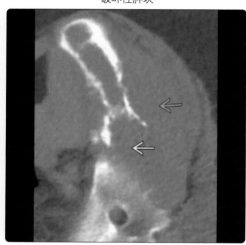

（左图）累及跟骨远端的纤维肉瘤显示为溶骨性、边界不清的肿块。沿足底的骨皮质被肿瘤穿透➡。（右图）对应的矢状位 MR 显示，肿瘤比 X 线片上所见的要大得多，并已累及整个髓腔。从足后方看，肿瘤似已穿过骨皮质并浸润至软组织中➡。

肿瘤破坏跟骨

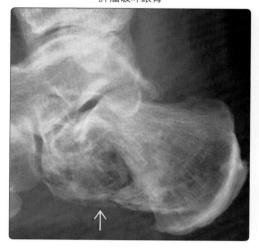

骨大部分受累

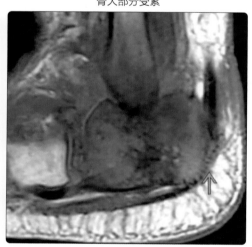

（左图）股骨干发生的溶骨性占位，相邻为已存在多年的髓内固定钉。肿瘤边缘欠清，并已局部破坏了骨皮质➡。（右图）化疗后的股骨远端高级别纤维肉瘤。肿瘤的棕褐色和白色部分代表残存的活性肿瘤成分➡，黄色区域代表坏死➡。

髓腔内固定钉旁溶骨性肿块

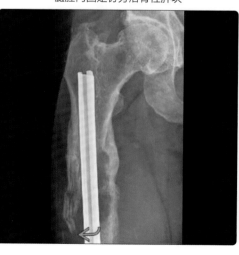

治疗后纤维肉瘤

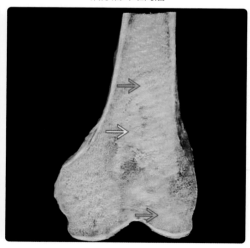

渗透性

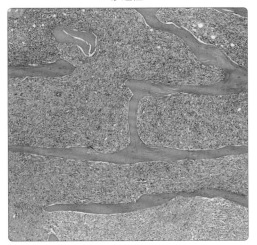

骨被虫蚀样再吸收

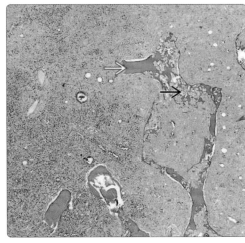

（左图）纤维肉瘤取代骨髓成分，包裹原有骨小梁。胶原间质呈嗜酸性。（右图）髓腔内的纤维肉瘤取代骨髓脂肪和造血成分。包裹着原有骨松质➡，部分骨被不规则虫蚀样再吸收➡。

渗透性生长模式

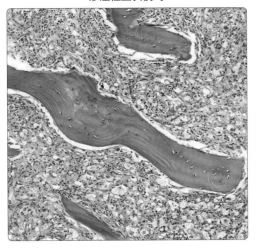

明显核异型性

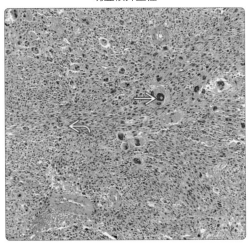

（左图）骨纤维肉瘤渗透髓腔，包绕骨小梁。肿瘤由多形性的大多边形细胞组成。（右图）高级别纤维肉瘤常显示明显的多形性。瘤细胞呈梭形到上皮样不等，分布于胶原性间质中。一些瘤细胞体积大➡，并有增大的、深染的细胞核。梭形细胞呈条束状排列➡。

多形性和核深染

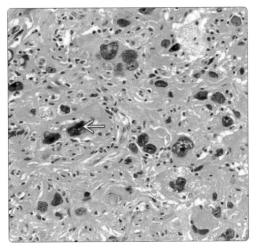

席纹状排列

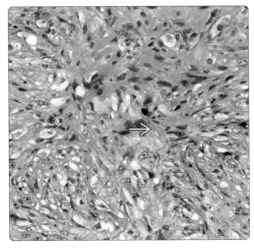

（左图）高级别纤维肉瘤由大小和形状不同的细胞所组成。通常可见瘤巨细胞，伴有增大、深染的细胞核➡和嗜酸性胞质。核分裂象易见，可见多个坏死灶。（右图）纤维肉瘤中的瘤细胞常呈席纹状排列➡。瘤细胞从中心向外呈放射状，类似车辐。

（左图）图示与骨梗死相关的高级别纤维肉瘤➡。骨梗死由坏死骨和被纤维组织取代的骨髓组成，毗邻高级别纤维肉瘤➡。（右图）本例呈中等细胞密度，梭形瘤细胞呈鱼骨样排列，为成人型纤维肉瘤的特征形态。

起自骨梗死的纤维肉瘤

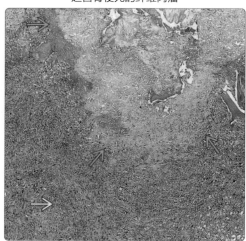

成人型纤维肉瘤

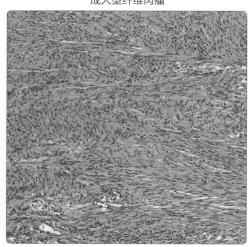

（左图）少数病例含有大量黏液样间质➡，类似软组织黏液纤维肉瘤。这一亚型的瘤细胞呈梭形和星状，漂浮于絮状黏液样间质内，毛细血管呈分支状➡。（右图）高级别纤维肉瘤的瘤细胞弥漫性强表达角蛋白，这种表达方式难以排除转移性肉瘤样癌。

骨黏液纤维肉瘤

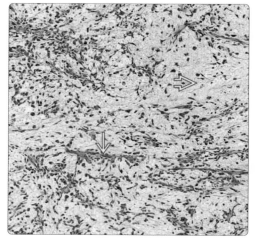

角蛋白弥漫阳性

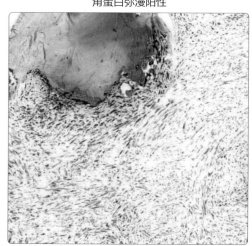

（左图）骨纤维肉瘤穿刺活检。散在的瘤细胞表达角蛋白，这种情形需结合临床评估，以除外转移性肉瘤样癌。desmin 标记染色则有助于排除癌的诊断。（右图）纤维肉瘤显示散在的瘤细胞表达 desmin。结合形态，desmin 染色可提示部分肿瘤细胞具有肌成纤维细胞分化。

局灶阳性

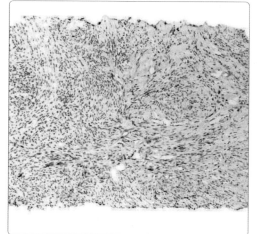

desmin 染色

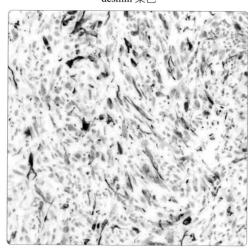

局限的溶骨性肿瘤

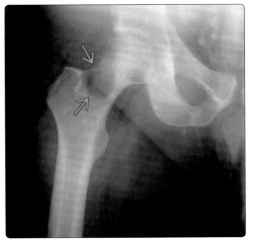

芯针穿刺活检

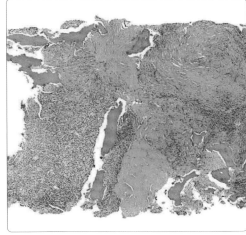

（左图）图示发生于股骨颈的硬化性上皮样纤维肉瘤。病变为溶骨性且边界清楚➡。在骨皮质的侧面可能有一处小骨折。（右图）肿瘤呈浸润性生长，围绕着原有骨松质。局部区域细胞密度低且胶原化明显，而在其他区域，瘤细胞密度较高。

胶原纤维包绕瘤细胞

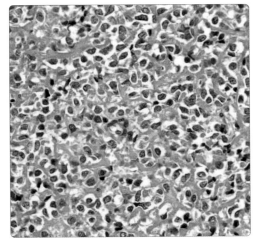

条索状和成片的瘤细胞

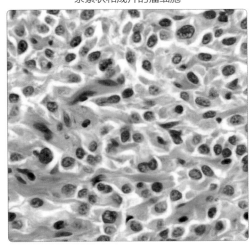

（左图）肿瘤由上皮样细胞组成，夹杂在蕾丝样胶原间质内，类似肿瘤性骨，但胶原纤维无矿化现象。（右图）形态一致的多边形瘤细胞呈片状或条索状分布于胶原性间质内。核呈椭圆形，染色质细腻，胞质呈嗜酸性。与基因重排相关的肉瘤，镜下无多形性是其特征性形态表现。

条索状瘤细胞

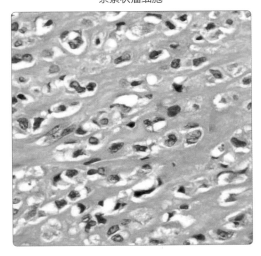

MUC4 弥漫染色

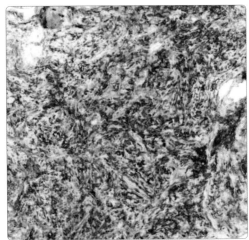

（左图）多边形瘤细胞排列成条索状，细胞中等大小，具有卵圆形泡状核，胞质皱缩，形成空亮或具有陷窝的形态。（右图）在这例硬化性上皮样纤维肉瘤中，瘤细胞弥漫性强表达 MUC4。这一表现强而有力地支持该诊断，并可通过分子检测证实。

孤立性纤维性肿瘤
Solitary Fibrous Tumor

一、术语
- 孤立性纤维性肿瘤（solitary fibrous tumor，SFT）
  - 由卵圆形至梭形细胞组成的间叶性肿瘤，具有明显的分支状（血管外皮瘤样）血管
  - 大多数以前诊断的骨血管外皮瘤现被归类为SFT

二、临床特征
- 最常见的位置
  - 脊柱

三、影像学检查
- 溶骨性

四、显微镜检查
- 无结构性结构
- 粗大绳索样胶原纤维

五、辅助检查
- STAT6
  - 敏感而特异的标志物
- CD34
  - 在大多数肿瘤中阳性

六、主要鉴别诊断
- 滑膜肉瘤
  - 形态有时与SFT非常相似
- 转移性孤立性纤维性肿瘤
  - 应始终排除来自脑膜的肿瘤
- 间叶性软骨肉瘤
  - 可有类似于SFT的血管外皮瘤样血管网
- 磷酸盐尿性间叶性肿瘤
  - 可有明显的分支状血管区域

骶骨孤立性纤维性肿瘤

骶骨孤立性纤维性肿瘤

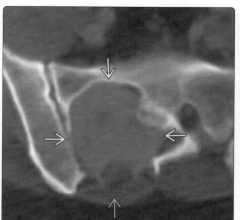
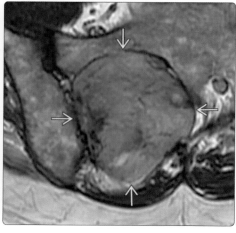

（左图）轴位CT显示累及半个骶骨的巨大孤立性纤维性肿瘤➡️。肿瘤破坏骨质并累及后方软组织➡️。肿瘤内无矿化现象。（右图）相对应的轴位MR显示一个巨大但边界清楚的肿块，累及半个骶骨➡️。

骨孤立性纤维性肿瘤

孤立性纤维性肿瘤标记STAT6

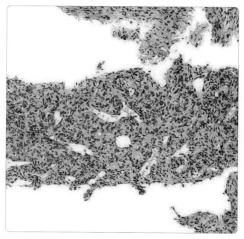
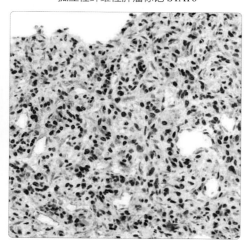

（左图）肿块活检显示肿瘤富于细胞，伴有分支状、血管外皮瘤样血管网结构。（右图）免疫组化标记显示，瘤细胞弥漫性表达STAT6（核染色），本例同时显示CD34弥漫性阳性。

一、术语

（一）缩略语

- 孤立性纤维性肿瘤（solitary fibrous tumor，SFT）

（二）定义

- 由卵圆形至梭形细胞组成的间叶性肿瘤，具有明显的分支状鹿角样血管网，表达 CD34，具基因重排
  - 不再使用血管外皮瘤这一命名

二、病因／发病机制

基因异常

- 首次描述于胸膜，因此最初被认为是起源于间皮细胞
- 在大多数 SFT 中发现了特异性 *NAB2-STAT6* 融合基因

三、临床特征

（一）部位

- 脊柱为最常见部位
  - 通常为骶骨或腰椎
- 可发生在所有器官系统

（二）治疗

- 良性肿瘤采取刮除或局部切除
- 恶性肿瘤参照其他骨成纤维细胞性肉瘤的治疗
- 恶性肿瘤使用抗血管生成药物可能有效

（三）预后

- 恶性肿瘤具有侵袭性并且可发生转移

四、影像学检查

X 线

- 溶骨性
- 骨呈虫蚀样破坏
- 可累及软组织

五、大体检查

一般特征

- 质韧，切面呈灰白色

六、显微镜检查

组织学特征

- 无结构性结构
  - 特征性的粗大、绳索样胶原纤维
- 细胞密度不等，可有高密度和低密度区域
- 由卵圆形至梭形的成纤维细胞样细胞组成
  - 核形一致，胞质少，淡嗜酸性
- 明显的分支状、鹿角样或血管外皮瘤样血管网

  - 血管周围常发生玻璃样变性
- 罕见含有明显的脂肪成分（脂肪样 SFT）
- 恶性肿瘤细胞密度增高，出现坏死，呈浸润性生长，核分裂象增多（> 4 个 /10HPF）

七、辅助检查

免疫组织化学

- STAT6 为敏感且特异的标志物
- CD34 阳性
  - CD34 阴性时诊断 SFT 要小心
- 可有 CD99 和 Bcl-2 阳性，尽管这些表达无助于 SFT 的诊断
- 上皮膜抗原、角蛋白，平滑肌肌动蛋白以及 β-catenin 呈胞质局部染色
- desmin 和 S100 阴性

八、鉴别诊断

（一）滑膜肉瘤

- 形态有时与 SFT 非常相似
  - 易与单相型滑膜肉瘤混淆，但对于双相型滑膜肉瘤则较易区分
- 角蛋白通常局灶阳性，STAT6 阴性
- 疑难病例可通过 FISH 检测（X; 18）基因重排来明确诊断

（二）转移性孤立性纤维性肿瘤

- 应始终除外来自脑膜的肿瘤
- 比骨原发性孤立性纤维性肿瘤更常见

（三）间叶性软骨肉瘤

- 可有类似 SFT 的血管外皮瘤样血管网
- 与 SFT 不同，由圆形或卵圆形或梭形细胞混合富于细胞性透明软骨结节组成
  - SFT 无软骨分化

（四）磷酸盐尿性间叶性肿瘤

- 可有明显的分支状血管网
- 与 SFT 不同，常伴基质产生（黏液软骨样、骨样基质样）和絮状矿化
- 免疫组织化学方面，瘤细胞表达 FGF23，不表达 CD34

推荐阅读

[1] Martin-Broto J et al: Pazopanib for treatment of typical solitary fibrous tumours: a multicentre, single-arm, phase 2 trial. Lancet Oncol. 21(3):456-66, 2020
[2] Guseva NV et al: The NAB2-STAT6 gene fusion in solitary fibrous tumor can be reliably detected by anchored multiplexed PCR for targeted nextgeneration sequencing. Cancer Genet. 209(7-8):303-12, 2016
[3] Thway K et al: The current status of solitary fibrous tumor: diagnostic features, variants, and genetics. Int J Surg Pathol. 24(4):281-92, 2016

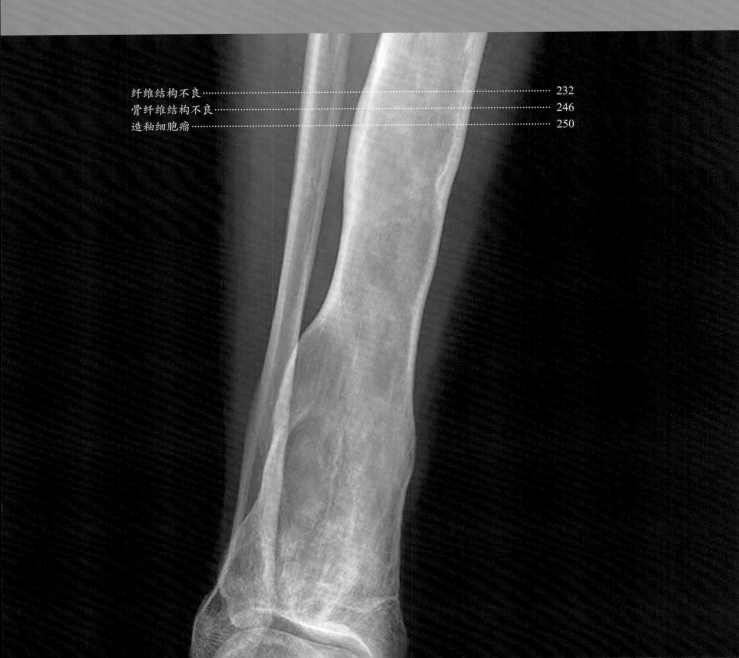

第八篇
纤维骨性和纤维骨性 −
上皮性肿瘤
Fibroosseous and
Fibroosseous-Epithelial Tumors

刘绮颖　译

纤维结构不良
Fibrous Dysplasia

诊断要点

一、术语
- 常见的单骨性或多骨性良性纤维骨性肿瘤

二、病因 / 发病机制
- 细胞表面 G 蛋白受体突变导致结构性激活，产生环磷酸腺苷（AMP），以及受影响细胞的过度活跃

三、临床特征
- 占良性骨肿瘤的 7%
- 单骨性比多骨性多 8 ~ 10 倍
- 骨病变通常无症状，偶然发现
- 骨痛为最常见症状
- 多骨病变与 McCune-Albright 和 Mazabraud 综合征相关

四、影像学检查
- 局限性肿瘤伴磨玻璃样外观；放射透摄率程度不等

五、大体检查
- 境界清楚
- 实性或局灶囊性，棕白色，砂砾性肿块

六、显微镜检查
- 纤维骨肿瘤：编织骨骨小梁随机分布，呈曲线状
- 骨似乎直接从纤维组织中发生，不甚明显的骨母细胞围绕骨小梁
- 中等细胞密度：梭形细胞温和，呈席纹状排列

七、主要鉴别诊断
- 高分化骨肉瘤、促纤维组织增生性纤维瘤、骨纤维结构不良、骨折骨痂、Paget 病、非骨化性纤维瘤

牧羊杖样畸形

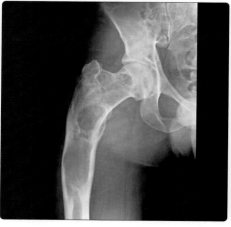

巨大纤维结构不良

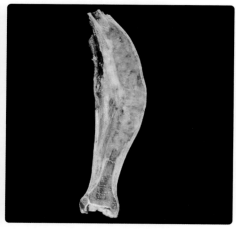

（左图）前后位 X 线片显示界限清晰的病变，磨玻璃样外观累及股骨，从颈部延伸至骨干，导致明显的弯曲或牧羊杖样畸形。（右图）图示累及胫骨骨干的巨大纤维结构不良。肿瘤呈局限性、实性、棕褐色，在骨内呈膨胀性生长，导致胫骨向前呈弓形弯曲。

纤维结构不良性骨折

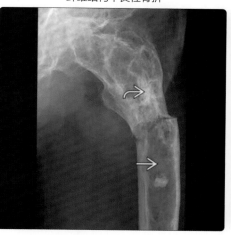

骨折的纤维结构不良

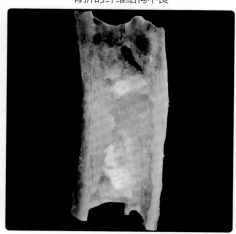

（左图）本例多骨性纤维结构不良患者有一个穿过肿瘤累及股骨近端的横断性骨折。肿瘤呈溶骨性，伴有放射密度增加区域，从磨砂玻璃样 ➡ 至粗糙小梁状 ➡。（右图）股骨骨折切除段显示纤维结构不良，病变呈棕褐灰白色，充满髓腔。骨近端呈锯齿状，出血性，代表骨折线。

一、术语

（一）缩略语

- 纤维结构不良（fibrous dysplasia，FD）

（二）定义

- 常见的良性骨纤维性肿瘤，可为孤立性或多中心性
- FD 与皮肤牛奶咖啡斑和过度活跃的内分泌病变，尤其是性早熟，称为 McCune-Albright 综合征
  - McCune-Albright 综合征的严重程度取决于 G 蛋白突变细胞的数量和类型
- 与单个或多个软组织黏液瘤相关的 FD 称为 Mazabraud 综合征
- 一些脂肪硬化性黏液纤维性肿瘤代表 FD

二、病因 / 发病机制

肿瘤性

- 已有文献描述细胞遗传学异常并支持 FD 的肿瘤性质
- 所有形式的 FD 都与早期胚胎发生期间发生的非生殖细胞突变有关
  - 在染色体 20q GNAS 第八外显子 201 密码子处发生错义突变；编码激动形 G 蛋白耦联受体 Gsα 的 α 亚单位
  - 突变导致精氨酸被组氨酸（70%）或半胱氨酸（30%）取代
  - G 蛋白活化通常会产生制造环磷酸腺苷（AMP）的途径
  - FD 突变导致 G 蛋白受体处于结构激活状态，从而产生过多的循环 AMP
    - 受突变影响的黑色素细胞过度活跃并产生更多的黑色素
    - 受突变影响的内分泌细胞过度活跃并分泌更多的激素
    - 受突变影响的骨祖细胞增生，但其分化受限，因此组织由梭形细胞与胶原纤维和编织骨骨小梁混合而成
- 涉及细胞表面鸟嘌呤核苷酸结合受体蛋白（G 蛋白）α 亚单位的基因编码
- 携带 G 蛋白突变的细胞的数量和类型决定疾病的严重程度
- 突变为获得性，非遗传性

三、临床特征

（一）流行病学

- 发生率
  - 因很多病例为无症状性，真实发生率未知
  - 约占原发性良性骨肿瘤 5%～7%；单骨性比多骨性多 8～10 倍
  - McCune-Albright 综合征占所有多骨性 FD 病例 2%～3%
  - McCune-Albright 综合征的患病率为 1/10 万～ 1/100 万
  - FD 恶性转化很少见（＜1%），多见于多骨性病变或 McCune-Albright 综合征患者
- 年龄
  - 骨病变发生在儿童时期；很多病例在成年早期或中期诊断
  - 多骨性 FD 和 McCune-Albright 综合征通常在儿童时期诊断；90% 骨骼病变出现在 15 岁之前
- 性别
  - 无性别差异

（二）部位

- 表现为孤立单骨病灶（70%～80%）或多个单骨病灶或多骨（20%～30%）病变
  - 可累及单骨、几个骨或多个骨
  - 在长骨中，肿瘤位于骨干干骺端
- 孤立性肿瘤通常发生于肋骨，其次是股骨、胫骨、颌骨、颅骨和肱骨
- 多骨性肿瘤可为单侧，累及 1 个或多个四肢骨，或为双侧性
- 多骨性肿瘤发生于股骨，其次是颅骨、胫骨、肱骨、肋骨、腓骨、桡骨、尺骨、下颌骨和脊椎
  - 50% 多骨性受累和 100% 广泛性骨受累患者有颅面骨累及
  - 多骨性病变倾向涉及骨盆和肩胛带
- McCune-Albright 综合征的多骨性病变通常为单侧，而牛奶咖啡斑通常局限于身体同一侧
  - 牛奶咖啡斑通常位于颈部、胸部、背部、肩部和骨盆区域

（三）表现

- 出现于所有年龄组，但大多数在 40 岁前诊断
- 骨病变通常无症状，偶然发现
- 骨痛为最常见症状
  - 跛行和脊柱侧突发生率较低
- 孤立性病变很少表现为病理性骨折
- 多骨性病变可引起严重的病变，有时为致残性畸形和重复性骨折
  - 大型负重骨中的弥漫性病变更容易导致弓形弯曲
    - 股骨近端受累导致牧羊杖样畸形
  - 大多数骨折累及股骨近端
  - 骨折高峰发生于 6—10 岁儿童
  - 常见肢体长度差异
- 颅面受累严重时可导致毁容
  - 面部不对称、骨性狮面、眼球突出、慢性头痛
- McCune-Albright 综合征表现为并发骨病变和内分泌疾病
  - 性早熟最常见
    - 女孩比男孩更常见受累
    - 与阴道出血和乳房早熟有关
  - 其他内分泌疾病包括甲状腺功能亢进、生长激素过

量、库欣综合征和肾性磷酸盐消耗

（四）自然病史
- 肿瘤在骨骼形成和生长过程中发生
- 孤立性病变随骨骼生长而增大
- 病变在成年期可静止，也可不静止
  - 多骨性病变通常在骨骼成熟后继续生长
- 病变可能在妊娠期间生长

（五）治疗
- 取决于疾病范围和严重程度
- 治疗手段从观察到手术切除，通常以刮骨形式进行
  - 无骨折或畸形风险的无症状病变可予以观察
  - 矫正畸形、预防或修复病理性骨折以及移除症状性肿瘤须通过手术
- 用双膦酸盐治疗多发性骨病患者，在控制骨痛和减缓肿瘤生长方面取得了满意效果

（六）预后
- 取决于疾病程度和严重程度
  - 无症状疾病或可治疗病变预后好
  - 有症状、位于关键部位且难以切除的病变可能会导致严重残疾
    - *持续疼痛、重复性骨折、严重畸形*
- 骨病变可发生恶性转化
  - 孤立性和多发性肿瘤的并发症
  - 发生在最初诊断数年后
  - 通常发生在之前接受过放射治疗的肿瘤中
  - 常见的肉瘤为骨肉瘤、纤维肉瘤和软骨肉瘤

（七）其他临床表现
- 牛奶咖啡斑是 FD 最常见的骨外表现
  - 存在于 > 50% 的多骨性 FD 患者中
    - *牛奶咖啡斑边界不规则，像缅因州海岸线，而不像神经纤维瘤病那样平滑*
- McCune-Albright 综合征的内分泌异常可能涉及肾上腺、垂体、甲状旁腺以及甲状腺
  - 甲状腺功能亢进是第二常见的内分泌异常
- 可能与磷酸盐流失有关，不常与致癌性骨质疏松症有关
  - 常有 FGF-23 水平升高
- 膨胀肿瘤引起的压迫性神经病

四、影像学检查

（一）X 线
- 髓内延伸性肿瘤
  - 肿瘤范围从 < 1cm 到 > 10cm
  - 通常累及骨干和骨干干骺端
  - 骺板开放时骨骺受累不常见
- 边界清楚
  - 可为硬化性，并具有外皮样外观
    - *外皮与周围骨之间有明显的界限*
    - *无论近端或远端，边缘可为线性和三角形*

- 颅面骨病变边界可不甚清晰，是肿瘤与周围骨融合所致
- 肿瘤通常会导致骨呈膨胀性重塑
  - 罕见病变产生显著的偏侧性膨胀；这种病变称为隆突性 FD
- 典型病变产生磨玻璃样外观；透射率或密度不等
  - 骨量及其矿化状态决定病变的透射率
- 骨内膜呈扇贝样和骨皮质变薄
- 除非骨折否则不会引起明显的骨膜反应
- 股骨颈肿瘤可导致明显的弯曲或牧羊杖样畸形
- 致密、点状或絮状高密度区域代表钙化的软骨成分

（二）MR
- 确定肿瘤范围、形状和成分
- T_1 和 T_2 信号强度由纤维组织、细胞密度、骨基质、矿物质、出血和水肿液的量决定
  - 很多病例在 T_1 加权图像上的信号强度较低，而 T_2 加权图像通常显示较高的信号强度
    - 由于囊肿含水量高，因此在 T_2 加权图像上的信号强度较高

（三）CT
- 显示病变范围
- 病变信号密度取决于骨的量及其矿化状态
  - 纤维成分具有低或软组织密度
  - 矿化骨成分密度高或亮

（四）骨扫描
- 在活跃形成的病变中摄取显著增加
  - 病变的摄取在整个生命过程中增加，但随着生长停止病变强度降低

（五）PET 扫描
- 病变表现为摄取增加

五、大体检查

（一）一般特征
- 以髓腔为中心
  - 可导致骨膨胀
    - 不对称的膨胀导致隆突样病灶
- 境界清楚，周围围绕原有或反应性骨
  - 易从邻近骨皮质和骨松质剥离
  - 不侵犯软组织
- 实性或局部囊性
- 棕褐色，砂砾状、橡胶或皮革样质地
- 侵蚀骨皮质并使其变薄
- 少数情况下有灰色或珍珠白色软骨结节

（二）取材
- 刮除标本：送检前 10 个包埋盒
- 切除标本：每 1cm 取材 1 块，如有样本边缘和骨折部位也取材

（三）大小
- 大小不一，可累及整个骨

- ○ 最大尺寸范围从＜1cm 到＞10cm

六、显微镜检查

组织学特征

- 通常境界清晰
- 由类似纤维样组织和骨小梁组成
- 中等细胞密度，纤维样组织内的梭形细胞常呈席纹状排列
  - ○ 梭形细胞核小体温和，核端尖细，胞质不清，嗜酸性
  - ○ 核分裂象罕见
  - ○ 间质有时呈水肿和纤维黏液样
  - ○ 间质含有较多纤细的毛细血管
  - ○ 少数情况梭形细胞密度高，类似纤维肉瘤或骨肉瘤
- 编织骨骨小梁随机排列，不规则且呈曲线状
  - ○ 很少含有类似于骨 Paget 病的水泥线
  - ○ 骨周围可有人为的回缩腔隙
  - ○ 少见情况下，局灶区域骨呈板层状
- 编织骨骨小梁不连续，似乎直接源自纤维成分，并被不甚明显的骨母细胞包绕
  - ○ 可有较多破骨巨细胞
  - ○ 胶原纤维通常直接从纤维间质延伸到编织骨中
  - ○ 部分肿瘤，尤其是颅面骨肿瘤，可能有大量的骨
- 部分肿瘤表现出类似动脉瘤样骨囊肿的囊性改变
- 肿瘤部分区域可有非常少量的骨，由梭形细胞成分组成
- 可有类似黄色瘤或纤维黄色瘤中聚集的泡沫样组织细胞
- 约 20% 病例中有透明软骨结节；这些病变被称为纤维软骨性结构不良
  - ○ 软骨可呈杂乱无章的骺板样软骨
- 颅面骨病变中可有牙骨质样基质，四肢病变则少见
- 病理性骨折可能导致坏死

七、辅助检查

免疫组织化学

- 无诊断性免疫表型
- 梭形细胞表达波形蛋白
- 梭形细胞不表达细胞角蛋白、EMA、MDM2 或 CDK4
- Ki-67 增殖指数低

八、鉴别诊断

（一）高分化骨肉瘤

- 最需要排除的肿瘤

- 影像学：渗透性边缘和无硬化边界
- 浸润并包裹原来的板层骨骨小梁
- 肿瘤比 FD 更富于细胞
- 细胞异型性更大，偶见核分裂
- 梭形细胞排列成长束状，非席纹状
- 核型显示涉及 12q13-15 的巨环状和标记染色体
- 瘤细胞表达 MDM2 和 CDK4

（二）促结缔组织增生性纤维瘤

- 骨形成不是促结缔组织增生性纤维瘤的组成部分
- 梭形细胞呈宽大且交错的束状排列

（三）骨纤维结构不良

- 发生于胫骨前骨皮质，其次是腓骨
- 肿瘤性骨被明显的骨母细胞围绕
- 很多梭形细胞表达角蛋白和 EMA

（四）骨折骨痂

- 骨以有目的的方式沉积；骨小梁通常彼此平行
- 代谢活跃的骨母细胞围绕骨

（五）Paget 病

- 解剖分布与 FD 相似
- 多在年龄较大的成人中诊断
- 诊断性形态为板层骨呈马赛克样结构
  - ○ Paget 骨有很多水泥线
  - ○ 活动性疾病以大量破骨巨细胞和明显的骨母细胞围绕为特征

（六）非骨化性纤维瘤

- 偏侧性，干骺端和透光性
- 细胞密度高，梭形细胞呈席纹状，伴有散在的多核巨细胞
- 无肿瘤性骨

九、诊断清单

病理解读要点

- 良性、局限性纤维骨性肿瘤
- 肿瘤性骨为编织骨，无明显的骨母细胞围绕
- 中等细胞密度，由梭形细胞组成，呈席纹状排列

推荐阅读

[1] Hartley I et al: Fibrous dysplasia of bone and McCune-Albright syndrome: A bench to bedside review. Calcif Tissue Int. 104(5):517-29, 2019

（左图）股骨近端经典的纤维结构不良表现为一种混合性透明和硬化性病变，可见清晰的硬化边缘➡️，并特征性地表现为外侧光滑平整，内侧向病变内部逐渐过渡。（右图）冠状位重建CT显示纤维结构不良为内部无基质的透明病变。边缘轮廓清晰➡️且有起伏➡️，间隔延伸至病变内。

透明和硬化性病变

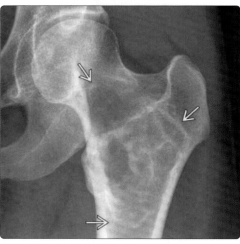

透明病变

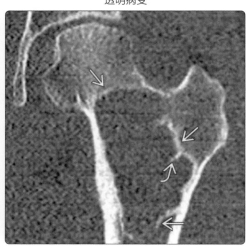

（左图）股骨近端单骨性纤维结构不良显示其远端部分发生病理性骨折➡️。病变大部分为溶骨性，伴有轻微矿化➡️，并有清晰的硬化边缘。远端边缘轮廓呈扇形➡️。（右图）股骨近端纤维结构不良➡️的冠状位MR T_1加权的增强＋压脂成像显示病灶具有混杂并强化的信号，而骨折部位呈非强化低信号➡️。

溶骨性肿瘤

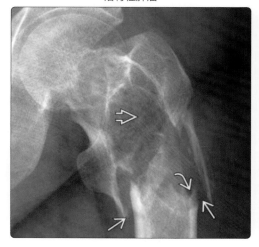

病理性骨折

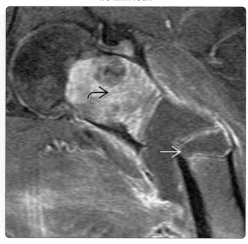

（左图）发生于股骨头的纤维结构不良，其边缘有清晰的硬化线➡️。肿瘤内部密度呈磨玻璃样改变➡️。（右图）股骨头纤维结构不良的冠状位CT显示沿外侧关节面的局部断裂➡️，掉落的碎片➡️表明肿瘤可能有囊性成分。周围边缘呈硬化性，为经典纤维结构不良的特征。

边界清晰的病灶

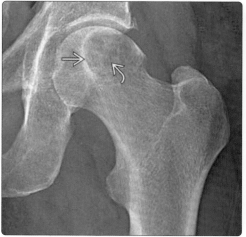

小骨折

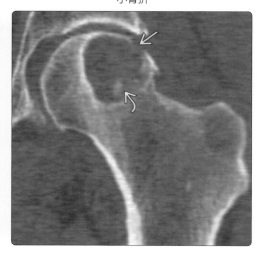

肋骨纤维结构不良

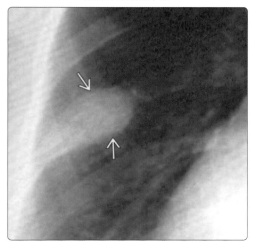

伴有软骨成分的纤维结构不良

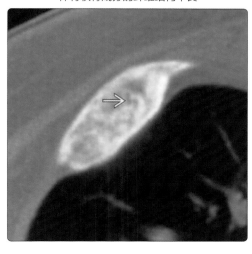

（左图）肋骨为纤维结构不良常见的发病部位。骨内肿块➡呈椭圆形，轮廓清晰，均质、磨玻璃样。病变使骨膨胀。（右图）轴位CT显示纤维结构不良在肋骨内膨胀性生长，内部密度同骨质。圆形、结节状的透光区➡表示除骨之外，可能还有软骨成分。

气泡样分叶状肿块

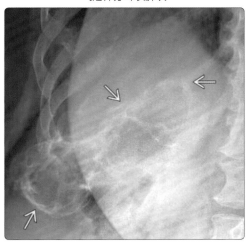

肋骨膨胀性肿块

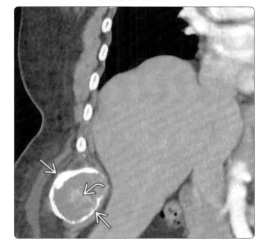

（左图）几乎累及整个肋骨的纤维结构不良表现为一个巨大气泡状、分叶状和膨胀性肿块➡。病变使骨骼膨胀呈扇形弯曲，并使新形成的骨皮质变薄。（右图）肋骨纤维结构不良的冠状位CT➡显示肿块膨大，内部密度不均匀➡。骨皮质呈葱皮样增厚，局灶变薄，可能代表肿瘤的活性增殖成分。本例肿瘤压迫肝脏。

隆突性纤维结构不良

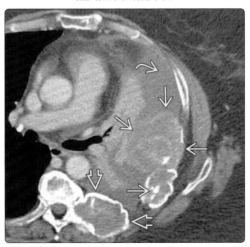

隆突性纤维结构不良

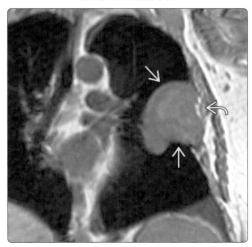

（左图）肋骨隆突性纤维结构不良的轴位CT显示一个巨大、有蒂的不均质肿块，由后外侧肋骨➡突入胸膜腔。另见胸腔积液➡和另一个近肋横关节的后肋骨膨胀性病变➡。（右图）肋骨隆突性纤维结构不良➡的冠状位MR T_1加权显示一个巨大的不均质肿块➡突入胸腔并压迫左肺。

（左图）纤维结构不良使下颌骨膨胀，扇形弯曲、骨皮质变薄。显著增生的病变骨➡产生特征性的磨玻璃样外观。病变边界清晰➡，右边牙齿消失。（右图）发生于左上颌骨外侧的纤维结构不良形成均匀膨胀性占位➡，具有特征性的磨玻璃样密度➡。病变突入上颌窦。右上颌窦黏膜骨膜增厚➡。

典型磨玻璃样外观

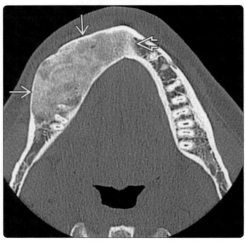

上颌骨磨玻璃样病灶

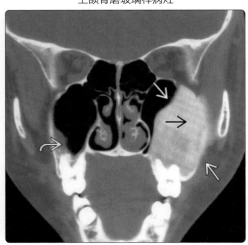

（左图）颈椎轴位 CT 示纤维结构不良累及椎体、椎弓根和椎板。肿瘤呈膨胀性生长且边缘硬化➡，部分区域呈云朵状硬化➡。（右图）矢状位三维重建 CT 示纤维结构不良为膨胀性占位，累及颈椎体、椎弓根和椎板➡。

脊椎膨胀性肿块

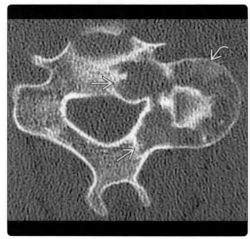

膨胀性肿块

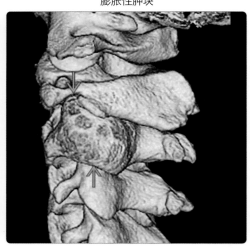

（左图）股骨干中段纤维结构不良显示为一个界限清楚的肿块，略呈磨玻璃样➡。受累股骨段轻度扩张，骨皮质呈扇形，前后变薄。（右图）股骨纤维结构不良的冠状位 MR T_2 压脂序列显示病变范围。近端边缘倾斜，骨皮质呈扇形。肿瘤大致呈均匀高信号➡。

骨干内边界清楚的肿块

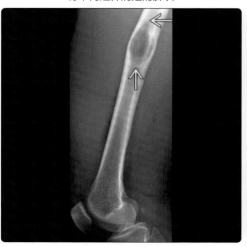

高信号病灶

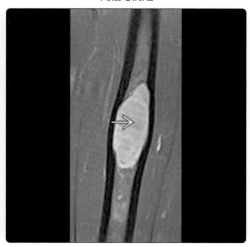

纤维软骨结构不良

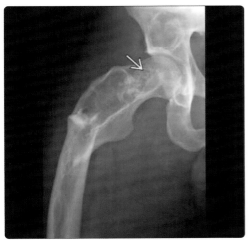

指环状放射性密度

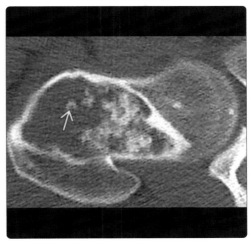

（左图）股骨近端的纤维结构不良导致牧羊杖样畸形。肿瘤边缘清晰、硬化，含有磨玻璃样放射性密度。此外，有一部分为指环状放射性密度，提示为软骨成分➡。（右图）轴位 CT 显示纤维软骨性结构不良中大量特征性的指环状放射性密度➡。未矿化的中心代表透明软骨结节。

病理性骨折

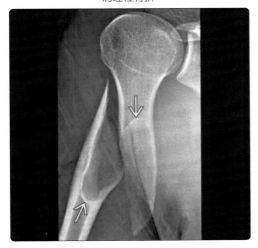

病理性骨折

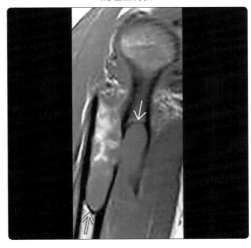

（左图）图示肱骨近端纤维结构不良所导致的病理性骨折移位。肿瘤边缘硬化➡，呈磨玻璃样放射密度。（右图）冠状位 MR T_1 加权显示中等信号强度的纤维结构不良。周围骨及硬化边缘➡具低信号强度。

多骨性纤维结构不良

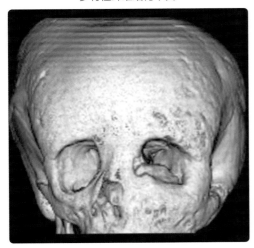

广泛累及多处颅骨

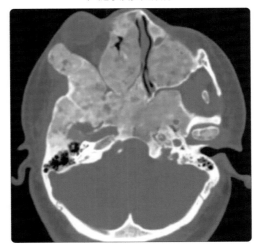

（左图）颅骨多骨性纤维结构不良的 CT 三维重建显示颅面骨畸形。额骨和颧骨隆起的病变突入左眼眶并使其变形。（右图）轴位 CT 显示，颅面骨前半部分的多块骨因纤维结构不良导致膨胀性改变。纤维结构不良具有磨玻璃样的放射性密度，并使眼球移位。

（左图）多骨性纤维结构不良使整个肱骨干膨胀。肿瘤为溶骨性和小梁状，压迫并使骨皮质变薄。愈合的骨折使骨干中部变形➡。肩胛骨因其他病变变形➡。（右图）多骨性纤维结构不良具有明显的磨玻璃样外观，并使尺骨近端膨胀。旁边桡骨的压力效应提示病变生长缓慢。桡骨近端有一个较小的肿瘤➡。

溶骨性和小梁状肿瘤

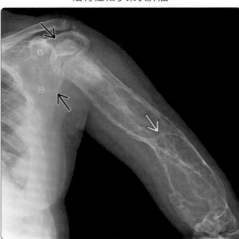

明显的磨玻璃样外观

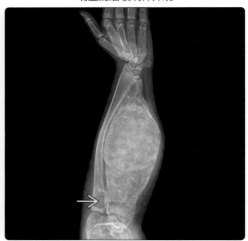

（左图）股骨近端的牧羊杖样弯曲畸形➡由纤维结构不良引起。肿瘤使股骨颈和股骨转子间区域膨胀和变形。髋臼在长期的病程中被扭曲。可见先前固定的钢板、螺钉和移植的骨➡。远端骨干膨胀，骨皮质明显变薄。（右图）⁹⁹ᵐTc 骨扫描显示纤维结构不良的部位伴有高放射性核苷酸摄取密度➡。

牧羊杖样弯曲畸形

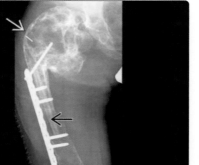

骨扫描热图

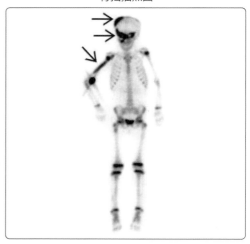

（左图）图例显示结构不良患者的皮肤具有特征性的牛奶咖啡斑色素沉着。由功能亢进的黑素细胞所产生的棕色斑，边缘轮廓不规则。（右图）多骨性纤维结构不良和肌内黏液瘤➡（Mazabraud 综合征）患者的轴位 MR T_2 加权显示，黏液瘤呈椭圆形或圆形，境界清楚，直径＜5cm，呈高信号。邻近股骨无异常。

牛奶咖啡斑病变

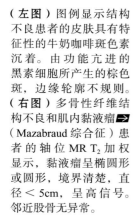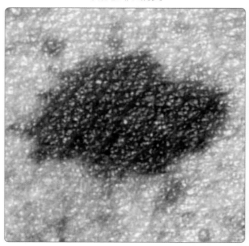

Mazabraud 综合征

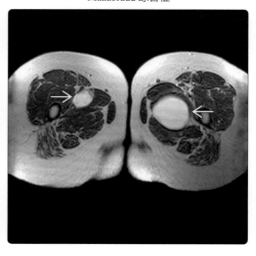

肋骨实性棕褐色肿瘤

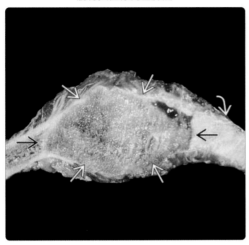

边界清楚的病灶

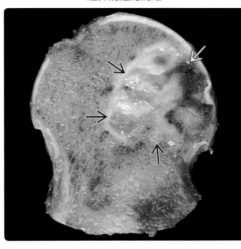

（左图）发生于肋骨的纤维结构不良，肋骨为此病的常见部位。实性、棕褐色的肿瘤使肋骨膨胀，局限于骨膜下➡和髓内反应性骨➡形成的菲薄边缘之间。肋软骨➡毗邻肿瘤的一端。（右图）股骨头纤维结构不良延伸至软骨下骨板➡。肿瘤与周围骨小梁之间有清晰的边界➡，并有一个明亮的黄褐色至白色的切面。

隆突性纤维结构不良

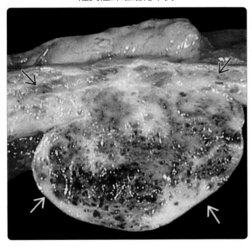

囊性纤维结构不良

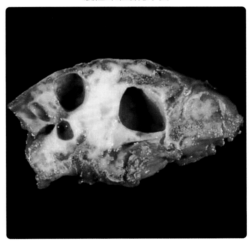

（左图）图示肋骨纤维结构不良起自于骨髓腔内➡，使骨皮质膨胀，形成巨大隆起性肿块➡。切面呈多彩色，棕褐色、灰色和棕色，伴有细小的出血性囊性区域。（右图）多囊性纤维结构不良使病骨膨胀且扭曲。肿瘤呈棕白色，含有巨大椭圆形囊肿，被实性瘤体包围。

伴有软骨的纤维结构不良

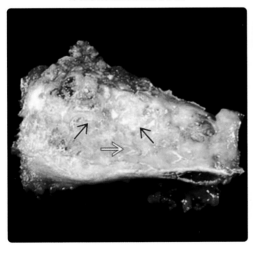

多骨性纤维结构不良

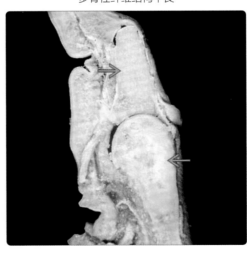

（左图）图示髓内伴有软骨成分的纤维结构不良。软骨成分呈珠白色结节和板状结构➡。骨成分为棕褐色，外观呈小梁状➡。（右图）图示累及足小骨的多骨性纤维结构不良。骨髓腔有多处灰白色病变➡。

（**左图**）切除标本中可见纤维结构不良充满肋骨髓腔。肿瘤呈局限性，棕褐色至灰白色，局灶呈囊性➡。肋骨末端因肿瘤导致骨膨胀➡，但受限于蛋壳样的骨膜下骨。（**右图**）切除的肋骨显示肿瘤取代了髓腔，并与相邻骨皮质有一起伏状边缘。大量曲线形的骨小梁被纤维成分围绕。

肋骨纤维结构不良

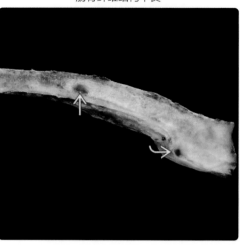

纤维结构不良充满髓腔

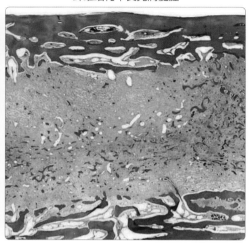

（**左图**）切除的肋骨其髓腔被纤维结构不良所充满。肿瘤受限于毗邻的骨皮质。骨皮质完整，无骨膜反应。（**右图**）骨皮质的内膜面勾勒出发生于髓腔内的纤维结构不良的边缘。肿瘤含有大量形状不规则的编织骨骨小梁，无骨母细胞衬覆，周围围绕形态温和的梭形成纤维细胞。

境界清楚的边缘

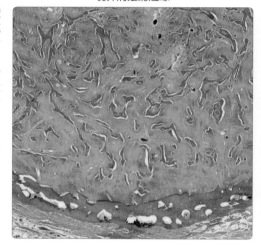

肿瘤压迫内骨皮质

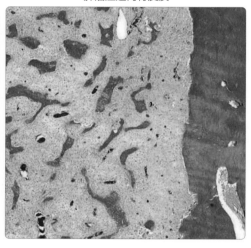

（**左图**）不规则曲线形编织骨骨小梁➡是纤维结构不良的特征。骨周围为纤维性间质，其内有散在的充血性血管➡。每个病变中编织骨的量可有很大差异。（**右图**）纤维结构不良可通过穿刺活检诊断。本例穿刺活检的诊断性形态体现在随机分布的不规则编织骨骨小梁，无骨母细胞衬覆，周围围绕增生的梭形成纤维细胞。

编织骨的复杂结构

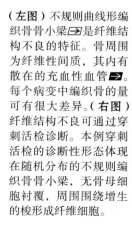
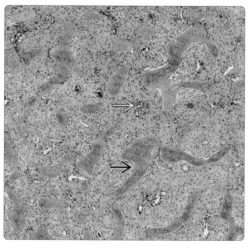

纤维结构不良的针穿活检

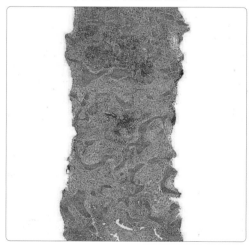

曲线形编织骨骨小梁

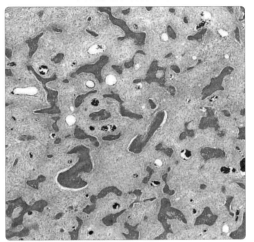

编织骨骨小梁

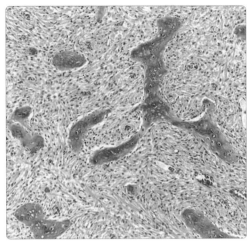

（左图）不规则、随机分布的编织骨骨小梁组成纤维结构不良的经典形态，骨小梁无骨母细胞衬覆，周围为束状增生的梭形成纤维细胞。（右图）纤维结构不良中的骨结构是小梁状编织骨，可伴有或不伴有矿化。骨表面无骨母细胞，骨小梁被束状增生的梭形成纤维细胞围绕。

编织骨和梭形细胞

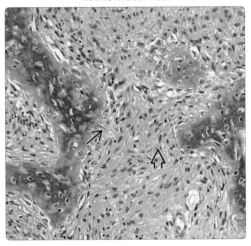

纤维结构不良中的梭形细胞

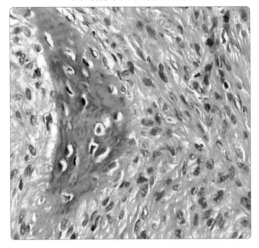

（左图）高倍镜显示纤维结构不良中的编织骨骨小梁。间质内 Sharpey 胶原纤维可延伸至基质中➘。纤维成分呈中等细胞密度➘。（右图）纤维结构不良中的肿瘤性梁状骨为编织骨。无骨母细胞衬覆，周围为纤维母细胞性间质。成纤维细胞呈旋涡状排列。

核分裂象

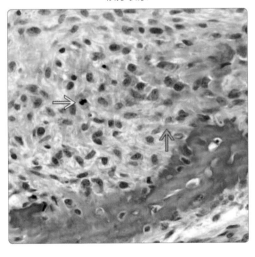

局灶性板层骨

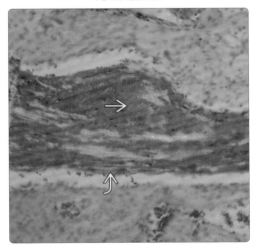

（左图）纤维结构不良的增殖活性通常有限，且为正常形态的有丝分裂➘。骨小梁内的胶原与纤维间质内的胶原纤维相融合，并与含有梭形细胞的纤维性间质相混杂➘。（右图）组织在偏振光下可突出病变骨中的胶原纤维。虽然纤维结构不良中的骨通常为编织状➘，但有时呈局灶性板层状➘。可类似显示浸润性生长的高分化骨肉瘤。

纤维结构不良中的囊肿

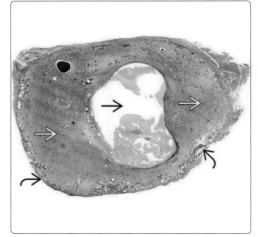

纤维结构不良中的囊壁

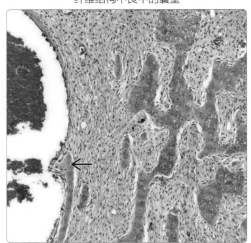

（左图）低倍镜显示肋骨纤维结构不良含有囊性成分，内含血液及纤维素渗出物➡️。肿瘤使肋骨膨胀，边界清楚，并被周围反应性骨所围绕➡️。肿瘤大部分区域呈实性➡️。（右图）纤维结构不良中囊肿的囊壁主要由纤维成分和编织骨骨小梁组成➡️。囊壁有时候与动脉瘤样骨囊肿的囊壁相似。

条束状梭形细胞

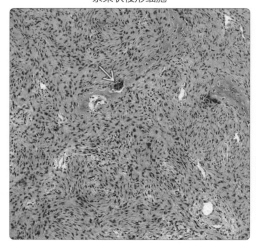

席纹状排列

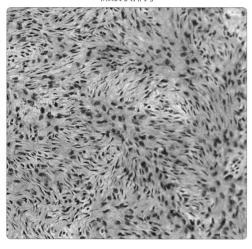

（左图）梭形细胞呈短交织束状排列，形成席纹状结构。有几个菲薄的编织骨骨小梁，周边无骨母细胞，但可见散在的破骨细胞➡️。（右图）纤维结构不良中的梭形细胞核呈胖梭形，核端变细，胞质嗜酸性，瘤细胞呈交叉束状、席纹状排列。

富于细胞性纤维结构不良

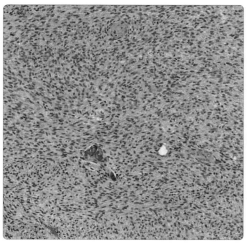

纤维黏液样

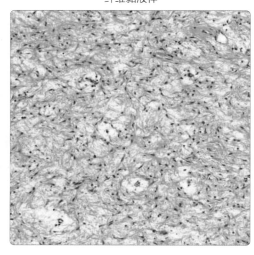

（左图）部分纤维结构不良病例梭形细胞成分较丰富。本例胖梭形瘤细胞呈束状排列，略呈席纹状。另见几个编织骨骨小梁。（右图）本例纤维结构不良的一些区域无瘤骨形成，镜下呈纤维黏液样。瘤细胞呈梭形和星状，形态温和，未见核分裂。

大量骨

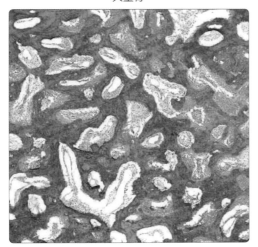

纤维结构不良中的 Paget 病样骨

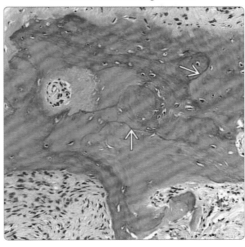

（左图）少数病例中，骨为纤维结构不良的主要成分。骨由大量增厚、相互连接的编织骨骨小梁组成。梭形细胞成分的数量有限，分布于骨小梁间隙内。（右图）部分纤维结构不良中的骨小梁很厚，并显示较多类似于骨 Paget 病样分布的骨水泥线 ➡。

纤维结构不良中的软骨结节

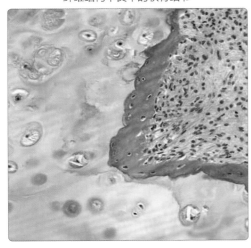

纤维结构不良中的软骨结节

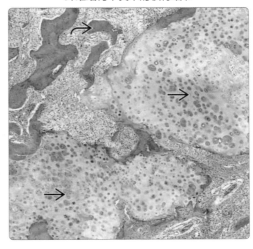

（左图）纤维结构不良的软骨成分显示为高分化的透明软骨。软骨细胞形态温和，其排列方式类似骺板。病变内编织骨骨小梁和相邻的纤维性间质提示为纤维结构不良。（右图）纤维结构不良含有骨围绕的透明软骨结节 ➡。相邻区域由纤维骨性 ➚ 组织组成，显示纤维结构不良的特征性形态。

纤维结构不良中的砂砾体样基质

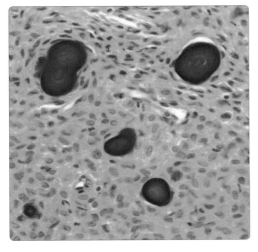

假恶性改变

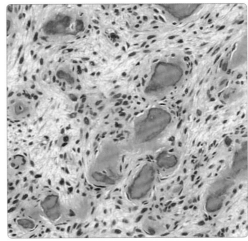

（左图）本例显示的基质内砂砾体和钙化很少见于纤维结构不良。基质类似于牙骨质和累及颅面骨的幼年型砂砾体样骨化性纤维瘤。（右图）纤维结构不良中的假恶性改变以轻度增大的深染细胞核为表现。易与骨肉瘤相混淆；但纤维结构不良与骨肉瘤有所不同，无明显的核分裂象，不呈浸润性生长。

骨纤维结构不良
Osteofibrous Dysplasia

一、术语
- 良性纤维骨性病变，通常影响儿童/青少年的胫骨和（或）腓骨前方骨皮质

二、临床特征
- 20 岁前发病
- 特征性累及胫骨和（或）腓骨
- 累及骨干前骨皮质

三、影像学检查
- 孤立性或多灶性，累及胫骨和（或）腓骨
- 位于骨皮质内，溶骨性，具有硬化边缘

四、分子病理
- 无 *GNAS* 突变
- 遗传病例有 *MET* 胚系突变

五、显微镜检查
- 周边有骨母细胞包绕的编织骨骨小梁

- 形态温和的梭形细胞形成的纤维间质

六、辅助检查
- 无角蛋白表达或仅在孤立的单个间质细胞（不成簇）中表达

七、主要鉴别诊断
- 高分化（骨纤维结构不良样）造釉细胞瘤
  - 临床/显微镜下类似于骨纤维结构不良，但含有成簇角蛋白阳性细胞
- 经典型造釉细胞瘤
  - 明显的上皮成分
- 纤维结构不良
  - 位于髓内，周边无骨母细胞围绕
  - 常见 *GNAS* 突变

八、诊断清单
- 样本量少或活检标本可难以与高分化造釉细胞瘤区分

胫骨干骨纤维结构不良

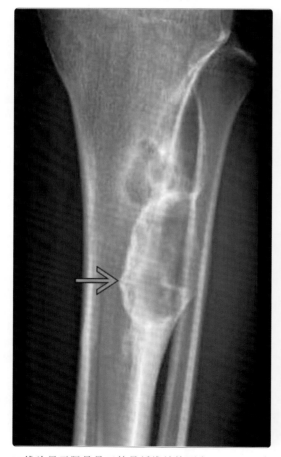

X 线片显示胫骨骨干的骨纤维结构不良（OFD），有硬化性边缘➡️和溶骨性改变。

伴有硬化性边缘的骨纤维结构不良

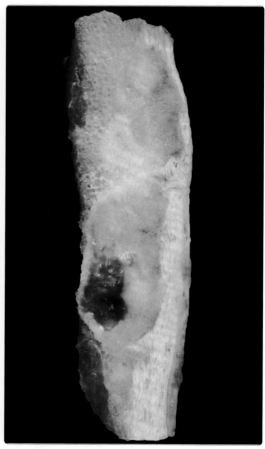

相对应的大体照片显示了一个边界清楚的棕褐色肿瘤，具有硬化性边缘。

一、术语

（一）缩略语

- 骨纤维结构不良（osteofibrous dysplasia，OFD）

（二）定义

- 良性纤维骨性病变，通常影响儿童 / 青少年的胫骨和（或）腓骨前方骨皮质

二、临床特征

（一）流行病学

- 发病率
  - 所有原发性骨肿瘤中占比 < 1%
- 年龄
  - 20 岁前（平均约 14 岁）

（二）部位

- 特征性累及胫骨和（或）腓骨
  - 罕见报道于桡骨和（或）尺骨
- 中段骨干前骨皮质
- 单发或多发，罕见双侧

（三）表现

- 疼痛，局部肿胀，病理性骨折和（或）弓形畸形

（四）自然病史

- 缓慢生长，随后稳定
  - 大多数在青春期后自发消退
- 部分病例报道可进展为高分化（骨纤维结构不良样）造釉细胞瘤
  - 进展为经典型造釉细胞瘤者未见报道

（五）治疗

- 倾向于保守治疗
- 手术应尽可能推迟，最好是在青春期后
  - 病变增大 / 体积较大者、骨折和（或）显著的弓形畸形者考虑手术

（六）预后

- 良性：稳定；可消退，进展，和（或）刮除术后局部复发

三、影像学检查

（一）X 线

- 骨皮质内，溶骨性，伴有硬化边界
- 单发或多发，累及胫骨和（或）腓骨
- 骨皮质过度生长导致前弓

（二）MR

- T_1 加权图像：中等信号强度
- T_2 加权图像：中等至高信号强度

四、大体检查

一般特征

- 实性，砂砾感，黄白色，境界清楚

- 局限于骨皮质内，骨皮质可变薄；骨膜完整

五、显微镜检查

组织学特征

- 曲线形编织骨骨小梁和周围既有的板层骨 / 骨松质
  - 编织骨周边可见明显的骨母细胞围绕
  - 可有区带现象，周边有成熟骨小梁形成
- 交织的纤维性 / 胶原化间质
  - 形态温和的梭形细胞

六、辅助检查

（一）免疫组织化学

- 角蛋白仅在孤立的单个间质细胞（不成簇）中表达
  - 无角蛋白阳性的上皮巢（巢 = 至少 3 个黏附性的角蛋白阳性细胞）
    - 如有，提示高分化（骨纤维结构不良样）造釉细胞瘤

（二）遗传学

- OFD 遗传病例中 *MET* 胚系突变
- 无 *GNAS* 突变

七、鉴别诊断

（一）高分化造釉细胞瘤

- 与 OFD 具有很多共同的临床病理特征
  - 局部侵袭性，不同于 OFD（良性）
- 具有角蛋白阳性细胞巢

（二）经典型造釉细胞瘤

- 恶性，局部复发和（或）转移
- 发生于老年人
- 含有明显的上皮成分

（三）纤维结构不良

- 髓内
- 骨小梁无骨母细胞衬覆
- 多数病例 *GNAS* 突变

八、诊断清单

病理解读要点

- 标本量少 / 活检标本难以与高分化造釉细胞瘤区分
  - 应密切关注未手术的 OFD 病例
    - 异常进展提示造釉细胞瘤发生的可能性

推荐阅读

[1] Westacott D et al: Osteofibrous dysplasia of the tibia in children: Outcome without resection. J Pediatr Orthop. 39(8):e614-21, 2019

[2] Gray MJ et al: Mutations preventing regulated exon skipping in MET cause osteofibrous dysplasia. Am J Hum Genet. 97(6):837-47, 2015

[3] Taylor RM et al: Analysis of stromal cells in osteofibrous dysplasia and adamantinoma of long bones. Mod Pathol. 25(1):56-64, 2012

[4] Gleason BC et al: Osteofibrous dysplasia and adamantinoma in children and adolescents: a clinicopathologic reappraisal. Am J Surg Pathol. 32(3):363-76, 2008

（**左图**）OFD 的 X 线片显示多处病变累及胫骨➡和腓骨➡，其边缘硬化并局限于骨皮质内。（**右图**）X 线片显示 OFD 发生于胫骨干中段➡，边缘硬化，中央呈溶骨性改变。

胫骨和腓骨的骨纤维结构不良

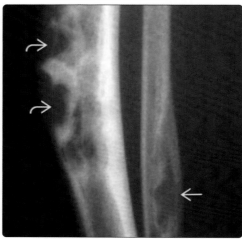

胫骨干骨纤维结构不良

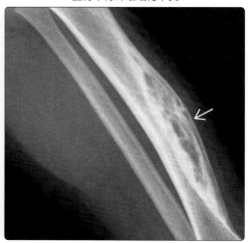

（**左图**）OFD 的轴位 CT ➡显示胫骨骨皮质受累，病变累及其下的髓腔内➡。（**右图**）冠状位 MR T$_2$ 加权图像显示胫骨干 OFD 具有异质性，伴有高信号。

基于骨皮质边界清楚的病灶

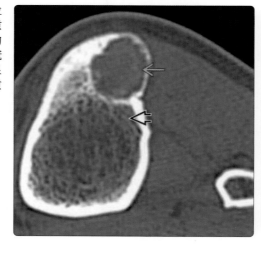

MR 异质性

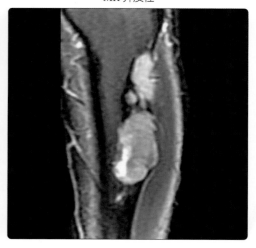

（**左图**）胫骨 OFD 大体照片显示，骨皮质被一实性灰白色病变累及并出现增厚➡，病变局限于骨皮质内，未累及髓腔➡。（**右图**）OFD 的大体照片显示病变局限于骨皮质内，由粗颗粒感的白色组织组成➡。周围有硬化骨边缘➡。

胫骨骨纤维结构不良

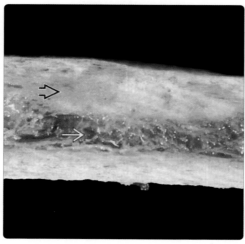

伴有硬化边缘的骨纤维结构不良

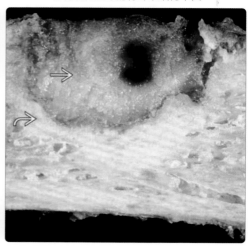

显著的间质与周围骨

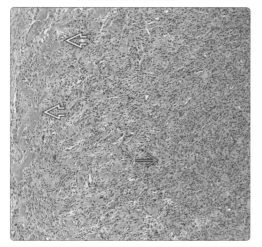

编织骨与纤维性间质

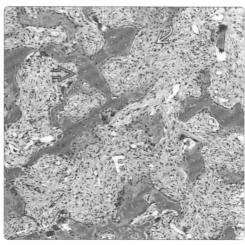

（**左图**）OFD 显示周边有较宽的骨小梁➡，而中央为富于细胞的梭形细胞区域➡。（**右图**）OFD 以编织骨骨小梁➡和温和的梭形细胞➡为特征，分布于纤维性间质内。可类似纤维结构不良和其他肿瘤。

编织骨与梭形细胞

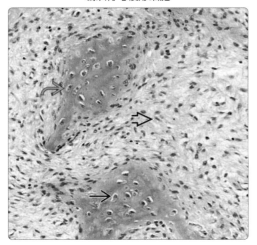

破骨细胞型巨细胞

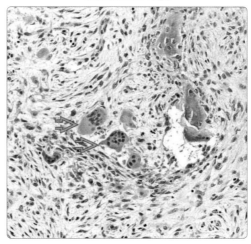

（**左图**）OFD 中的骨小梁➡随机排列。骨细胞➡浸埋于骨基质内。梭形细胞➡形态单一，核无异型性。（**右图**）OFD 显示编织骨骨小梁。可见破骨细胞型巨细胞➡。

散在单个角蛋白阳性细胞

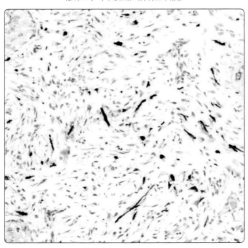

高分化造釉细胞瘤伴表达角蛋白的细胞簇

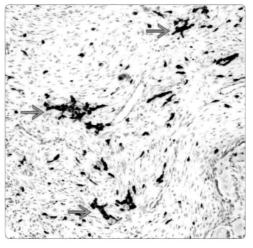

（**左图**）OFD 通过免疫组织化学可显示散在的单个角蛋白阳性细胞。OFD 中角蛋白阳性细胞不会像在 OFD 样造釉细胞瘤中那样成簇聚集（至少由 3 个细胞组成）。（**右图**）成簇的角蛋白阳性细胞聚集➡不见于 OFD，如图所示成簇角蛋白阳性细胞是高分化（OFD 样）造釉细胞瘤的特征。

造釉细胞瘤
Adamantinoma

一、术语
- 造釉细胞瘤（adamantinoma，ADA）：由上皮和间质成分组成的双相型低度恶性骨肿瘤

二、临床特征
- 几乎仅限于胫骨 ± 腓骨
- 广泛手术切除并进行重建手术
- 转移通常在长期随访中发生
- 几乎所有转移病灶均为经典型 ADA
- 预后不良因素：男性，症状持续时间短，疼痛和初始治疗不足
- 非常少见；＜ 1% 的原发性骨恶性肿瘤
- 经典型 ADA 发生于＞ 20 岁患者
- 高分化 ADA 发生于＜ 20 岁患者

三、影像学检查
- 境界清楚，位于骨皮质内，溶骨性病灶，呈特征性肥皂泡样外观

四、大体检查
- 骨皮质内病变
- 软 / 粗颗粒状，红褐色，境界清楚
- 从＜ 1cm 到＞ 10cm 不等

五、显微镜检查
- 上皮和骨纤维结构不良样区域
- 经典型 ADA：有明显的上皮成分
- 在高分化 ADA 中，骨纤维结构不良样区域为主要成分
- 上皮细胞角蛋白和 p63 阳性

六、主要鉴别诊断
- 骨纤维发育不良
  - 无聚集的上皮细胞
- ADA 样尤因肉瘤
  - 具有 t（11；22）
  - 含有恶性小圆细胞
- 滑膜肉瘤

巨大肥皂泡样肿瘤

棕白色肿瘤

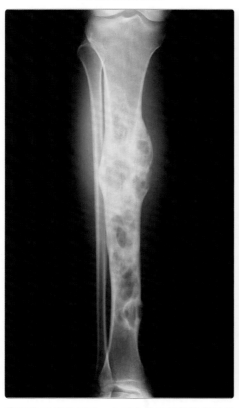

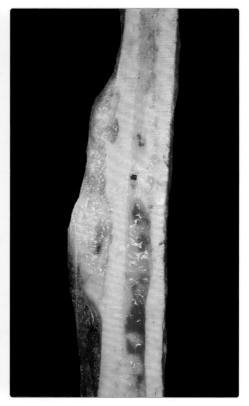

前后位 X 线片显示一个巨大的骨纤维结构不良样造釉细胞瘤（ADA），呈肥皂泡样透亮区域。病变呈地图样，具有较厚的硬化反应性边缘。一些病变呈偏侧性，并使骨膨胀，其周围可见一层清晰的反应性骨。

大体照片示一例胫骨骨纤维结构不良样 ADA 的切除标本，病变累及髓腔、骨皮质至骨表面。肿瘤呈棕白色，结节状。

一、术语

（一）缩略语

- 造釉细胞瘤（adamantinoma，ADA）

（二）定义

- 由上皮和间质成分组成的双相型低度恶性骨肿瘤
- 关于以上皮巢的大小区分经典型 ADA 和高分化 ADA 并无明确的标准
  - 小群细胞（≥ 3 个细胞簇）被称为"高分化 ADA"
    - 上皮巢是区分高分化 ADA 和骨纤维结构不良唯一组织学特征
  - 在经典型 ADA 中，上皮巢明显而易见

（三）分类

- 经典型 ADA
- 骨纤维结构不良样（高分化）ADA
- 去分化 ADA

二、病因／发病机制

未知

- 有争议，但可能为上皮细胞起源
- 可能与胚胎发育过程中移位的基底样上皮有关
- 关于骨纤维结构不良是否可以进展为高分化 ADA 具有争议

三、临床特征

（一）流行病学

- 发生率
  - 经典型和高分化 ADA
    - 非常少见；＜ 1% 的原发骨恶性肿瘤
  - 去分化 ADA
    - 极为罕见
- 年龄
  - 经典型 ADA 发生于＞ 20 岁患者
  - 高分化 ADA 发生于＜ 20 岁患者
  - 去分化 ADA 发生于老年人
- 性别
  - 多见于男性

（二）部位

- 几乎仅限于胫骨 ± 腓骨
- 经典型和高分化 ADA 可局限于骨皮质
  - 高分化 ADA 通常仅限于骨皮质，但可累及髓腔
  - 经典型 ADA 可累及软组织
- 去分化 ADA 通常累及软组织

（三）表现

- 疼痛；可扪及占位
- 前弓形畸形
- 症状在诊断前数年就已出现

（四）治疗

- 取决于肿瘤类型
  - 骨纤维结构不良样 ADA 可积极刮除或整块切除
  - 经典型 ADA 应广泛切除并重建

（五）预后

- 骨纤维结构不良样 ADA：少数病例会局部复发
  - 在切缘阴性情况下不复发
- 经典型 ADA：12%～29% 患者在长期临床随访中发生转移
  - 所有转移性病变均为经典型 ADA
- 最常见转移部位是肺
- 预后不良因素
  - 男性，症状持续时间短，疼痛和初始治疗不充分
- 去分化 ADA 具有侵袭性

四、影像学检查

（一）X 线

- 干骺端，骨皮质内境界清楚的溶骨性病灶，呈肥皂泡状
- 相邻骨皮质不规则增厚和硬化
- 多个不连续的溶骨性病灶被正常或硬化骨分隔开
- 去分化 ADA 呈侵蚀性，有溶骨性改变和累及软组织

（二）MR

- 单个或多个小结节，T_1 加权图像上信号强度低
- T_2 加权图像上信号强度高
- 钆增强后强化

（三）CT

- 显示病变为骨皮质起源；有硬化性边缘

五、大体检查

（一）一般特征

- 可出现前弓形畸形
- 质软／粗颗粒状，红褐色，境界清楚的骨皮质内肿瘤，周围有硬化骨
- 可为多灶性，病灶之间为正常骨
- 经典型 ADA 为棕白色，可累及髓腔和软组织
- 去分化 ADA 具有与经典型 ADA 相似的大体特征

（二）大小

- 从＜ 1cm 到＞ 10cm 不等

六、显微镜检查

组织学特征

- 经典型 ADA
  - 上皮成分为主，而骨纤维结构不良样区域不明显
  - 上皮细胞有 4 种形态模式
    - 基底样：梭形细胞巢被栅栏状基底细胞围绕
    - 梭形：梭形细胞排列成交叉束状，类似纤维肉瘤
    - 小管状：由 ≥ 1 层立方或扁平细胞形成腺腔样结构
    - 鳞状细胞样：有角化的上皮细胞巢

经典型和高分化造釉细胞瘤的特征

特　征	经典型	高分化
年龄	通常＞ 20 岁	通常＜ 20 岁
部位	骨皮质内但可累及髓腔或骨外	纯骨皮质内
骨纤维结构不良样成分	少量，以上皮成分为主	上皮细胞小簇为主
转移	约 20%	极为罕见

- 骨纤维结构不良样 ADA
  - 以骨纤维结构不良样区域为主
    - 编织骨有骨母细胞围绕
  - 可见小上皮巢；可不明显
    - 小簇可定义为≥ 3 个细胞的细胞群
  - 角蛋白免疫组化有助于识别上皮岛
- 去分化 ADA
  - 只有当看到从 ADA 过渡为高级别恶性肿瘤时才能可靠地诊断（类似去分化软骨肉瘤）
  - 由高级别恶性肿瘤组成
    - 可见软骨和骨分化

七、辅助检查

（一）免疫组织化学

- 无诊断性免疫表型上皮细胞为角蛋白阳性，其特征类似于表皮基底层细胞
- 表达的角蛋白通常为 5、14 和 19 型；也可有 CK1、CK13 和 CK17；CK8 和 CK18 为阴性
- 相反，其他具有上皮特征的间叶源性肿瘤，如滑膜肉瘤、脊索瘤和上皮样肉瘤则表达 CK8 和 18
- 上皮细胞也表达 p63、EMA 和 D2-40（podoplanin）
- 去分化肿瘤的 ADA 区域可表达角蛋白
- 上皮细胞可表达 D2-40
- 部分肿瘤可表达 TLE-1

（二）遗传学

- 骨纤维结构不良样 ADA 和经典型 ADA 有不同的遗传谱系
  - 经典型 ADA 涉及 *KMT2D* 改变
  - 通过基因表达分析，两种 ADA 亚型有不同的改变路径
  - 经典型 ADA *DLK1* 表达升高

八、鉴别诊断

（一）骨纤维结构不良

- 无上皮细胞簇
- 可见单个角蛋白阳性的细胞

（二）造釉细胞瘤样尤因肉瘤

- 小圆细胞肉瘤伴 *EWSR1* 重排
- 瘤细胞呈器官样排列
- 可有角化

（三）转移性腺癌

- 细胞异型性更大
- ADA 和转移性癌之间的免疫表型可重叠
  - D2-40 表达更倾向于诊断 ADA

（四）滑膜肉瘤

- 遗传学研究表明，一些以前被归类为骨梭形细胞 ADA 的病例代表骨内单相型滑膜肉瘤
  - 遗传学研究有助于明确滑膜肉瘤的诊断

（五）转移性梭形细胞癌

- 可类似去分化 ADA
  - 两者均能表达上皮标志物
- 在转移性梭形细胞癌中总能明确有原发性肿瘤
  - 未有报道原发肿瘤不明的转移性梭形细胞癌

（六）梭形细胞未分化肉瘤

- 也可类似去分化造釉细胞瘤
- 在无经典型 ADA 的情况下，不能诊断去分化 ADA

九、诊断清单

病理解读要点

- 高分化 ADA 中的上皮巢很小，易与小血管混淆
  - 角蛋白证实了其上皮性质
- 经典型 ADA 中的上皮巢在 HE 染色切片上很容易被识别

推荐阅读

[1] Ali NM et al: Comprehensive molecular characterization of adamantinoma and OFD-like adamantinoma bone tumors. Am J Surg Pathol. 43(7):965-74, 2019

[2] Horvai A et al: Genetic and molecular reappraisal of spindle cell adamantinoma of bone reveals a small subset of misclassified intraosseous synovial sarcoma. Mod Pathol. ePub, 2018

[3] Houdek MT et al: Adamantinoma of bone: Long-term follow-up of 46 consecutive patients. J Surg Oncol. 118(7):1150-4, 2018

[4] Scholfield DW et al: Does osteofibrous dysplasia progress to adamantinoma and how should they be treated? Bone Joint J. 99-B(3):409-16, 2017

胫骨和腓骨肿瘤

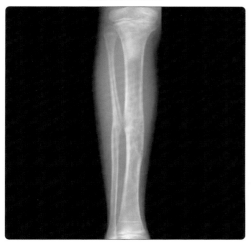

骨皮质内占位

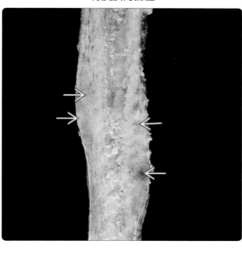

（**左图**）骨纤维结构不良样 ADA 表现为混合性透明和硬化性病变，累及胫骨和腓骨骨干中部的髓腔和骨皮质，使骨骼变形。（**右图**）骨纤维结构不良样 ADA 通常表现为胫骨骨皮质的明显受累。肿瘤常表现为多个棕褐色的骨皮质内➡结节，诱发骨膜下反应性骨形成。

胫骨弓形弯曲

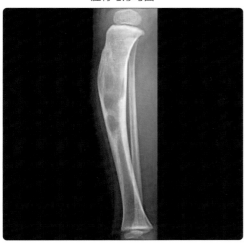

扭曲的胫骨

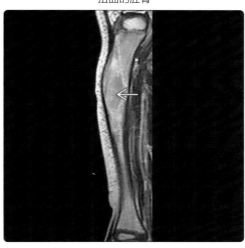

（**左图**）2 岁儿童侧位 X 线片显示骨纤维结构不良样 ADA 产生的一个境界清楚的溶骨性肿瘤，累及胫骨骨皮质和髓腔，导致弓形弯曲。（**右图**）同一患者矢状位 MR T_2 加权显示肿瘤累及骨皮质和髓腔➡，扭曲了胫骨，呈弓形改变。

多灶溶骨性病变

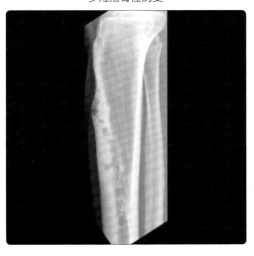

不连续占位

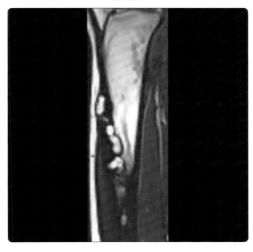

（**左图**）本例侧位片中，骨纤维结构不良样 ADA 呈现为多个境界清楚的透亮点。骨皮质内病灶累及髓腔，边缘呈硬化性。（**右图**）矢状位 MR T_2 加权示骨皮质和髓腔内有多个不连续的独立病变。肿瘤具有高信号强度。

（左图）冠状位 MR T₁ 加权压脂序列显示一例经典型 ADA ➡，呈分叶状伴强化，并使骨皮质局部膨胀。一个较小的、强化的高分化 ADA 位于骨干远端➡。（右图）经典型 ADA 轴位 CT 显示以骨皮质为中心的地图样肿块，使胫骨变形。肿瘤与骨骼肌等密度➡，并突入软组织内。内侧边缘尖锐且硬化➡。

多发性肿瘤

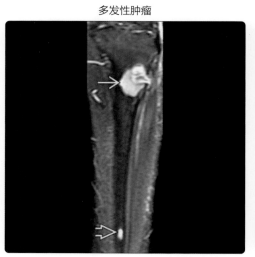

骨皮质内肿块

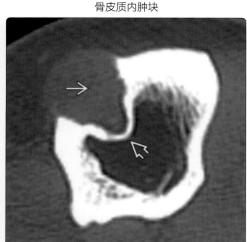

（左图）本例经典型 ADA 表现为一个巨大界限不清的溶骨性肿块。肿瘤从骨干延伸到骺端，数个病灶突破骨皮质并延伸至软组织。（右图）同一例大体照片显示出血性的棕白色肿瘤，填满了胫骨近端髓腔，侵蚀骨皮质，并累及软组织。

巨大破坏性肿瘤

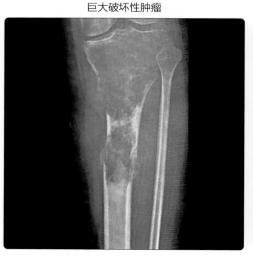

出血性分叶状占位

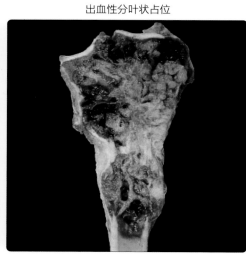

（左图）图示髓腔内骨纤维结构不良样 ADA。肿瘤结节使骨内膜呈扇贝样不规整，并被一层反应性编织骨所分隔➡。结节内有散在的上皮细胞小岛➡。本例中，黑色墨水标记的标本边缘可见肿瘤。（右图）丰富的纤维性间质和上皮细胞小岛➡是高分化 ADA 的特征。间质梭形细胞通常呈席纹状排列。

肿瘤结节

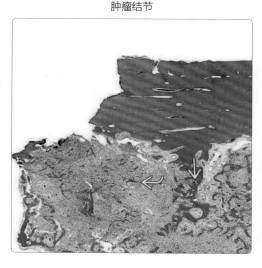

显著梭形细胞间质

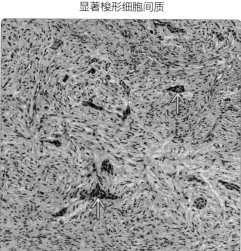

骨母细胞围绕

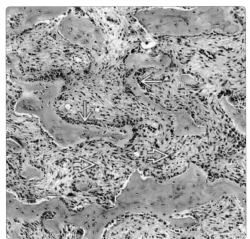

小上皮巢

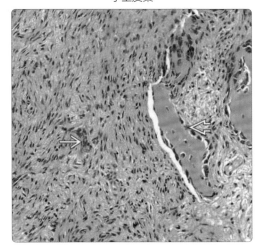

（左图）高分化 ADA 含有骨纤维结构不良样区域。具有不规则的编织骨骨小梁，其边缘由肥胖的骨母细胞➡️围绕，周围为纤维性间质➡️。（右图）高分化 ADA 可与骨纤维结构不良和纤维结构不良相混淆。其特征性形态是小的上皮细胞岛➡️，分布于丰富的纤维性间质内，被纤维性间质和由衬覆骨母细胞的编织骨骨小梁➡️所围绕。

上皮岛

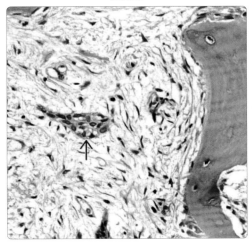

梭形和小管状模式

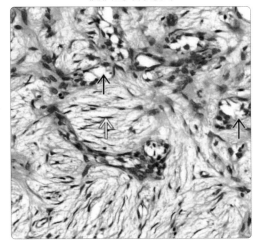

（左图）上皮小岛➡️在高分化 ADA 中被纤维性间质围绕。上皮细胞形态温和，未见核分裂象。（右图）高分化 ADA 中的上皮细胞呈小管状排列➡️，类似血管。纤维性间质中的上皮和梭形细胞➡️形态温和，无核分裂。

小上皮岛

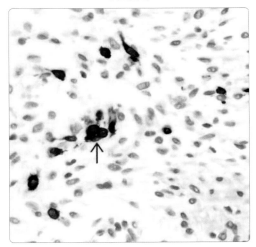

多个角蛋白阳性细胞巢

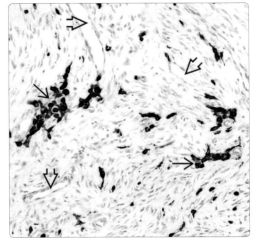

（左图）对于上皮岛数量上的定义没有明确的标准。我们将其定义为 3 个或以上角蛋白阳性➡️的黏附性上皮细胞。此外，还有散在的角蛋白阳性的梭形细胞，如骨纤维结构不良中所见。（右图）角蛋白染色突出了这个高分化 ADA 中散在分布的上皮岛➡️。注意个别梭形细胞也是阳性的。衬覆血管腔的内皮➡️不表达该标志物。

（**左图**）经典型 ADA 导致紧邻的骨皮质再吸收，肿瘤伸入软组织和髓腔内。富于细胞的肿瘤表现为多个成片细胞组成的不规则的小岛➡，被反应性纤维组织衬托出来。（**右图**）经典型 ADA 细胞致密，可表现为不同的模式，包括梭形、基底样、管状和鳞状。在本例梭形细胞亚型中，瘤细胞排列成相互交叉的束状。此类病例类似滑膜肉瘤。

较大的上皮成分区域

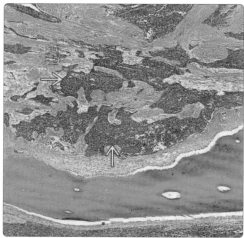

梭形细胞

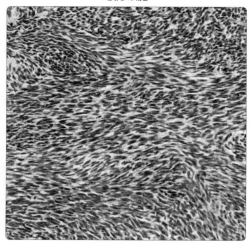

（**左图**）本例经典型 ADA 中，一个上皮岛➡被胶原化间质所围绕。岛中心➡的肿瘤细胞呈梭形，外围的肿瘤细胞以栅栏状排列，形成基底样模式。（**右图**）本例经典型 ADA 中，部分上皮细胞可以形成管状结构，类似血管穿插于纤维性间质内。

基底样模式

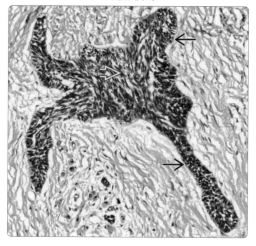

小管状模式

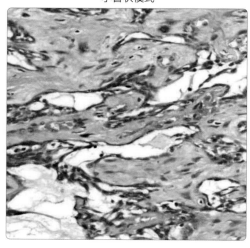

（**左图**）经典型 ADA 最罕见的亚型是鳞状细胞分化，上皮岛中心显示出明显的细胞角化➡，上皮岛的其余部分可为梭形或基底样➡。（**右图**）从超微结构上看，ADA 的上皮细胞有黏附性，有适量细胞质，并由类似桥粒样连接粘连起来➡。其中一个细胞的胞质内有聚集的张力丝➡。

鳞状细胞分化

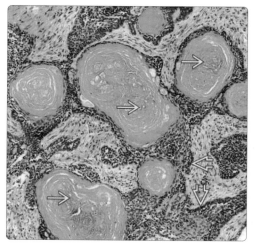

细胞间连接

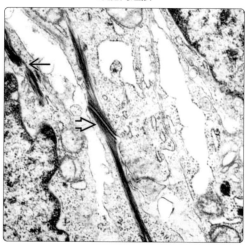

经典型造釉细胞瘤

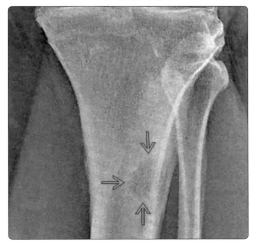

经典型造釉细胞瘤

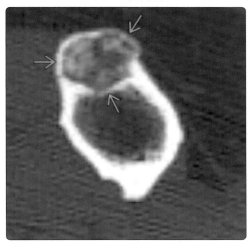

（左图）X线片显示胫骨骨干有一个小的溶骨性病变➡。病变看起来境界分明。（右图）轴位CT显示病变位于骨皮质内➡，并有内部矿化现象。

经典型造釉细胞瘤

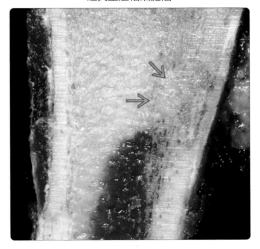

经典型造釉细胞瘤

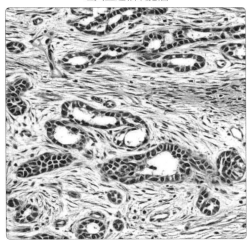

（左图）大体切除标本显示一个棕褐色、分叶状的肿块累及骨皮质，并突入髓腔内➡。（右图）组织学上，瘤细胞呈管状，形态温和，并未显示鉴别诊断中转移性腺癌的非典型性。

CK14

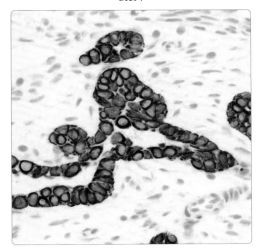

p63

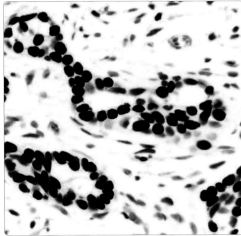

（左图）免疫组化染色显示CK14的弥漫性胞质着色，为造釉细胞瘤常见。（右图）瘤细胞还显示p63的弥漫性核染色。背景中的一些梭形细胞也显示一些p63的核染色。

第九篇
恶性小圆细胞肿瘤
Malignant Small Round Cell Tumors

刘绮颖　译

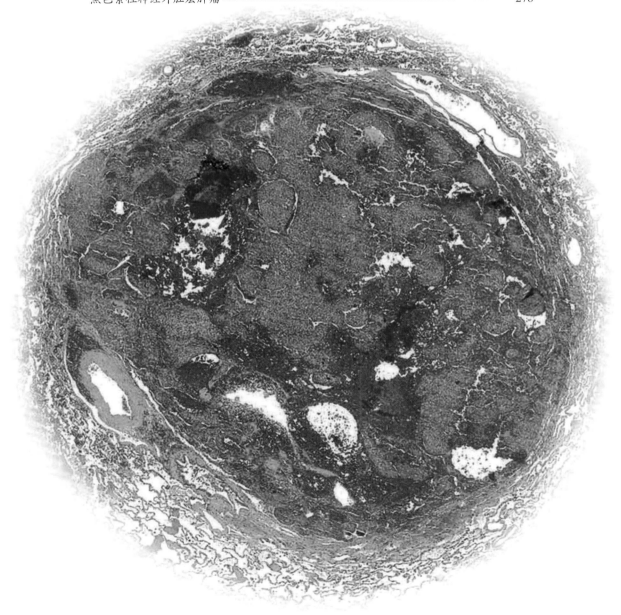

尤因肉瘤及相关肿瘤
Ewing Sarcoma and Related Tumors

诊断要点

一、术语
- 未分化小圆细胞肉瘤
- 尤因肉瘤（ewing sarcoma，EWS）样家族肿瘤：无 EWS 重排的恶性小圆细胞肿瘤
  - *CIC* 重排肉瘤、*BCOR* 重排肉瘤、伴有 *EWSR1* 非 ETS 融合的小圆细胞肉瘤

二、临床特征
- 占原发恶性骨肿瘤的 6%～10%
- 除 *CIC* 重排肉瘤外，通常累及骨
- 长骨骨干、骨盆扁平骨
- 治疗：化疗、手术和（或）放射治疗
- 肿瘤样本广泛取材以评估治疗反应

三、影像学检查
- 侵袭性、破坏性、溶骨性

四、大体检查
- 棕白色，侵犯骨皮质，累及软组织

五、显微镜检查
- 片状至呈不规则岛状分布的小蓝圆细胞
- 尤因肉瘤中通常为均匀一致的小圆细胞
- 一些非尤因病例中可见显著的梭形细胞

六、辅助检查
- 免疫组织化学
  - 尤因肉瘤：CD99、FLI-1、NKX2-2、PAX7
  - *CIC* 重排肉瘤：不同程度 CD99、WT1、ETV4
  - *BCOR* 重排肉瘤：不同程度 CD99、BCOR、CCNB3
- 遗传学
  - 尤因肉瘤：*EWSR1-FLI1*（85%）、*EWSR1-ERG*、其他
  - *CIC* 重排肉瘤：*CIC-DUX4*、其他
  - *BCOR* 重排肉瘤：*BCOR-CCNB3*、其他
  - 其他：罕见的 *EWSR1* 非 ETS 融合

七、主要鉴别诊断
- 恶性淋巴瘤、小细胞骨肉瘤、间叶性软骨肉瘤、神经母细胞瘤

境界不清的破坏性肿瘤

肿瘤累及软组织

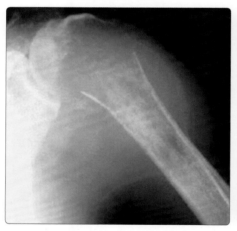
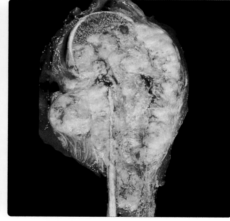

（左图）尤因肉瘤（EWS）的 X 线片显示肱骨近端有一个高侵袭性境界不清的破坏性肿块。肿块已突破骨皮质并侵犯至邻近软组织。（右图）发生在肱骨干的 EWS 表现为一个以髓腔为中心的鱼肉状肿块，穿透骨皮质，形成一个包绕病变骨的软组织肿块。

小圆细胞成片状排列

CD99 膜染色阳性

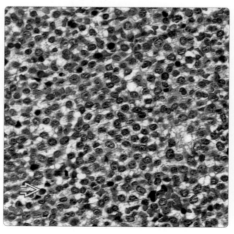
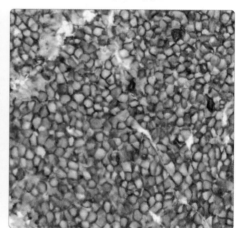

（左图）EWS 的高倍视野显示瘤细胞呈片状分布，染色质细腻，胞质透明（富含糖原），细胞膜清晰。肿瘤内有散在的凋亡细胞➡。（右图）EWS 表达多种抗原。CD99 在大多数情况下呈强表达，通常为膜染色。CD99 染色对 EWS 具有特征性，但并非特异性，因很多其他类型肿瘤也可有阳性表达。

一、术语

（一）缩略语

- 尤因肉瘤（ewing sarcoma，EWS）

（二）同义词

- 原始神经外胚层肿瘤（primitive neuroectodermal tumor，PNET）
- Askin 瘤：发生于胸壁的 EWS

（三）定义

- EWS：具有特征性基因重排的小圆细胞肉瘤
  - 不同程度神经外胚层分化，通过光学显微镜、免疫组织化学和（或）电子显微镜证实
- EWS 样家族肿瘤：无特征性 EWS 易位的未分化小圆细胞肉瘤
  - *CIC* 重排肉瘤
  - *BCOR* 重排肉瘤
  - 伴有 *EWSR1* 非 ETS 融合的小圆细胞肉瘤

二、病因 / 发病机制

肿瘤

- 干细胞起源，以基因融合为驱动事件

三、临床特征

（一）流行病学

- 发生率
  - 占原发性恶性骨肿瘤 6%～10%
    - 在成年人中仅次于骨肉瘤和软骨肉瘤
    - 在儿童和青少年中仅次于骨肉瘤
- 年龄
  - 大多数患者 10—15 岁
  - 约 80% 患者 < 20 岁
- 性别
  - 男性比女性更常见（男：女 =1.3：1～1.4：1）
- 种族
  - 更好发于白种人（3/100 万）
  - 在黑种人、亚裔和美洲土著人口中很少（0.2/100 万）

（二）部位

- EWS 和大多数相关肿瘤可发生于骨的任何部位
  - 通常发生在长骨的骨干或干骺端，或骨盆
  - 约 22% 的病例发生在股骨，其次是髂骨、胫骨、肱骨、腓骨和肋骨
- *CIC* 重排肉瘤通常发生于软组织，很少位于骨

（三）表现

- 疼痛，增大的肿块
- 部分患者出现类似感染的全身症状，如发热、血沉升高、贫血和白细胞增多
- 病理性骨折不常见

（四）治疗

- 通常是化疗、手术和（或）放疗
  - 目前，EWS 肿瘤家族的治疗方式相类似
- 术前经常进行化疗，以便对后续手术标本进行病理学评估，用以明确药物方案的有效性
  - 肿瘤应进行广泛的组织学取材，以评估化疗引起的坏死
  - ≥ 90% 的化疗诱导坏死意味着反应良好
- 对手术无法到达的部位、瘤床切缘不足和（或）姑息性治疗者进行放疗
- 罕见有与治疗相关的肿瘤细胞学改变
  - 瘤细胞显著增大，深染，多形性，横纹样细胞，神经节细胞分化

（五）预后

- 有效化疗改善预后，5 年生存率达 75%
  - 至少 50% 是长期治愈
  - 预后因素包括分期和肿瘤部位
  - 其他因素包括化疗诱导的坏死程度、局部复发和转移的发展
- *CIC* 重排肉瘤对 EWS 化疗方案反应不佳
- *BCOR* 重排肉瘤和其他伴有 *EWSR1* 非 ETS 融合肉瘤的治疗效果有限

四、影像学检查

（一）X 线

- 具有破坏性和溶解性，边缘不清晰
  - 经常低估肿瘤范围；MR 可补充
- 穿透骨皮质常导致软组织肿块呈向心性增大
- 骨外肿瘤经常侵蚀外皮质，产生骨"碟形凹陷"
- 移位的骨膜以日光放射或洋葱皮状方式形成反应性骨
- 治疗后，肿瘤变小，有时可完全退缩

（二）MR

- 显示骨和软组织中肿瘤的范围
- T_1 加权图像上呈低信号强度
- T_2 加权图像上呈高信号强度
- 有助于评估化疗后的肿瘤反应

（三）CT

- 巨大，破坏性

（四）骨扫描

- 放射性核素摄取活跃

五、大体检查

一般特征

- 棕白色，鱼肉状
- 侵入骨皮质并累及软组织
- 经常含有出血和坏死区域
- 薄层反应性骨撑着隆起的骨膜
- 肿瘤的髓内边界不清晰

六、显微镜检查

（一）组织学特征

- EWS
  - 小蓝圆细胞肿瘤
  - 生长模式：片状，不规则岛状；由致密的纤维组织所分隔
  - 提示神经分化的特征：类器官特征和 Homer Wright 菊形团
  - 细胞大小为淋巴细胞的 1～2 倍
  - 卵圆形核，染色质均匀细腻，核仁不明显
  - 偶尔细胞较大，核轮廓不规则，核仁明显
  - 少量嗜酸性至透明细胞质
  - 多少不等的核分裂象，可较多
  - 不同程度的坏死，可为广泛性
  - 造釉细胞瘤样 EWS：呈岛状排列的瘤细胞，周边呈栅栏状和条索样
- CIC 重排肉瘤
  - 大多发生于骨外
  - 小圆细胞瘤，部分区域可呈梭形，嗜双色胞质，轻度核多形性，染色质空泡状，显著程度不一的核仁
  - 结构模式：实性，小叶状，网状，和（或）假腺泡状
  - 程度不一的黏液样间质
  - 形态不一，比 EWS 更具异质性
- BCOR 重排肉瘤
  - 大多数发生于骨内
  - 小蓝圆细胞并多少不等的短梭形细胞
  - 黏液样基质可较明显
  - 形态上比 EWS 更具异质性
- 伴有 EWSR1 非 EWS 融合小圆细胞肉瘤
  - EWSR1-NFATC2 融合：多数累及年轻人
    - 在组织学上与 EWS、硬化性上皮样纤维肉瘤、恶性肌上皮瘤及其他疾病重叠
  - EWSR1-PATZ1 融合：主要发生于软组织内，具有多型性免疫表型
- 其他新实体
  - ACTB-GLI1 融合：少数病例发生于骨；血管球样细胞形态和黏液湖

（二）电子显微镜

- 细胞器较少的原始细胞
- EWS 中糖原可较丰富
- 通过原始连接、分散的微管和神经分泌颗粒连接的交指状细胞质突起提示神经分化
- 某些角蛋白阳性肿瘤具有肯定的张力纤维和发育良好的基底膜

七、辅助检查

（一）免疫组织化学

- EWS

- 典型表现为弥漫性 CD99 膜染色和 FLI-1、NKX2-2 和 PAX7 核染色
  - CD99 也在其他小蓝圆细胞肿瘤中表达：淋巴母细胞性淋巴瘤、小细胞骨肉瘤、间叶性软骨肉瘤、腺泡横纹肌肉瘤，以及其他
  - EWSR1-FLI1 融合病例 FLI-1 阳性
  - EWSR1-ERG 或 FUS-ERG 融合病例中 ERG 阳性
  - 与单独使用一种标记物相比，联用 CD99、NKX2-2 和（或）PAX7 可提高诊断特异性
  - CD99 和 NKX2-2 在间叶性软骨肉瘤和其他伴有 EWSR1 非 ETS 融合的小圆细胞肉瘤中也呈阳性
  - 约 20% 病例中 NF 和角蛋白阳性
- CIC 重排肉瘤
  - 不同程度的 CD99 染色，常为斑片状染色
  - WT1 和 ETV4 呈阳性
  - NKX2-2 和 PAX7 通常为阴性
- BCOR 重排肉瘤
  - 弥散至斑片状 CD99 染色
  - BCOR、cyclin-D1 和 SATB2 呈阳性
  - BCOR-CCNB3 肉瘤中 CCNB3 阳性
  - PAX7 在某些病例中表达
  - NKX2-2 通常为阴性

（二）遗传学

- 特征性基因重排在发病机制中起到关键作用
- EWS
  - 约 85% 病例有 t（11；22）(q24；q12)，产生 EWSR1-FLI1 融合基因
  - 约 10% 有 t（21；22）(q22；q12)，产生 EWSR1-ERG 融合基因
    - ＜3% 的 t（16；21）(p11；q22)，产生 FUS-ERG 融合基因
  - ＜3% 病例伴有 EWSR1 或 FUS 与 ETV1（7p22）、ETV4（17q12）或 FEV（2q33）融合
- CIC 重排肉瘤
  - t（4；19）(q35；q13)，产生 CIC-DUX4 融合基因：占 EWSR1 阴性 EWS 样小圆细胞肉瘤的大多数（约 60%）
  - 少数病例涉及 CIC-FOXO4、CIC-LEUTX、CIC-NUTM1 或其他融合基因
- BCOR 重排肉瘤
  - inv（x）(p11；p11)，产生 BCOR-CCNB3 融合基因
  - 少数病例涉及 BCOR 内串联重复、BCOR-MAML3、ZC3H7B-BCOR 或其他融合基因
- 伴有 EWSR1 非 ETS 融合的小圆细胞肉瘤
  - EWSR1-NFATC2 融合：t（20；22）(q13；q12)
    - EWSR1 扩增可见于一部分病例的 FISH 检测中
    - NFATC2 重排不是恶性肿瘤的特征，也可见于单纯性骨囊肿
  - EWSR1-PATZ1 融合：inv（22）(q12q12)

八、鉴别诊断

（一）恶性淋巴瘤

- 弥漫大细胞淋巴瘤中的瘤细胞通常较大，细胞核不规则，细胞质较多，表达淋巴细胞抗原，具有不同的遗传学异常
- 淋巴母细胞性淋巴瘤：由均匀一致的小圆细胞组成，经常与良性的浸润性淋巴细胞相混杂
  - CD99 和 TdT 呈阳性
  - FLI-1 和 NKX2-2 呈阴性

（二）神经母细胞瘤

- 神经毡和神经节细胞分化为鉴别特征
- 转移性未分化神经母细胞瘤可能难以与 EWS 和其他肿瘤区分
- synaptophysin 和 PHOX2B 呈阳性
- CD99、FLI-1 和 NKX2-2 呈阴性
- *N-MYC* 扩增
- 1p 染色体杂合性缺失

（三）小细胞骨肉瘤

- 肿瘤内未矿化基质可除外 EWS
  - EWS 中的反应性编织骨可能与骨肉瘤相混淆；寻找周边的骨母细胞是有用的线索

（四）间叶性软骨肉瘤

- 恶性小圆细胞瘤，具有程度不等的软骨分化区域
- 结节状结构和血管外皮瘤样血管网
- CD99 和 NKX2-2 呈阳性，在免疫表型上与 EWS 重叠
- *HEY1-NCOA2* 融合基因

九、诊断清单

病理解读要点

- 成片均匀一致的恶性小圆细胞：考虑 EWS
- EWS 样、形态更为异质性者：考虑 *CIC* 重排肉瘤、*BCOR* 重排肉瘤或其他肉瘤

推荐阅读

[1] Riggi N et al: Ewing's sarcoma. N Engl J Med. 384(2):154-64, 2021

[2] Perret R et al: NFATc2-rearranged sarcomas: clinicopathologic, molecular, and cytogenetic study of 7 cases with evidence of AGGRECAN as a novel diagnostic marker. Mod Pathol. 33(10):1930-44, 2020

[3] Tsuda Y et al: The clinical heterogeneity of round cell sarcomas with EWSR1/FUS gene fusions: Impact of gene fusion type on clinical features and outcome. Genes Chromosomes Cancer. 59(9):525-34, 2020

[4] Bridge JA et al: Clinical, pathological, and genomic features of EWSR1-PATZ1 fusion sarcoma. Mod Pathol. 32(11):1593-604, 2019

[5] Kerr DA et al: Pericytoma with t(7;12) and ACTB-GLI1 fusion: Reevaluation of an unusual entity and its relationship to the spectrum of GLI1 fusion-related neoplasms. Am J Surg Pathol. 43(12):1682-92, 2019

[6] Kao YC et al: BCOR-CCNB1 fusion positive sarcomas: A clinicopathologic and molecular analysis of 36 cases with comparison to morphologic spectrum and clinical behavior of other round cell sarcomas. Am J Surg Pathol.42(5):604-15, 2018

[7] Pappo AS et al: Rhabdomyosarcoma, Ewing sarcoma, and other round cell sarcomas. J Clin Oncol. 36(2):168-79, 2018

[8] Antonescu CR et al: Sarcomas with CIC-rearrangements are a distinct pathologic entity with aggressive outcome: A clinicopathologic and molecular study of 115 cases. Am J Surg Pathol. ePub, 2017

[9] Hung YP et al: Evaluation of NKX2-2 expression in round cell sarcomas and other tumors with EWSR1 rearrangement: imperfect specificity for Ewing sarcoma. Mod Pathol. ePub, 2016

[10] Hung YP et al: Evaluation of ETV4 and WT1 expression in CIC-rearranged sarcomas and histologic mimics. Mod Pathol. 29(11):1324-34, 2016

[11] Le Guellec S et al: ETV4 is a useful marker for the diagnosis of CIC-rearranged undifferentiated round-cell sarcomas: a study of 127 cases including mimicking lesions. Mod Pathol. 29(12):1523-31, 2016

[12] Machado I et al: Defining Ewing and Ewing-like small round cell tumors (SRCT): The need for molecular techniques in their categorization and differential diagnosis. A study of 200 cases. Ann Diagn Pathol. 22:25-32, 2016

[13] Gaspar N et al: Ewing sarcoma: Current management and future approaches through collaboration. J Clin Oncol. 33(27):3036-46, 2015

[14] Peters TL et al: BCOR-CCNB3 fusions are frequent in undifferentiated sarcomas of male children. Mod Pathol. 28(4):575-86, 2015

[15] Lessnick SL et al: Molecular pathogenesis of Ewing sarcoma: new therapeutic and transcriptional targets. Annu Rev Pathol. 7:145-59, 2012

[16] Pierron G et al: A new subtype of bone sarcoma defined by BCOR-CCNB3 gene fusion. Nat Genet. 44(4):461-6, 2012

[17] Yoshida A et al: NKX2.2 is a useful immunohistochemical marker for Ewing sarcoma. Am J Surg Pathol. 36(7):993-9, 2012

[18] Llombart-Bosch A et al: Histological heterogeneity of Ewing's sarcoma/PNET: an immunohistochemical analysis of 415 genetically confirmed cases with clinical support. Virchows Arch. 455(5):397-411, 2009

[19] Szuhai K et al: The NFATc2 gene is involved in a novel cloned translocation in a Ewing sarcoma variant that couples its function in immunology to oncology. Clin Cancer Res. 15(7):2259-68, 2009

[20] Srivastava A et al: Keratin-positive Ewing's sarcoma: an ultrastructural study of 12 cases. Int J Surg Pathol. 13(1):43-50, 2005

[21] Askin FB et al: Malignant small cell tumor of the thoracopulmonary region in childhood: a distinctive clinicopathologic entity of uncertain histogenesis.Cancer. 43(6):2438-51, 1979

[22] Lichtenstein L et al: Ewing's sarcoma of bone. Am J Pathol. 23(1):43-77, 1947

（**左图**）骨盆 EWS 通常在 X 线片上显示为不易察觉的溶骨性破坏，就诊时往往体积较大。右侧髂骨体有一大片界限不清的骨溶解➡️。（**右图**）相对应的轴位 MR 显示肿瘤取代髓腔，形成了一个巨大的盆腔内外肿块➡️。

不易察觉的髂骨溶骨性肿块

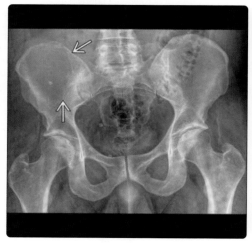

巨大软组织成分

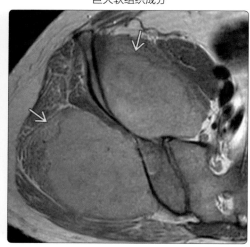

（**左图**）肿瘤累及股骨远端髓腔，并呈偏侧性生长延伸至后方软组织➡️。后方骨皮质被不规则吸收，伴有骨膜反应。（**右图**）相对应的矢状位 MR T₂ 加权显示 EWS 取代股骨干远端的大部分髓腔，形成后方大、前方小的软组织占位➡️。

巨大偏侧性软组织肿块

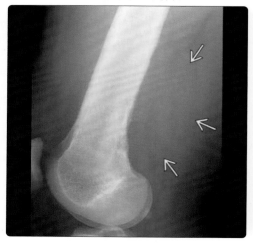

累及骨和软组织的巨大肿块

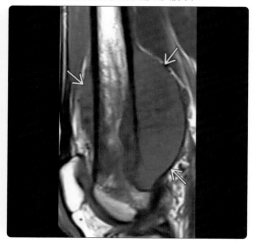

（**左图**）EWS 的 X 线片显示沿股骨干有一个大的碟形缺损➡️，骨皮质变薄。肿瘤渗透骨皮质，并形成骨外软组织肿块。近侧可见 Codman 三角➡️。（**右图**）冠状位 MR T₁ 增强 + 压脂成像显示发生于股骨骨干的巨大 EWS，浸润至邻近软组织➡️，并导致股骨干内侧呈碟形凹陷➡️。

侵蚀骨皮质伴软组织肿块

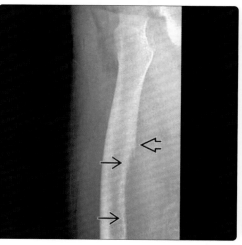

巨大肿块伴有骨碟形凹陷

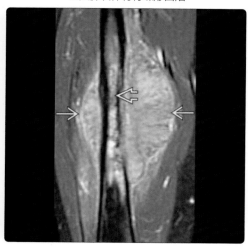

骨皮质碟形凹陷

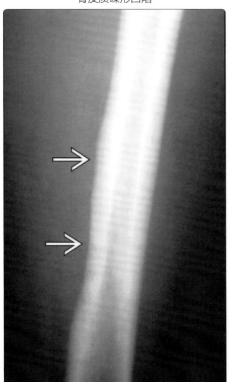

巨大的偏侧性肿瘤

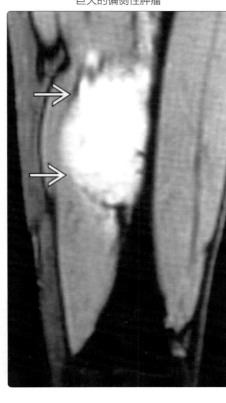

（左图）X 线片示 EWS 发生于股骨骨干，髓腔内密度略有增加。肿瘤已经累及邻近软组织，导致继发的细微的碟形缺损 ➡。（右图）MR 示股骨中段骨干 EWS，在外侧软组织 ➡ 中形成一个巨大高信号肿块影，几乎不见髓内成分。

境界不清的溶骨改变

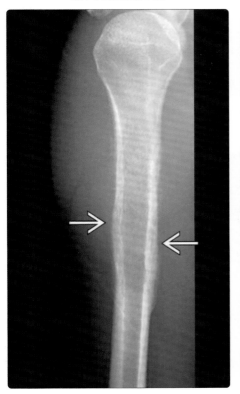

拉长的髓内肿瘤

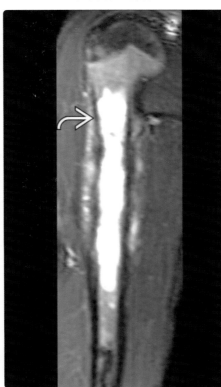

（左图）肱骨近端 EWS 的 X 线片显示一个透亮病变，沿内侧和外侧骨皮质附近发生骨内吸收和骨膜新骨形成 ➡，边界模糊不清。（右图）EWS 的冠状位 MR T_2 加权图像显示高信号，肿瘤穿透变薄的骨皮质并且取代了肱骨干中的一长段骨髓。垂直于骨皮质的线性低信号 ➡ 代表日光放射状的骨膜新生骨。

洋葱皮样骨膜反应

日光放射状模式

（左图）EWS 的 X 线片显示典型的多层洋葱皮样外观，沿骨皮质形成骨膜新生骨➡。肿瘤边界不清、侵入软组织，形成一个不易察觉的肿块➡。（右图）腓骨 EWS 的 X 线片显示了典型的日光放射状骨膜反应➡，包绕看似高侵袭性的渗透性肿瘤。沿内侧近端骨皮质可见 Codman 三角➡。

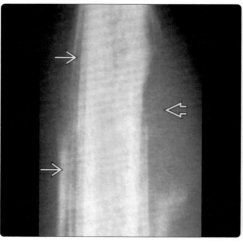

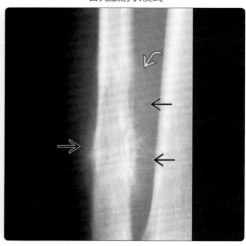

巨大肩胛骨肿块

巨大肩胛骨肿块

（左图）肩胛骨 EWS 侵犯后方软组织，形成一个巨大肿块➡。在本例三维重建 CT 中，肿瘤呈红棕色肿块且表面不规则。（右图）轴位 MR T_2 压脂像显示一个以肩胛骨为中心的巨大肿块➡，累及肩胛盂➡，前后方伴有明显的软组织成分。

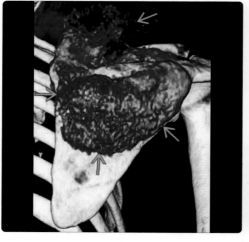

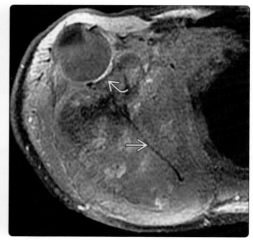

巨大破坏性肿瘤

环周生长的软组织肿块

（左图）冠状位 MR T_1 加权显示骨近端取代髓腔的 EWS➡，具高度侵袭性，穿透骨皮质并形成一个巨大软组织肿块➡。（右图）轴位 MR T_2 显示肱骨内 EWS 表现为一个巨大高信号分叶状肿块。取代骨髓腔，穿透并破坏骨皮质，形成周围软组织肿块。

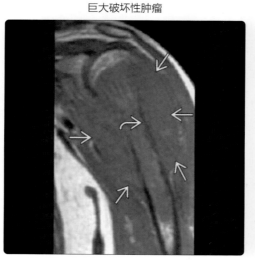

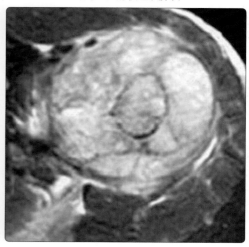

胸部肿瘤

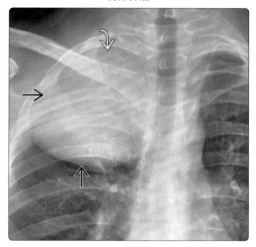

胸壁肿瘤

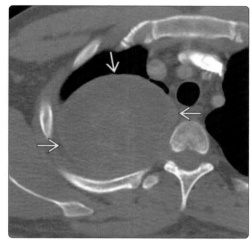

（左图）X 线片显示胸壁 EWS（Askin 瘤），累及胸膜和肺顶，并破坏第三肋骨➡的后方。椭圆形肿块显示放射性密度均匀地增加➡。（右图）轴位 CT 显示后胸壁（Askin 瘤）➡的巨大 EWS，密度稍不均匀。肿瘤发生于相邻肋骨（图中未显示），延伸到胸腔，压迫周围肺。

跟骨溶骨性肿块

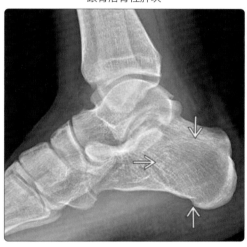

跟骨溶骨性肿块

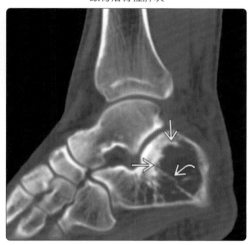

（左图）跟骨 EWS 的 X 线片显示，跟骨后部有一个模糊的透亮病变，周围环绕着一圈薄的硬化边缘➡。（右图）EWS 的矢状位重建 CT 显示，跟骨后部有一个溶骨性病变，其上部和前部的硬化边缘偏厚➡。病变内可见明显的分隔。病变内的小线性骨化密度影➡可能代表残留被压缩的宿主骨。

肿瘤取代骨髓

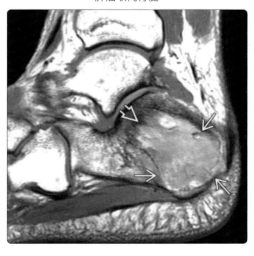

不强化的肿瘤

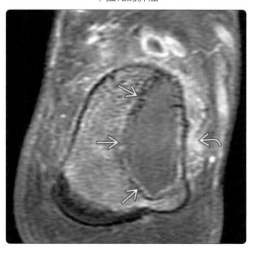

（左图）EWS 矢状位 MR T₁加权显示跟骨后部➡有一个信号不均匀的病变，其前缘界限不清。沿跖骨缘密集的低信号➡代表上骨缘。（右图）跟骨 EWS 的轴位 MR T₁增强像显示一个增强后信号不强化的病变，但其边缘➡及外侧软组织均示强化➡。

（左图）EWS 破坏了下方的骨骼，并生长到软组织中，形成了一个巨大的溃疡性蕈伞型肿块。（右图）矢状面显示一个发生于胫骨的巨大 EWS，形成环周软组织肿块，被覆皮肤溃疡➡。

蕈伞型肿块

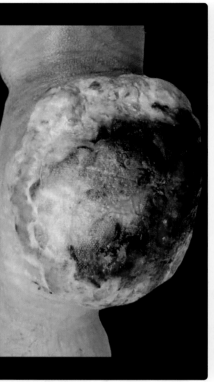

巨大溃疡型肿瘤

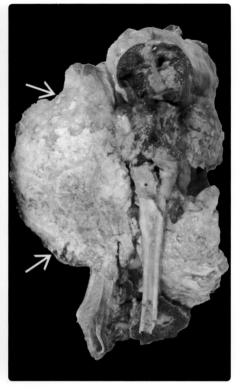

（左图）股骨近侧干骺端 EWS 表现为一个巨大的破坏性出血性肿块。肿瘤侵蚀并穿透骨皮质，浸润至邻近软组织，并导致病理性骨折➡。相邻髋关节未受影响➡。（右图）EWS 发生于肋骨髓腔内（Askin 瘤），靠近肋软骨➡，浸润邻近软组织并将骨膜掀起➡。

伴有病理性骨折的肿块

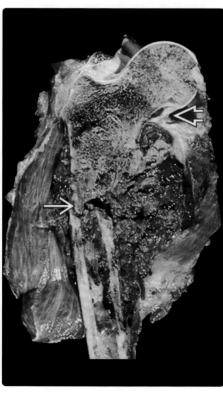

发生于肋骨的肿瘤

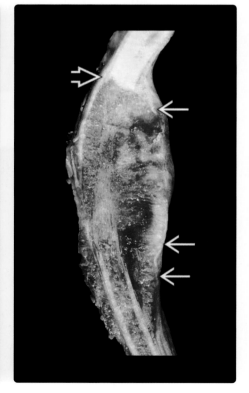

肿瘤穿透骨

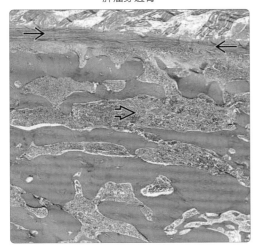

肿瘤包裹骨小梁

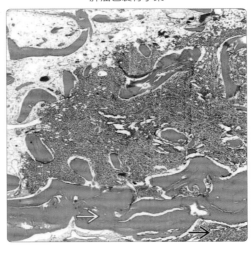

（左图）髓腔内 EWS ⊡ 广泛浸润骨皮质，侵犯了分隔肿瘤和周围软组织的骨膜并累及其表面 ⊡。（右图）EWS 的髓内部分显示浸润性生长模式，肿瘤细胞取代骨髓腔并包裹原有骨小梁。肿瘤局部浸润骨皮质 ⊡，并累及骨膜 ⊡。

器官样生长模式

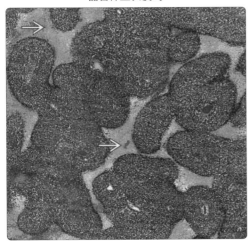

成片浸润性生长的小圆细胞

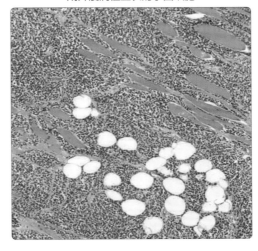

（左图）未经治疗的 EWS 显示一种明显的器官样生长结构，并伴有间质纤维化 ⊡。这种模式在具有神经外胚层分化的肿瘤中常见。（右图）EWS 位于骨盆中心（未显示），并浸润邻近的骨骼肌和脂肪组织。EWS 中的小蓝圆形细胞形态与其他不同类型的小圆细胞肿瘤相似，如淋巴母细胞性淋巴瘤和腺泡状横纹肌肉瘤。

小蓝圆细胞

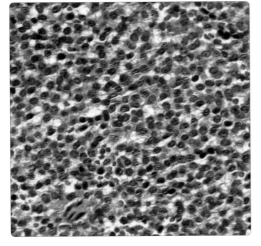

瘤细胞形态一致染色质均匀细腻

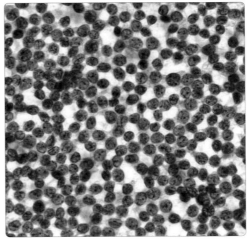

（左图）EWS 通常由片状小蓝圆细胞组成。细胞质稀少，可呈嗜酸性或透亮状。胞质透亮代表内含糖原。（右图）EWS 的细胞印片显示形态一致的小圆细胞，染色质细腻，核规则，部分细胞有小核仁。

（左图）高倍视野显示 EWS 中的 Homer Wright 菊形团。细胞核大小一致、形状规则，染色质均匀细腻，嗜酸性细胞质突起相互缠绕，形成菊形团。（右图）EWS 中的瘤细胞呈片状生长，软组织均匀细腻，核仁小，胞质内糖原形成透亮的细胞质。

Homer Wright 菊形团

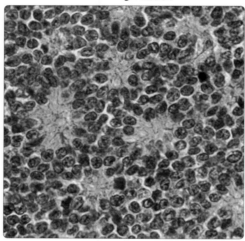

小圆细胞伴有透亮胞质

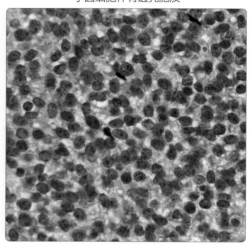

（左图）EWS 的高倍视野显示肿瘤细胞有嗜酸性胞质、均匀细腻的核染色质和细小核仁，有一定黏附性。胞质内空泡代表糖原囊袋➡。（右图）EWS 的细胞印片显示成片排列的原始细胞，核呈卵圆形，染色质细腻，细胞质呈淡嗜碱性。瘤细胞和红细胞在大小上存在差异。

卵圆形细胞伴嗜酸性胞质

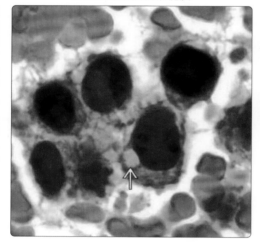

原始细胞

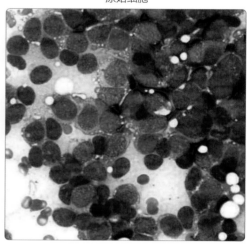

（左图）造釉细胞瘤样 EWS 的特征是相互连接的瘤细胞巢，分布于胶原性或疏松的基质中，显示上皮性形态。（右图）高倍视野显示瘤巢周边细胞呈明显的栅栏状排列，为造釉细胞瘤样 EWS 的特征性形态。瘤细胞巢被疏松的结缔组织围绕，类似骨造釉细胞瘤和基底样癌。

条索和梁状排列的瘤细胞

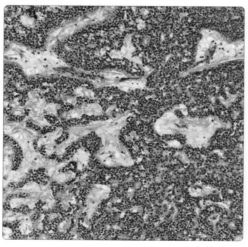

瘤细胞呈栅栏状排列

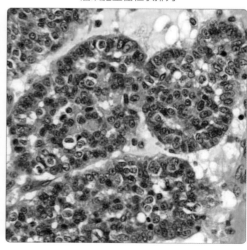

治疗后肿瘤

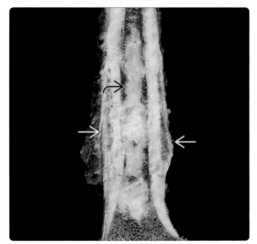

EWS 伴治疗后反应

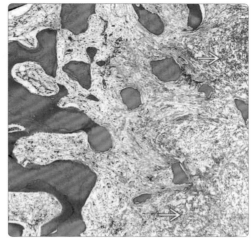

（左图）术前化疗后的肱骨 EWS 显示广泛的肿瘤坏死。髓腔内肿瘤体积显著缩小，由质软的棕黄色坏死组织组成➡。反应性骨➡使骨膜增厚。（右图）化疗后 EWS 的切除标本显示坏死的肿瘤细胞➡和肿瘤细胞消失后被纤维组织所取代的区域。

肌肉内残留的肿瘤细胞岛

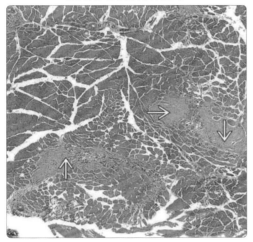

肿瘤鬼影细胞

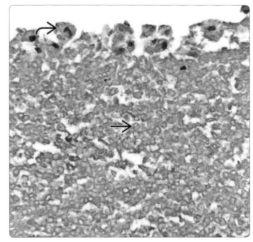

（左图）化疗后 EWS 的切片标本显示，经过治疗后，位于骨内的肿瘤主体周围的骨骼肌可见散在残留的结节状细胞巢➡。（右图）化疗后的 EWS 显示坏死的鬼影细胞➡被邻近的组织细胞吞噬➡。组织细胞质呈泡沫状，源于消化后的肿瘤细胞细胞膜。

残留抵抗性肿瘤细胞巢

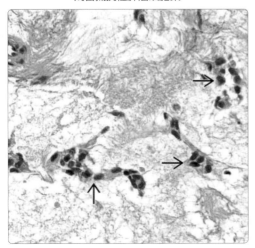

节细胞样细胞

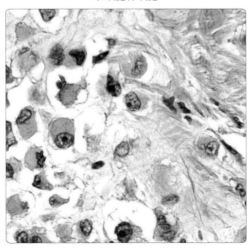

（左图）化疗后的 EWS 显示，虽然大多数肿瘤已经坏死，并被疏松的纤维组织取代，但仍有散在的组织学上完好的肿瘤细胞➡。（右图）化疗后的 EWS 很少显示肿瘤细胞向成熟的神经节细胞分化，其特征是丰富的嗜酸性细胞质、核偏位和含有明显的核仁。

（左图）FUS-ERG EWS 的术前 X 线片显示肿瘤呈侵袭性，可见骨膜反应、骨质侵蚀和周围软组织成分。（右图）矢状位 MR T$_2$ 加权像显示肿瘤广泛累及近端腓骨，呈多房性伴骨质破坏，并累及邻近的软组织。

腓骨 FUS-ERG 融合阳性 EWS

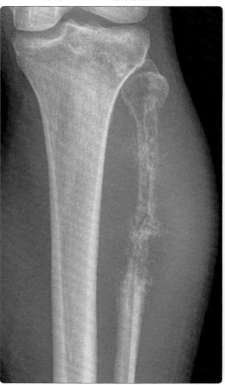

腓骨 FUS-ERG 融合阳性 EWS

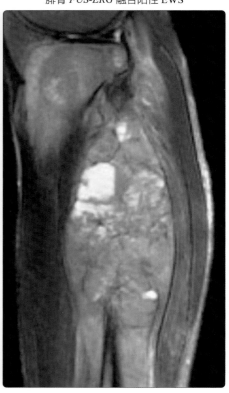

（左图）FUS-ERG 融合阳性的 EWS 经新辅助化疗和手术切除后，显示一个境界不清的棕褐色至灰白色肿块，位于近端腓骨的骨干中央，累及邻近软组织➡。（右图）图示化疗后的 FUS-ERG 融合阳性 EWS 内仍可见条索状和片状分布的活性圆形至梭形瘤细胞，偶见空泡状核和明显的核仁。尽管这种非大多数 EWS 的典型形态，但细胞学上的多形性提示至少有一部分由化疗所致。间质胶原可类似未矿化的骨样组织，易与骨肉瘤混淆。

化疗后的 FUS-ERG 融合阳性 EWS

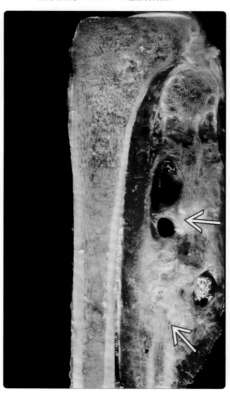

细胞呈多形性

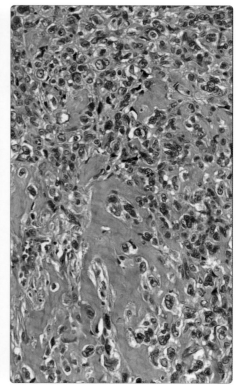

EWS 中弥漫的 CD99 膜染色

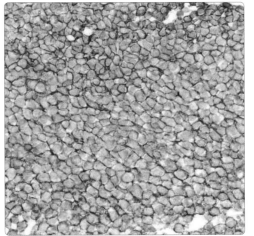

EWS 中的 FLI-1 表达

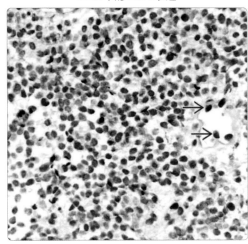

（左图）EWS 显示弥漫性 CD99 膜染色。虽然这一发现在 EWS 中很常见，但 CD99 表达本身并不具有特异性，也可见于其他形态相似的肿瘤。（右图）EWS 表达 FLI-1，通常伴有弥漫性核强染色。内皮细胞可作为阳性对照➡。

EWS 中的 NKX2-2 表达

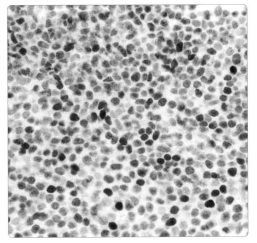

EWS 中的角蛋白表达

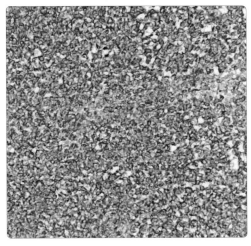

（左图）EWS 经常显示 NKX2-2 的核表达，NKX2-2 是 *EWSR1-FLI1* 致癌信号下游的转录因子。（右图）一部分 EWS（约 20%）显示细胞角蛋白的弥漫强细胞质染色。在造釉细胞瘤样亚型中也可以看到广泛的角蛋白表达。一些肿瘤细胞具有胞质内张力细丝和细胞间连接。

EWSR1 重排

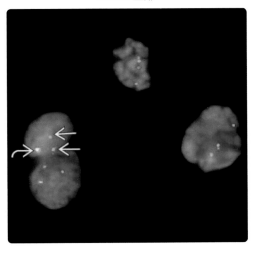

NGS 检出 *EWSR1-FLI1* 融合

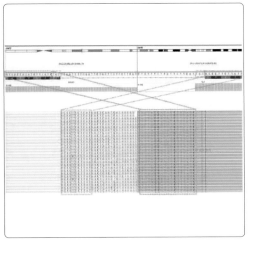

（左图）使用分离探针的 FISH 显示 *EWSR1* 重排，如绿色和红色信号➡的分离所示。后方的信号（黄色）➡表示正常基因。*EWSR1* 重排对 EWS 并不特异，因其可发生于其他类型肿瘤中。（右图）在此例 EWS 中，通过基于 RNA 的下一代测序检测到 *EWSR1-FLI1* 融合，并在基因组起始坐标浏览器（integrated genome viewer，IGV）上显示融合断点的读数（图片由 V. Nardi，MD 惠赠）。

（左图）CIC 重排肉瘤是一种组织学上类似 EWS 的未分化小圆细胞肉瘤，主要发生于软组织，很少仅累及骨。肿瘤显示明显的地图样坏死➡。（右图）CIC 重排肉瘤由圆形至梭形细胞组成，可见显著程度不一的核仁，并具有少至中等量的透明细胞质。

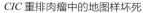

CIC 重排肉瘤中的地图样坏死

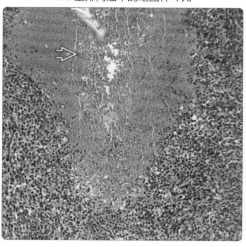

CIC 重排肉瘤伴中等量细胞质

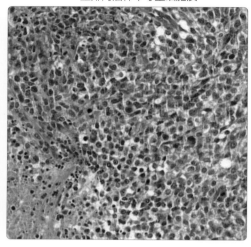

（左图）CIC 重排肉瘤镜下形态类似 EWS，但瘤细胞形态不均一，显示有异质性。（右图）CIC 重排肉瘤显示不同程度的斑片状 CD99 膜染色，而非大多数 EWS 中的弥漫性染色。

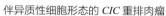

伴异质性细胞形态的 CIC 重排肉瘤

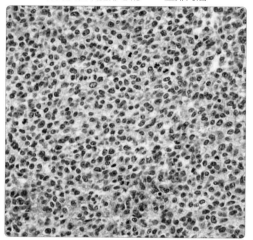

CIC 重排肉瘤中的斑片状 CD99 染色

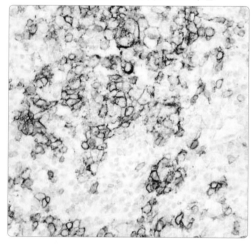

（左图）CIC 重排肉瘤通常显示 WT1 核表达。呈斑片状或弥漫性。（右图）ETV4 是 ETS 转录因子家族的一个成员，经常在 CIC 重排肉瘤中表达，有助于与 EWS、BCOR 重排肉瘤和其他类似肿瘤相区分。

CIC 重排肉瘤中的 WT1 表达

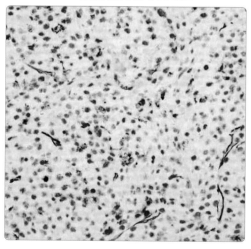

CIC 重排肉瘤中的 ETV4 表达

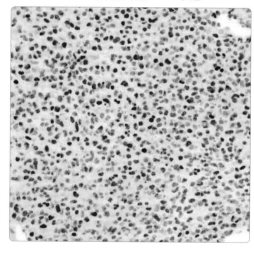

BCOR-CCNB3 肉瘤表现为骨皮质占位

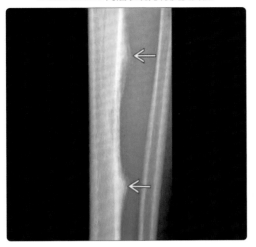

BCOR-CCNB3 肉瘤表现为溶骨性占位

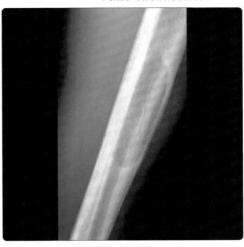

（左图）BCOR-CCNB3 肉瘤的前后位 X 线片显示，胫骨有一个软组织密度肿瘤，近端和远端➡️段有一夹层骨膜反应。下面的骨皮质显示出细微的碟形凹陷。（右图）相应侧位 X 线片显示胫骨干中有一边界相对清晰的透光灶。

穿透性溶骨性外观

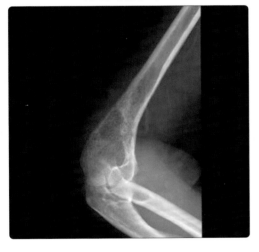

BCOR 重排肉瘤伴软组织累及

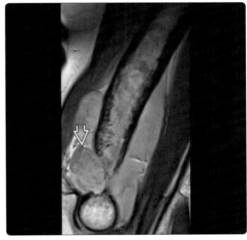

（左图）BCOR-CCNB3 肉瘤累及肱骨远端，表现为穿透性溶骨性外观。（右图）BCOR-CCNB3 肉瘤的矢状位 MR T₂ 加权显示了肱骨远端骨髓受累的程度，以及向邻近软组织的侵犯➡️。

BCOR-CCNB3 肉瘤伴出血

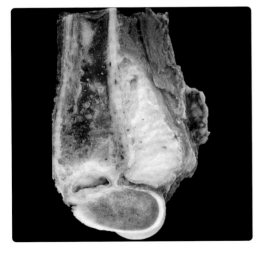

BCOR 重排肉瘤

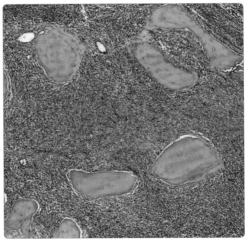

（左图）发生在肱骨远端髓腔的 BCOR-CCNB3 肉瘤，显示明显的出血。肿瘤越过骨皮质并侵犯软组织。（右图）BCOR 重排肉瘤显示成片的小蓝圆肿瘤细胞在原有的骨小梁之间呈浸润性生长。

（左图）BCOR 重排肉瘤显示成片的梭形至圆形肿瘤细胞，伴散在的小血管 ➡。（右图）BCOR 重排肉瘤的特征是具有嗜酸性胞质的梭形至圆形细胞呈片状排列，可见散在瘤内出血灶。

BCOR 重排肉瘤

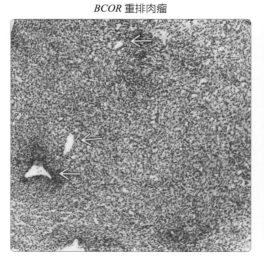

BCOR 重排肉瘤

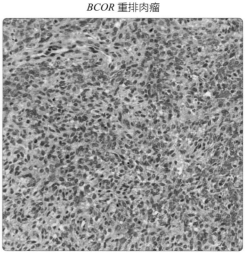

（左图）BCOR-CCNB3 肉瘤具有梭形至圆形细胞形态，胞质明显透明，核小卵圆形，核仁不明显。（右图）BCOR 表达可见于 BCOR 重排肉瘤，包括 BCOR-CCNB3 肉瘤。然而，BCOR 的单独表达同样可见于其他类似病变当中，如滑膜肉瘤。

BCOR 重排肉瘤

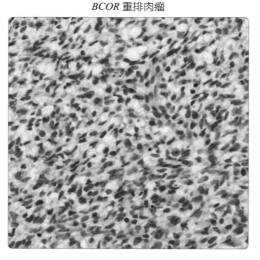

BCOR-CCNB3 肉瘤中 BCOR 的表达

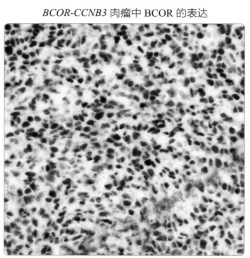

（左图）BCOR-CCNB3 肉瘤呈弥漫性强表达 CCNB3 核染色。（右图）骨母细胞分化的转录因子标志物 SATB2 的表达常见于 BCOR 重排肉瘤，包括 BCOR-CCNB3 肉瘤。了解到这一情形有助于避免仅基于 SATB2 的表达而误诊为骨肉瘤。

BCOR-CCNB3 肉瘤中的 CCNB3 表达

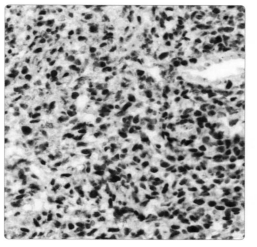

BCOR-CCNB3 肉瘤中的 SATB2 表达

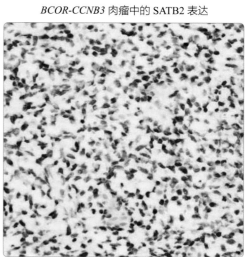

股骨 *EWSR1-NFATC2* 肉瘤

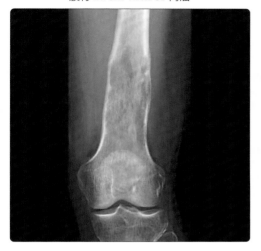

股骨 *EWSR1-NFATC2* 肉瘤

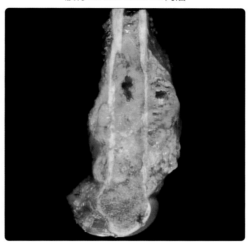

（左图）股骨远端的 *EWSR1-NFATC2* 肉瘤的 X 线片显示一个较大的、界限不清混合性溶骨性和硬化性病灶。（右图）股骨远端的 *EWSR1-NFATC2* 肉瘤呈棕褐色、鱼肉样外观，位于髓腔中心，浸润邻近软组织。

EWSR1-NFATC2 肉瘤

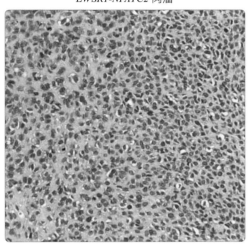

EWSR1-NFATC2 肉瘤中的小圆细胞伴硬化性背景

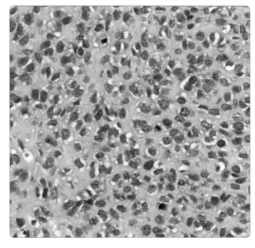

（左图）*EWSR1-NFATC2* 肉瘤是新近描述的一种小圆细胞肉瘤，具有 *EWSR1* 非 ETS 融合。显微镜下，本例股骨 *EWSR1-NFATC2* 肉瘤由条索状和片状的圆形至梭形细胞构成。（右图）高倍镜下，*EWSR1-NFATC2* 肉瘤中的圆形至卵圆形瘤细胞呈条索状和片状排列，瘤细胞形态稍不一致，分别于胶原至硬化背景内。这种表现与 EWS 和硬化性上皮样纤维肉瘤等肿瘤有重叠。

肩胛骨 *ACTB-GLI1* 肉瘤

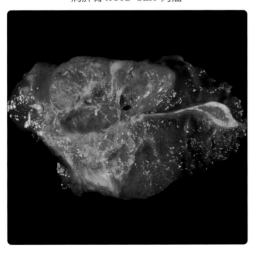

ACTB-GLI1 肉瘤伴有灶性黏液样背景

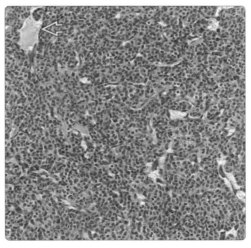

（左图）*ACTB-GLI1* 肉瘤呈分叶状、胶冻样至棕褐色外观，累及肩胛骨并伴有广泛的骨质破坏，并侵犯邻近的软组织。（右图）*ACTB-GLI1* 肉瘤是一种新出现的实体（WHO 第五版分类中未正式定义），形态一致的小圆细胞呈片状或小叶状排列。以血管球样细胞形态和背景黏液湖形成➡为特征。

黑色素性神经外胚层肿瘤
Melanotic Neuroectodermal Tumor

一、术语
- 由神经母细胞样细胞和色素（黑色素细胞性）细胞组成的婴儿罕见肿瘤

二、临床特征
- 大多数在出生后 1 年内诊断，通常发生于头颈部
- 总的局部复发率：10% ～ 15%
- 发生在头颈部，通常为上颌前部
- 手术切除
- 生长迅速，无痛性，色素性肿块
- 发生在上颌时，可能会导致上唇前凸并干扰进食
- 女性更为常见

三、影像学检查
- 导致牙齿和牙蕾移位的溶骨性病变

四、大体检查
- 质韧，实性，切面呈棕灰色至黑色

五、显微镜检查
- 肿瘤由 2 组细胞（大细胞和小细胞）组成，分布于纤维性间质内
- 体积较大的上皮样细胞，呈假腺样、腺样或管状排列，并显示上皮细胞和黑素细胞分化；细胞巢外有基底膜包绕
- 大细胞在不同发育阶段均有丰富的黑素小体，大量线粒体、游离核糖体和细胞间连接

六、辅助检查
- 大细胞显示上皮和黑素细胞分化：角蛋白和 HMB-45 表达阳性

七、诊断清单
- 发生于婴幼儿的含黑色素性上皮细胞肿瘤需考虑黑色素性神经外胚层肿瘤

黑色切面　　　　　　　　　　　　　上颌部肿瘤

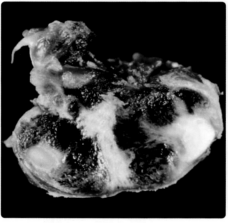
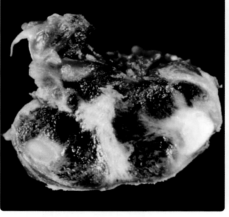

（左图）黑色素性神经外胚层肿瘤的大体照片显示一个境界清楚的肿瘤，切面呈特征性的灰黑色。（右图）婴儿下颌骨轴位 CT 显示多灶性溶骨性病变，伴有骨形成。一些肿瘤结节已穿透骨皮质形成软组织肿块。

巢状生长方式　　　　　　　　　　　两种细胞群

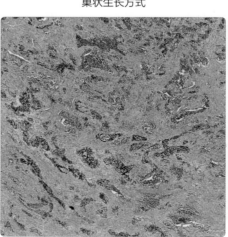
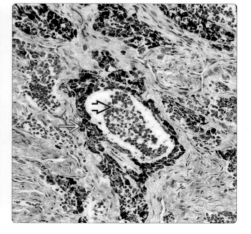

（左图）低倍镜显示典型的巢状生长模式，瘤巢之间为纤维性间质。（右图）高倍镜显示两种细胞群，即胞质内含有黑色素➡的大上皮样细胞和小圆形无色素细胞巢⇨。

一、术语

（一）同义词

● 黑色素性成釉细胞瘤、色素性成釉细胞瘤、黑色素成釉细胞瘤、黑色素性前体细胞瘤、视网膜原基肿瘤、先天性黑色素癌，以及成视网膜细胞畸胎瘤
  ○ 不同的术语反映了这种肿瘤组织发生的不确定性，尽管目前认为属于神经嵴起源

（二）定义

● 罕见的婴儿肿瘤，由神经母细胞和色素细胞组成
● 基于形态学和抗原谱，婴儿期黑色素性神经外胚层肿瘤可能代表胚胎发育不良性肿瘤，重现妊娠 5 周时的视网膜

二、临床特征

（一）流行病学

● 发生率
  ○ 非常罕见的肿瘤
● 年龄
  ○ 大多数在出生后 1 年内确诊；95% 患者在诊断时 < 1 岁
● 性别
  ○ 更常见于女性

（二）部位

● 发生在头颈部，通常在上颌骨前部，但也出现在下颌骨
● 其他部位包括大脑、颅内硬脑膜、长骨、颅骨、附睾、子宫、硬脑膜、大脑和脸颊

（三）表现

● 生长迅速，无痛性，色素沉着性肿块
● 发生在上颌骨时，可能导致上唇前凸并干扰进食
● 一些肿瘤已被证明会分泌香草基扁桃酸

（四）治疗

● 手术切除

（五）预后

● 总局部复发率：10%～15%；转移发生在 < 10% 的患者中
● 组织学上无法预测哪些肿瘤会转移；例外情形是少数具神经母细胞瘤形态的病例

三、影像学检查

（一）X 线

● 牙齿和牙蕾移位的溶骨性病变

（二）MR

● 在 T_1 和 T_2 加权图像上，肿块相对肌肉和舌头呈高信号

（三）CT

● CT 显示边界清楚、呈膨胀性生长肿瘤，周围有薄壳骨

四、大体检查

一般特征

● 质韧，实性，切面呈棕灰色至黑色

五、显微镜检查

组织学特征

● 肿瘤由 2 种细胞组成，分别于纤维性间质内
● 体积较大的上皮样细胞排列成假腺样、腺样或管状
  ○ 含有丰富的嗜酸性胞质，很多细胞含有深棕色黑色素
● 上皮样细胞通常围绕胞质稀少的实性小细胞巢
  ○ 体积较小的细胞与淋巴细胞相似，偶尔胞质内也含有色素
● 部分细胞有逐渐变细长的嗜酸性胞质，提示神经母细胞分化

六、辅助检查

（一）免疫组织化学

● 较大的细胞显示上皮和黑素细胞分化：角蛋白和 HMB-45 阳性；小细胞表达神经内分泌标志物
● 罕见病例表达结蛋白（desmin）、肌动蛋白（muscle actin）和胶质纤维酸性蛋白（GFAP）染色；两种细胞类型通常均不表达 S100

（二）分子检测

● *BRAF* V600E 已有报道
● 1 例描述 *RPLP1-C19MC* 融合

七、鉴别诊断

（一）腺泡状横纹肌肉瘤

● 低倍镜下酷似黑色素性神经外胚层肿瘤；经常含有多核巨细胞和表达骨骼肌标志物

（二）尤因肉瘤 / 原始神经外胚层肿瘤

● 不含双重细胞群

（三）神经母细胞瘤

● 缺乏 2 个细胞群；神经内分泌标志物呈弥漫阳性，不表达角蛋白

推荐阅读

[1] Almomani MH et al: Melanotic neuroectodermal tumor of infancy. StatPearls, 2020
[2] Pontes FSC et al: Melanotic neuroectodermal tumor of infancy of the jaw bones: update on the factors influencing survival and recurrence. Head Neck. 40(12):2749-56, 2018
[3] Soles BS et al: Melanotic neuroectodermal tumor of infancy. Arch Pathol Lab Med. 142(11):1358-63, 2018
[4] Pettinato G et al: Melanotic neuroectodermal tumor of infancy. A reexamination of a histogenetic problem based on immunohistochemical, flow cytometric, and ultrastructural study of 10 cases. Am J Surg Pathol.15(3):233-45, 1991

第十篇
脊索肿瘤
Notochordal Tumors

刘绮颖　译

脊索残余增生
Ecchordosis

一、术语
- 同义词：空泡状脊索残余增生

二、病因 / 发病机制
- 胎儿脊索残余的增生

三、临床特征
- 发病率约 0.4%
- 斜坡后脑桥前区是典型的颅内位置
- 一般无症状
- 无须治疗
- 最主要与脊索瘤鉴别，尤其是罕见的骨外脊索瘤

四、影像学检查
- 在 T_2WI 图像上比 CSF 呈现更为均匀一致的高信号影
- 增强对比后没有强化
- 骨柄被视为脊索残余增生的标志

五、大体检查
- 局限性，圆形至椭圆形，胶冻样结节
- 体积小，一般 ≤ 3cm

六、显微镜检查
- 类似脊索瘤
- 较大的上皮样细胞排列成条索状或簇状
- 多少不等的嗜碱性黏液基质
- 细胞核呈圆形至椭圆形，无明显的核异型性、核分裂象或坏死

七、主要鉴别诊断
- 脊索瘤
- 良性脊索细胞肿瘤

八、诊断清单
- 组织学上，经针吸活检的脊索残余增生可能无法与脊索瘤鉴别
- 结合影像学对鉴别两者非常重要

（左图）矢状位 T_1 MR 序列显示一个稳定的低信号肿块 ➡️，偶然发现于脑桥前区，这是脊索残余增生的特征性改变。（由 D. Rosenthal，MD 和 K. Eikermann-Haeter，MD 惠赠）（右图）图示为尸检发现的脊索残余增生。病变位于脑桥腹侧，伏于基底动脉之上 ➡️，呈局限性、灰白色胶冻状。本例患者的脊索残余增生为偶然发现，临床无症状。

脊索残余增生的 MR 图像

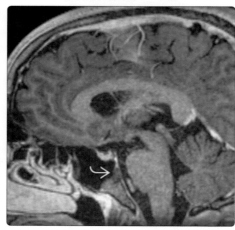

尸检发现的脊索残余增生

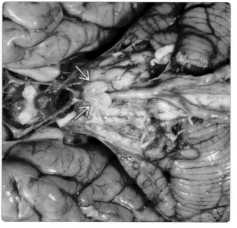

（左图）脊索残余增生 HE 染色表现为大而有黏附性的上皮样细胞，由嗜碱性黏冻样基质分隔。（右图）图示脑桥腹侧病变的活检。虽然这种脊索病变无细胞异型性，但影像学上观察到的骨内破坏性成分支持脊索瘤的诊断。仅基于组织学形态，可能很难区分两者。

伴有黏冻样基质的脊索细胞

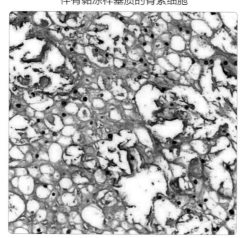

酷似脊索残余增生的脊索瘤

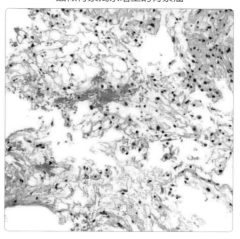

一、术语

同义词

- 空泡状脊索残余增生
- 异位脊索组织

二、病因／发病机制

发育异常

- 胎儿脊索残余，且生长受限
  - 脊索最早出现在人类妊娠 2～3 周，并发展成杆状中线结构
  - 出生时，脊索被隔离在椎间盘的中央部分
  - 直到 10 岁末或更早之时，所有脊索细胞都会完全溶解
  - 这些脊索残余很少会持续遗留到成年期
    - 在椎间盘髓核中
    - 在椎体中增生（良性脊索细胞瘤）
    - 在中枢神经系统前方的软组织中增生
    - 很少以圆柱体形非骨化性组织垂直穿过椎体中心
  - 良性脊索细胞增生更常见于中轴骨骼末端

三、临床特征

（一）流行病学

- 发病率
  - 约 0.4%
  - 1600 例尸检中发现 6 例
- 年龄
  - 广泛的年龄分布

（二）部位

- 沿颅脊轴中线，从鞍背到骶尾部
- 典型的颅内位置为斜坡后脑桥前区

（三）表现

- 一般无症状
  - 脑干或脑神经受累时应建议诊断为脊索瘤
- 通常在 CT 上发现并诊断，患者有非特异性症状，如头痛
- 非常罕见，患者有致死性的脑桥出血或脑脊液瘘

（四）治疗

- 无须治疗
  - 有症状病例可能需要手术

（五）预后

- 偶然发现的脊索残余增生无临床意义
- 最主要与脊索瘤鉴别，尤其是罕见的骨外脊索瘤

四、影像学检查

（一）MR

- 与脑脊液相比，T_1 加权像上呈轻度高信号
- 与脑脊液相比，T_2 加权像上呈更为均匀的高信号

（二）CT

- 无骨质破坏
- 增强对比后无强化
- 通常可见斜坡上出现骨柄
  - 骨柄被视为脊索残余增生的标志

五、大体检查

（一）一般特征

- 局限性，圆至卵圆形，胶冻样结节

（二）大小

- 几毫米至 3cm

六、显微镜检查

组织学特征

- 大且上皮样细胞排列成条索状或簇状
  - 类似脊索瘤
- 数量不等的嗜碱性黏冻样基质
- 丰富的嗜酸性至透明多泡状细胞质
- 核呈圆形至椭圆形
- 无明显核异型性、核分裂象或坏死

七、辅助检查

免疫组织化学

- 细胞角蛋白、S100 和 brachyury 阳性
- 免疫组织化学不能区分脊索残余增生、脊索瘤和脊索遗迹

八、鉴别诊断

（一）脊索瘤

- 通常发生于硬膜外并显示骨质破坏
- 增强对比显示强化
- 细胞有异型性并浸润宿主骨

（二）良性脊索细胞瘤

- 通常不浸润至软组织的椎体骨内病变
- 缺少黏液样间质

（三）椎间盘中的脊索残余

- 发生于胎儿的椎间盘中，成年人罕见
- 大量黏液样基质中的脊索细胞

九、诊断清单

临床相关病理特征

- 组织学上可能无法与脊索瘤区分
- 结合影像学对区分非常重要

推荐阅读

[1] Lagman C et al: Proposed diagnostic criteria, classification schema, and review of literature of notochord-derived ecchordosis physaliphora. Cureus.8(3):e547, 2016

良性脊索细胞瘤
Benign Notochordal Cell Tumor

一、术语
- 发生于骨内的缓慢性生长的脊索细胞增生，生物学行为上呈惰性

二、临床特征
- 无症状；偶然发现
- 大部分位于中轴骨，最常见于骶骨和颅底
- 在评估其他医疗问题时偶然发现
- 无须治疗

三、影像学检查
- 通常表现为椎体内不规则硬化灶
- 孤立性，偶尔多发
- MR T_2 加权像为亮信号
- 局限于椎体
- 鉴别诊断通常包括血管瘤

四、大体检查
- 可能较小或累及大部分椎体
- 未显示骨质破坏
- 轮廓不规则，棕褐色、黄色和砂砾状

五、显微镜检查
- 境界清楚，成片的大多边形细胞
- 细胞有丰富的透明至淡粉色胞质和轻度多形的圆形细胞核，其中含有细小或均匀致密的染色质
- 胞质中可能存在大小不等的透明小球
- 反应性骨形成
- 不存在黏液样基质

六、辅助检查
- 与脊索瘤相同
- 角蛋白、EMA、S100 和 brachyury 阳性

硬化性良性脊索细胞瘤

硬化性良性脊索细胞瘤

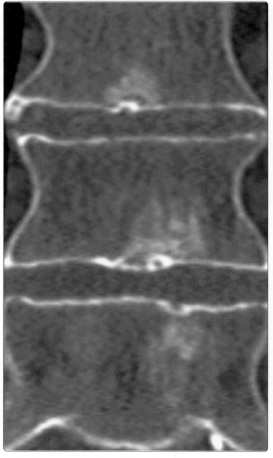

冠状位 CT 显示腰椎椎体邻近终板的硬化性病变，局部不规则。尽管边缘有些不规则，但轮廓相对分明。

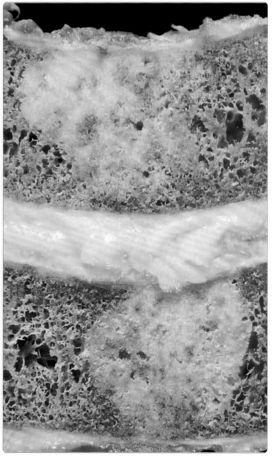

相邻的腰椎具有良性脊索细胞瘤（benign notochordal cell tumor，BNCT），为髓腔内椭圆形、不规则、棕白色病变。棕白色成分对应反应性骨。

一、术语

（一）缩略语

- 良性脊索细胞瘤（benign notochordal cell tumor，BNCT）

（二）同义词

- 巨大脊索细胞残留
- 巨大脊索错构瘤

（三）定义

- 发生于骨内的缓慢性生长的脊索细胞增生，生物学行为上呈惰性

二、病因/发病机制

肿瘤性

- 脊索细胞表型

三、临床特征

（一）部位

- 几乎所有病例都发生于中轴骨
  - 骶骨：29.5%
  - 尾骨：17.5%
  - 颈椎：17.5%
  - 腰椎：11.5%
- 中轴骨内分布与脊索瘤相似
- 发生在中轴骨以外的病例非常罕见
  - 骨内 BNCT 很少能穿透骨皮质缺损，并显示有限的软组织受累
    - 颅底和骶骨有报道

（二）表现

- 无症状
- 偶然发现
- 通常因其他原因而做影像学检查时发现的硬化性病变

（三）治疗

- 无须治疗
  - 患者应通过影像学检查随访，以排除早期脊索瘤或罕见进展为脊索瘤的情况

（四）预后

- 非常好
  - 影像学研究表明，BNCT 会随时间缓慢增大
- BNCT 被认为是脊索瘤的前驱病变
  - 支持这一假设的证据是，脊索瘤的附近可见 BNCT
    - BNCT 和脊索瘤在中轴骨的分布相似
    - 已有文献记载 BNCT 可向脊索瘤转化
- BNCT 不该以防止发展为脊索瘤的理由被治疗，因为其进展风险极低

四、影像学检查

（一）X 线

- 孤立性

- 偶尔多发性
- 通常表现为椎体内不规则的硬化灶
  - 在影像学上类似血管瘤
    - 一些在影像学上诊断为血管瘤的病变可能是 BNCT
  - 可累及整个脊椎（象牙椎）

（二）MR

- T_2 加权图像上为高或等信号，无强化
- 通常局限于椎体
  - 可以有非常细小的骨外成分
  - 如果是骨外成分或出现任何溶骨性病灶，则必须考虑为在 BNCT 的基础上转化为脊索瘤的可能

（三）CT

- 放射性致密且形态不规则
- 通常局限于椎体；很少出现骨皮质缺损并延伸至软组织
- 如有溶骨性成分，则应怀疑 BNCT 转化为脊索瘤的可能性

五、大体检查

（一）一般特征

- 硬化的
  - 可能较小或可能累及椎体大部分
  - 无骨质破坏
  - 无胶冻状区域
- 硬化加上挤压的骨小梁坚硬且粗糙，可能掩盖病变

（二）大小

- 直径通常 < 1cm
  - 罕见最大尺寸能达到几厘米，并充满椎体

六、显微镜检查

组织学特征

- 境界分明
  - 由成片、具有清晰细胞膜的，大且多边形的上皮样细胞构成
  - 肿瘤边界清晰，围绕或邻接硬化骨小梁，并夹杂造血骨髓
- 细胞较大，有丰富的透明至淡粉色细胞质，轻度多形的圆形细胞核，含有细小或均匀致密的染色质
  - 胞质透明的细胞类似脂肪细胞
- 一些胞质呈粉红色的细胞含有大小不等的圆形、胞质内透明小球
  - 球蛋白抗 PAS 淀粉酶（+），也存在于小的细胞外囊腔中
- 无核分裂象
- 无黏液样基质
  - BNCT 与脊索瘤鉴别的重要特征
- 罕见的情况是，病变位于骨骼中的偏侧，可穿透骨皮质并剥开骨膜，形成小的软组织病灶

七、辅助检查

（一）免疫组织化学

- 与脊索瘤相同
  - 角蛋白（＋）
    - 染色呈广泛且深染
  - 多数病例 S100（＋）
  - brachyury（＋）
    - brachyury 是一种核转录因子，对脊索和脊索病变非常敏感和特异
      - 不能区分不同类型脊索肿瘤
    - 细胞核染色能确诊
- EMA（＋）
- Ki-67 非常低（≤ 1%）

（二）分子检测

- BNCT 中有基因异常的报道
  - 包括染色体 1p、1q、6p、19p 和 19q 的获得以及 3 号、7 号和 12 号染色体的获得
  - 提示 BNCT 是一种肿瘤过程
  - 建议谨慎看待，因为部分研究的肿瘤可能包括脊索瘤

八、鉴别诊断

（一）脊索瘤

- 除了临床和影像学表现外，唯一能将 BNCT 与脊索瘤区分开来的可靠特征是 BNCT 中缺乏细胞外黏液样基质
- 与脊索瘤相比，BNCT 几乎总是局限于骨内
- 在诊断时，脊索瘤总是破坏骨并累及邻近软组织
  - 仅限于脊椎骨的脊索瘤是非常罕见的

（二）脊索细胞残留

- 见于椎间盘中央、髓核区域，而非骨内

（三）转移性癌

- 肿瘤细胞表现出明显的细胞学异型性
  - 与脊索瘤一样角蛋白（＋），但不表达 brachyury
- 核分裂象可见
- 肿瘤细胞巢被反应性纤维性组织包围

（四）正常骨髓脂肪

- 在小活检中，BNCT 可以酷似骨髓脂肪，因为它可以表现为成片、具有透明细胞质的大细胞
- 虽然 BNCT 细胞可以有丰富的透明细胞质，但它们通常含有细颗粒嗜酸性物质，这在正常脂肪细胞中是看不到的

（五）空泡状脊索残余增生

- 通常为骨外病变，紧邻脑干脑桥区
- 尚不清楚病变是起源于发育期还是类似于骨 BNCT

（六）透明细胞软骨肉瘤

- 可能含有大片透明的肿瘤细胞
- 含有肿瘤性软骨成分

- 肿瘤中可见化生性骨成分
- brachyury 染色阴性

九、诊断清单

临床相关病理特征

- 在脊椎穿刺活检中，当遇到以大量脂肪为主的正常骨髓时，始终排除 BNCT 的可能性
- 仔细寻找黏液样基质以排除脊索瘤
- 诊断需与影像学相结合

推荐阅读

[1] Du J et al: Benign notochordal cell tumour: clinicopathology and molecular profiling of 13 cases. J Clin Pathol. 72(1):66-74, 2019
[2] Usher I et al: Systematic review of clinical, radiologic, and histologic features of benign notochordal cell tumors: Implications for patient management.World Neurosurg. 130:13-23, 2019
[3] Arain A et al: Chordoma arising from benign multifocal notochordal tumors.Skeletal Radiol. 46(12):1745-52, 2017
[4] Ulusoy OL et al: Benign notochordal cell tumor of C2 vertebra mimicking metastasis. Spine J. 16(6):e383, 2016
[5] Bovbel A et al: Cytomorphologic findings of intraosseous notochordal rest on touch preparation: a case report. Diagn Cytopathol. 43(3):243-6, 2015
[6] Plastaras C et al: Vertebral benign notochordal cell tumor (BNCT) as an incidental finding in cervical radiculitis. PM R. 7(11):1198-200, 2015
[7] Kreshak J et al: Difficulty distinguishing benign notochordal cell tumor from chordoma further suggests a link between them. Cancer Imaging. 14:4, 2014
[8] Iorgulescu JB et al: Benign notochordal cell tumors of the spine: natural history of 8 patients with histologically confirmed lesions. Neurosurgery.73(3):411-6, 2013
[9] Pasalic D et al: Benign notochordal cell tumor of the sacrum with atypical imaging features: the value of CT guided biopsy for diagnosis. Open Neuroimag J. 7:36-40, 2013
[10] Amer HZ et al: Intraosseous benign notochordal cell tumor. Arch Pathol Lab Med. 134(2):283-8, 2010
[11] Notsute D et al: A case of primary posterior mediastinal chordoma. Nihon Kokyuki Gakkai Zasshi. 47(2):168-74, 2009
[12] Oner AY et al: Giant vertebral notochordal rest: magnetic resonance and diffusion weighted imaging findings. Korean J Radiol. 10(3):303-6, 2009
[13] Yamaguchi T et al: Distinguishing benign notochordal cell tumors from vertebral chordoma. Skeletal Radiol. 37(4):291-9, 2008
[14] Chauvel A et al: Giant vertebral notochordal rest: a new entity distinct from chordoma. Histopathology. 47(6):646-9, 2005
[15] Yamaguchi T et al: Incipient chordoma: a report of two cases of early-stage chordoma arising from benign notochordal cell tumors. Mod Pathol.18(7):1005-10, 2005
[16] Yamaguchi T et al: Benign notochordal cell tumors: a comparative histological study of benign notochordal cell tumors, classic chordomas, and notochordal vestiges of fetal intervertebral discs. Am J Surg Pathol.28(6):756-61, 2004
[17] Yamaguchi T et al: Intraosseous benign notochordal cell tumours: overlooked precursors of classic chordomas? Histopathology. 44(6):597-602, 2004
[18] Kyriakos M et al: Giant vertebral notochordal rest: a lesion distinct from chordoma: discussion of an evolving concept. Am J Surg Pathol. 27(3):396406, 2003
[19] Yamaguchi T et al: First histologically confirmed case of a classic chordoma arising in a precursor benign notochordal lesion: differential diagnosis of benign and malignant notochordal lesions. Skeletal Radiol. 31(7):413-8, 2002
[20] Mirra JM et al: Giant notochordal hamartoma of intraosseous origin: a newly reported benign entity to be distinguished from chordoma. Report of two cases. Skeletal Radiol. 30(12):698-709, 2001
[21] Darby AJ et al: Vertebral intra-osseous chordoma or giant notochordal rest? Skeletal Radiol. 28(6):342-6, 1999

硬化性 BNCT

硬化性 BNCT

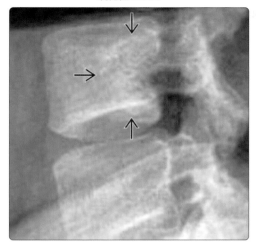

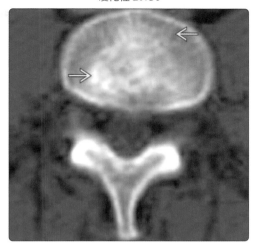

（左图）侧位片显示 BNCT 形成一个半圆形硬化灶 ➡，但椎体中部和后部边界相对清晰。骨皮质、骨膜和其他骨结构未见异常。（右图）轴位 CT 显示位于椎体后部中央的 BNCT ➡。病变为硬化性，轮廓不规则、边界呈地图样。骨皮质和骨膜并未受累。

硬化性 BNCT

硬化性 BNCT

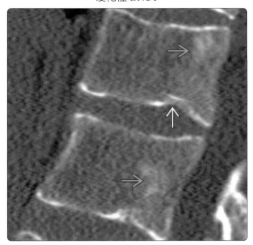

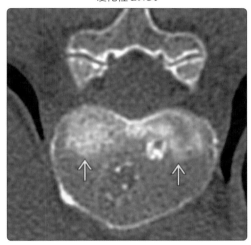

（左图）矢状位 CT 显示骨质减少，椎体后部有一模糊的硬化性病变 ➡。椎体终板上部分 ➡ 呈轻度压缩。两个病变均局限于椎骨内，未累及骨外。（右图）轴位 CT 显示椎体后部的硬化区域 ➡。边界相当清楚。

邻近 BNCT 的脊索瘤

尾骨 BNCT

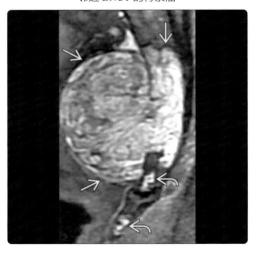

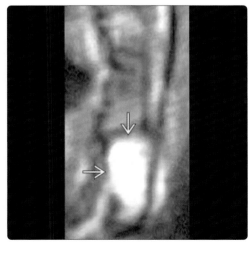

（左图）图示脊柱骶尾部矢状位的流体敏感 MR。在骶骨远端，一个具有高信号强度的巨大脊索瘤 ➡ 累及两个椎体，并累及前方软组织。该两个远端椎体各有一个 BNCT 病灶，表现为不规则的、骨内的、高信号病变 ➡。（右图）矢状位 MR 流体敏感成像显示尾骨内有一个 BNCT ➡，呈高信号，充填了骨体的大部分。

（左图）大片的脊索细胞⇨被反应性骨小梁包围⇨，将病变细胞与造血骨髓区分开来。脊索细胞具有丰富的透明细胞质和清晰的细胞膜。（右图）BNCT 由成片的大细胞组成，含有大量透亮至絮状嗜酸性胞质⇨。脊索细胞之间为衬覆骨母细胞的反应性编织骨骨小梁⇨。

境界清楚的 BNCT

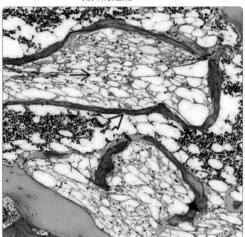

絮状嗜酸性细胞质

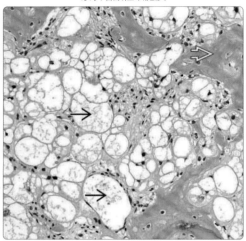

（左图）BNCT 病变内的细胞体积大，含有大量的细胞质⇨，呈空泡状、透明或嗜酸性。细胞核大小不一，细胞异型性不明显⇨。可见细胞外嗜酸性小球⇨，但无黏液样基质。（右图）尾骨含有一个累及髓腔的 BNCT⇨，并导致骨膜移位⇨，穿过骨皮质后累及软组织⇨。可见反应性编织骨⇨。

透明至颗粒性嗜酸性细胞质

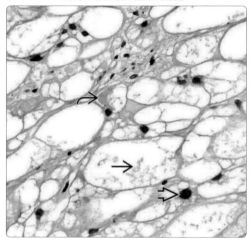

局灶累及骨外

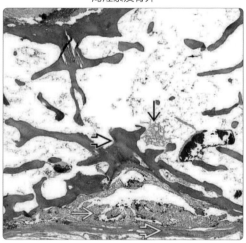

（左图）BNCT 的骨外成分由大片具有空泡状透明嗜酸性胞质的大细胞组成⇨。病变不具破坏性，周围以骨膜为界⇨。被包围的骨皮质未显示任何明显变化。（右图）尾骨椎体髓腔内的 BNCT 显示病变细胞特征性地强表达角蛋白 AE1/AE3⇨。

骨外 BNCT

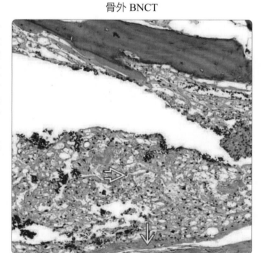

BNCT 角蛋白（+）

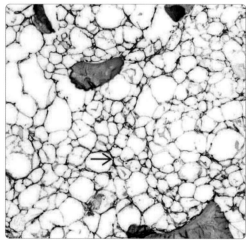

起源于 BNCT 的脊索瘤

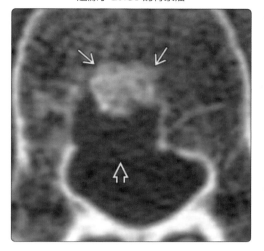

起源于 BNCT 的脊索瘤

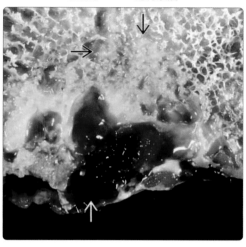

（**左图**）图示起源于 BNCT 的脊索瘤。BNCT 由一个界限清晰的硬化区组成➡。邻近的脊索瘤溶解并破坏了骨皮质，形成一个小的软组织成分➡。（**右图**）相对应的大体照片显示 BNCT 形成局限于骨骼的硬化性病灶➡。脊索瘤呈出血性及黏液样变，突破骨皮质并延伸至邻近的椎管➡。

起源于 BNCT 的脊索瘤

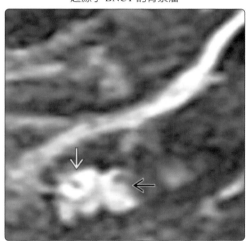

起源于 BNCT 的脊索瘤

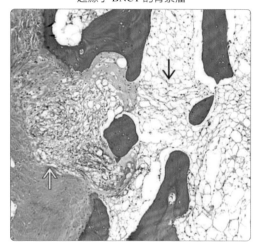

（**左图**）图示伴有 BNCT 的小脊索瘤。BNCT 位于骨内➡，对应较亮的部分➡，突破骶骨远端皮质，形成一个小的软组织肿块。（**右图**）HE 染色显示病变主要由骨内 BNCT 组成，由大量富含透明胞质的细胞组成，无细胞外黏液样基质➡。脊索瘤已突破了骨皮质➡。

脊索残余

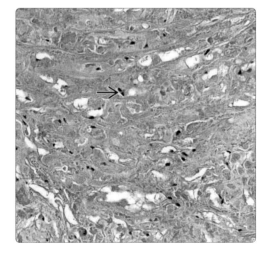

椎体脊索瘤

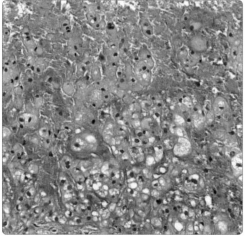

（**左图**）脊索残余由退化的脊索细胞组成➡，存在于细胞外黏液样基质中。与 BNCT 不同，这些细胞位于椎间盘髓核区域，而不是骨内。（**右图**）图示椎体脊索瘤。与 BNCT 不同，脊索瘤细胞有更多嗜酸性胞质，并浸埋于细胞外黏液样基质内，BNCT 中无细胞外黏液样基质。

脊索瘤
Chordoma

一、术语
- 原发性恶性骨肿瘤，具脊索表型，通常发生在中轴骨内

二、病因/发病机制
- 良性脊索细胞瘤（BNCT）被认为是脊索瘤的前驱病变

三、临床特征
- 约占原发性恶性骨肿瘤的 5%；通常在 31—80 岁诊断；局限于中轴骨

四、影像学检查
- 破坏性和溶骨性，总是累及软组织，形成大肿块
- 总是累及软组织，形成界限清楚的大肿块；可显示钙化

五、大体检查
- 质软，棕褐色，胶冻状和分叶状；与周围组织界限清楚；去分化组分呈实性，鱼肉状；低分化脊索瘤缺乏黏液样区域，可出现坏死区

六、显微镜检查
- 组织学上，脊索瘤分为经典型脊索瘤、软骨样脊索瘤和去分化脊索瘤
  - 软骨样脊索瘤类似软骨肉瘤
  - 去分化脊索瘤含有高级肉瘤区域，预后最差
- 低分化脊索瘤富于细胞，有时呈横纹样，细胞异型性，核分裂象活跃，无细胞外基质，可有坏死区域

七、主要鉴别诊断
- 转移性腺癌，软骨肉瘤、BNCT、非典型畸胎样横纹肌样肿瘤

巨大破坏性脊索瘤

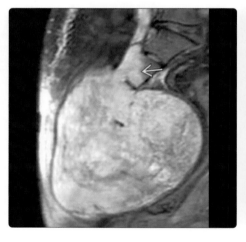

巨大出血性脊索瘤

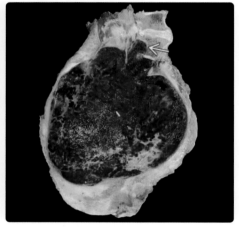

（左图）矢状位 MR T$_2$ 加权显示一个巨大的脊索瘤破坏了尾骨和部分骶骨。肿瘤呈高信号、突向前后方的软组织，并累及椎管和 S$_1$ 段椎体➡️。（右图）相对应的切除标本显示境界相对清楚的出血性肿瘤，破坏尾骨和骶骨。近端部分累及 S$_1$ 段椎体➡️。

经典型脊索瘤

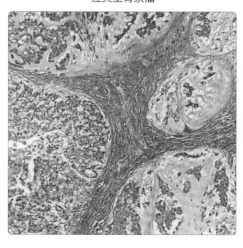

经典型脊索瘤中 brachyury 染色

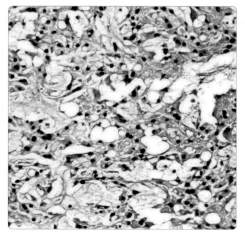

（左图）图示经典型脊索瘤的典型形态。肿瘤呈分叶状生长，伴有纤维间隔。瘤细胞含有黏附性嗜酸性胞质，有些细胞有泡状细胞质（所谓的空泡细胞）。细胞外有广泛的黏液样基质。（右图）脊索瘤是极少数表达 T-brachyury 的肿瘤之一，T-brachyury 是一种在脊索和具有脊索表型的肿瘤中发现的核转录因子。阳性反应定位于细胞核上。

一、术语

定义

- 脊索瘤：原发性恶性骨肿瘤，具有脊索表型，通常发生在中轴骨内
- 软骨样脊索瘤：具有经典型脊索瘤区域和类似低级别、透明型软骨肉瘤的区域
- 去分化脊索瘤：脊索瘤邻近高级别未分化肉瘤
- 低分化脊索瘤：INI1 失表达
  - 绝大多数病例为新发脊索瘤，尽管有一例报道称，低分化脊索瘤与 INI1 缺失型的经典型脊索瘤有关

二、病因／发病机制

肿瘤性

- 良性脊索细胞瘤（BNCT）被认为是脊索瘤的前驱病变
- 在散发性和家族性肿瘤中均可发现多种遗传异常
  - 家族性肿瘤与 T-brachyury（核转录因子）的上调有关
- 结节性硬化症患者发病率增加

三、临床特征

（一）流行病学

- 发生率
  - 占骨原发性恶性肿瘤的 5%～10%
- 年龄
  - 通常在 31—80 岁诊断
  - 仅 5% 发生于 20 岁以下患者；儿童肿瘤通常发生在颅底
- 性别
  - 男＞女

（二）部位

- 几乎局限于中轴骨；罕见病例报道发生在中轴骨以外（中轴外脊索瘤）
- 大多数（约 50%）发生在骶骨；约 35% 发生在颅底，15% 发生在活动的脊柱
- 软骨样脊索瘤通常发生在颅底；少数情况下发生于脊柱和骶尾部
- 低分化脊索瘤通常发生在颅底和颈椎

（三）临床表现

- 取决于发生部位
  - 颅底：复视、头痛、脑神经麻痹
  - 活动的脊柱：疼痛、神经症状
  - 骶骨：疼痛、便秘、尿失禁、膀胱功能障碍、勃起功能障碍

（四）自然病史

- 诊断时年龄较小，位于颅底，或多发性脊索瘤患者应行家族性疾病评估

（五）治疗

- 标准的治疗是手术切除和放射治疗相结合；除一些低分化脊索瘤外，目前无有效的化疗方案

（六）预后

- 受肿瘤位置、大小和可切除性影响
- 因骶骨脊索瘤常可被切除且切缘阴性，预后最好，总生存期最长
  - 骶尾部肿瘤切除不全时局部复发常见
  - 5 年和 10 年生存率分别为 60%～95% 和 40%～60%
- 在活动性脊柱中，5 年生存率约 55%，局部复发率为 62%～75%
  - 主要是因为难以实现完全切除
  - 术前放疗、手术和术后放疗相结合可获得良好的局部控制
- 颅底病变，肿瘤体积大，女性患者，年龄＞40 岁，与预后较差相关
  - 在一系列接受手术和放疗的患者中，46% 的患者出现局部进展，中位随访时间为 69 个月
    - 其他报道 5 年局部控制率为 59%
- 软骨样脊索瘤与经典型脊索瘤的生存率相同
- 去分化脊索瘤在所有脊索瘤中预后最差
  - 通常很快就会死亡，约 90% 病例发生全身性播散
- 脊索瘤转移播散率差异很大
  - ＜5%～43%（去分化脊索瘤最高）
- 常见的播散部位包括肺、皮肤和骨
- 低分化脊索瘤预后差

四、影像学检查

（一）X 线

- 破坏性和溶骨性
- 总是累及软组织，形成界限清楚的大肿块；可显示钙化
- 在骶骨中，软组织成分以靠前方为特征；压迫直肠并沿骶神经根延伸至坐骨切迹
- 骶骨肿瘤在普通 X 线片上很难看到

（二）MR

- 在 T_2 加权图像上信号非常高；可呈分叶状；钙化灶多见
- 软组织窗更易见

（三）CT

- 含水量高，呈放射透亮状，常伴有骨质破坏；可以看到钙化

五、大体检查

（一）一般特征

- 质软，棕褐色，胶冻状及分叶状；与周围组织界限清楚；去分化组分呈实性鱼肉状；低分化脊索瘤无黏液样区域，可有坏死区

（二）大小

- 颅底肿瘤最小，直径通常为 2～5cm
- 骶骨肿瘤可能非常大，通常＞10cm

六、显微镜检查

（一）组织学特征

- 组织学上，脊索瘤分为经典型脊索瘤，软骨样脊索瘤，以及去分化脊索瘤
- 经典型脊索瘤具有小叶生长模式，浸润骨髓腔，包裹原有骨小梁，常侵犯骨皮质，形成边界清晰的软组织肿块
  - 由大上皮样细胞组成，排列成紧密巢状和条索状；一个肿瘤细胞可包裹或"拥抱"另一个肿瘤细胞
  - 细胞核中等大小、深染，可含有小核仁或假包涵体
  - 大量嗜酸性胞质；可含有多个圆形、透明空泡，其中可含有黏液物质
  - 胞质内空泡使细胞质呈现多泡状，这些细胞就是空泡细胞
    - 空泡细胞不是脊索瘤的特征性细胞，因其他类型肿瘤可有相似细胞，而有些脊索瘤则可无这些细胞
    - 在一些肿瘤中，空泡细胞有巨大的单个细胞质空泡，与脂肪细胞相似
  - 经典型脊索瘤可出现多形性和梭形的肿瘤细胞
  - 在经典型脊索瘤中，核分裂象并不活跃
    - 坏死灶很常见，尤其在体积较大的肿瘤和低分化脊索瘤中
  - 细胞外基质呈黏液样、泡沫状、嗜碱性
- 软骨样脊索瘤含有经典型脊索瘤的区域以及类似低级别、透明型软骨肉瘤的区域
  - 软骨样区域与周围的经典成分融合或拼接
  - 软骨样区域由单个分布于陷窝样间隙的肿瘤细胞组成
    - 肿瘤细胞被实性透明基质包绕，外观类似透明软骨
  - 每个肿瘤中软骨样成分的数量多少不等
  - 在一些肿瘤中，软骨样区域非常丰富，与软骨肉瘤难以区分
- 分化脊索瘤由高级别肉瘤和经典型脊索瘤共同构成
  - 肉瘤通常是高级别、多形性未分化肉瘤
  - 去分化是由经典型脊索瘤细胞持续累积突变引起的
- 低分化脊索瘤富于细胞，有时呈横纹样，细胞异型性，核分裂象活跃，无细胞外基质，可有坏死区域

（二）超微结构特征

- 经典型脊索瘤中的肿瘤细胞有绒毛样的表面突起，丰富的细胞质糖原和线粒体–粗面内质网复合体
- 含有包裹相邻细胞的细胞质突起；细胞有发育良好的桥粒、胞质内腔和张力纤维
- 软骨样区域的肿瘤细胞与经典病灶中的肿瘤细胞具有相同的上皮特征

（三）免疫组织化学

- 经典型脊索瘤通常表达上皮标志物角蛋白和 EMA
  - 包括角蛋白 8 和 19
- 绝大多数病例表达核转录因子 T-brachyury
  - 脱钙容易影响核标志物染色，因此，阴性染色可能为假阴性
- 大多数也可使用 S100 抗体染色
- 多数不等病例表达癌胚抗原（CEA）和胶质纤维酸性蛋白抗体（GFAP）
- 免疫组化染色非常有助于区分软骨肉瘤和脊索瘤，尤其是小活检
  - 软骨肉瘤对上皮标志物呈阴性，尤其是角蛋白和 brachyury
- 低分化脊索瘤显示 INI1 染色缺失
- 去分化脊索瘤的 brachyury 和角蛋白呈阴性，只能在存在经典型脊索瘤的情况下进行诊断
- 极为罕见的情况下，经典型脊索瘤 INI1 染色缺失
  - 在组织学特征为经典型脊索瘤时，这缺失并不意味着它是低分化脊索瘤

（四）分子特征

- 16% 病例中出现临床可采取治疗措施的 PI3K 信号通路突变
- 27% 散发病例中 T box 重复
- 10% 病例中 LYST 失活突变
- 有 ALK、CTNNB1、NRAS、PIK3CA、PTEN、和 CDKN2A 等突变报道
- 去分化型中出现 TP53 突变
- 低分化型中染色体 22q 和 SMARCB1 缺失

七、鉴别诊断

（一）转移性腺癌

- 黏液腺癌在小活检标本中酷似脊索瘤
  - 免疫组化染色有助于鉴别两者，因为腺癌中 S100 和 T-brachyury 为阴性表达

（二）软骨肉瘤

- 在小的活组织检查中，尤其是颅底来源的脊索瘤和黏液样软骨肉瘤鉴别困难
  - 免疫组化标记角蛋白和 brachyury 染色有助于鉴别两者，因为软骨肉瘤不表达这两个标志物
  - 两种肿瘤均表达 S100 蛋白

（三）良性脊索细胞瘤

- 含有大量透明细胞质（脂肪细胞样）或嗜酸性细胞质的细胞，与脊索瘤具有相同的免疫组织化学特征
- 与脊索瘤不同，良性脊索细胞瘤通常局限于骨内，组织学上缺乏细胞外黏液样基质
- 影像学上，脊索瘤呈溶骨性，而良性脊索细胞瘤是硬化性的，对比后无强化

（四）非典型畸胎样横纹肌样瘤

- 在组织学上酷似低分化的颅骨肿瘤；此外，表达角蛋白和显示 INI1 缺失，但不表达 brachyury

八、诊断清单

病理解读要点

- 累及中轴骨的低分化肿瘤→常考虑低分化脊索瘤

推荐阅读

[1] Curcio C et al: Poorly differentiated chordoma with whole-genome doubling evolving from a SMARCB1-deficient conventional chordoma: A case report. Genes Chromosomes Cancer. 60(1):43-48, 2021

[2] Hung YP et al: Dedifferentiated chordoma: Clinicopathologic and molecular characteristics with integrative analysis. Am J Surg Pathol. 44(9):1213-23, 2020

[3] Parry DM et al: Clinical findings in families with chordoma with and without T gene duplications and in patients with sporadic chordoma reported to the Surveillance, Epidemiology, and End Results program. J Neurosurg. 1-10, 2020

[4] Frezza AM et al: Chordoma: update on disease, epidemiology, biology and medical therapies. Curr Opin Oncol. 31(2):114-20, 2019

[5] Shih AR et al: Molecular characteristics of poorly differentiated chordoma. Genes Chromosomes Cancer. ePub, 2019

[6] Yeter HG et al: Poorly differentiated chordoma: review of 53 cases. APMIS. 127(9):607-15, 2019

[7] Shih AR et al: Clinicopathologic characteristics of poorly differentiated chordoma. Mod Pathol. 31(8):1237-45, 2018

[8] Antonelli M et al: SMARCB1/INI1 involvement in pediatric chordoma: A mutational and immunohistochemical analysis. Am J Surg Pathol. 41(1):56-61, 2017

[9] Sa JK et al: Genomic and transcriptomic characterization of skull base chordoma. Oncotarget. 8(1):1321-28, 2017

[10] Tarpey PS et al: The driver landscape of sporadic chordoma. Nat Commun. 8(1):890, 2017

[11] Sebro R et al: Frequency and risk factors for additional lesions in the axial spine in subjects with chordoma: indications for screening. Spine (Phila Pa 1976). ePub, 2016

[12] Sebro R et al: Differences in sex distribution, anatomic location and MR imaging appearance of pediatric compared to adult chordomas. BMC Med Imaging. 16(1):53, 2016

[13] Rotondo RL et al: High-dose proton-based radiation therapy in the management of spine chordomas: outcomes and clinicopathological prognostic factors. J Neurosurg Spine. 23(6):788-97, 2015

[14] Burger A et al: A zebrafish model of chordoma initiated by notochord-driven expression of HRASV12. Dis Model Mech. 7(7):907-13, 2014

[15] Choy E et al: Genotyping cancer-associated genes in chordoma identifies mutations in oncogenes and areas of chromosomal loss involving CDKN2A, PTEN, and SMARCB1. PLoS One. 9(7):e101283, 2014

[16] DeLaney TF et al: Long-term results of Phase II study of high dose photon/proton radiotherapy in the management of spine chordomas, chondrosarcomas, and other sarcomas. J Surg Oncol. 110(2):115-22, 2014

[17] DeLaney TF et al: Phase II study of high-dose photon/proton radiotherapy in the management of spine sarcomas. Int J Radiat Oncol Biol Phys. 74(3):732-9, 2009

[18] Han S et al: Aberrant hyperactivation of akt and Mammalian target of rapamycin complex 1 signaling in sporadic chordomas. Clin Cancer Res. 15(6):1940-6, 2009

[19] Yang C et al: A novel target for treatment of chordoma: signal transducers and activators of transcription 3. Mol Cancer Ther. 8(9):2597-605, 2009

[20] Yang XR et al: T (brachyury) gene duplication confers major susceptibility to familial chordoma. Nat Genet. 41(11):1176-8, 2009

[21] Tirabosco R et al: Brachyury expression in extra-axial skeletal and soft tissue chordomas: a marker that distinguishes chordoma from mixed tumor/myoepithelioma/parachordoma in soft tissue. Am J Surg Pathol. 32(4):572-80, 2008

[22] Deshpande V et al: Intraosseous benign notochord cell tumors (BNCT): further evidence supporting a relationship to chordoma. Am J Surg Pathol. 31(10):1573-7, 2007

[23] O'donnell P et al: Diagnosing an extra-axial chordoma of the proximal tibia with the help of brachyury, a molecule required for notochordal differentiation. Skeletal Radiol. 36(1):59-65, 2007

[24] Hoch BL et al: Base of skull chordomas in children and adolescents: a clinicopathologic study of 73 cases. Am J Surg Pathol. 30(7):811-8, 2006

[25] Nielsen GP et al: Chordoma periphericum: a case report. Am J Surg Pathol. 25(2):263-7, 2001

[26] Rosenberg AE et al: Chondrosarcoma of the base of the skull: a clinicopathologic study of 200 cases with emphasis on its distinction from chordoma. Am J Surg Pathol. 23(11):1370-8, 1999

[27] O'Connell JX et al: Base of skull chordoma. A correlative study of histologic and clinical features of 62 cases. Cancer. 74(8):2261-7, 1994

（**左图**）矢状位 MR T$_2$ 加权像显示骶尾部脊索瘤突入椎管内生长，在骶骨前方形成一个巨大的软组织肿块。两个高信号强度的良性脊索细胞瘤（BNCT）则位于相邻椎体的远端➡。（**右图**）起源于远端骶尾部的脊索瘤，并以偏心方向长入其前方软组织。胶冻状肿瘤呈棕灰色，出血性，呈结节状。

脊索瘤和 BNCT

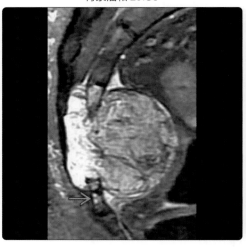

胶冻状出血性肿瘤

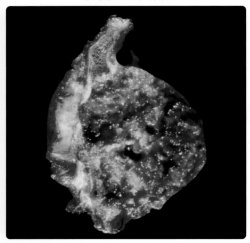

（**左图**）X 线片上骨质破坏可非常细微➡，容易被软组织和肠道气体所掩盖。因此，在未有先进的横断面成像技术之前，脊索瘤难以通过影像检查发现，除非肿瘤已非常大。（**右图**）骶骨和尾骨远端的侧位 X 线片显示受累椎骨的骨小梁轻微溶解➡。这种影像手段容易忽略体积小的脊索瘤。

X 线片显示细微的骨破坏

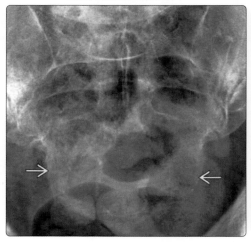

骶骨细微的溶骨性病灶

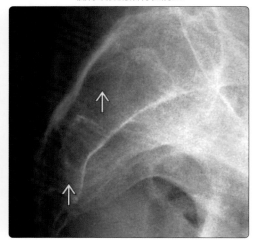

（**左图**）矢状位 MR T$_2$ 加权像显示脊索瘤起源于骶骨远端 – 尾骨近端段，向近端延伸至椎管，在前方形成一个巨大的肿块。（**右图**）骨盆轴位 CT 显示骶骨上部巨大的破坏性脊索瘤➡，毁损骨皮质，于前方形成巨大的软组织肿块。肿瘤还累及两侧髂后➡，并含有细小钙化➡。

高信号肿瘤

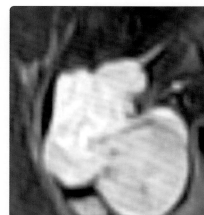

巨大破坏性肿瘤

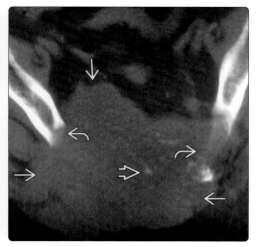

巨大颈部脊索瘤

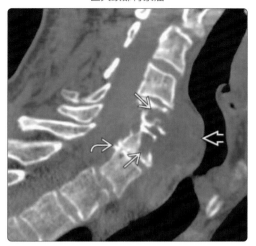

软组织累及

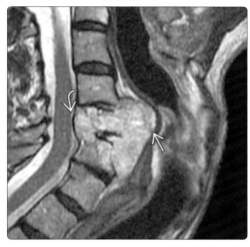

（左图）矢状位重建 CT 显示脊索瘤累及 C_5 和 C_6 椎体➡。前方可见一个巨大的低密度软组织肿块➡，有一条隐约的骨膜线➡，表明椎管内后方存在一个软组织肿块。（右图）颈椎矢状位 MR T_2 加权像显示脊索瘤向前延伸至软组织➡，向后延伸至椎管➡。

斜坡和蝶骨脊索瘤

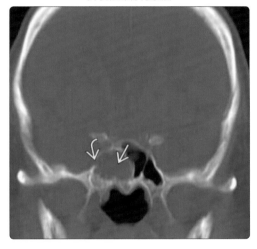

T_2 高信号的颅底脊索瘤

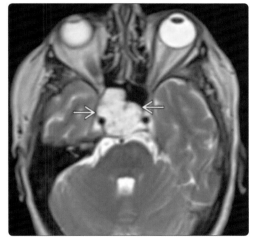

（左图）冠状位重建 CT 显示斜坡脊索瘤延伸至蝶窦。肿瘤➡具有软组织密度，扩张并侵蚀骨骼，导致骨皮质➡的局灶性破坏。（右图）轴位 MR T_2 加权像显示脊索瘤为高信号➡，位于中央，呈分叶状。肿瘤呈实性，具有边界相对清晰的小叶状轮廓。邻近大脑未见异常。

起源于 BNCT 的脊索瘤

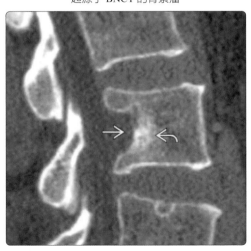

BNCT 旁脊索瘤

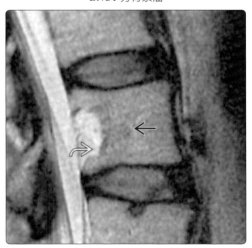

（左图）矢状位重建 CT 显示与 BNCT 相邻的脊索瘤。脊索瘤表现为后方溶骨性病灶➡；BNCT 为椎体中部的一个隐匿性硬化区域➡。（右图）矢状位 MR T_2 加权像显示脊索瘤是一个椭圆形的高信号区➡，毗邻椎管前方。相邻的 BNCT 体积细小，为椎体中部的低信号区➡。

中轴外脊索瘤

T₂ 高信号中轴外脊索瘤

（左图）骨外脊索瘤的矢状位 CT 显示后椎体骨皮质➡轻微的浅表性侵蚀。肿瘤➡与椎管内容物无法区分。（右图）骨外脊索瘤矢状位 MR T₂ 加权像显示一个巨大的高信号肿块➡，从 L₄ 顶部延伸到 S₁ 底部的椎管内。肿瘤覆盖了受累椎体后方的骨皮质，后者看上去无特殊。

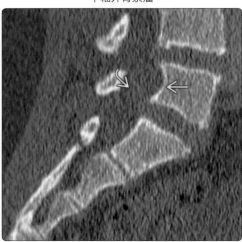
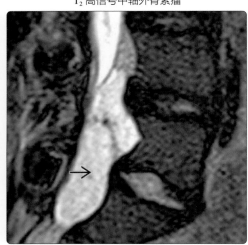

巨大骶骨脊索瘤

巨大骶骨脊索瘤

（左图）图示骶骨脊索瘤的典型表现。肿瘤累及骶骨远端，于前方形成一个界限清楚的巨大软组织肿块，并于后方形成一个明显较小的软组织肿块。（右图）相对应的切除标本显示位于骶骨的一个巨大黄色胶冻状的出血性肿瘤，并于骨前方形成了一个巨大的软组织肿块，被一层薄纤维包膜包绕。

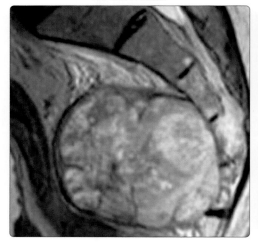
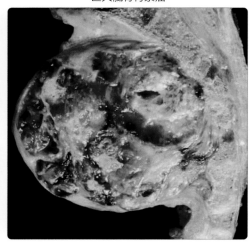

BNCT 旁脊索瘤

脊索瘤和多灶 BNCT

（左图）MR 显示与 BNCT 相关的脊索瘤。脊索瘤累及骶骨远端，形成一个巨大的软组织肿块➡。近端亮信号示为 BNCT➡。（右图）骶骨脊索瘤出现在骶骨近端，前方形成一个小的软组织肿块➡。肿瘤远端的几个高信号区一直延伸到尾骨，为小的 BNCT➡。

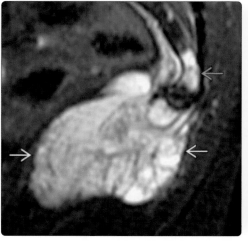
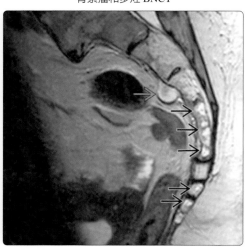

类似神经鞘膜肿瘤

类似神经鞘膜肿瘤

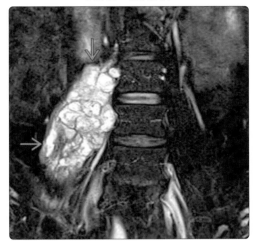
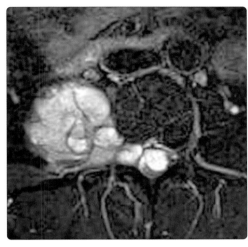

（**左图**）本例中轴外脊索瘤临床上被认为是神经鞘膜肿瘤。MR T_2 加权像显示肿瘤为高信号，呈分叶状，未累及邻近骨➡。（**右图**）相对应的轴位 MR 显示肿瘤累及神经孔，未累及骨，这是该部位神经鞘肿瘤的典型表现。

手指脊索瘤

巨大中轴外脊索瘤

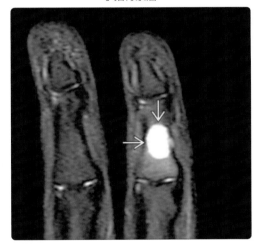
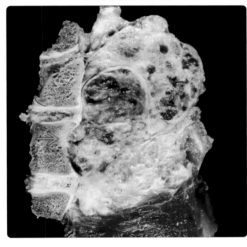

（**左图**）图示发生于中指骨的中轴外小脊索瘤。肿瘤在 MR T_2 加权像上清晰可见➡。组织学和免疫组化显示该肿瘤具有经典型脊索瘤的特征。（**右图**）巨大的脊索瘤发生于脊柱附近的软组织中。肿瘤呈胶冻状，黄白色，出血性。推挤相邻椎体，并显示有增厚的骨皮质➡，但未发现骨受累。

椎体脊索瘤

尾骨远端破坏性肿瘤

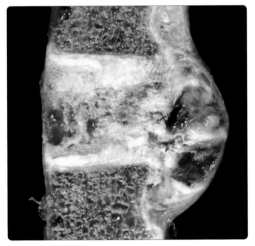
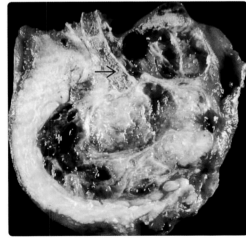

（**左图**）起源于椎体的脊索瘤向骨外延伸。椎体中的肿瘤呈硬化性和胶冻状混合性，而骨外部分为胶冻状和分叶状。（**右图**）矢状切面显示一个巨大的脊索瘤，发生于并破坏尾骨远端。残留的椎体被肿瘤浸润➡。肿瘤境界清楚，结节状，棕灰色，出血性，局灶黏液样变。

（左图）脊索瘤➡️位于椎体后方，突入椎管内➡️。肿块境界清楚，呈棕绿色。前方硬化的骨中有 BNCT➡️。（右图）起源于椎体的脊索瘤呈灶性硬化➡️，但累及邻近软组织时，呈广泛胶冻状和出血性。

累及椎管内

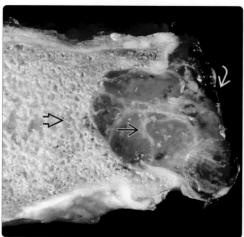

出血性软组织病灶

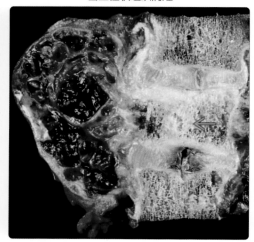

（左图）本例脊索瘤呈小叶状生长，并由纤维间隔所分隔➡️。基质通常较为明显，呈嗜碱性、黏液样，并富含糖胺聚糖。肿瘤细胞➡️呈条索排列，大小不等的簇状分布。（右图）脊索瘤细胞具有多种排列模式。最常见的是条索状和大小不等具有黏附性的细胞簇。瘤细胞漂浮在嗜碱性的黏液基质中。

分叶状生长模式

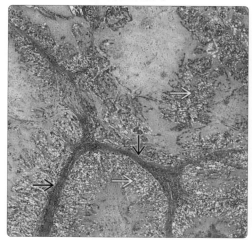

紧密条索状细胞

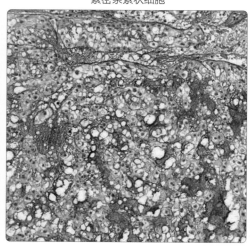

（左图）经典型脊索瘤细胞体积大，呈多边形，富含嗜酸性胞质➡️，含有椭圆形至圆形细胞核，染色质细腻➡️。细胞核的大小、形状和染色各不相同。（右图）脊索瘤的特征是大多数肿瘤中可见的空泡细胞。这些细胞的胞质内含有边界清晰的透明空泡➡️，使肿瘤细胞呈多泡样形态➡️。细胞核可含有显著的核仁➡️。

黏附的多边形细胞

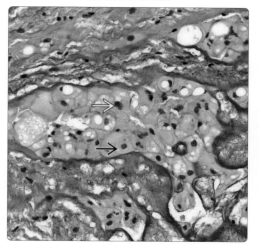

空泡细胞

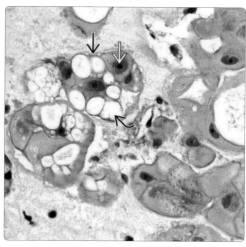

透明型软骨

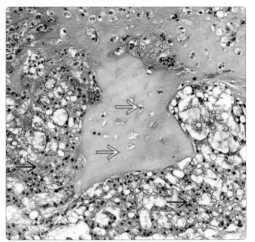

软骨样脊索瘤

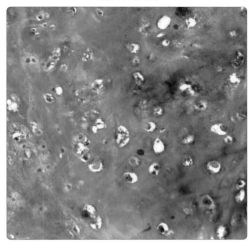

（左图）软骨样脊索瘤最常见于颅底。肿瘤由经典型脊索瘤➡️组成，伴有类似肿瘤性透明软骨的区域➡️。软骨样区域内细胞单个分布，位于陷窝中。（右图）本例软骨样脊索瘤含有大范围的软骨样分化，类似软骨肿瘤。细胞角蛋白和brachyury染色阳性，并且在其他区域可见经典型脊索瘤。

梭形脊索瘤细胞

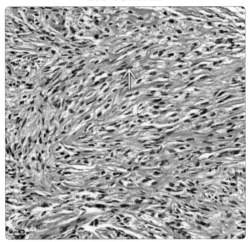

反应性骨形成

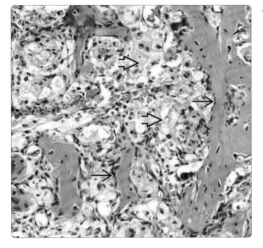

（左图）脊索瘤细胞有时呈细长梭形➡️，排列成旋涡状。瘤细胞的胞质嗜酸性，核呈雪茄样。通常有黏液样基质和上皮样细胞。（右图）少数病例中，脊索瘤细胞引起明显的反应性骨增生。成群的瘤细胞➡️分布于衬覆骨母细胞➡️的编织骨骨小梁之间。该形态与透明细胞性软骨肉瘤十分相似。

伴有透明细胞和骨形成的脊索瘤

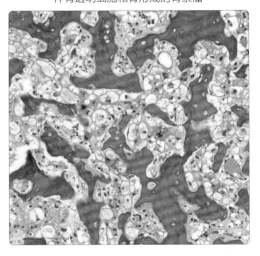

软组织局部复发

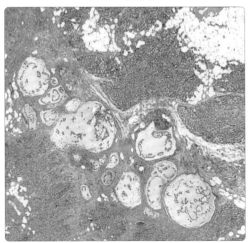

（左图）HE染色切片显示一例不寻常的脊索瘤，由具有透明至细腻嗜酸性颗粒状胞质的细胞组成，伴有大量骨形成，类似BNCT。（右图）脊索瘤软组织局部复发病例。复发的肿瘤呈多个结节状，很多仅在显微镜下可见。

（左图）一些经典型脊索瘤的瘤细胞具有横纹肌样形态。胞质内嗜酸性包涵体➡️将胞核推至周边。瘤细胞被嗜碱性絮状黏液样基质围绕。（右图）在少数脊索瘤中，基质可发生透明变性➡️，将瘤细胞包裹在嗜酸性基质中。这些细胞可呈线性排列，易与上皮样血管内皮瘤混淆。

横纹肌样形态

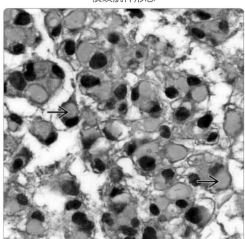

透明变间质

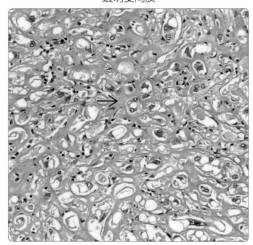

（左图）有时脊索瘤显示退行性不典型，表现为细胞增大和深染。尽管组织学上令人担忧，但这些特征并无临床意义，且这样的改变并不使肿瘤更具侵袭性。（右图）脊索瘤角蛋白呈强阳性。几乎瘤细胞均呈弥漫性胞质表达➡️。黏液样基质➡️和泪滴样空泡➡️与染色的细胞质形成鲜明对比。

退行性不典型

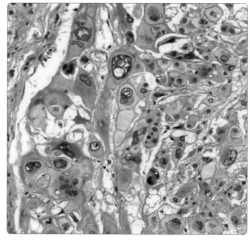

经典型脊索瘤中角蛋白染色

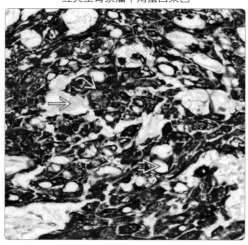

（左图）软骨样脊索瘤具有经典型脊索瘤的区域和类似肿瘤性透明软骨的区域。角蛋白 AE1/AE3 标记肿瘤中的所有细胞，包括软骨样基质中的细胞➡️。这样的反应有助于鉴别肿瘤和软骨肉瘤，后者总是阴性。（右图）软骨样脊索瘤也表达 brachyury。核阳性细胞见于软骨样基质中的单个细胞➡️及成簇的瘤细胞➡️。

软骨样脊索瘤中角蛋白染色

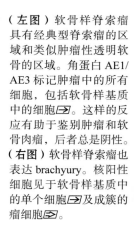
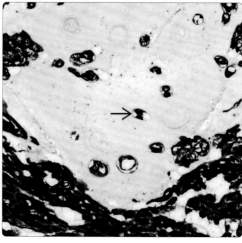

软骨样脊索瘤中 brachyury 染色

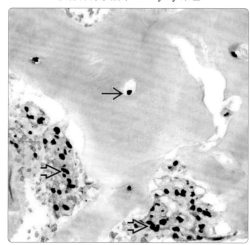

起源于 BNCT 的小脊索瘤

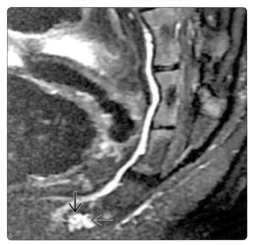

起源于 BNCT 的小脊索瘤

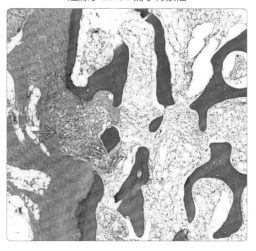

（左图）图示尾骨远端非常小的脊索瘤。骨内肿瘤➡组织学表现为 BNCT，小而高亮的骨外成分表现为一个小的经典型脊索瘤➡。（右图）相对应的切除标本显示肿瘤的骨内部分具有 BNCT 的典型特征。一个小的经典型脊索瘤已突破了骨并延伸至邻近的软组织➡。

脊索瘤肺转移

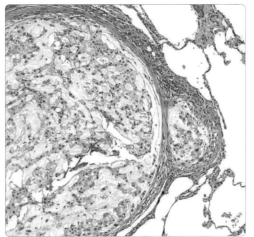

脊索瘤甲状腺转移

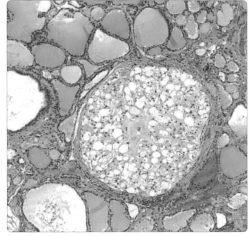

（左图）肺转移性脊索瘤楔形切除标本显示两个小的经典型脊索瘤结节。（右图）脊索瘤可以转移至不寻常部位。本例患者的骶骨肿瘤转移至甲状腺，肿瘤周围有大量甲状腺滤泡。很多瘤细胞含有大而透明的胞质空泡。

骨盆中轴外脊索瘤

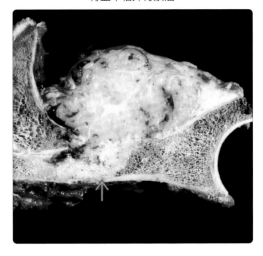

骨盆中轴外脊索瘤

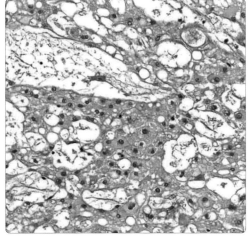

（左图）图示骨盆脊索瘤，未累及邻近骶骨。肿瘤发生在骨➡并形成巨大的盆腔内胶冻样占位。（右图）相对应的切除标本显示经典型脊索瘤的特征性改变，肿瘤由具有嗜酸性胞质的细胞紧密排列组成，浸埋于细胞外黏液样基质中。

（左图）图示骶骨去分化脊索瘤。肿瘤很大，破坏了下方的骨，形成了一个巨大的软组织肿块。（右图）在横切面上，去分化脊索瘤有两个组成部分，一侧呈胶冻状（左）代表了脊索瘤，另一侧为坏死部分（右）代表了去分化区域。

去分化脊索瘤

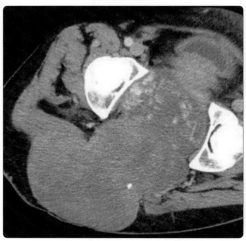

去分化脊索瘤

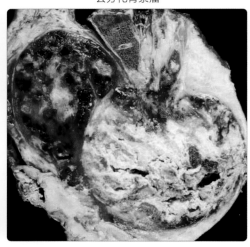

（左图）去分化脊索瘤具有经典型脊索瘤的区域➡与毗邻的多形性梭形细胞肉瘤区域➡。（右图）去分化脊索瘤具有经典型脊索瘤的区域➡毗邻为高级别梭形细胞肉瘤区域。

去分化脊索瘤

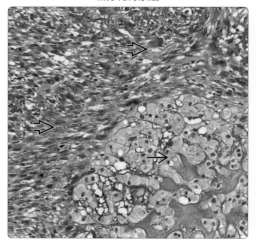

去分化脊索瘤

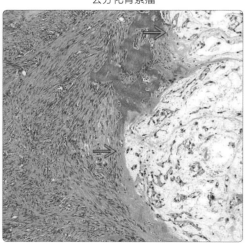

（左图）去分化脊索瘤仅含有一小灶经典型脊索瘤➡。在缺乏经典型脊索瘤区域的情况下，诊断去分化脊索瘤几乎不可能。（右图）去分化脊索瘤的角蛋白染色显示经典型脊索瘤区域呈弥漫阳性，而去分化脊索瘤呈阴性。brachyury染色也显示相同的表达模式。

去分化脊索瘤

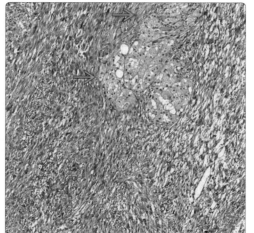

去分化脊索瘤：角蛋白染色

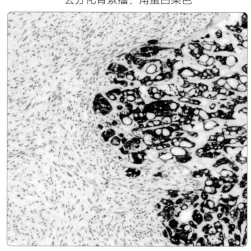

低分化脊索瘤

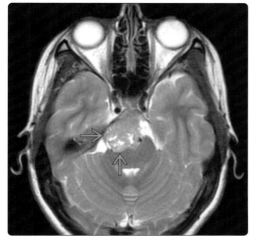

低分化脊索瘤

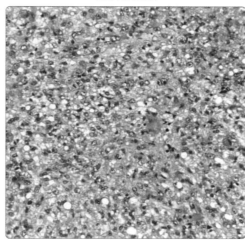

（左图）图示一位年轻患者颅底发生的低分化脊索瘤。肿瘤体积大、破坏性强，并且压迫邻近结构➡。（右图）图示典型的低分化脊索瘤。肿瘤富于细胞，由核大的异型性细胞组成，有些细胞有大的嗜酸性核仁，且缺乏经典型脊索瘤中常见的细胞外黏液样基质。

坏死区域

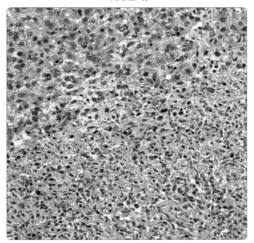

低分化脊索瘤：角蛋白染色

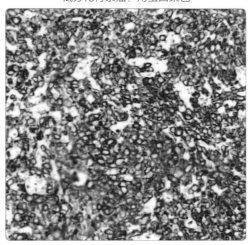

（左图）坏死区域在低分化脊索瘤中很常见。（右图）图示低分化脊索瘤中弥漫性角蛋白染色。低分化脊索瘤与经典型脊索瘤具有相同的免疫组织化学特征。有时，这一肿瘤会被误诊为转移癌。

brachyury 免疫组化染色

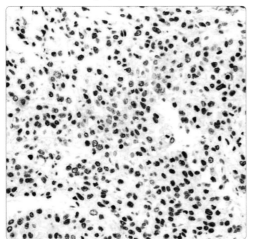

INI1 免疫组化染色

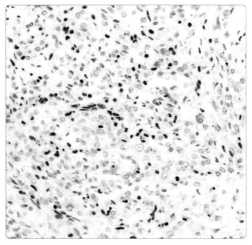

（左图）图示低分化脊索瘤中弥漫性 brachyury 染色。低分化脊索瘤和经典型脊索瘤一样表现为 brachyury 核染色。（右图）低分化脊索瘤显示 INI1 表达缺失。这通常见于低分化脊索瘤，可与非典型畸胎样横纹肌样肿瘤混淆，后者也显示 INI1 表达缺失。正常内皮细胞和炎细胞保留 INI1 染色。

第十一篇
富含巨细胞的肿瘤
Giant Cell-Rich Tumors

喻 林 译

巨细胞瘤
Giant Cell Tumor

诊断要点

一、术语
- 肿瘤由细胞学上良性的椭圆形或多边形单核细胞与大量均匀分布的破骨细胞样巨细胞混合而成

二、病因 / 发病机制
- *H3F3A* 组蛋白基因驱动突变

三、临床特征
- 约占原发性骨肿瘤的 5%
- 多发生于长管状骨的骨骺 – 干骺端
- 疼痛和肿胀
- 刮除治疗；25% 发生局部复发
- 1%～2% 巨细胞瘤可发生转移，主要转移至肺
- Denosumab 有效；长期治疗效果不明确

四、影像学检查
- 大的溶骨性病变；囊性变

五、显微镜检查
- 单核细胞是具有诊断性的肿瘤成分
- 大量破骨样多核巨细胞散在均匀分布于整个肿瘤中

六、辅助检查
- 92% 的肿瘤细胞 H3.3 K34W 阳性，2% 的肿瘤细胞 G34R 阳性，6% 的肿瘤细胞为 G34V 阳性

七、主要鉴别诊断
- 非骨性纤维瘤 / 良性纤维组织细胞瘤
- 软骨母细胞瘤
- 巨细胞修复性肉芽肿 / 棕色瘤
- 动脉瘤性骨囊肿
- 富含巨细胞的骨肉瘤

（**左图**）股骨远端巨细胞瘤（GCT）表现为关节面下方溶骨性、地图样病变。无反应性硬化和内部基质。内侧髁轻度扩张，骨皮质模糊。（**右图**）冠状位 MR T$_2$ 显示股骨远端 GCT。肿瘤界限清楚，不均质，边缘呈暗黑色，累及软骨下板。邻近骨髓正常。

大的溶骨性肿瘤

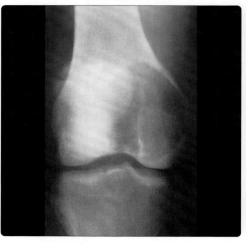

肿瘤累及关节面基底部

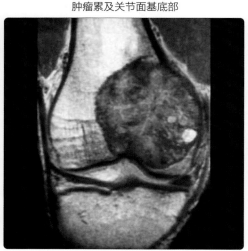

（**左图**）股骨远端 GCT 主要呈红棕色至灰褐色，累及干骺端和远端骨干，并延伸至骨骺至软骨下板。（**右图**）显示合体生长的单核细胞混合大量破骨样巨细胞。单核细胞的核与巨细胞的核形态相同，这对骨 GCT 具有诊断价值。

灰褐色出血性肿块

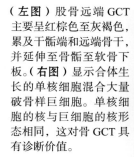

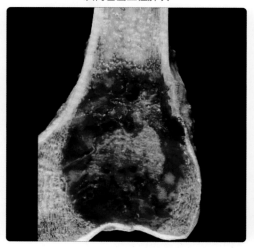

大量巨细胞

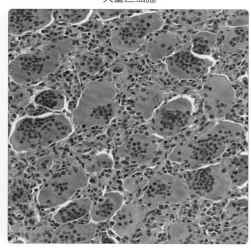

一、术语

（一）缩略语
- 巨细胞瘤（giant cell tumor，GCT）

（二）同义词
- 骨巨细胞瘤

（三）定义
- 由细胞学上良性的卵圆形或多边形单核细胞和大量均匀分布的破骨样巨细胞混合组成的良性局部侵袭性肿瘤
- 骨良性纤维组织细胞瘤不再被认为是特定的实体；现认为其代表发生骨的巨细胞瘤

二、病因／发病机制

肿瘤性
- 单核细胞为肿瘤性，可能具有骨母细胞表型，通过表达 NF-κB（RANK）配体，诱导破骨样巨细胞形成
  - 破骨样巨细胞表达受体 RANK，与单核细胞上的 RANK 配体相结合
- *H3F3A* 组蛋白基因驱动突变

三、临床特征

（一）流行病学
- 发生率
  - 占骨原发性恶性肿瘤的 5%；年发病率为 1.2/100 万
    - 占良性骨肿瘤的 20%
- 年龄
  - 发生于 30—50 岁骨骼成熟的患者（平均年龄为 34 岁）
  - 少数发生于儿童
- 性别
  - 女性发病略高于男性

（二）部位
- 绝大多数发生于长管状骨的骨骺 - 干骺端区域
- 当生长板开放时，肿瘤可位于干骺端中心，紧邻靠骺板
  - 很少发生于骨干
- 在近 1/2 的病例中，GCT 发生于膝关节周围；其余依次为股骨远端、胫骨近端和桡骨远端
- 少见部位包括椎体、手足骨、颅面骨和髌骨
  - 有些颅面骨 GCT 发生于骨 Paget 病的基础之上
- 通常为单发
  - 1% 的病例为多灶性，这些病例通常发生于手足骨

（三）表现
- 疼痛、肿胀，少数病例可发生病理性骨折

（四）治疗
- 外科手术治疗
  - 通常采用完整刮除 + 辅助治疗
  - 具有少量残余结构骨的大肿瘤行整块切除

- 药物
  - RANK 配体抑制药 Denosumab 有效，对困难病例可作为放疗和手术的补充
    - 如停止药物治疗，肿瘤可局部复发
- 放疗
  - 用于难以实行手术的肿瘤，当手术治疗可能导致严重的病变或医疗问题使外科手术无法进行时

（五）预后
- 行刮除的患者局部复发约 25%，通常在 3 年内
- 尽管骨 GCT 被归类为良性肿瘤，但公认的是 1%～2% 最终发生转移，主要转移至肺
  - 转移性结节通常切除可治愈
  - 转移性肿瘤亦可采用 RANK 配体抑制药治疗，如 Denosumab
  - 转移更常发生于伴有病理性骨折的患者，其次是复发性肿瘤多次刮除者
- GCT 的少见并发症是发展为肉瘤（8%）
  - 可为原发性、发生于局部复发的肿瘤中或发生于放疗后

四、影像学检查

（一）X 线
- 体积大，溶骨性，位于髓内，通常为偏心性
- 常自干骺端延伸至软骨下骨板
  - 体积非常大的肿瘤可累及邻近骨干，局部可破坏骨皮质，侵犯周围软组织
- 可使骨膨胀或抬高骨膜
  - 形成反应性骨组成的薄层骨膜壳，可不完整
- 髓腔内边缘清楚，可呈虫噬样改变，通常无硬化
- 囊性变是第二常见的特征（动脉瘤样骨囊肿样改变）
- 在 RANKL 配体抑制药治疗后，肿瘤显示明显硬化 / 骨形成

（二）MR
- T_1 和 T_2 加权呈低至中等信号
- T_1 能更好地评估髓内肿瘤成分
- T_2 能更好地评估大肿瘤的骨外成分，识别囊性变（液 - 液平面）

（三）CT
- 肿瘤呈溶骨性，边界清楚

（四）骨扫描
- Tc 扫描摄取增加

五、大体检查

（一）一般特征
- 质脆，出血，红棕色
- 实性或局部呈囊性
- 侵蚀骨皮质
- 髓腔内和周围软组织边界清晰

（二）送检标本取材
- 刮除标本：10 个包埋盒
- 切除标本：骨和软组织边界，肿瘤至少每 1cm 取材 1 块

（三）大小
- 最大径通常为 5～15cm

六、显微镜检查

组织学特征
- 单核细胞具有诊断性，为肿瘤性成分
- 大量破骨样多核巨细胞散在均匀分布于整个肿瘤中
  - 单个细胞中细胞核的数目不等，可 ≥ 50 个
- 单核细胞呈合体性生长，细胞胞界不清，含少量嗜酸性胞质
- 肿瘤细胞核呈圆形或卵圆形，空泡状，核仁居中，形态上类似巨细胞的细胞核
- 单核细胞核分裂活跃，可显示不同程度的细胞异型性
  - 伴出血和纤维素沉积的区域可显示明显的异型性
- 可存在坏死灶或血管侵犯
- 肿瘤可表现为良性纤维组织细胞瘤（BFH）样区域，缺乏典型的单核细胞和破骨细胞样巨细胞
- GCT 中其他常见的继发性改变包括含铁血黄素沉积，泡沫样巨噬细胞聚集和囊性变
- 肿瘤可含有肿瘤性软骨结节和小梁状的编织骨；可为肿瘤性
- RANKL 配体抑制药治疗后，巨细胞消失，单核肿瘤细胞减少，骨形成增加
- 软组织复发常被反应骨壳围绕
- 恶性转化表现为不同形态和显著的异型性

七、辅助检查

免疫组织化学
- 92% 的病例肿瘤细胞表达 H3.3 K34W，2% 表达 G34R，6% 表达 G34V
- 破骨样巨细胞 RANK 阳性
- 多数间质单核肿瘤细胞 RANKL 阳性，表明这些细胞可能具有骨母细胞表型
- 单核细胞胞核 p63 阳性，有时可表达 SATB2

八、鉴别诊断

（一）骨化性纤维瘤 / 良性纤维组织细胞瘤
- 多数 GCT 含有类似非骨化性纤维瘤的区域

- 良性纤维组织细胞瘤呈席纹状排列，伴散在破骨样巨细胞
- 梭形细胞成分通常位于肿瘤周边，对 GCT 不具有诊断性
- 真正的 NOF/BFH 不含典型 GCT 区域

（二）软骨母细胞瘤
- 骺板开放、骨骼未成熟的患者；位于骨骺中央
- 单核细胞的核与破骨样巨细胞的核不同
- 骨 GCT 中不存在"窗格样"钙化
  - 当 GCT 中存在软骨时，需要免疫组化证实诊断
- 肿瘤细胞 H3.3 K36M 和 S100 染色阳性，但 p63 和 H3.3 G34W 阴性

（三）颌骨巨细胞修复性肉芽肿 / 棕色瘤
- 破骨样巨细胞呈簇状分布于出血区域骨
  - GCT：巨细胞均匀分布
- 细胞呈梭形：与破骨样巨细胞的核不同

（四）动脉瘤性骨囊肿
- 原发性动脉瘤性骨囊肿与骨囊性骨巨细胞瘤难以区分
- 骨囊性骨巨细胞瘤：必须呈现特征性形态
- FISH 检测 t（16；17）

（五）富含巨细胞的骨肉瘤
- 肿瘤浸润性生长
- 含细胞学恶性的单核细胞

九、诊断清单

（一）临床相关病理特征
- 成年人长骨远端延伸至软骨下区的溶解性病变具有特征性

（二）病理解读要点
- 增生的单核细胞和均匀分布的破骨样巨细胞
  - 单核细胞的核与破骨巨细胞的核相似
- 若肿瘤看起来像纤维组织细胞瘤，则要考虑 GCT

推荐阅读

[1] Kerr DA et al: Immunohistochemical characterization of giant cell tumor of bone treated With denosumab: Support for osteoblastic Differentiation. Am J Surg Pathol. 45(1):93-100, 2021
[2] Brčić I et al: Giant cell tumor of bone with cartilage matrix: A clinicopathologic study of 17 cases. Am J Surg Pathol. 44(6):748-56, 2020
[3] Tariq MU et al: Spectrum of histological features of Denosumab treated Giant Cell Tumor of Bone; potential pitfalls and diagnostic challenges for pathologists. Ann Diagn Pathol. 45:151479, 2020
[4] Noh BJ et al: Giant cell tumor of bone: updated molecular pathogenesis and tumor biology. Hum Pathol. 81:1-8, 2018

虫蚀样边缘

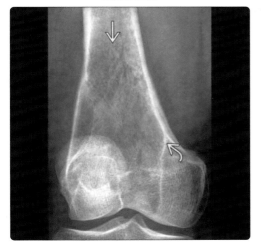

细长的髓内肿瘤

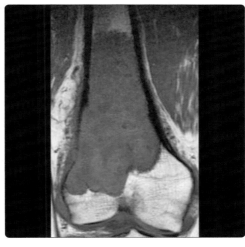

（左图）股骨远端 GCT 的 X 线片显示模糊的地图样溶骨性病变。近端边缘呈虫蚀样改变，边界不清➡️。远端内侧缘见硬化性边缘➡️。远端外侧骨皮质骨内膜变薄。（右图）GCT 的冠状位 MR T₁ 清晰地显示病变的范围较长。肿瘤信号强度不均匀，伴薄层暗黑色边缘。肿瘤向深部延伸至髁间窝。邻近骨髓正常。

伴虫蚀样边缘的溶骨性病变

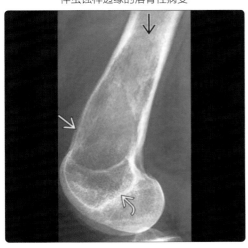

巨大肿块累及软组织

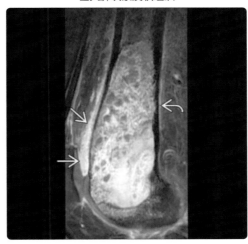

（左图）股骨远端 GCT 的 X 线片显示溶骨性病变，前方骨皮质变薄或被穿透➡️，远端边缘见薄层硬化带➡️，近端边缘呈虫蚀样改变➡️。无软组织累及。（右图）股骨远端 GCT 矢状位 MR T₂ 显示界限清楚的异质性病变，穿透前方骨皮质，形成小的软组织肿块➡️。注意后方局部骨皮质变薄➡️。

伴硬化性边缘的放射性透亮肿瘤

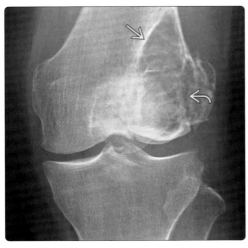

溶骨性病变伴病理性骨折

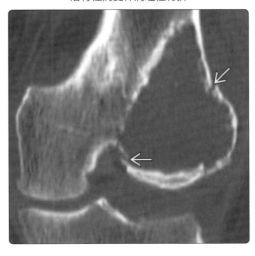

（左图）溶骨性 GCT 占据股骨远端内侧，可见不规则、地图样硬化性边缘➡️。内侧骨皮质被穿透，可见病理性骨折➡️伴周围骨膜新生骨形成。（右图）冠状位 CT 显示股骨远端 GCT 呈溶骨性、均质的低密度，关节下见硬化性边缘。外侧骨皮质和髁突可见骨折➡️，延伸至关节内。

可触及的多结节性肿瘤

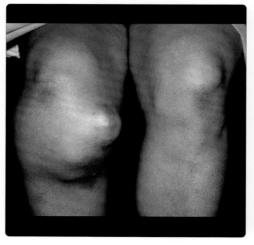

破坏性肿瘤

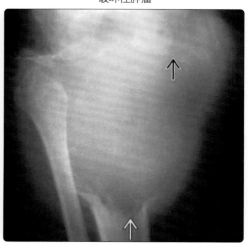

（左图）胫骨近端 GCT 表现为疼痛性肿块。肿瘤呈多结节性，表面皮肤见多处隆起。在某些区域，变薄的皮肤呈红斑样。（右图）胫骨近端关节下 GCT 的 X 线片表现为高度膨胀的病变，内外侧骨皮质扩张，远端边缘呈地图样➡️。溶骨性肿瘤累及软骨下骨板基底部➡️。

溶骨性病变伴局部硬化性边缘

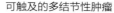

明显延伸至软组织内

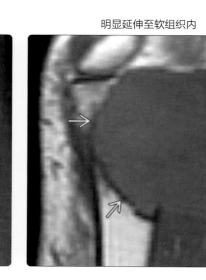

（左图）X 线片显示 GCT 累及胫骨近端外侧关节下。肿瘤具有透光性，破坏外侧骨皮质，但内侧边缘更清晰、局部硬化➡️。（右图）GCT 的冠状位 MR T₁ 显示胫骨外侧部分膨胀。肿瘤被薄层骨膜新生骨壳包围➡️。内侧边缘具有 GCT 特征性的低信号环➡️。

膨胀性肿块

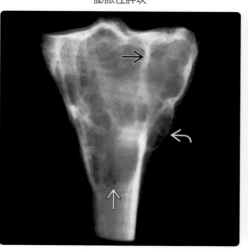

切除标本

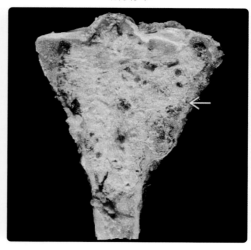

（左图）胫骨近端 GCT 标本的 X 线片显示关节下多房性溶骨性病变，局部骨皮质膨胀➡️，内部分隔➡️和远端边缘边界清楚➡️。（右图）大体照片显示胫骨近端 GCT。肿瘤呈黄褐色，累及关节软骨基底部，并穿透外侧骨皮质，被一薄层骨膜新生骨壳包围➡️。

边界不清的溶骨性病变

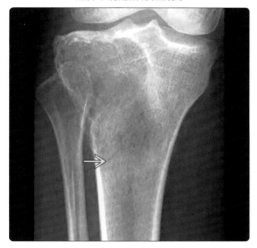

病理性骨折

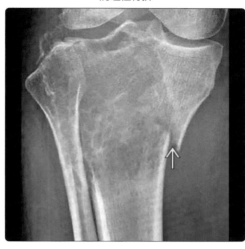

（左图）胫骨近端GCT呈溶骨性，近端边界不清➡。肿瘤累及骨内侧部分。（右图）3个月后，该肿瘤增大，产生大量骨质破坏。因此，发生了移位性病理性骨折➡。

虫蚀样大肿块

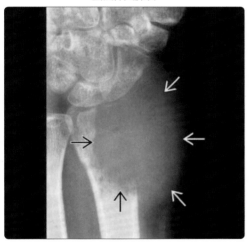

膨胀性红棕色肿块

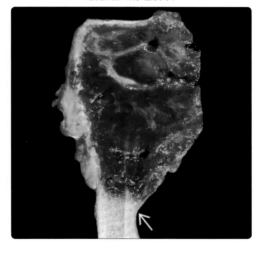

（左图）X线片显示桡骨远端GCT呈高度膨胀的爆裂样外观，破坏外侧骨皮质并累及软组织➡。内侧和远端边缘呈虫蚀样➡，肿瘤累及软骨下骨板。（右图）桡骨远端GCT呈实性，红棕色，累及干骺端、骨干和骨骺。肿瘤延伸至软骨下骨板并穿透骨皮质，形成软组织肿块。注意近端骨膜新生骨➡。

桡骨巨大肿瘤

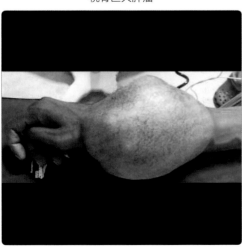

巨大膨胀性破坏性肿瘤

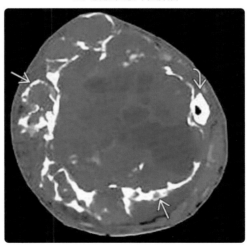

（左图）显示桡骨远端巨大GCT。肿瘤形成可触及的巨大肿块，肿瘤表面皮肤血管充血。（右图）CT显示肿瘤破坏桡骨，被周围反应性骨➡包绕。尺骨未被紧邻肿块累及➡。

（左图）肱骨关节下地图样溶骨性病变曾导致骨折，目前已愈合并伴有骨痂。骨折部位内侧和外侧均可见厚的骨膜新生骨➡，远端边缘边界相对清晰➡。（右图）三维重建CT显示肱骨近端溶骨性、膨胀性GCT，已导致病理性骨折。骨折部位沿内侧和外侧骨皮质有骨膜新生骨➡。

病理性骨折

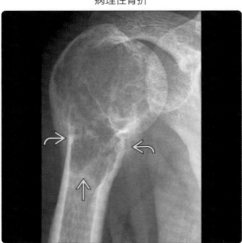

伴骨折的破坏性肿块

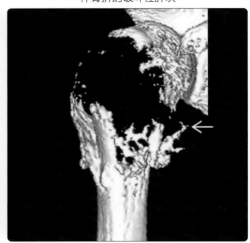

（左图）腓骨近端因含内部骨小梁的溶骨性病变而大量膨胀。肿瘤边缘被骨膜下新生骨➡勾勒出来，远端边缘有短移行区。（右图）冠状位MR PD示GCT含多个大囊肿，部分囊肿有液–液平面。GCT表现为继发性动脉瘤样骨囊肿样改变。

膨胀性溶骨性肿块

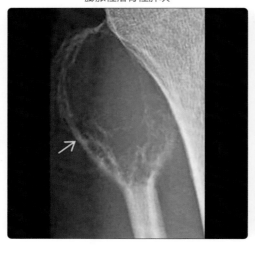

多发性囊肿

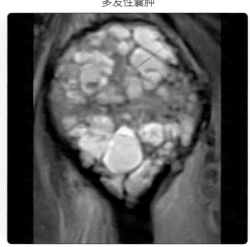

（左图）骨GCT的轴位CT显示椎体的溶骨性病变延伸至右侧椎弓根，明显、不均质的胸膜下成分被骨膜壳➡包绕。（右图）GCT矢状位重建CT显示一胸膜下大肿块，伴骨膜壳和分散的内部密度。肿块累及邻近的横突➡，下方有小的软组织肿块。

大肿块延伸至胸腔内

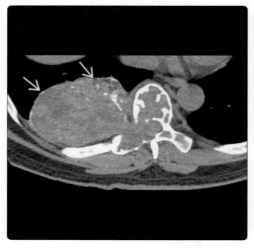

大肿块累及软组织

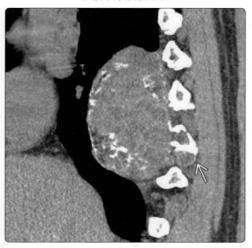

大的破坏性肿瘤

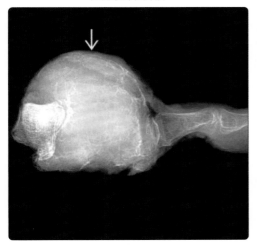

破坏骨的棕黄色肿块

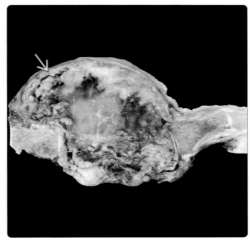

（左图）跟骨 GCT 标本的 X 线片显示明显膨胀的病变，累及整个跟骨。肿瘤已破坏骨，周围被一薄层反应性骨包绕➡。（右图）跟骨 GCT 的大体照片显示大的棕黄色肿瘤已取代整个跟骨。肿瘤已破坏骨，形成大的软组织肿块➡。

肿瘤充满掌骨

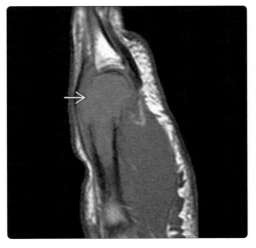

实性为主的肿块

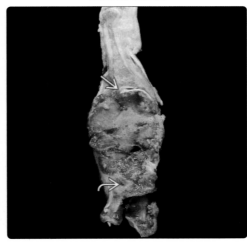

（左图）骨 GCT 的 MR 显示均质的低信号病变累及第 5 掌骨，使骨远端背侧面膨胀➡，并突入软组织内。（右图）第 5 掌骨 GCT 的大体照片显示棕褐色、红棕色肿瘤取代大部分骨，穿透骨皮质浸润至软组织。肿瘤远端延伸至残留关节面基底部，并累及关节间隙➡。肿瘤近端边界清楚➡。

伴骨小梁形成的溶骨性病变

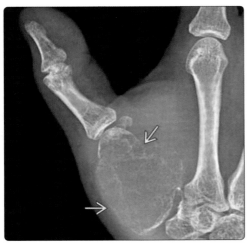

膨胀性肿块

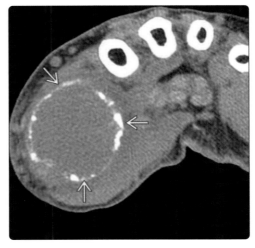

（左图）第 1 掌骨 GCT 的 X 线片显示大的膨胀性病变累及整个骨。病变处骨显著膨胀，周围被一薄层骨膜反应性骨壳包绕➡。溶骨性肿瘤内部可见线状骨小梁。（右图）第 1 掌骨 GCT 的轴位 CT 显示一个大肿瘤，使骨膨胀，周围被一薄层反应性骨膜新生骨壳➡包绕。肿瘤均质，无内部基质。

（左图）冠状位重建 CT 显示 GCT 发生于生长板开放的青少年，累及股骨远端干骺端。肿瘤呈溶骨性，侵蚀骨皮质，被薄层骨膜骨壳包绕➡，骨骺轻度受累➡。肿瘤内侧边界清晰➡。（右图）GCT 的冠状位液体敏感 MR 显示股骨远端干骺端邻近生长板的高信号病灶。邻近骨髓的稍明亮信号代表水肿➡。

青少年患者干骺端肿瘤

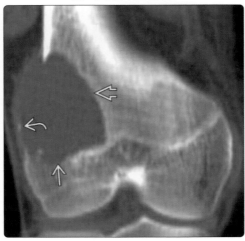

年轻患者巨细胞瘤

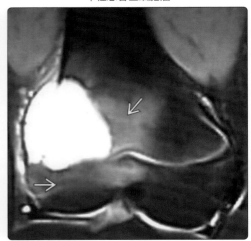

（左图）X 线片显示发生于髌骨的 GCT。肿瘤累及髌骨下极➡，边界清楚，呈溶骨性，伴轻度硬化性边缘，累及软骨下骨板。在下方，均质的肿瘤侵蚀并使骨皮质变薄➡。（右图）髌骨 GCT 的大体照片显示肿瘤边界清楚，实性，红棕色，累及软骨下骨板➡。关节面完好。

卵圆形放射性透亮肿瘤

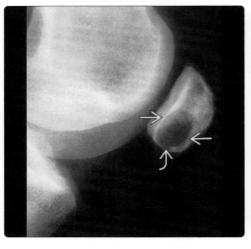

髌骨红棕色肿块

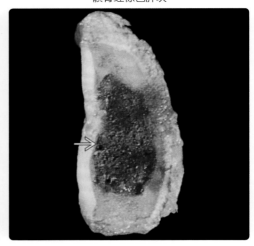

（左图）临床照片显示下颌骨 GCT。肿瘤使牙龈膨胀，牙齿移位➡，并引起被覆黏膜溃疡➡。（右图）GCT 的 X 线片显示下颌骨膨胀性、地图样病变，侵犯下方骨皮质。肿瘤呈均质的溶骨性改变，使周围牙齿移位，无内部基质。肿块边界清楚➡。

溃疡性肿瘤

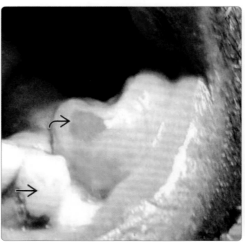

圆形溶骨性肿瘤

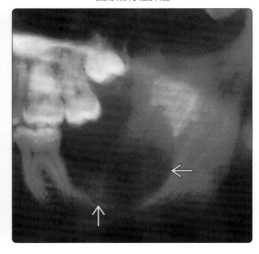

复发性肿瘤

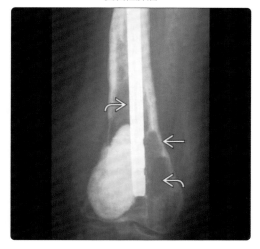

局部复发

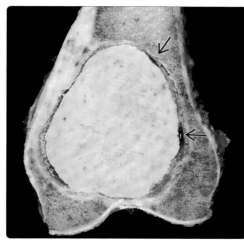

（左图）复发性 GCT 的 X 线片显示股骨远端分叶状溶骨性病变➡，围绕骨水泥填充物和髓内钉。肿瘤使残留骨皮质变薄，并呈扇贝样改变➡，似未累及软组织。（右图）大体照片显示复发性 GCT 累及先前用坚实骨水泥填塞的股骨远端。骨水泥周围半月形、暗红色组织代表复发的肿瘤➡。

大的复发性肿瘤

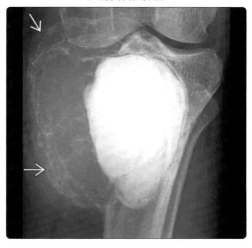

治疗效果

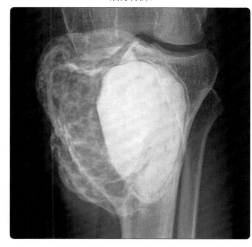

（左图）GCT 既往已行刮除，并填充骨水泥。局部复发的肿瘤体积大，呈溶骨性，并扩张表面由新生骨膜下新生骨组成的骨皮质➡。（右图）显示相应的 X 线片。患者给予 Denosumab 治疗 8 个月。肿瘤内部显著骨化，边界清楚。空芯针活检显示无存活的肿瘤。

肉瘤样转化

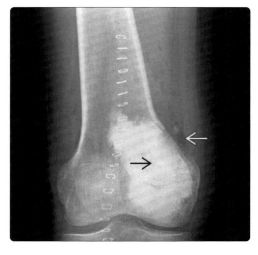

恶性变

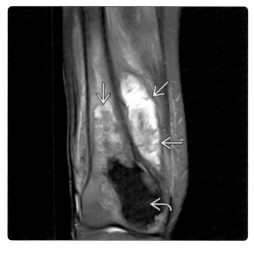

（左图）股骨远端肉瘤发生于既往因传统型 GCT 行骨水泥治疗的部位➡。肉瘤在软组织内形成透亮区➡。（右图）冠状位 MR T₂ 显示肉瘤发生于既往因 GCT 行刮除和骨水泥填充治疗的部位（低信号区）➡。肉瘤表现为股骨和内侧软组织内异质性、高信号的大肿块➡。

（左图）溶骨性肿瘤累及骨骺和干骺端，显示既往肩袖修复的证据。肿块近端边界清晰，远端边界模糊。活检及刮除显示 GCT。（右图）10年后，肿瘤在既往 GCT 的部位复发，形成大肿块。肿瘤边界不清，矿化，向软组织内生长，形成圆形肿块。GCT 复发后转变为高级别骨肉瘤。

骨巨细胞瘤

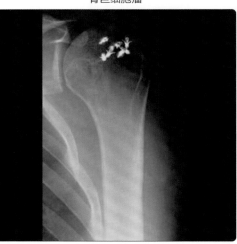

起源于巨细胞瘤的骨肉瘤

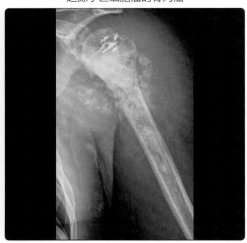

（左图）胫骨近端 GCT 呈偏心性，累及干骺端和骨骺，延伸至关节面基底部➡。其穿透骨皮质，浸润至软组织，表面被覆一层骨膜新生骨壳➡。肿瘤呈褐色、灰黄和红棕色。（右图）胫骨近端 GCT 累及软骨下骨板➡。肿瘤呈红棕色、局部灰黄色，出血性，质脆，以实性为主。

实性大肿块

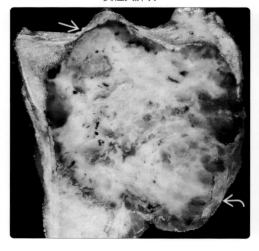

出血性肿块

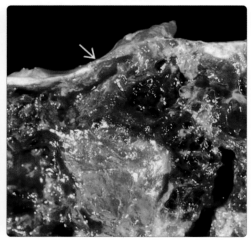

（左图）患者多灶性复发性 GCT 经 Denosumab 治疗。最后，肿块被切除。标本的 X 线片显示胫骨远端大肿块向软组织内生长。（右图）相应的大体标本显示肿瘤呈灰粉色，局部呈囊性。边界清楚，延伸至软组织内。胫骨近端有一大块骨水泥填充物➡。

经 Denosumab 治疗的巨细胞瘤

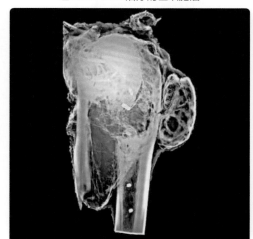

经 Denosumab 治疗的巨细胞瘤

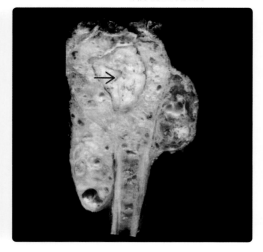

肿瘤破坏软骨下骨板

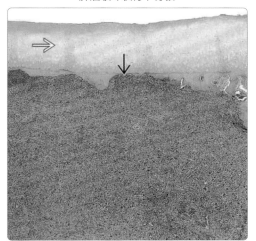

肿瘤前进的边缘

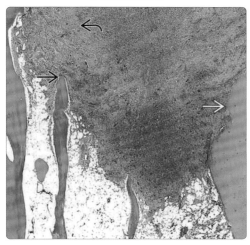

（左图）低倍镜图像显示 GCT 累及长管状骨的骨骺。实性肿瘤富于细胞，边界清楚，侵蚀邻近潮线软骨的软骨下骨板➡。关节软骨完整➡。（右图）骨 GCT 的髓腔内近端部分紧邻残留骨小梁的末端➡，使骨小梁呈扇贝样改变➡。肿瘤呈实性，周围含有反应性编织骨➡。

周围反应性骨壳

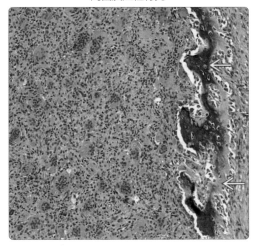

出血和大量巨细胞

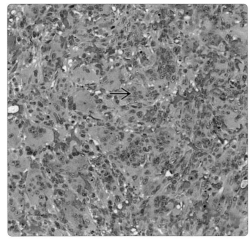

（左图）骨 GCT 破坏骨皮质，并取代骨膜，形成一薄层有骨母细胞围绕的反应性编织骨壳➡。肿瘤富于细胞，伴大量破骨样多核巨细胞。（右图）典型的 GCT 由肿瘤性单核细胞和大量、均匀分布的破骨样多核巨细胞➡组成。注意 GCT 中常见丰富的红细胞外渗。

非常大的巨细胞

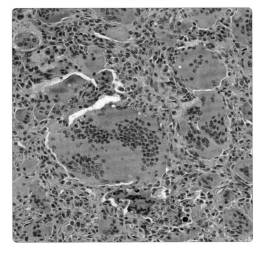

大的破骨样巨细胞

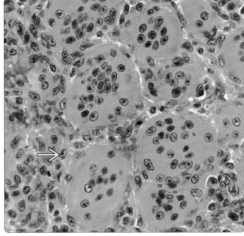

（左图）GCT 中可见巨大的破骨样巨细胞。这些细胞可能由较小的破骨样巨细胞融合而成。这种类型的巨细胞在其他原发性骨肿瘤中很少见。（右图）典型 GCT 由许多大的多核性破骨样巨细胞组成。巨细胞含大量细胞核，细胞核的形态类似肿瘤性单核细胞的细胞核➡。

（**左图**）破骨样多核巨细胞的高倍镜图像显示细胞核含细致分散的染色质，小至中等大的紫色核仁。单核细胞➡具有相同的细胞核特征。（**右图**）伴继发性囊性变的 GCT 含典型 GCT 区➡，由单核细胞、破骨样多核巨细胞和充满血液的囊腔➡组成。有时，囊壁可类似动脉瘤样骨囊肿。

相似的细胞核形态

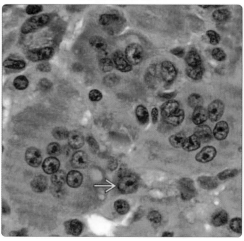

出血囊性变

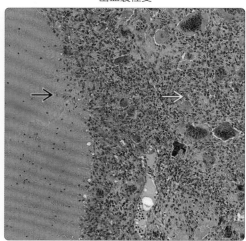

（**左图**）许多 GCT 含有梭形细胞区，类似良性纤维组织细胞瘤。肥胖而温和的梭形细胞呈席纹状排列，具有明显席纹状结构的骨肿瘤应考虑 GCT 的诊断。（**右图**）GCT 中的梭形细胞成分具有良性纤维组织细胞瘤样特征。梭形细胞呈席纹状排列，伴散在分布的巨细胞➡。

席纹状结构

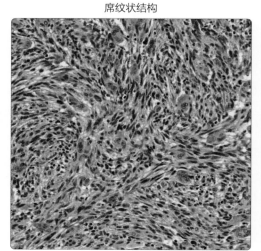

束状梭形细胞

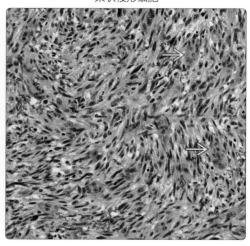

（**左图**）GCT 显示明显的编织骨形成，周围被覆骨母细胞➡，形成良好的梁状至蕾丝样结构，可导致与富含巨细胞的骨肉瘤相混淆。瘤细胞常表达 H3.3，可能代表已分化为骨母细胞的肿瘤细胞。（**右图**）少数病例中，肿瘤可含有边界清楚的软骨结节➡，可类似透明或纤维软骨。基质中的细胞与典型区域中的肿瘤细胞➡相似。

肿瘤中的编织骨

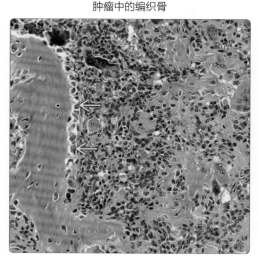

巨细胞瘤中的软骨

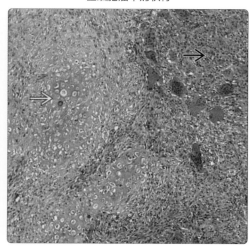

软骨中的细胞 H3.3 G34W 染色

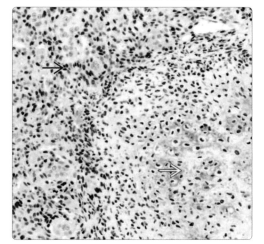

缺少巨细胞

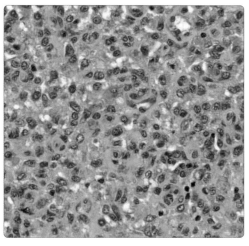

（左图）软骨样基质中的细胞➡和周围传统区域中的细胞 H3.3 G34W 染色阳性➡。这一特征表明形成基质的细胞为肿瘤性，含有特征性的 *H3F3A* 突变。（右图）显示一例接受 Denosumab 治疗患者的骨 GCT。巨细胞不再存在，留下大量卵圆形和梭形单核细胞。

编织骨和梭形细胞

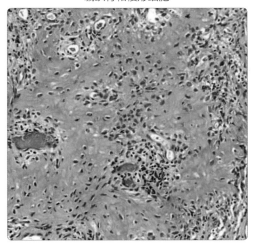

行 Denosumab 治疗的肿瘤 H3.3 G34W 阳性

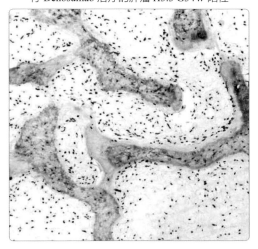

（左图）Denosumab 可导致破骨样巨细胞消失，产生丰富的编织骨，周围围绕肿瘤性梭形细胞。这一特征可与成骨性肿瘤相混淆。（右图）GCT 经 Denosumab 治疗后，肿瘤形态发生了显著改变。肿块可被纤维骨组织取代，纤维组织和骨中细胞表达 H3.3 G34W。

核深染和核增大

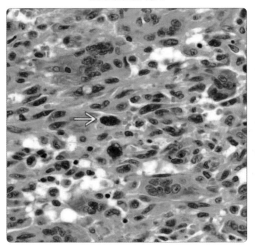

肉瘤样转化

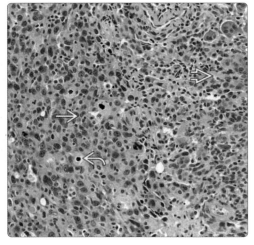

（左图）非典型 GCT 显示散在分布，核增大、深染的单核细胞➡。它们的出现提示肉瘤的可能性，常显示更加异型的细胞和浸润性生长方式。（右图）骨 GCT 恶性转化显示典型 GCT 区域➡毗邻片状分布、重度异型伴大量核分裂象➡的单核细胞组成的恶性成分➡。

棕色瘤
Brown Tumor

诊
断
要
点

一、术语
- 发生于原发、继发或三发性甲状旁腺功能亢进基础上，由非肿瘤性反应性组织组成的骨肿瘤

二、病因 / 发病机制
- 甲状旁腺激素与骨母细胞表面的受体相结合，骨母细胞表达 NF-κB（RANK）配体的受体激活物

三、临床特征
- 通常发生于 30—40 岁，但可发生于有甲状旁腺功能亢进的任何人
- 更易累及女性
- 可单发或多发
- 可表现为疼痛性肿块
- 治疗潜在的甲状旁腺功能亢进

四、影像学检查
- 膨胀性、溶骨性病变

五、大体检查
- 红棕色出血性肿块，由纤维间隔分隔呈小叶状结构，间隔中可含有反应性骨

六、显微镜检查
- 小叶由肥胖的成纤维细胞、外渗的红细胞、含铁血黄素沉积性巨噬细胞和散在分布、常呈簇状围绕出血区的破骨样巨细胞混合组成
- 小叶被含有反应性编织骨骨小梁的间隔分隔开

七、主要鉴别诊断
- 巨细胞病变，骨巨细胞瘤，实体型动脉瘤样骨囊肿

八、诊断清单
- 伴出血和簇状破骨样巨细胞的良性梭形细胞结节

多发性棕色瘤

肋骨棕色瘤

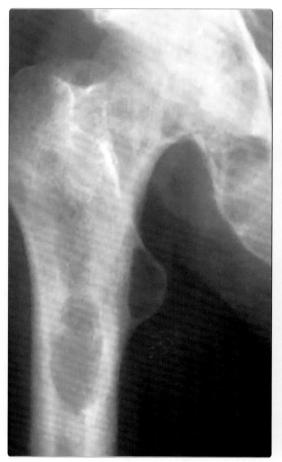

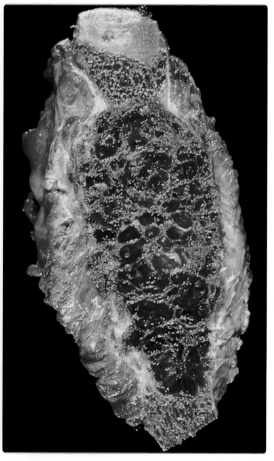

髋部前后位 X 线片显示所有可见骨中多个大小不等、形状不一的溶骨性病变。病变边界清楚，缺乏硬化性边缘和内部基质。

肋骨因棕色瘤而明显膨胀。肿块呈红棕色，边界清楚，被大量间隔分隔成多个结节。周围骨皮质变薄，但仍完整无缺损。

一、术语

（一）同义词

- 甲状旁腺功能亢进的棕色瘤

（二）定义

- 发生于原发、继发和三发性甲状旁腺功能亢进基础上由反应性组织组成的肿瘤

二、病因／发病机制

发育异常

- 是甲状旁腺功能亢进的并发症
  ○ 通常为甲状旁腺增生或腺瘤
    – 很少由甲状旁腺癌引起
- 甲状旁腺激素与骨母细胞表面的受体相结合，骨母细胞表达 NF-κB（RANK）配体的受体激活物（RANKL）
  ○ RANKL 和破骨细胞前体细胞上的 RANK 相结合，诱导破骨细胞的形成
- 除微骨折外，与破骨性骨吸收相关的出血和含铁血黄素沉积使肿瘤呈棕色

三、临床特征

（一）流行病学

- 年龄
  ○ 通常发生于 30—40 岁，但可发生于伴甲状旁腺功能亢进的任何人
- 性别
  ○ 更易累及女性

（二）部位

- 可为单发或多发
- 通常发生于骨盆、肋骨、锁骨和四肢
- 不典型部位包括蝶窦、肋骨、锁骨、脊柱和环状软骨

（三）表现

- 可表现为疼痛性肿块

（四）实验室检查

- 甲状旁腺激素和钙升高

（五）治疗

- 治疗潜在的甲状旁腺功能亢进
- 部分病例行手术

（六）预后

- 预后和潜在的病因有关
- 成功治疗甲状旁腺功能亢进导致破骨细胞的活性降低，棕色瘤最终消退并被新沉积的骨填充

四、影像学检查

（一）X 线

- 膨胀性、溶骨性病变，偶可伴病变内骨小梁形成

- 肿瘤边界清楚或不清
- 常存在甲状旁腺功能亢进的其他影像学特征
- 影像学上的鉴别诊断包括骨巨细胞瘤、转移性癌和多发性骨髓瘤

（二）MR

- 信号强度不等

（三）骨扫描

- 放射性核素摄取增高

五、大体检查

一般特征

- 边界清楚的红棕色肿块，呈分叶状结构
- 骨皮质变薄和膨胀
- 可发展为充满血液的大囊腔（囊性纤维性骨炎）
- 周围可见反应性骨壳

六、显微镜检查

组织学特征

- 小叶由肥胖的成纤维细胞、外渗的红细胞、含铁血黄素沉积性巨噬细胞和簇状分布于出血区的破骨样巨细胞组成
  ○ 小叶被反应性纤维组织和编织骨骨小梁组成的间隔分隔开
- 邻近的骨显示甲状旁腺功能亢进的证据
  ○ 破骨细胞吸收骨小梁中央的骨基质形成分割性骨炎
  ○ 破骨细胞锥形切割骨皮质，使哈弗斯系统膨胀

七、鉴别诊断

（一）骨巨细胞瘤

- 诊断性区域不由梭形成纤维细胞组成
- 巨细胞瘤中单核细胞核的形态与破骨巨细胞的核一致
- 破骨样多核巨细胞分布均匀

（二）实体型动脉瘤样骨囊肿

- 组织学上与棕色瘤中的单个小叶相似
- 动脉瘤样骨囊肿无棕色瘤中的小叶状生长方式
  ○ 小的活检标本中可能无法区分

（三）巨细胞病变

- 发生于颅面骨，可具有非常相似的形态学特征
  ○ 小骨中具有相似形态的肿瘤现被认为是 ABC 的实体亚型
- 棕色瘤具有更明显的小叶状结构
- 不存在甲状旁腺功能亢进的特征

（四）转移性癌

- 多发性棕色瘤影像上可类似转移性癌

推荐阅读

[1] Minisola S et al: Classical complications of primary hyperparathyroidism. Best Pract Res Clin Endocrinol Metab. 32(6):791-803, 2018

（左图）棕色瘤➡️使胫骨干骺端膨胀。病变边界清楚、呈溶骨性，使骨皮质变薄，但未穿透骨皮质。未受累骨和腓骨表现为轻微骨质疏松。（右图）病理性骨折穿过肱骨骨干远端的溶骨性病变➡️。病变呈卵圆形➡️，边界清楚。骨骼显示严重的骨质疏松，这在重度甲状旁腺功能亢进中很常见。

溶骨性肿瘤

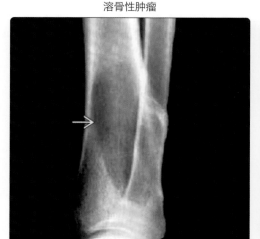

病理性骨折

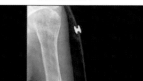
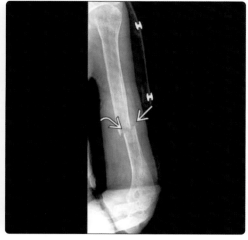

（左图）髂骨可见多房性棕色瘤。病变的近端部分➡️已穿透骨皮质并延伸至髂肌内，但局限于一薄层骨膜反应性骨壳内➡️。肿瘤呈多结节性，被间隔分开。（右图）胫骨棕色瘤的轴位CT显示肿块呈软组织密度➡️。偏心性、边界清晰的肿块侵蚀并使骨皮质变薄➡️。

破坏性肿瘤

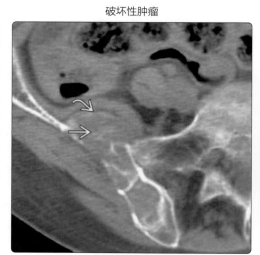

肿块侵蚀骨皮质

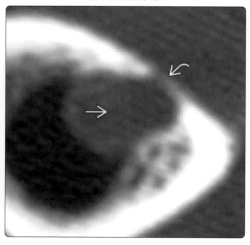

（左图）手部X线片显示严重的骨质疏松伴簇状骨吸收➡️，近、中指骨骨膜下骨吸收➡️，第5指骨近端溶骨性病变➡️。这些发现是甲状旁腺功能亢进的典型特征。亦可见掌指关节和指间关节变窄。（右图）颅骨侧位片显示明显的骨质疏松，骨皮质呈椒盐状➡️，这是甲状旁腺功能亢进的典型表现。

骨膜下吸收

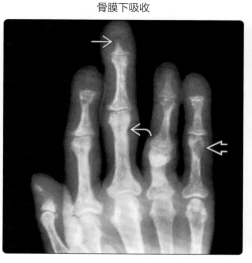

甲状旁腺功能亢进累及颅骨

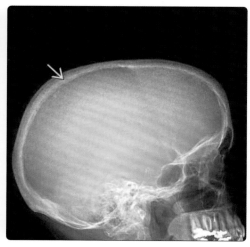

反应性编织骨

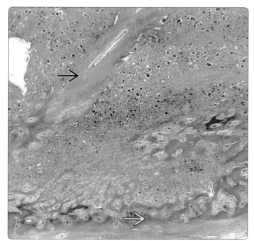

小叶状结构

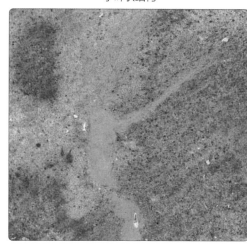

（左图）棕色瘤周围围绕一层反应性骨膜下编织骨➡。肿瘤主要呈实性、出血性、富于细胞，被纤维组织和反应性骨组成的间隔分隔开➡。（右图）棕色瘤通常呈多结节性结构，纤维间隔将肿块分隔成相邻的小叶。小叶由大量散在分布的巨细胞、梭形细胞和血液组成。

肿瘤结节

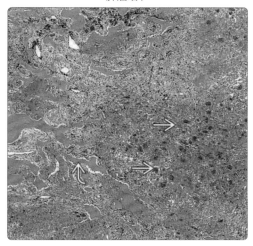

反应性骨壳

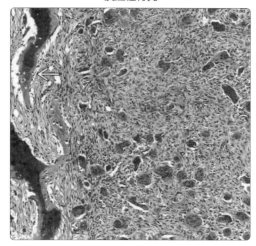

（左图）棕色瘤的结节部分被反应性骨小梁包绕➡。实性肿瘤呈出血性，含破骨巨细胞，往往成簇状分布于散在的红细胞外渗区➡。（右图）这例棕色瘤中，肿块产生骨皮质吸收并取代骨膜，在病变周围形成一层反应性骨➡。富于细胞性肿瘤由条束状梭形细胞和破骨样巨细胞混合组成。

肿瘤的空芯针活检

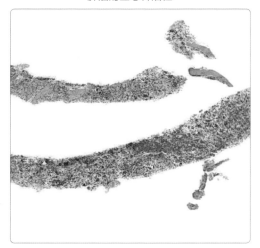

针吸活检

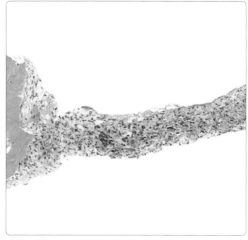

（左图）棕色瘤空芯针活检显示出血、破骨样巨细胞和成纤维细胞相混合。分隔肿块的间隔中亦可见反应性编织骨骨小梁。（右图）有时，对棕色瘤行活检以确定骨病变的性质。该病例可见反应性骨壳。肿瘤富于细胞，由梭形细胞、破骨样巨细胞和出血组成。无明显的细胞学异型性。

（左图）这例棕色瘤中，肿瘤中度富于细胞，由疏松束状梭形细胞和水肿的胶原性间质组成，伴含铁血黄素沉积和破骨样巨细胞。（右图）棕色瘤中丰富的肿瘤内出血可导致肿块碎片化。每片由梭形细胞和大量破骨样巨细胞组成。

梭形细胞和破骨样巨细胞

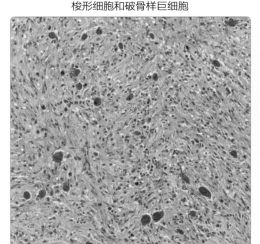

伴出血的肿瘤

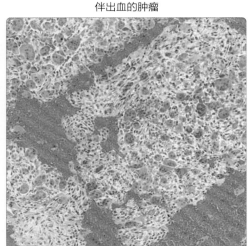

（左图）棕色瘤通常呈出血性，红细胞将巨细胞和梭形细胞分开。梭形细胞呈温和的细胞学形态，并显示有限的细胞异型性。（右图）大量梭形细胞呈短束状或交叉束状排列，局部呈席纹状。梭形细胞含肥胖的核和细腻的染色质，偶可见核分裂象。破骨样巨细胞呈簇状分布于出血区。

出血性肿块

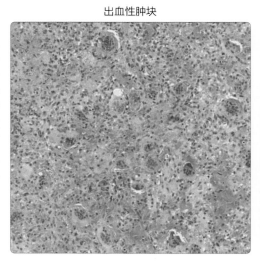

富于细胞的肿瘤

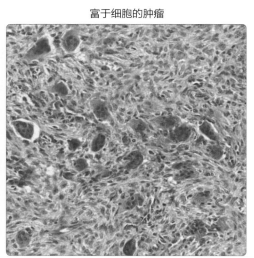

（左图）这例棕色瘤中，间质水肿、含有梭形细胞，细胞核呈肥胖卵圆形至长梭形、胞质嗜双色性。有些梭形细胞有明显的核仁。亦可见出血。（右图）肿瘤呈棕色，是出血和含铁血黄素结合所致。该图中，含铁血黄素位于巨噬细胞内。亦可见散在分布的破骨细胞样巨细胞和出血。

水肿性间质

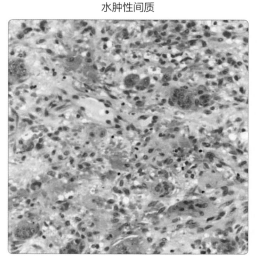

含铁血黄素沉积

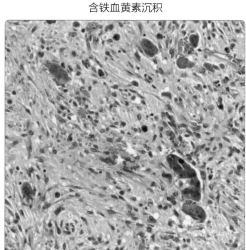

大量破骨样巨细胞

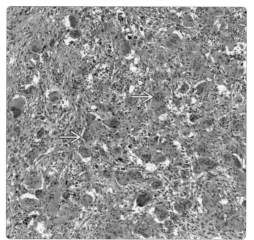

大量破骨样巨细胞

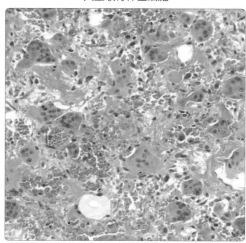

（左图）棕色瘤富于细胞，由具有成纤维细胞特征的梭形细胞、大量散在分布的破骨巨细胞➡和红细胞组成。这些区域类似实体型 ABC。（右图）棕色瘤含大量破骨样巨细胞，使其类似巨细胞瘤。尽管如此，棕色瘤缺少细胞核类似巨细胞核的卵圆形肿瘤细胞。

细胞核数量有限

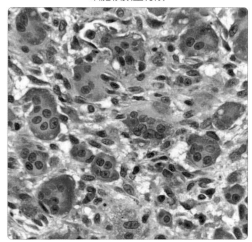

破骨样巨细胞和出血

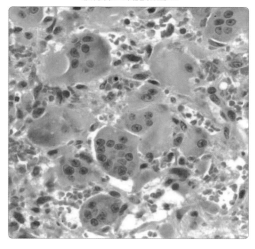

（左图）棕色瘤中破骨巨细胞核的数量较骨巨细胞瘤中巨细胞核的数量少。破骨巨细胞的细胞核呈卵圆形，外观上不同于梭形细胞的细胞核，这一特征有助于其与骨巨细胞瘤相鉴别。（右图）显示丰富的巨细胞、多个细胞核和嗜酸性胞质。巨细胞聚集于出血区。偶可见梭形细胞，其细胞核的形状不同于破骨样巨细胞的细胞核。

温和的梭形细胞

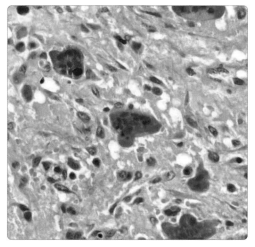

分割性骨炎

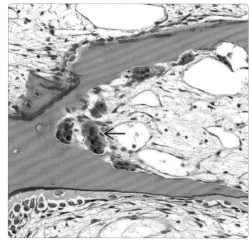

（左图）棕色瘤中的梭形细胞含细腻的染色质、小核仁和嗜双色性胞质。该图中，间质水肿，有外渗的红细胞、含铁血黄素沉积和散在分布的破骨样巨细胞。（右图）破骨细胞➡以打洞的形式破坏骨中央的骨基质。这就是所谓的"分割性骨炎"或"隧道"征，是甲状旁腺功能亢进的典型特征。

巨细胞修复性肉芽肿
Giant Cell Reparative Granuloma

诊断要点

一、术语
- 巨细胞修复性肉芽肿（giant cell reparative granuloma，GCRG）：少见的富含巨细胞的肿瘤，好发于下颌骨和上颌骨
  - 具有相同形态的肿瘤可出现于家族性巨颌症中

二、临床特征
- 发生于颌骨
- 下颌骨比上颌骨更常见
- 疼痛和肿胀
- 通常行单纯刮除或切除治疗
- 肿瘤为良性，不转移
- 有些颌骨病变可非常大，快速生长
- 刮除后，病变常愈合，缺损变为骨化
- 可局部复发

三、影像学检查
- 边界清楚，放射性透亮区
- 通常呈小梁状或多房性，特别是大肿瘤
- 邻近的牙齿移位比吸收更常见

四、大体检查
- 红棕色
- 出血性
- 有时可出现继发性囊性变

五、显微镜检查
- 由梭形成纤维细胞和胶原间质组成，伴出血区和大量破骨样多核巨细胞
- 巨细胞常呈小簇状围绕出血区，常含有 ≤ 12 个细胞核
- 核分裂象数量常很少

六、诊断清单
- 伴散在出血灶的梭形细胞混杂破骨样巨细胞

卵圆形溶骨性肿块

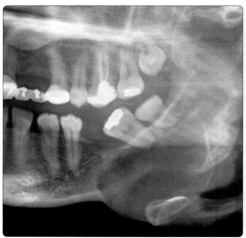

巨细胞修复性肉芽肿

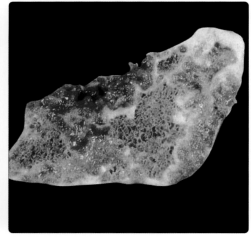

（左图）X 线片显示下颌骨体巨细胞修复性肉芽肿（GCRG）。肿瘤呈膨胀性、溶骨性、边界清楚，被一薄层反应性骨包绕。（右图）家族性巨颌症患者部分颌骨切除显示分叶状、红棕色、出血性肿块，被反应性骨分隔成小叶状。

散在的出血灶

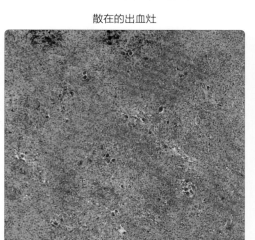

巨细胞混合出血

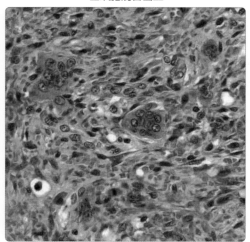

（左图）GCRC 整个肿瘤内有散在的出血灶。巨细胞常呈簇状聚集于红细胞周围。（右图）GCRC 中散在的破骨样巨细胞与出血区相关。破骨样巨细胞的细胞核常不超过 12 个。

一、术语

(一)缩略语

- 巨细胞修复性肉芽肿(giant cell reparative granuloma，GCRG)

(二)同义词

- 巨细胞反应
- 巨细胞肉芽肿
- 中央型巨细胞肉芽肿

(三)定义

- 少见的富含巨细胞的肿瘤，好发于下颌骨和上颌骨
  - 发生于短管状骨的肿瘤现在被称为实体型动脉瘤样骨囊肿
    - 实体型动脉瘤样骨囊肿可通过检测 *USP6* 重排来识别
- 形态学上与 GCRG 相同的肿瘤可出现于家族性巨颌症中
  - 家族性颌骨症是常染色体显性疾病
  - 定位于染色体 4p16.3
  - *SH3BP2* 突变导致疾病
  - 患者有双侧多发性肿瘤
    - 肿瘤发生于下颌骨和上颌骨
    - 面颊的肿胀肥胖形成天使面容
  - 相似的肿瘤可发生于 I 型神经纤维瘤病患者和 Noonan 综合征
    - 神经纤维瘤病有 *NF1* 突变
    - Noonan 综合征有 *PTPN11* 突变
    - Jaffe-Campanacci 综合征患者的颌部病变在组织学上与 GCRG 相似

二、临床特征

(一)流行病学

- 年龄
  - 通常发生于 10—20 岁
    - 患者年龄一般为 10—15 岁
- 性别
  - 女:男约为 2:1

(二)部位

- 发生于颌骨(下颌骨>上颌骨)

(三)表现

- 疼痛
- 肿胀
- 肿块引起面部畸形
- 牙齿移位
- 少数为影像学上偶然发现
- 有些颌骨病变可非常大，生长迅速

(四)治疗

- 刮除

- RANK 配体抑制药和降钙素已被应用

(五)预后

- 刮除后，病变常治愈，缺损变成骨化
- 可局部复发
  - 再次刮除后常完全控制
    - 有些呈局部侵袭性，快速生长和复发

三、影像学检查

(一)X 线

- 卵圆形、边界清楚、放射性透亮区
- 常呈小梁状或多房性
  - 大肿瘤含有与骨皮质相垂直的间隔
- 邻近的牙齿移位比吸收更常见
- 无骨膜反应
  - 常膨胀或变薄
- 边缘可硬化

(二)MR

- T_1 或 T_2 加权呈低信号或等信号
- 显示病变的范围

(三)CT

- 有分隔的膨胀性、溶骨性病变
  - 密度上类似骨骼肌
- 少血管或无血管
- 显示肿瘤实质和边界

四、大体检查

一般特征

- 出血性、红棕色
- 质脆
- 砂砾样
- 有时可出现继发性囊性变

五、显微镜检查

组织学特征

- 由梭形成纤维细胞和胶原间质组成，伴出血区和大量破骨样多核巨细胞
  - 肿块边界清楚
  - 肿瘤未渗透原有松质骨或皮质骨
- 巨细胞常呈小簇状围绕出血区
  - 巨细胞常含有 ≤ 12 个细胞核
    - 小于骨巨细胞瘤的细胞核
  - 数量比骨巨细胞瘤少
- 常存在继发性组织学改变
  - 散在淋巴细胞
  - 含铁血黄素沉积
  - 周围有骨母细胞围绕的反应性编织骨
  - 充满血液的小腔隙
- 核分裂象数目常很少
  - 核分裂象具有正常结构

● 坏死不常见

六、辅助检查

（一）免疫组织化学

● 无免疫组化特征有助于 GCRC 的诊断或与其他富含巨细胞的病变鉴别
  ○ 和其他富含巨细胞的病变相同，大多数 GCRC p63（+）
  ○ 不表达 H3.3

（二）分子遗传学

● 散发性肿瘤无遗传学改变
● 有潜在综合征的患者具有相关的遗传学异常

七、鉴别诊断

（一）甲状旁腺功能亢进棕色瘤

● GCRC 可非常类似甲状旁腺功能亢进棕色瘤
  ○ 棕色瘤常含有更多纤维间隔将肿瘤分隔成多个小叶
  ○ 邻近骨可表现为甲状旁腺功能亢进的特征
  ○ 代谢学研究显示钙代谢异常
● GCRC 患者应考虑行适当的检测排除甲状旁腺功能亢进

（二）骨巨细胞瘤

● 组织学上，骨巨细胞瘤含大量均匀分布于整个肿瘤中的破骨样巨细胞
  ○ 相反，GCRC 中的巨细胞常呈簇状分布于出血区周围
  ○ 巨细胞瘤中的巨细胞常含有 > 12 个细胞核
● GCRC 中的单核细胞呈梭形，而非骨巨细胞瘤中的卵圆形 / 圆形
  ○ 骨巨细胞瘤中单核细胞的核与破骨样巨细胞的核相同
    – GCRC 中不可见
  ○ 巨细胞瘤中的单核细胞呈合体性生长方式
    – GCRG 中不存在
● 两种肿瘤中单核细胞均表达 p63
● 骨巨细胞瘤具有 *H3F3A* 突变，而 GCRG 无该突变
  ○ 可通过免疫组化染色 H3.3 检测突变蛋白

（三）动脉瘤样骨囊肿

● 实体型动脉瘤样骨囊肿可类似 GCRG
  ○ 出血灶不甚明显
  ○ 含更明显的编织骨骨小梁
● 动脉瘤样骨囊肿存在 *USP6* 易位，而未在颌骨 GCRG 中发现
  ○ 手足的很多肿瘤常具有 *USP6* 易位

– 因此，这些病例实际上是实体型动脉瘤样骨囊肿

（四）非骨化性纤维瘤

● 组织学上类似 GCRG
● 有更明显的席纹状生长方式
● 可含有泡沫样组织细胞和含铁血黄素沉积细胞
● 发生于长管状骨的干骺端，呈偏心性
  ○ GCRG 非常少见的部位
● 不含明显的肿瘤内出血

（五）骨化性纤维瘤

● 肿瘤以基质为固有成分
  ○ 反应性编织骨骨小梁
  ○ 牙骨质样沉积物
  ○ 砂砾体样钙化
● 破骨细胞常与基质相关
● 病变内出血有限或不存在

八、诊断清单

（一）临床相关病理特征

● 颌骨放射性透亮肿块
  ○ 可体积大、生长迅速、呈局部侵袭性

（二）病理解读要点

● 梭形细胞、散在的出血灶和破骨样巨细胞相混合
● 颌骨多发性肿瘤很有可能代表巨颌症
● 将甲状旁腺功能亢进作为首要鉴别诊断

推荐阅读

[1] Chrcanovic BR et al: Cherubism: a systematic literature review of clinical and molecular aspects. Int J Oral Maxillofac Surg. 50(1):43-53, 2021
[2] Arthur Md DM et al: Maxillary giant cell granuloma: A long-term follow-up. Ear Nose Throat J. 99(1):39-41, 2020
[3] Thompson LD: Cherubism. Ear Nose Throat J. 94(1):22, 24, 2015
[4] Agaram NP et al: USP6 gene rearrangements occur preferentially in giant cell reparative granulomas of the hands and feet but not in gnathic location. Hum Pathol. 45(6):1147-52, 2014
[5] Reichenberger EJ et al: The role of SH3BP2 in the pathophysiology of cherubism. Orphanet J Rare Dis. 7 Suppl 1:S5, 2012
[6] de la Roza G: p63 expression in giant cell-containing lesions of bone and soft tissue. Arch Pathol Lab Med. 135(6):776-9, 2011
[7] Triantafillidou K et al: Central giant cell granuloma of the jaws: a clinical study of 17 cases and a review of the literature. Ann Otol Rhinol Laryngol. 120(3):167-74, 2011
[8] Sukov WR et al: Frequency of USP6 rearrangements in myositis ossificans, brown tumor, and cherubism: molecular cytogenetic evidence that a subset of "myositis ossificans-like lesions" are the early phases in the formation of soft-tissue aneurysmal bone cyst. Skeletal Radiol. 37(4):321-7, 2008

大的巨细胞修复性肉芽肿

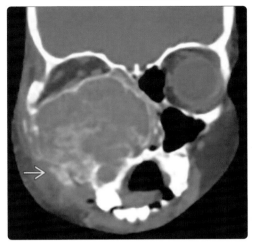

破坏性肿瘤

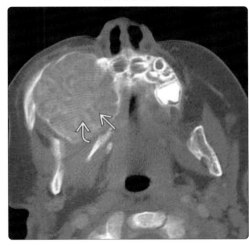

（左图）冠状位 CT 显示起源于右上颌骨的巨大病变。病变主要位于上颌窦内，但上颌骨侧面骨皮质已被破坏➡。可见大量钙化。（右图）上颌骨 GCRG 已破坏骨和牙齿。膨胀性、边界清楚的肿瘤呈圆形，由放射性透亮区➡组成，周围围绕磨玻璃样晕环➡。

下颌骨的溶骨性肿块

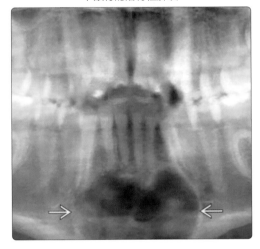

膨胀性肿块

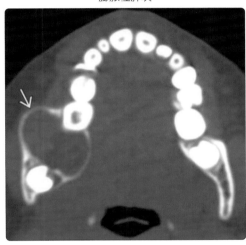

（左图）下颌骨 GCRG 的全颌影像显示边界清楚的肿块，伴硬化性边缘➡。肿瘤已侵蚀邻近牙齿根部的下方部分。（右图）显示位于右侧下颌骨后方的较大病变。单发性病变位于骨髓腔中央。骨皮质膨胀、变薄➡，但未被破坏。牙齿移位但未被侵蚀。

膨胀性肿瘤

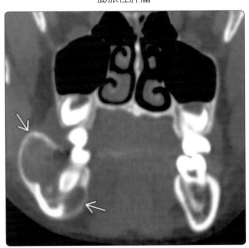

溶骨性和硬化性肿瘤

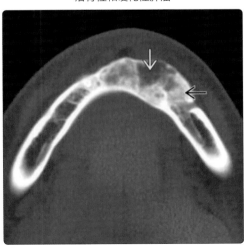

（左图）GCRG 的冠状位 CT 显示右上颌骨边界清楚的溶骨性病变➡。病变呈多房性，使骨皮质膨胀。仔细观察可见病变内细小、模糊、云絮状骨小梁形成。（右图）GCRG 发生于下颌骨，使骨向前方膨胀。肿瘤呈溶骨性➡和硬化性➡。硬化是由反应性骨形成引起的。

（**左图**）巨颌症患者冠状位重建 CT 显示下颌骨前段和上颌骨双侧、对称性多灶性病变➡。左下颌骨病变内可见少量细微钙化灶。（**右图**）上颌骨 GCRG 的切除标本表现为灰红色肿瘤。肿瘤边界清楚，周围围绕一薄层骨壳➡。

巨颌症

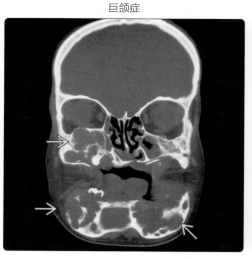

大体标本

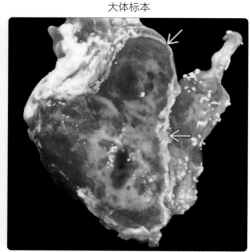

（**左图**）低倍镜显示 GCRG 的典型图像。肿瘤富于细胞，含间质出血区。破骨样多核巨细胞➡呈簇状聚集于这些区域。（**右图**）低倍镜下，肿瘤含出血区➡和散在分布的破骨样巨细胞➡。间质因含有胶原呈嗜酸性，梭形细胞含嗜酸性胞质。

富于细胞的肿瘤

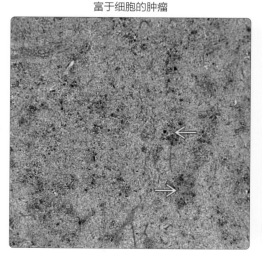

出血性间质中散在巨细胞

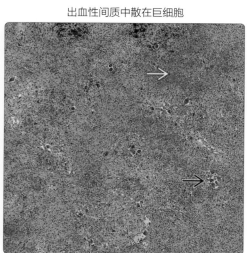

（**左图**）GCRG 含短束状排列的梭形间质细胞和破骨样巨细胞。巨细胞常呈簇状围绕间质出血区➡。（**右图**）GCRG 由间质细胞和破骨样巨细胞➡混合组成。间质细胞呈梭形，细胞核的形态不同于破骨样巨细胞的核。破骨样巨细胞的核比骨巨细胞瘤小，且数量更少。

出血灶

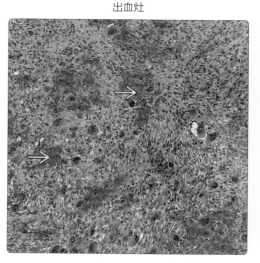

间质细胞和巨细胞

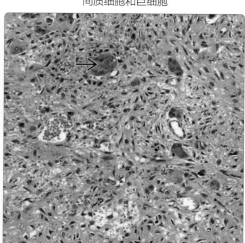

出血和巨细胞

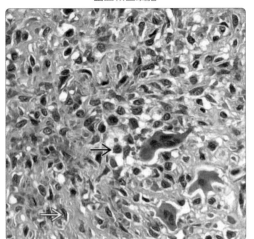

骨巨细胞瘤

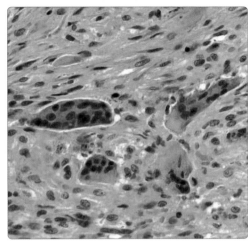

（左图）GCRG 胶原化间质中可见外渗的红细胞。成纤维细胞呈梭形 ➡️，毗邻组织细胞 ⬇️和破骨样巨细胞。（右图）巨颌症患者的高倍镜图像显示典型的组织学特征。单核间质细胞呈梭形，破骨样巨细胞形成小簇。

梭形细胞和巨细胞

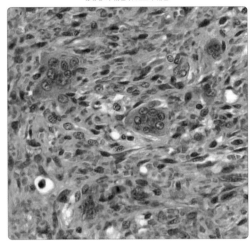

骨巨细胞瘤

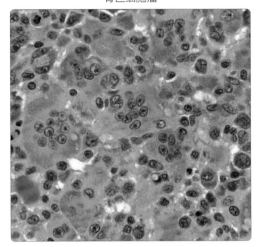

（左图）梭形细胞含有染色质细致的肥胖细胞核和嗜酸性胞质。细胞核形态上不同于破骨样巨细胞的核。巨细胞多大量分布于出血区。（右图）骨巨细胞瘤不同于 GCRG，单核细胞呈合体性生长，细胞核类似于破骨样巨细胞的细胞核。

动脉瘤样骨囊肿

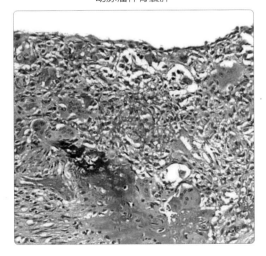

实体型动脉瘤样骨囊肿

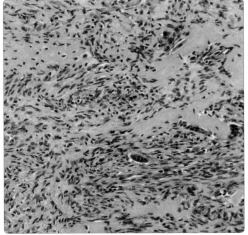

（左图）光镜下动脉瘤样骨囊肿（ABC）可类似 GCRG。有助于鉴别两者的特征是存在囊腔、"蓝骨"，而缺少簇状围绕出血灶的巨细胞。（右图）实体型 ABC 含条束状分布的胖梭形细胞，细胞核拉长、末端逐渐变细或呈圆形。梭形细胞与外渗的红细胞、编织骨骨小梁和散在破骨样巨细胞相混合。

第十二篇
骨囊性病变
Cystic Lesions of Bone

喻 林 译

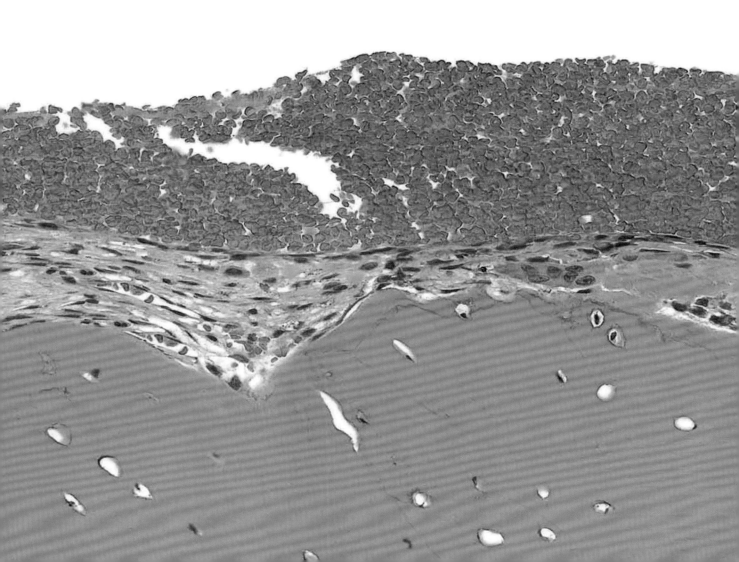

骨内腱鞘囊肿
Intraosseous Ganglion

一、术语
- 骨内腱鞘囊肿：充满黏液样物质的假囊肿
- 邻近关节不存在退行性改变

二、临床特征
- 通常无症状，常为偶然发现
- 可引起慢性疼痛，活动后加剧
- 常发生于髋、膝、踝、腕和肩部骨的软骨下区域

三、影像学检查
- 偏心性、圆形至卵圆形放射性透亮区，伴硬化性边缘

四、大体检查
- 充满半透明胶冻状液体的薄壁囊肿，与周围硬化性骨壳分界清晰
- 刮除标本可由出血性碎条状囊壁样物及其黏液内容

物组成

五、显微镜检查
- 囊壁无上皮覆盖，由细胞稀疏、富含胶原的纤维组织组成，与病变内软组织成分相同
- 腔内充满无定形嗜碱性黏液样物残留，可混杂红细胞和散在炎症细胞
- 周围骨显示骨小梁重建和重塑，骨髓纤维化伴黏液样变性

六、主要鉴别诊断
- 骨纤维黏液瘤
- 软骨黏液样纤维瘤
- 软骨下囊肿
- 软骨肉瘤

胫骨骨内腱鞘囊肿

腓骨骨内腱鞘囊肿

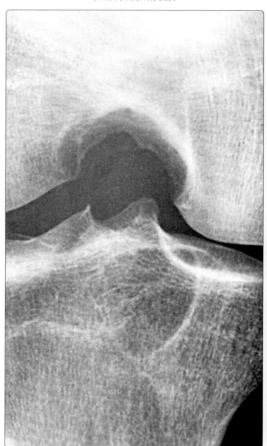

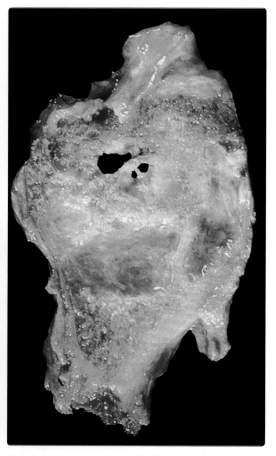

胫骨骨内腱鞘囊肿显示软骨下区中央边界清楚的透亮性病变，伴硬化性边缘。关节间隙保持完好，无明显退行性改变。

腓骨切除标本显示骨内腱鞘囊肿由 2 个边界清楚的小腔组成。囊壁薄、半透明，邻近骨局部硬化。

一、术语

（一）缩略语
- 骨内鞘瘤囊肿（intraosseous ganglion，IOG）

（二）同义词
- IOG 囊肿

（三）定义
- 发生于骨软骨下区的非肿瘤性、囊壁为纤维性的假性囊肿
- 假性囊肿充满滑膜样黏液，无上皮被覆
- 邻近关节无退行性改变；如果有明显的骨关节炎，则囊肿最好被认为是软骨下囊肿

二、病因／发病机制

不确定
- 可能起源于退行性变

三、临床特征

（一）流行病学
- 发生率
  - 未知；通常无症状或偶然发现
- 年龄
  - 通常为中年人
- 性别
  - 男：女约为 1.2：1

（二）部位
- 常发生于髋、膝、踝、腕和肩部骨的软骨下区域

（三）表现
- 通常为偶然发现
- 多数病变临床上无症状
- 可引起慢性疼痛，活动后加剧

（四）治疗
- 无症状的 IOG 可观察，不需要外科干预
- 疼痛性病变可行刮除和骨填充而治愈

（五）预后
- 良好；复发率非常低

四、影像学检查

（一）X 线
- 偏心性、圆形至卵圆形、边界清楚的放射性透亮区
- 含硬化性边缘；硬化性边界薄，内外两侧均规则
- 邻近关节无退行性改变

（二）MR
- 囊液 T_1 加权上呈低信号，T_2 加权上呈高信号
  - 硬化性边缘呈低信号；周围骨髓可轻度水肿

（三）CT
- 边界清楚的溶骨性病变，伴硬化性边缘

（四）骨扫描
- 可显示高度摄取

五、大体检查

（一）一般特征
- 充满半透明胶冻样物的薄壁囊肿，与周围硬化性骨边缘分界清晰
- 刮除标本可由出血性碎条状囊壁样物及其部分黏液样内容物组成

（二）大小
- 常为 0.5～1.0cm；直径为 2～5cm 者不常见

六、显微镜检查

组织学特征
- 与软组织腱鞘囊肿完全相同
- 囊壁无上皮细胞被覆，由细胞稀疏的纤维组织组成
- 囊壁周围组织可呈黏液样，伴散在的黏液吞噬细胞
- 腔内可见残留的无定形嗜碱性黏液样物
  - 混杂红细胞和散在炎症细胞，包括组织细胞
- 周围骨显示骨小梁重建和重塑，骨髓纤维化伴黏液样变性

七、鉴别诊断

（一）骨纤维黏液瘤
- 含黏液样区，但有更多纤维性区域

（二）软骨黏液样纤维瘤
- 可含有黏液样区域，但也显示其他典型的组织学特征

（三）软骨下囊肿
- 发生在关节软骨退行性改变的基础上
  - 尽管组织学上可与 IOG 囊肿完全相同，但依据定义，IOG 囊肿不伴有明显的退行性改变

（四）软骨肉瘤
- 软骨肉瘤的小活检标本可伴有广泛黏液样变性，组织学上可类似 IOG 囊肿

八、诊断清单

临床相关病理特征
- 缺少关节退行性改变的关节软骨下溶骨性病变是 IOG 囊肿的典型特征

推荐阅读
[1] Sood R et al: Intraosseous ganglion of the distal tibia: Clinical, radiological,and histopathological highlights. Indian J Pathol Microbiol. 62(1):183-84, 2019

（左图）X线片显示典型的骨内腱鞘囊肿➡。边界清楚的透亮病变位于关节下方，累及胫骨远端内侧。卵圆形溶骨性病变可见薄的硬化性边缘➡，邻近关节无明显异常。（右图）胫骨远端骨内腱鞘囊肿的轴位CT显示异质性、分叶状病变➡。囊肿具有硬化性边缘，周围见反应性硬化➡。

胫骨内腱鞘囊肿

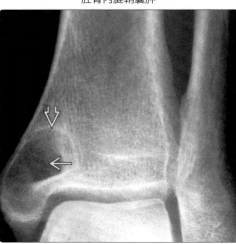

胫骨内腱鞘囊肿

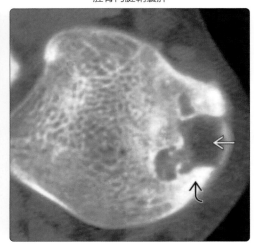

（左图）冠状位MR T₁显示胫骨远端骨内腱鞘囊肿。囊肿呈低信号，边界清楚，伴周围水肿➡。邻近胫骨有一处缺损，提示软骨下囊肿的可能性➡。（右图）骨内腱鞘囊肿的矢状位MR T₂ FS显示高信号液体充满腱鞘囊肿➡，伴周围水肿。内部分隔明显➡。

软骨下骨内腱鞘囊肿

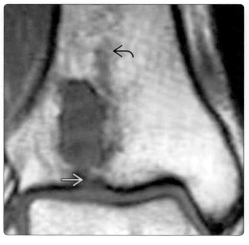

充满液体的骨内腱鞘囊肿

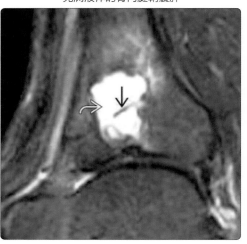

（左图）轴位MR T₂ FS显示胫骨远端骨内腱鞘囊肿。病变因含有液体而呈高信号➡。周围骨髓也可见轻度水肿➡。（右图）骨内腱鞘囊肿的轴位MR T₁显示胫骨远端圆形低信号病变➡，周围见代表硬化性边缘的低信号环。周围骨髓显示轻度水肿➡。

胫骨液性骨内腱鞘囊肿

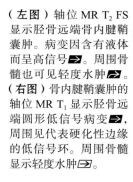
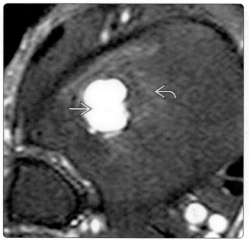

胫骨骨内腱鞘囊肿

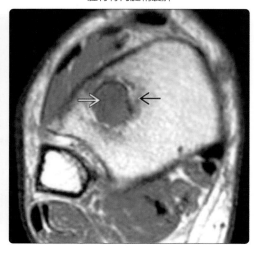

髋臼骨内腱鞘囊肿

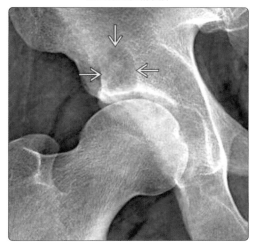

骨内腱鞘囊肿伴硬化性边缘

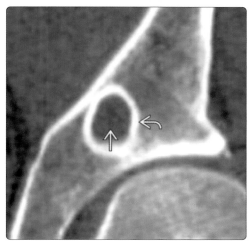

（左图）髋关节正位 X 线片显示髋臼关节下区边界清楚的透亮性骨内腱鞘囊肿➡。囊肿呈椭圆形，有薄的硬化性边缘。未见内部基质。（右图）冠状位 CT 显示髋臼骨内腱鞘囊肿➡呈圆形、边界清晰、均质透亮的病变，无内部基质。边缘硬化➡。相邻关节无特殊。

骨内腱鞘囊肿的疏松黏液样基质

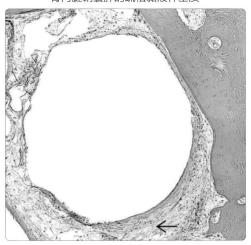

骨内腱鞘囊肿的囊腔

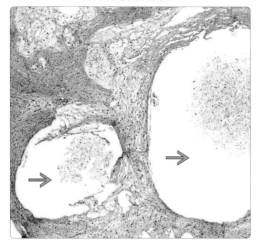

（左图）骨内腱鞘囊肿被形态温和的梭形成纤维细胞包围，成纤维细胞位于疏松黏液样基质➡中。囊腔无上皮细胞衬覆，腔内空亮。周围骨重建并增厚。（右图）图示 2 个骨内腱鞘囊肿，周围为分布于黏液样基质的梭形成纤维细胞。囊腔内含颗粒状嗜酸性物质➡。囊肿未见内衬。

多房性骨内腱鞘囊肿

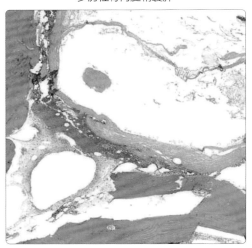

骨内腱鞘囊肿的囊壁

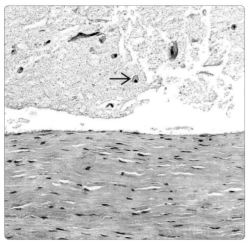

（左图）多房性骨内腱鞘囊肿由多个累及髓腔的囊肿组成。囊肿周围围绕纤维组织。（右图）骨内腱鞘囊肿的囊壁由一层含有形态温和成纤维细胞的纤维组织组成，成纤维细胞分布于嗜酸性胶原性间质中。囊腔内含无定形颗粒状物质，伴散在分布的组织细胞➡。囊肿未见内衬。

单纯性骨囊肿
Simple Bone Cyst

一、术语
- 单纯性骨囊肿（simple bone cyst，SBC）：骨内充满液体的良性囊肿，病因未明

二、临床特征
- 通常发生在 20 岁以内，骨骼发育尚不成熟，生长板仍然开放
- 常发生于四肢骨，特别是肱骨近端、股骨远端和胫骨近端
- 多数病变无症状
- 病理性骨折引起的 2 度疼痛，发生率可高达 60%
- 最常见的治疗方法包括刮除、骨移植、类固醇注射和经皮骨髓移植

三、影像学检查
- 放射性透亮区
- 骨可轻度膨胀，但囊肿宽度常不超过骺板宽度

四、大体检查
- 充满淡黄色或血性浆液性液体
- 内衬菲薄纤维囊壁

五、显微镜检查
- 薄层纤维组织囊壁由散在分布的成纤维细胞、胶原纤维和纤维素性沉积组成
- 牙骨质样物质用于描述纤维素性沉积物

六、主要鉴别诊断
- 动脉瘤样骨囊肿
- 腱鞘囊肿
- 纤维结构不良

七、诊断清单
- 青少年干骺端宽度不超过生长板宽度的溶骨性病变，则要考虑 SBC

肱骨 SBC

半透明的囊壁

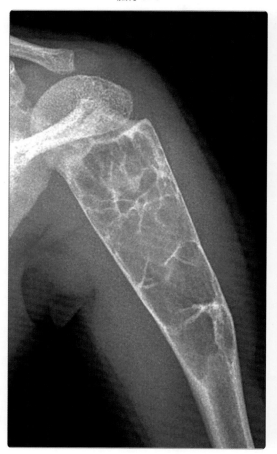

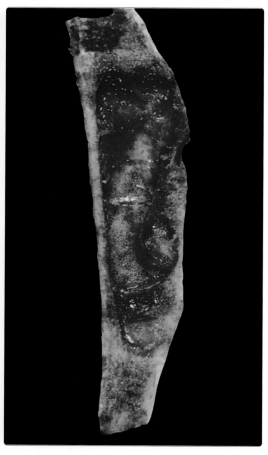

肱骨大的单纯性囊肿（SBC）从生长板延伸至骨干。骨皮质变薄，呈细线状结构，代表骨内膜的嵴。远端可见已愈合的骨折。

显示已切除的长管状骨 SBC。囊壁半透明，可见下方骨内膜表面。囊肿导致骨膨胀。

一、术语

（一）缩略语

- 单纯性骨囊肿（simple bone cyst，SBC）

（二）定义

- SBC：发生于骨内的良性囊肿，囊壁由纤维组织组成，囊腔内充满液体

二、病因／发病机制

肿瘤性

- 最近研究显示单纯性骨囊肿中存在 *EWSR1/FUS-NFATC2* 融合基因
  - 提示 SBC 为肿瘤性

三、临床特征

（一）流行病学

- 年龄
  - 20 岁以内
    - 80% 患者为 3—14 岁
- 性别
  - 男∶女 =2∶1

（二）部位

- 常发生于附肢骨
  - 60% 位于肱骨近端
  - 30% 位于股骨近端
- 骨盆和跟骨囊肿累及年龄略大患者

（三）表现

- 大多无症状
- 疼痛，继发于病理性骨折
  - 可发生于 60% 患者

（四）治疗

- 从观察到干预
- 刮除、植骨、注射类固醇激素和经皮骨髓移植

（五）预后

- 局部复发率 10%～20%；年轻者更高
- 大多数患者自发性消退

四、影像学检查

（一）X 线

- 边界清楚，透亮，骨皮质变薄
- 偶尔有内部骨小梁形成
  - 骨内膜的骨嵴引起骨小梁形成
- 轻度膨胀，不超过骺板
- 从干骺端延伸至骨干
- 骨骺累及少见
- 位于骨髓中央，呈对称性
- 早期病变常毗邻生长板
  - 骨骼生长性病变以骨干为中心

- 部分骨皮质的骨折碎片漂浮于液体中，形成骨片陷落征
  - 位置变化时碎片自由漂浮

（二）MR

- 有助于证实充满液性内容物
- 显示无内部实性成分
- 可显示边缘强化
- 当存在骨折时，MR 可显示液 – 液平面
  - 这可能使得动脉瘤样骨囊肿和 SBC 很难区分

（三）CT

- 边界清楚
- 充满液体的囊腔

（四）骨扫描

- 周边摄取增加
- 中央摄取减少
- 可正常

五、大体检查

一般特征

- 边界清楚，薄层纤维囊壁
- 充满淡黄色或血性浆液性液体
- 骨轻度膨胀
- 送检组织通常由细长的纤维组织条组成

六、显微镜检查

组织学特征

- 囊壁无被覆上皮（假囊肿）
  - 薄层纤维囊壁由成纤维细胞、胶原纤维和纤维素组成
  - 散在破骨细胞、含铁血黄素和泡沫样组织细胞
  - 牙骨质样物质为胶原和纤维素
- 纤维素可通过骨母细胞与骨结合
- 骨折可使含有成纤维细胞、破骨细胞、含铁血黄素和反应性编织骨的囊壁增厚
  - 骨折引起的变化可类似动脉瘤样骨囊肿
    - 在这些病例中，基因检测可能有助于动脉瘤样骨囊肿与单纯性骨囊肿的鉴别

七、鉴别诊断

（一）动脉瘤样骨囊肿

- 当 SBC 骨折时，继发性改变可类似 ABC
- 溶骨性病变，但在 MR 上较伴液 – 液平面的 SBC 更具膨胀性
- 骨皮质从不呈偏心性膨胀

（二）骨内腱鞘囊肿

- 常位于骨骼成熟个体的软骨下区域
- 组织学上类似软组织腱鞘囊肿

（三）纤维结构不良

- 当 SBC 含有明显的牙骨质样物质时可类似纤维结构不良

八、诊断清单

（一）临床相关病理特征

● 年轻个体若表现为干骺端溶骨性病变，且宽度不超过生长板宽度，则要考虑 SBC

（二）病理诊断解读要点

● 刮除标本中无上皮内衬的膜状纤维组织

推荐阅读

[1] Hung YP et al: Identification of EWSR1-NFATC2 fusion in simple bone cysts. Histopathology. ePub, 2020

[2] Pižem J et al: FUS-NFATC2 or EWSR1-NFATC2 fusions are present in a large proportion of simple bone cysts. Am J Surg Pathol. ePub, 2020

[3] Lenze U et al: Unicameral bone cyst in the calcaneus of mirror image twins. J Foot Ankle Surg. 54(4):754-7, 2015

[4] Lee SY et al: Determining the best treatment for simple bone cyst: a decision analysis. Clin Orthop Surg. 6(1):62-71, 2014

[5] Pretell-Mazzini J et al: Unicameral bone cysts: general characteristics and management controversies. J Am Acad Orthop Surg. 22(5):295-303, 2014

[6] Takada J et al: A comparative study of clinicopathological features between simple bone cysts of the calcaneus and the long bone. Foot Ankle Int. 35(4):374-82, 2014

[7] Urakawa H et al: Clinical factors affecting pathological fracture and healing of unicameral bone cysts. BMC Musculoskelet Disord. 15:159, 2014

[8] O'Laughlin SJ: Unicameral bone cyst of the calcaneus. J Orthop Sports Phys Ther. 42(1):43, 2012

[9] Donaldson S et al: Recent developments in treatment for simple bone cysts. Curr Opin Pediatr. 23(1):73-7, 2011

[10] Pireau N et al: Fracture risk in unicameral bone cyst. Is magnetic resonance imaging a better predictor than plain radiography? Acta Orthop Belg. 77(2):230-8, 2011

[11] Hou HY et al: Treatment of unicameral bone cyst: a comparative study of selected techniques. J Bone Joint Surg Am. 92(4):855-62, 2010

[12] Randelli P et al: Unicameral bone cyst of the humeral head: arthroscopic curettage and bone grafting. Orthopedics. 32(1):54, 2009

[13] Sung AD et al: Unicameral bone cyst: a retrospective study of three surgical treatments. Clin Orthop Relat Res. 466(10):2519-26, 2008

[14] Mylle J et al: Simple bone cysts. A review of 59 cases with special reference to their treatment. Arch Orthop Trauma Surg. 111(6):297-300, 1992

[15] Makley JT et al: Unicameral bone cyst (simple bone cyst). Orthop Clin North Am. 20(3):407-15, 1989

[16] Neer CS 2nd et al: Treatment of unicameral bone cyst. A follow-up study of one hundred seventy-five cases. J Bone Joint Surg Am. 48(4):731-45, 1966

肱骨 SBC

充满液体的 SBC

（**左图**）肱骨近端 SBC 的典型 X 线片图像。肿瘤呈溶骨性，边界清楚，未超过干骺端宽度。（**右图**）相应 MR T₂ 显示囊腔内充满液体，这在 SBC 中很常见。

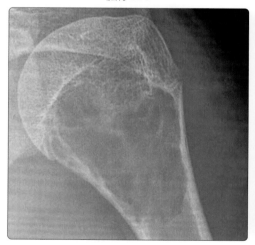
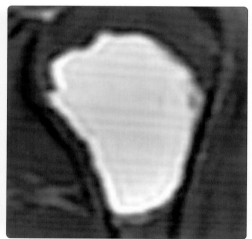

肱骨 SBC

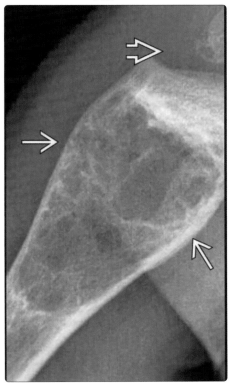

骨干 SBC

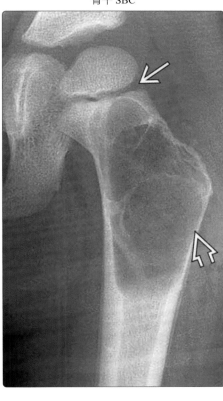

（左图）典型 SBC 位于肱骨，是该病变最常见的部位。病变距离开放的生长板➡几毫米。干骺端轻度增宽➡，但直径不超过生长板宽度。（右图）显示典型 SBC 位于股骨近端，是第二常见的部位。病变延伸至生长板➡，尽管骨皮质变薄➡，但骨的轮廓没有显著增宽。

边界清楚的 SBC

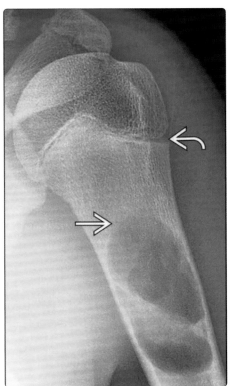

骨片陷落征

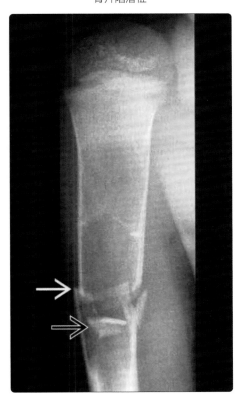

（左图）肱骨 SBC 边界清楚➡，与开放的生长板➡相隔几厘米。这种关系提示自囊肿形成以来，骨骼经历了相当明显的生长。（右图）干骺端和骨干近端骨皮质变薄，这块骨已发生病理性骨折➡。骨皮质的碎片落入囊腔内，产生所谓的骨片陷落征➡。

（**左图**）肱骨近端 SBC 骨折。斜向骨折➡产生轻度成角（内翻）畸形。囊肿边界清晰，近端硬化➡。（**右图**）MR T_1 C+FS 显示股骨近端 SBC。边缘存在增强环➡，但中心无增强，提示无血液流动。本例囊肿的囊壁非常厚。

SBC 伴骨折

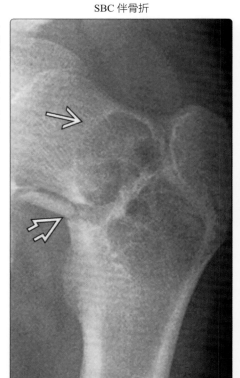

充满液体的 SBC

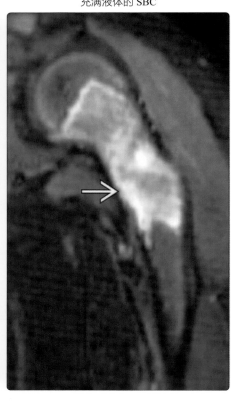

（**左图**）胫骨 SBC 伴外伤性骨折➡。肿瘤呈放射性透亮区，边界清楚，累及干骺端。相邻腓骨也出现骨折。（**右图**）相应 MR T_2 显示由于骨折继发出血引起的囊腔内液－液平面，与动脉瘤样骨囊肿相似。

SBC 伴外伤性骨折

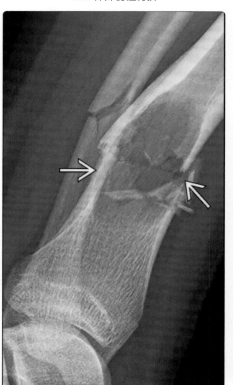

SBC 伴液－液平面

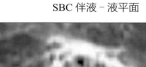
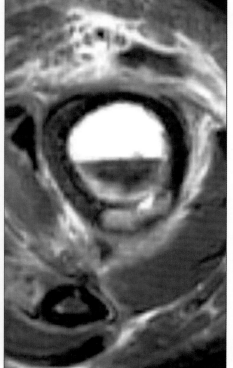

液性内容物

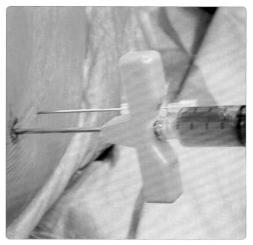

充满对比剂的囊肿

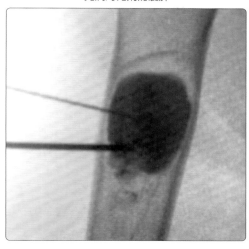

（左图）显示四肢 SBC 接受抽液。血性液体充满注射器。第二根针用于注射其他物质，如对比剂和类固醇激素。（右图）术中 X 线片显示长骨骨干 SBC，已抽吸液体并注射对比剂。对比剂完全充满囊腔。注意病变呈椭圆形，轮廓光滑。骨的直径轻度增大。

充满对比剂的 SBC

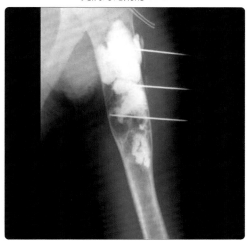

SBC 刮除

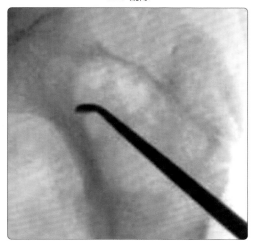

（左图）显示充满对比剂的大 SBC。肿瘤从肱骨骨干近端延伸至中段。囊肿使肱骨膨胀，轮廓光滑。（右图）SBC 的透视图显示放置于囊腔内的一把刮匙。刮匙用来刮除囊肿内壁，需送病理检查。

充满骨填充物的大囊肿

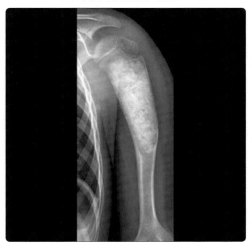

SBC 伴病理性骨折

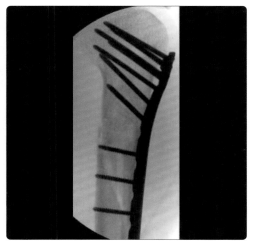

（左图）术后 X 线片显示肱骨近端的大 SBC，已行刮除并填塞骨屑。囊肿使骨膨胀，并导致继发于远端骨折的成角畸形。（右图）大 SBC 导致病理性骨折，用金属钢板和螺钉固定以提高愈合稳定性。

骨干 SBC 伴病理性骨折

断裂的 SBC

（**左图**）显示肱骨干 SBC 伴大的病理性骨折➡。推测该囊肿已存在很长一段时间，留出时间让生长板远离它。囊肿呈卵圆形，边界清楚➡。（**右图**）轴位 CT 显示发生于肱骨骨干的 SBC。既往有骨折伴骨膜下骨痂形成➡。液体呈软组织密度，囊肿轮廓光滑。

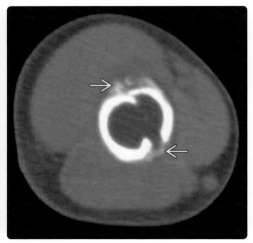

SBC 伴移位性骨折

治疗后 SBC

（**左图**）显示左股骨干近端股骨转子下骨折。骨折位于多房囊性溶骨性病变的部位，直径约 5.5cm，组织学为 SBC。（**右图**）骨折后 SBC 行刮除、植骨、侧板和螺钉固定。X 线片显示骨囊肿近端持续的骨填充➡。

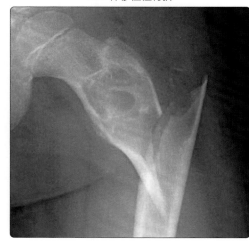
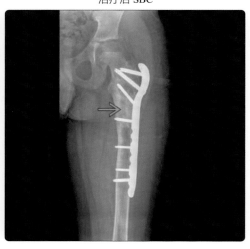

跟骨充满液体的 SBC

低衰减值

（**左图**）在 MR T$_2$ STIR 上，典型的跟骨单房性囊肿呈均匀的超高信号，这一特征表明充满液体囊腔的均质性。（**右图**）CT 显示跟骨 SBC 周围衰减值很低（-63.65HU）。这表明囊肿周围的骨腔已被脂肪取代➡，囊肿已与骨分离。边缘非常清晰。

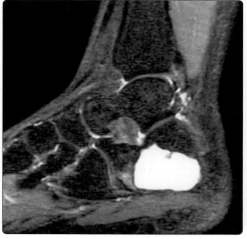
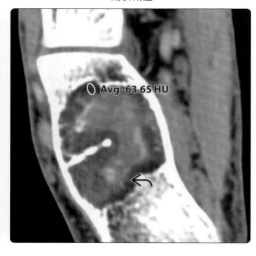

Avg -63.65 HU

薄层纤维组织

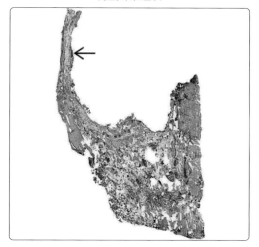

骨质样物质

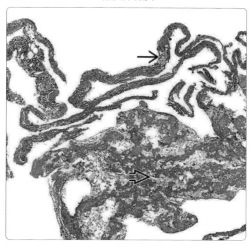

（左图）显示已切除长骨的 SBC。囊肿边界清楚，骨皮质变薄，远端以髓内反应性骨为边界。囊肿内层由一薄层纤维组织组成➡️。（右图）SBC 刮除标本显示囊壁由细长的组织条组成➡️。标本部分呈实性，含丰富的嗜酸性牙骨质样物质，代表机化的纤维素➡️。

刮除的 SBC

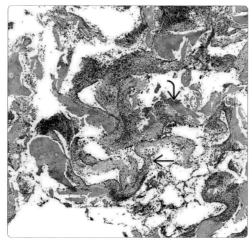

SBC 的囊壁

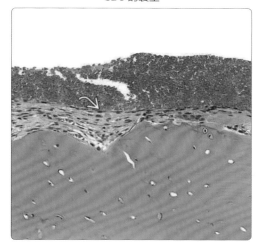

（左图）SBC 刮除标本显示破碎囊壁➡️和骨碎片➡️相混合。囊壁薄，由纤维组织组成。（右图）SBC 囊腔内可见出血。囊壁由梭形成纤维细胞和胶原组成。注意囊壁表面被覆的成纤维细胞➡️，类似真性上皮囊肿内衬的上皮。下方骨皮质内膜表面有起伏的轮廓。

SBC 的纤维囊壁

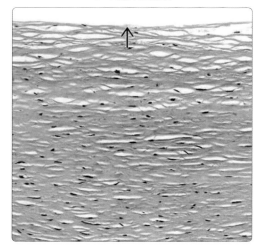

SBC 的纤维囊壁

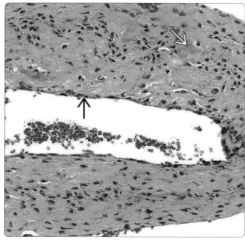

（左图）SBC 的囊壁厚度不等。该病例囊壁增厚，由形态温和的成纤维细胞和与囊壁平行排列的丰富胶原组成➡️。（右图）破碎的 SBC 囊壁显示成纤维细胞➡️衬覆囊腔表面，类似滑膜。囊壁含成纤维细胞、胶原和少量纤维素➡️。

（左图）SBC 因囊壁内含有大量的纤维素 ➡ 而变形。纤维素常见于 SBC 囊壁，组织学上类似牙骨质和肿瘤性骨。囊腔内衬一薄层成纤维细胞 ▱。（右图）SBC 囊壁因含有大量的纤维素而增厚 ➡。纤维素的形态可类似牙骨质。该病例中，纤维素表现为相互连接的线性结构，周围有骨母细胞围绕，并开始在其表面沉积骨 ➡。

囊壁牙骨质样物质

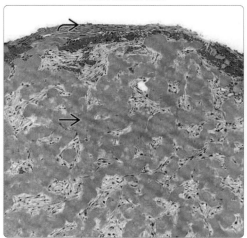

囊壁骨沉积

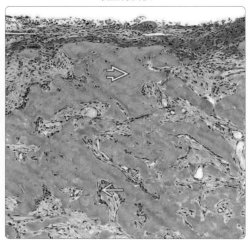

（左图）高倍镜图像显示 SBC 囊壁的纤维素 ➡，是新生骨的支架 ➡。周围围绕扁平的骨母细胞 ▱。（右图）SBC 囊腔内含有散在的红细胞，大部分局限于囊壁内。囊壁内纤维素和胶原已发生矿化 ➡ 和骨化 ▱。

表面骨沉积

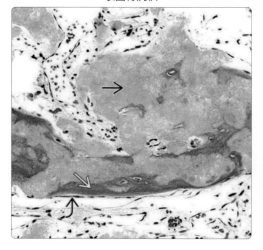

囊壁钙化

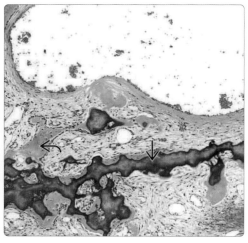

（左图）SBC 骨折后导致囊壁反应性改变。囊壁因出血、散在破骨样巨细胞 ➡ 和反应性成纤维细胞而显著增厚。在这种情况下，囊壁可类似动脉瘤样骨囊肿。（右图）与病理性骨折相关的改变可引起囊壁增厚，可类似动脉瘤样骨囊肿。改变包括出血、纤维化、含铁血黄素沉积和反应性编织骨形成。

类似动脉瘤样骨囊肿的 SBC

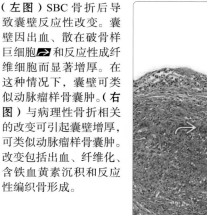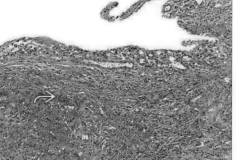

SBC 伴骨折

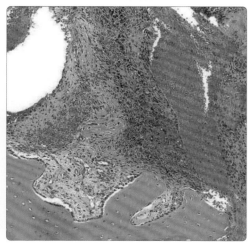

胆固醇裂隙

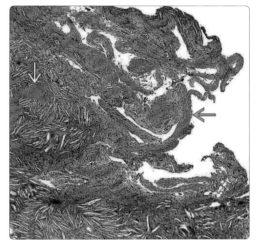

胆固醇裂隙

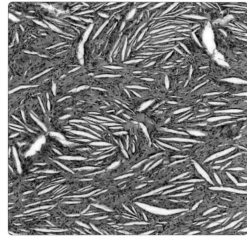

（左图）显示跟骨 SBC。囊壁由细长的纤维组织 ⊟ 组成。囊壁含机化的纤维素 ➡ 和大量裂隙样腔隙（胆固醇裂隙）。（右图）高倍镜显示裂隙样胆固醇沉积。尽管这种现象很少见，但已在跟骨 SBC 中被描述。

伴骨折的 SBC

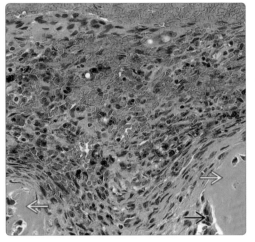

SBC 囊壁伴出血

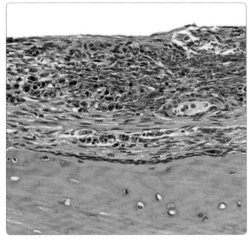

（左图）伴骨折的 SBC 囊腔内充满出血（顶部）。囊壁因含有丰富的含铁血黄素、反应性成纤维细胞和有明显骨母细胞围绕 ⊟ 的编织骨 ➡ 而增厚。（右图）病理性骨折导致反应性改变，可能会掩盖囊壁。该病例中囊壁因出血、含铁血黄素沉积和新生血管形成而增厚。注意相邻骨周围衬覆明显的骨母细胞。

复发性 SBC

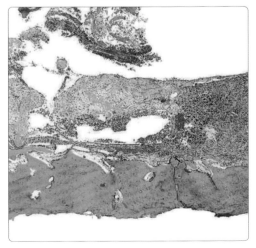

复发性 SBC 中的碎片

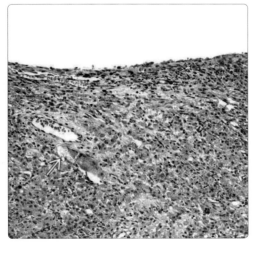

（左图）复发性 SBC 囊壁的继发性改变可给诊断带来挑战性。囊壁因反应性成纤维细胞、骨、大量含铁血黄素的组织细胞和治疗产生的碎片而增厚。（右图）复发性 SBC 的囊壁因致密的组织细胞浸润而显著增厚，其内含有含铁血黄素。晶体物质 ➡ 是作为治疗的一部分注射至囊肿内物质的残留。

动脉瘤样骨囊肿
Aneurysmal Bone Cyst

一、术语
- 破坏性、膨胀性良性肿瘤，含多房性充满血液的囊腔
- 分为原发性和继发性

二、病因 / 发病机制
- 细胞遗传学和分子研究显示大部分肿瘤存在 *USP6* 重排

三、临床特征
- 80% 发生于 20 岁以内
- 常见的发生部位
  ○ 上、下肢长骨干骺端
  ○ 椎骨后部组成部分
- 表现为疼痛和肿胀
- 行刮除和整块切除
- 局部复发率：12% ~ 30%

四、影像学检查
- 溶骨性，伴骨"爆裂"或显著膨胀
- 边界清楚，伴液 – 液平面
- 通常呈偏心性，位于骨内或骨上

五、大体检查
- 多个被灰白色纤维间隔分开的充满血液的囊腔

六、显微镜检查
- 充满血液的囊腔
- 囊壁由梭形细胞、散在破骨样巨细胞和反应性编织骨组成

七、主要鉴别诊断
- 巨细胞修复性肉芽肿 / 巨细胞病变
- 毛细血管扩张型骨肉瘤
- 伴动脉瘤样骨囊肿样改变的其他肿瘤

尺骨 ABC

大量囊腔

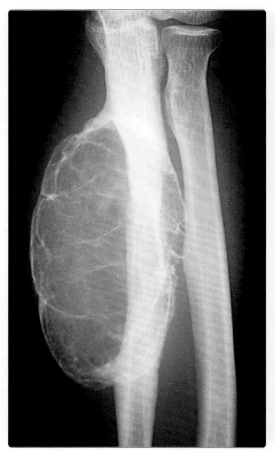

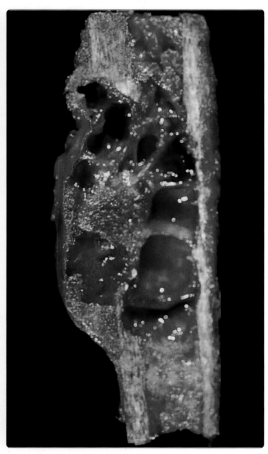

动脉瘤样骨囊肿（ABC）的 X 线片显示尺骨骨干大的、偏心性肿瘤，向软组织内延伸，周围围绕反应性骨壳。

发生于腓骨骨干的 ABC 由出血性囊腔和薄纤维间隔组成。囊肿已穿透骨皮质并延伸至邻近软组织内。

一、术语

（一）缩略语

- 动脉瘤样骨囊肿（aneurysmal bone cyst，ABC）

（二）定义

- 破坏性、膨胀性良性骨肿瘤，以多房性充满血液的囊腔为特征
- ABC 可为原发性，或其他肿瘤的出血囊性改变可与之类似（继发性 ABC）
  - 原发性 ABC 是直接发生的肿瘤，占所有含 ABC 成分病例的 70%
  - ABC 样改变可出现于其他原发性良性或恶性肿瘤中，给诊断带来挑战性
    - 巨细胞瘤、软骨母细胞瘤、纤维结构不良、骨母细胞瘤和骨肉瘤是最常见的呈 ABC 样改变的原发性骨肿瘤
  - 少数 ABC 含很少的囊性改变或呈实性
- 所谓小骨的巨细胞病变 / 巨细胞修复性肉芽肿现被认为是 ABC 的实体亚型

二、病因 / 发病机制

肿瘤性

- 细胞遗传学和分子研究显示 ABC 存在 USP6 重排，包括实体亚型，证实原发性 ABC 为肿瘤性
  - 最常见的染色体易位是 t（16；17）（q22；p13）
    - 推测易位发生于前骨母细胞
  - 其他易位包括 t（1；17）、t（3；17）、t（9；17）和 t（17；17）
  - CDH11-USP6 是最常见的融合基因，局限于一些梭形细胞
    - CDH11-USP6 融合产生嵌合蛋白
      - 其他伴侣基因包括 USP9X, CDH11, TRAP150ZNF9, OMD, SPARC, COL1A1, SEC31A, EIF1, FOSL2, RUNX2, STAT3, PAFAH1B1, CTNNB1, ANGPTL2, ASAP1, FAT1, SAR1A 和 TNC
      - 实验显示嵌合蛋白抑制骨母细胞成熟
      - 导致骨形态发生蛋白信号通路失调
  - FISH 可用来检测 USP6 重排，可见于 70% 肿瘤
    - 伴继发性 ABC 样改变的肿瘤不存在该易位
      - 颅骨筋膜炎、骨化性肌炎和结节性筋膜炎也可显示 USP6 重排
    - 当肿瘤性梭形细胞占少数时，判读 FISH 可能比较困难

三、临床特征

（一）流行病学

- 年龄
  - 累及所有年龄组，多数病例发生于 20 岁以内（80%）
- 性别
  - 男 = 女

（二）部位

- 上下肢长骨的干骺端
- 椎骨后部
- 手足小骨
- 颅面骨
- 可发生于扁平骨，如骨盆和肩胛骨
- 起源于骨髓腔或骨表面
  - 常位于骨内。呈偏心性，不产生对称性膨胀
- 少数病例发生于软组织

（三）表现

- 疼痛，肿胀，活动受限
- 可触及的肿块
- 病理性骨折可出现症状
- 脊柱肿瘤可引起神经压迫和神经症状

（四）治疗

- 刮除或整块切除
  - 整块切除适用于病变大且呈破坏性者，或可被"牺牲"的骨
- 有迹象提示 Denosumab 可能有效
- 有些病例可行病变内类固醇或降钙素注射治疗
- 经皮硬化治疗和选择性动脉栓塞已产生良好结果
  - 骶骨和其他难以切除部位的肿瘤，可采用非手术治疗
- 放疗适用于颅底骨肿瘤
- 少数 ABC 被诊断为骨巨细胞瘤并接受 Denosumab 治疗

（五）预后

- 复发率：12%～30%；常在治疗后短期复发（6 个月内）
  - 复发的生长速度可很快，以致临床考虑恶性
- 自发性消退可发生于不完全切除后
- 已有少量 ABC 发生明显恶性转化的报道
  - 尚不清楚这些肿瘤是恶性转化还是先前存在肉瘤的 ABC 样改变
- 至少有 1 例 ABC 发生转移的报道

四、影像学检查

（一）X 线

- 溶骨性，内部可见线状骨小梁
  - 通常具有清晰的薄层硬化性边缘
  - 当肿瘤引起部分骨吸收时，骨内嵴可导致骨小梁形成
- 膨胀性
  - 膨胀可很明显，产生畸形
  - 与骨不对称
- 常呈偏心性，位于骨内或骨上
  - 髓内肿瘤可侵蚀骨皮质，肿瘤成分可累及软组织
  - 骨膜下肿瘤可不累及骨髓腔
- 病变周围常有反应性骨壳包绕，虽然这可能在 X 线片上不可见
  - 骨壳厚度与膨胀率成反比
  - 可出现 Codman 三角

（二）MR

- 多个大小不等的囊腔，内部可有软组织分隔和特征性的液 – 液平面
  - 内部分隔将囊腔分隔开
  - 囊腔信号强化不等，周围呈低 T_1 和 T_2 信号
    - 液 – 液平面明显
      - 因红细胞沉降，血清移位至表面所致；序列上表现为不同的肿块密度
      - 为使红细胞沉淀，患者必须至少 10 分钟静止不动
- 仅显示中等水平的强化；分隔可很明显
- 邻近骨髓和软组织水肿
- 最适合检测实性成分

（三）CT

- 边界清楚的溶骨性肿瘤
- 多房性，伴液 – 液平面
- 骨膜反应性骨壳
- 帮助确定肿瘤的解剖范围

（四）骨扫描

- 骨扫描上高度摄取

五、大体检查

一般特征

- 大的、出血性、有边界的海绵状囊性肿块
  - 大小不等；常 > 5cm
  - 软组织成分被坚硬的、白色薄骨壳包围
- 多个充满血液的囊性腔隙被灰白色薄间隔分隔开
  - 间隔可具有砂砾感
- 常存在灰白色实性区域
  - 代表 ABC 囊壁的实性部分或继发性 ABC 样改变的原发性肿瘤的一部分
  - ABC 中的实性区域应充分取材，识别是否存在潜在的原发性肿瘤的可能

六、显微镜检查

组织学特征

- 囊壁由均一、肥胖的梭形成纤维细胞样细胞组成，核分裂象可活跃
- 散在破骨样巨细胞
- 反应性编织骨
  - 衬覆骨母细胞，沿着囊壁纤维间隔的轮廓
- 约 1/3 病例含有被称为蓝骨的基质
  - 由不规则矿化的编织骨组成
  - 在其他类型的骨肿瘤中少见
- 除有病理性骨折，坏死不常见
- 实体型 ABC 缺少充满血液的囊性腔隙，由构成囊壁的

元素组成
- 可能是丰富的条束状梭形细胞、核分裂活跃，并含有编织骨

七、辅助检查

（一）免疫组织化学

- ABC 无特异性的免疫组化特点；一些肿瘤细胞表达 p63
- 梭形成纤维细胞样细胞可表达平滑肌肌动蛋白
- 骨母细胞表达组织细胞标记

（二）遗传学

- USP6 断裂 – 分离探针 FISH 可检测重排；NGS 融合分析检测具体的融合基因

八、鉴别诊断

（一）毛细血管扩张型骨肉瘤

- 大体上可类似 ABC
  - 纤维间隔含有恶性肿瘤细胞，具有明显多形性，易见核分裂象
  - 肿瘤部分区域可看似良性，引起混淆

（二）伴动脉瘤样骨囊肿样改变的其他原发性肿瘤

- 多种良性和恶性骨肿瘤可发生继发性 ABC 样改变
  - 巨细胞瘤、软骨母细胞瘤、纤维结构不良、骨母细胞瘤和骨肉瘤最常见
- ABC 需要仔细取材，以排除任何潜在的病变，因肿瘤会表现为原发肿瘤的行为
- 伴有继发性 ABC 样改变的肿瘤不具有原发性 ABC 的细胞遗传学异常

九、诊断清单

病理解读要点

- 多个充满血液的囊腔
- 肥胖的梭形细胞、骨母细胞和编织骨骨小梁组成囊壁
- 实体型 ABC 由条束状梭形细胞、编织骨和散在破骨细胞组成

推荐阅读

[1] Deventer N et al: Aneurysmal bone cyst inadvertently treated with chemotherapy-A series of three cases. Pediatr Blood Cancer. 67(10):e28638, 2020

[2] Kurucu N et al: Denosumab treatment in aneurysmal bone cyst: Evaluation of nine cases. Pediatr Blood Cancer. 65(4), 2018

[3] Sukov WR et al: Frequency of USP6 rearrangements in myositis ossificans, brown tumor, and cherubism: molecular cytogenetic evidence that a subset of "myositis ossificans-like lesions" are the early phases in the formation of soft-tissue aneurysmal bone cyst. Skeletal Radiol. 37(4):321-7, 2008

[4] Oliveira AM et al: Aneurysmal bone cyst variant translocations upregulate USP6 transcription by promoter swapping with the ZNF9, COL1A1,TRAP150, and OMD genes. Oncogene. 24(21):3419-26, 2005

可触及的肿块

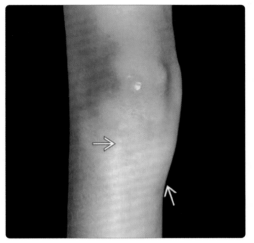

囊性大肿块

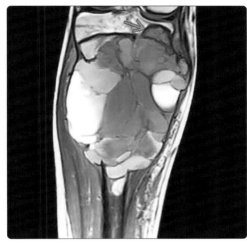

（左图）该青少年表现为膝关节远端疼痛。体格检查，膝关节下方➡（特别是内侧）软组织饱满、质硬、有触痛，无明显充血。（右图）冠状位 MR PD FS 显示 ABC 位于干骺端，局部延伸至骨骺➡和骨干。肿瘤呈膨胀性、有边界、囊性和异质性。

膨胀性肿块

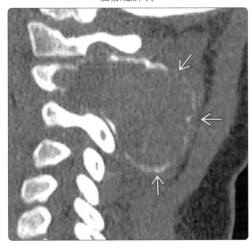

后部组件的肿块

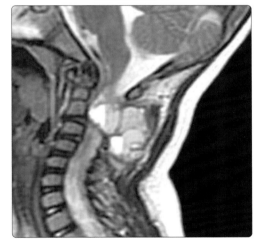

（左图）矢状位重建 CT 显示一个非常大的溶骨性 ABC，起源于 C_2 后方。病灶被骨膜外壳包围并向外延伸进入相邻的椎旁肌➡。（右图）矢状位 MR T_2 显示发生于 C_2 后部的大 ABC 表现为多个囊腔，部分囊腔内有特征性的液–液平面，被低信号纤维壁分隔开。

伴骨膜骨壳的偏心性肿瘤

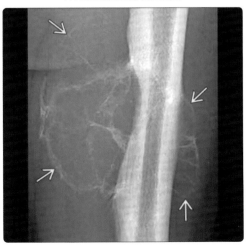

液–液平面

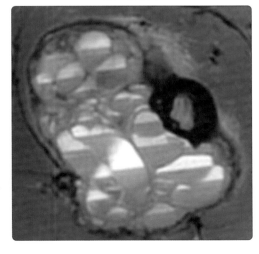

（左图）大肿瘤位于股骨骨干中段骨皮质，周围可见骨膜新生骨壳包绕➡。肿块呈溶骨性，本质上为反应性的线状矿化骨小梁贯穿其中。髓腔未受累。（右图）轴位 MR PD FS 显示肿瘤位于骨表面，界限清楚，使骨皮质呈扇贝状。肿块含有多个大小不一的囊腔，囊内可见明显的液–液平面。

（**左图**）冠状位重建 CT 显示 ABC 有锐利的硬化性骨边缘➡，侵蚀后方骨皮质，并延伸至软组织。（**右图**）MR T_2 显示 ABC 的液－液平面➡贯穿病变整个宽度，表明没有实性成分。MR 上液体最清晰可见，这可能是由于 MR 提供了更好的软组织对比或 MR 检查需要更长的时间，有利于囊肿内容物的沉降。

边界锐利的溶骨性肿瘤

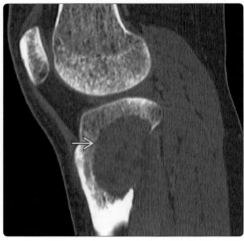

液－液平面

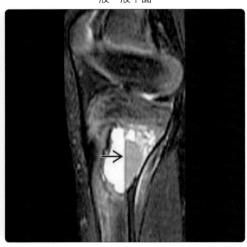

（**左图**）胫骨 ABC 冠状位 CT 显示偏心溶骨性病变，边缘形态良好➡，有薄层骨膜骨壳➡。流体成分为低衰减区域➡，但无液平面。患者仰卧位做检查，冠状位重建未见液平面。（**右图**）胫骨 ABC 轴位 MR T_2 显示多个液平面➡。肿瘤有边界，并使下方骨皮质呈扇贝状。

偏心的囊性肿块

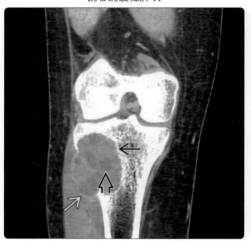

明显的液－液平面

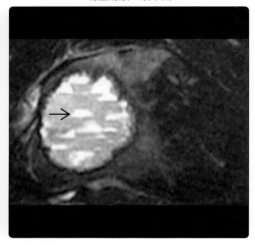

（**左图**）儿童胫骨 X 线片显示溶骨性病变延伸至开放的生长板➡和后方软组织。病变被骨膜骨壳包围➡。（**右图**）冠状位 MR T_2 显示 ABC。一些囊性区域因含有液性内容物而显得明亮，而另一些区域因依赖体位的富于细胞的物质而呈暗黑色。冠状位图像上液平面可不明显，因患者处于仰卧位时，液面与扫描在同一平面上。

大的溶骨性肿块

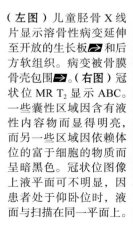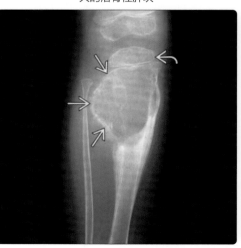

多个充满液体的囊肿

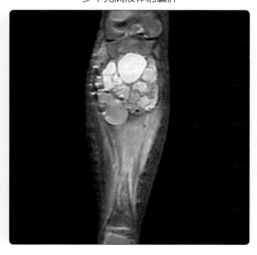

破坏性肿块

大的囊肿

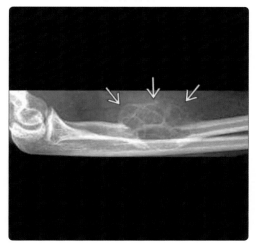
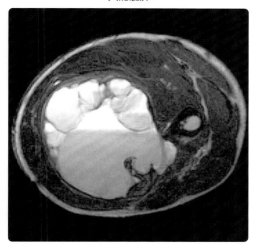

（左图）前臂 ABC 的 X 线侧位片显示尺骨骨干小梁状病变。肿瘤已破坏骨皮质，并延伸至紧邻软组织，周边被一层骨膜骨形成的外壳包绕➡。（右图）轴位 MR T₂ 显示尺骨非常大的 ABC 表现为多个囊腔伴特征性液-液平面。肿瘤已破坏骨，并延伸至紧邻软组织。

鼻窦肿瘤

囊性肿瘤充满鼻窦

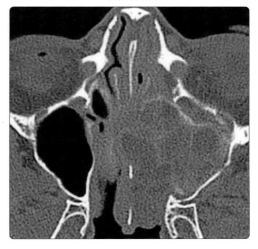
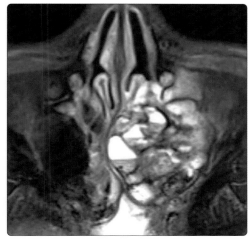

（左图）轴位 CT 显示充满鼻腔的多结节性肿块。肿瘤起源于筛骨，边界清楚。肿瘤呈低密度，含薄的间隔和细的矿化性骨小梁。（右图）轴位 MR T₂ FS 显示局限性肿块占据鼻腔。囊腔内存在大量液-液平面。

颅骨大的 ABC

肿瘤压迫脑

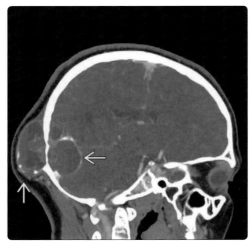
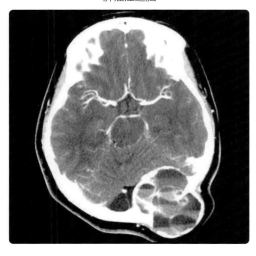

（左图）矢状位 CT 显示非常少见的颅骨 ABC，含有颅内和颅外成分。囊性成分表现为低衰减区，周围有一层薄骨壳➡。（右图）轴位 CT 清晰的显示液-液平面。CT 上，纯液体因 X 线低衰减呈暗黑色，不像 MR T₂ 上，液体因高含水量而显得很明亮。

膨胀性肿瘤侵蚀骨皮质

明显的液 - 液平面

（左图）显示胫骨 ABC 的轴位 CT。肿瘤充满骨髓腔，已侵蚀骨皮质，并使骨膨胀。囊内存在不易察觉的液 - 液平面 ➡。外周部分被反应性骨包围。（右图）胫骨后方轴位 MR T₂ FS 显示肿瘤呈偏心性。肿瘤与邻近骨髓腔有明显的边界 ➡。液 - 液平面明显。

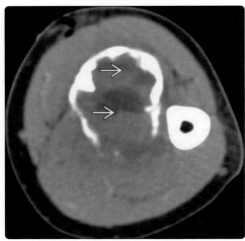
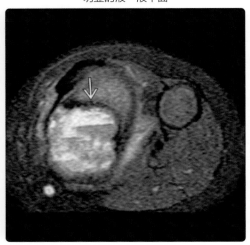

大的 ABC 长入软组织内

累及软组织

（左图）大的 ABC 的侧位 X 线片显示肿瘤呈溶骨性 ➡，位于股骨远端干骺端 – 骨干。肿瘤穿透后方骨皮质，侵入软组织。反应性骨围绕软组织成分 ➡。（右图）矢状位 MR FS 显示髓腔内大的 ABC 累及后方软组织。肿瘤边界清楚，含明显的液 - 液平面。

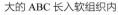

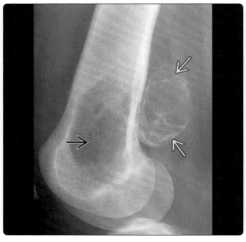
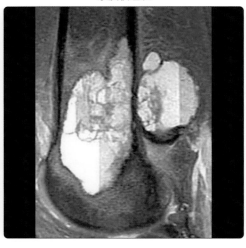

股骨表面蛋壳样肿块

骨上的水疱

（左图）大的 ABC 位于骨膜下，起源于股骨表面 ➡。肿块不明显，由一层薄的、蛋壳样矿化骨组成。髓腔未受累。近端可见 Codman 三角形 ➡。（右图）轴位 MR STIR 显示骨膜下 ABC。肿瘤呈局限性，由多个含有液 - 液平面的囊腔组成。肿瘤使骨皮质呈波纹状。邻近软组织显示边缘信号增强，代表水肿 ➡。

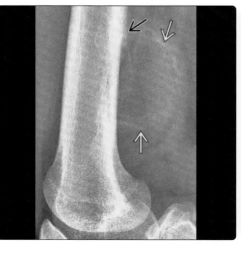
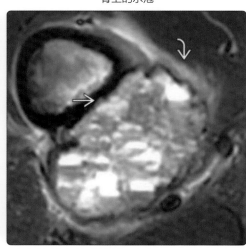

气球样膨胀

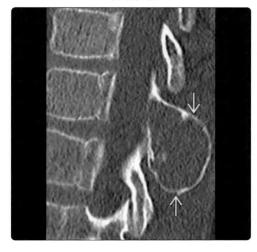

球状肿块

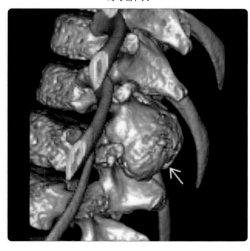

（左图）矢状位 CT 显示胸椎后部 ABC。肿瘤被一薄层矿化的反应性骨壳勾勒出来➡。（右图）三维重建 CT 上，ABC 使椎骨后部膨胀，形成球状肿块➡。肿瘤与邻近软组织有明显的边界。

小骨的溶骨性膨胀性肿瘤

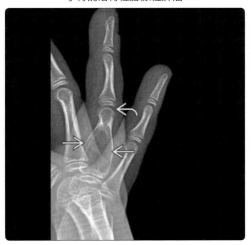

趾骨 ABC

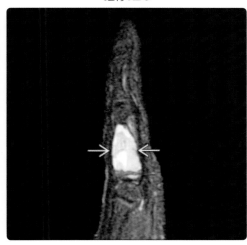

（左图）儿童手部 ABC 的侧位 X 线片显示第 4 趾近端指骨➡显著膨胀的溶骨性病变。病变延伸至远端生长板➡，被完整骨化的骨膜围绕。（右图）矢状位 MR T₂ 显示趾骨近端 ABC➡，肿瘤累及骨干和干骺端，显示特征性的液 – 液平面。

下颌骨骨膜下肿瘤

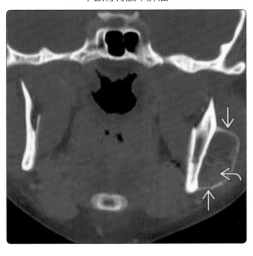

可触及的肿块

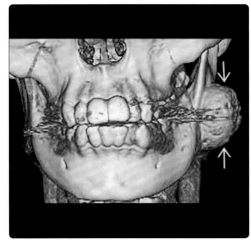

（左图）骨膜下 ABC 位于下颌骨的外表面。肿瘤周围被骨膜下反应性骨壳包围➡。肿块下 1/2 中存在实性成分➡。（右图）三维重建 CT 中，骨膜下 ABC 显示位于下颌骨表面➡。肿瘤形成可触及的肿块，可导致外观畸形。

（左图）轴位 CT 显示骶骨 ABC ➡。肿瘤呈溶骨性，已破坏下方骨。（右图）相应的 MR 显示累及骶骨的大病变，含多个特征性液－液平面 ➡，表明存在大的充满血液的囊腔。

骶骨 ABC

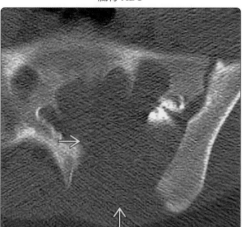

骶骨 ABC

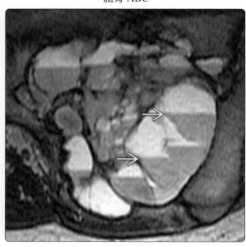

（左图）股骨远端正位 X 线片显示膨胀性、边界清楚的溶骨性病变，从远端骨干延伸至干骺端，并穿过生长板进入骨骺。（右图）相应的轴位 CT 显示界限清楚的溶骨性病变，已破坏骨皮质，但被一层薄薄的骨膜包绕 ➡。

股骨远端 ABC

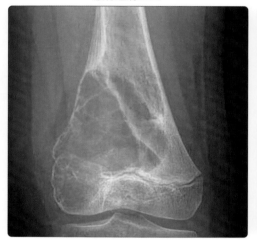

股骨远端 ABC

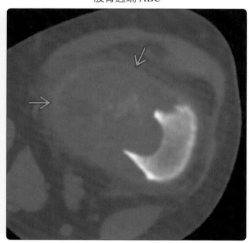

（左图）冠状位 MR 显示大量液－液平面。肿瘤边界清楚，自骨干一路延伸至生长板，并进入骨干。（右图）股骨远端刮除物由纤维间隔分隔的充满血液的囊腔碎片组成。

股骨远端 ABC

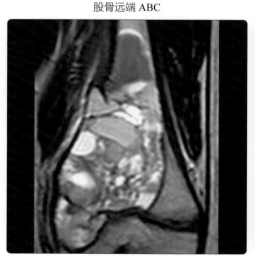

股骨刮除物

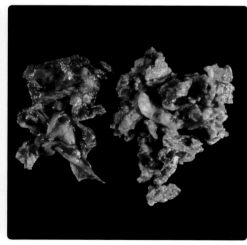

颅底 ABC

颅底 ABC

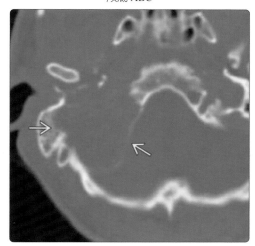

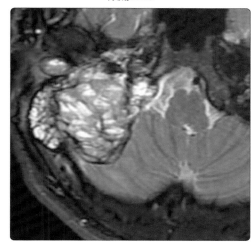

（左图）轴位 CT 显示颅底膨胀性溶骨性 ABC ➡。（右图）肿瘤以右侧颈静脉孔区域为中心，乳突区和岩尖区有破坏性改变。可见大量液 – 液平面。

大的骨外性成分

囊性腔隙

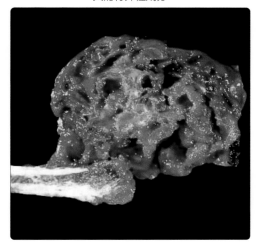

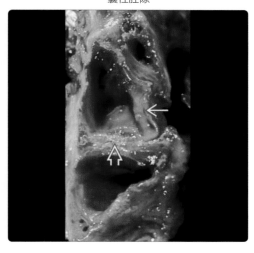

（左图）锁骨骨膜下大的 ABC 形成骨外软组织肿块。肿瘤由充满血液的囊腔组成，其间可见厚的纤维间隔。（右图）椎骨后部 ABC 由多个大囊腔组成。腔内血液已被冲洗走。肿瘤被一层反应性骨膜下骨壳围绕➡，亦可穿过间隔➡。

出血性囊性肿块

出血性囊性切面

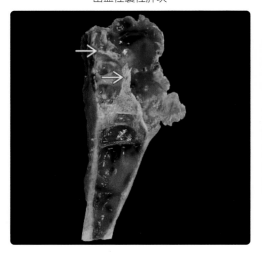

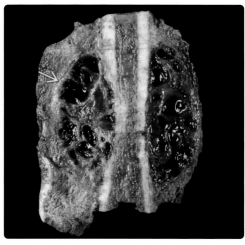

（左图）肿瘤由多房性出血性囊腔组成，充满骨髓腔并使近端骨膨胀。囊壁薄，间隔➡穿过肿块。（右图）骨膜下大的 ABC 位于股骨表面，无明显的骨髓侵犯。囊性出血性肿块侵蚀外层骨皮质，并被骨膜下反应性骨壳➡与邻近肌肉分开。

（左图）被切除的下颌支可见 ABC ➡，使骨膨胀，毗邻几颗牙齿。外周囊壁易碎且有出血。
（右图）实体型 ABC 起源于肋骨，并使肋骨扩张。肿瘤均质、灰黄色，无充满血液的囊腔。内表面因肿块呈扇贝状➡。

肿瘤使下颌骨膨胀

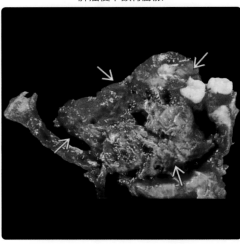

实体型 ABC

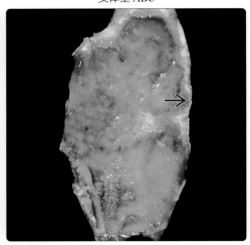

（左图）ABC 的低倍镜图像显示富于细胞性肿瘤，含多个充满血液的囊腔。肿瘤位于骨髓腔，并使骨皮质内表面呈扇贝状➡。注意肿瘤实性成分➡。（右图）胫骨 ABC 刮除标本由充满血液的囊腔➡和部分富于细胞的囊壁➡组成。

充满血液的囊腔

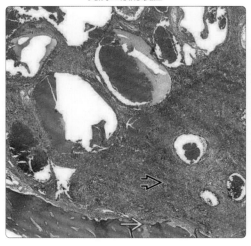

充满血液的囊腔

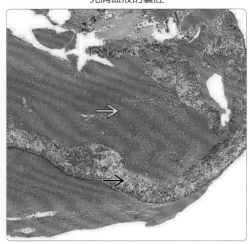

（左图）ABC 刮除标本由厚度不等的破碎的囊壁组成。囊壁富于细胞，部分含有反应性编织骨➡。（右图）ABC 中充满血液的囊腔围绕由梭形细胞、破骨样巨细胞➡和反应性编织骨组成的囊壁，该区域含有"蓝骨"，局灶周边可见骨母细胞➡。

囊壁碎片

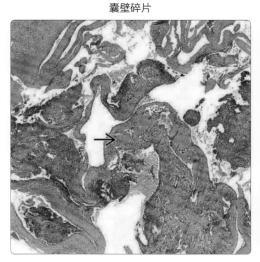

蓝骨形成

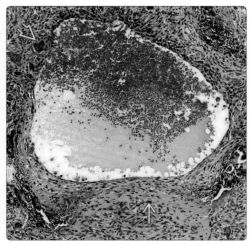

蓝骨形成

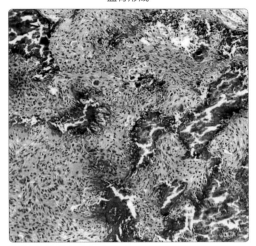

明显的蓝骨

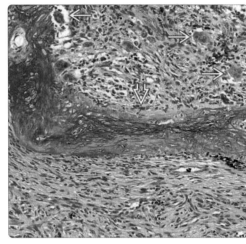

（左图）ABC 囊壁富于细胞，含明显的反应性编织骨。骨大部分呈蓝色。这种所谓的蓝骨常可见于 ABC，尽管其并不具有诊断性。（右图）ABC 的囊壁显示蓝紫色反应性编织骨（所谓蓝骨）。骨有骨母细胞围绕➡️，囊壁含温和的梭形细胞和散在破骨样巨细胞➡️。

伴蓝骨的囊壁

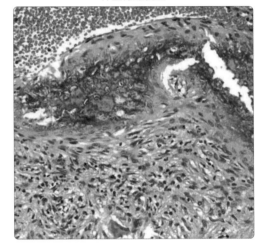

蓝骨

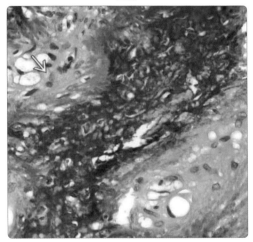

（左图）ABC 的厚囊壁由梭形细胞、破骨样巨细胞和反应性编织骨混合组成。骨沿着囊壁轮廓分布，由粗糙的编织骨组成，当矿化时呈蓝紫色。（右图）ABC 特征性的蓝骨由矿化的粗糙编织骨组成。表面常被覆一层不太明显的骨母细胞➡️。

ABC 的囊壁

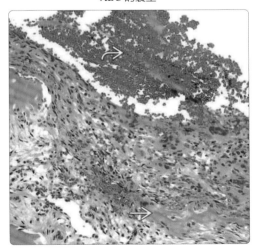

不规则蓝骨

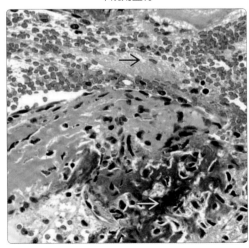

（左图）本例 ABC 显示为充满红细胞➡️的囊腔，周围囊壁由梭形细胞、散在破骨样巨细胞和伴骨母细胞围绕的局灶反应性骨➡️组成。（右图）ABC 的高倍镜图像显示囊腔内出血和纤维素➡️，囊壁含编织骨，部分呈蓝色➡️。

（左图）高倍镜显示 ABC 的囊壁，囊腔➡无明显的上皮被覆。囊壁富于细胞，由温和的梭形细胞、散在破骨样巨细胞➡和有骨母细胞围绕反应性编织骨➡组成。（右图）实体型 ABC 常富于细胞，由梭形细胞组成，含反应性骨，局部呈粉紫色➡。

囊壁含反应性编织骨

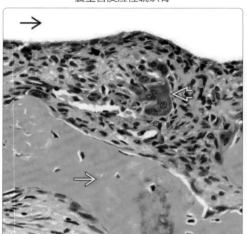

实体型 ABC

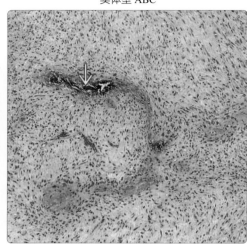

（左图）实体型 ABC 具有与传统型 ABC 囊壁相同的组织学特征，由细胞学上温和的梭形细胞、破骨样巨细胞➡和骨母细胞围绕的反应性编织骨➡组成。（右图）实体型 ABC 由核分裂活跃➡，胞质嗜酸性类似肌成纤维细胞的温和梭形细胞和散在破骨样巨细胞➡组成。

实体型 ABC

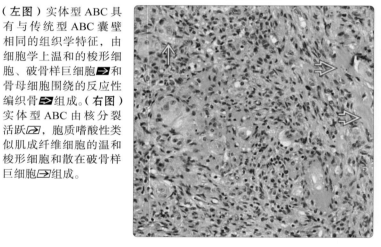

增生的梭形细胞

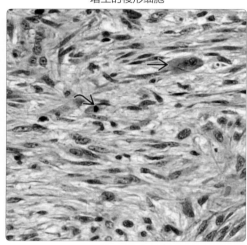

（左图）ABC 囊壁细胞可丰富，由条束状梭形细胞组成。梭形细胞含有肥胖、拉长的细胞核，核染色质细腻。细胞具有活跃的核分裂象➡，但常为正常结构的核分裂象。细胞丰富和编织骨➡相结合可导致与骨肉瘤相混淆。（右图）假恶性 ABC 显示囊壁内可见大而深染的细胞➡。细胞本质上是退变，缺少核分裂活性。

核分裂活性

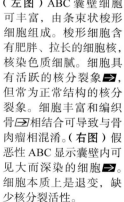
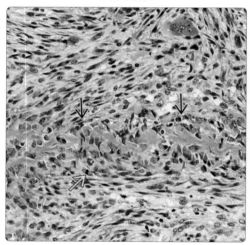

假恶性 ABC

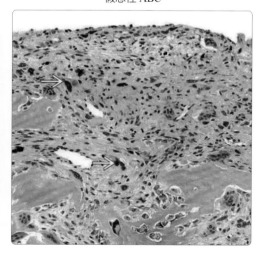

FISH 检测 *USP6*

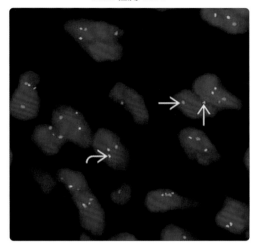

束状排列的梭形细胞

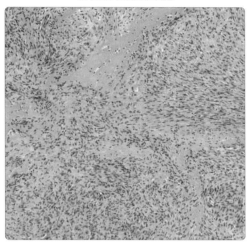

（左图）断裂 – 分离探针 FISH 显示染色体 17p13 上 *USP6* 重排，可见红绿分离信号 ➡。黄色信号代表正常 *USP6* 位点 ➡。（右图）实体型 ABC 含中度丰富的交叉束状梭形细胞和线状或局部增宽的编织骨骨小梁组成。无明显多形性，可见少量核分裂象。

实体型 ABC

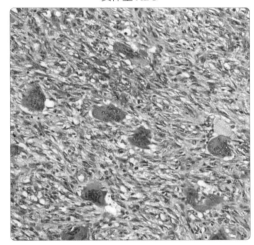

Ki-67 染色

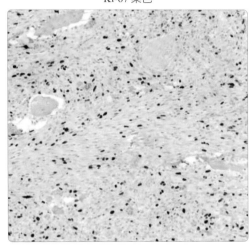

（左图）肱骨病灶刮除标本显示为实体型 ABC。肿瘤由梭形细胞和散在的破骨细胞样巨细胞组成。未见囊性成分。（右图）实体型 ABC 含大量正常核分裂象。在 Ki-67 免疫组化染色中，细胞核标记的增殖指数约 15%。

经 Denosumab 治疗的 ABC

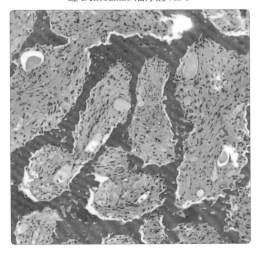

颈椎 ABC

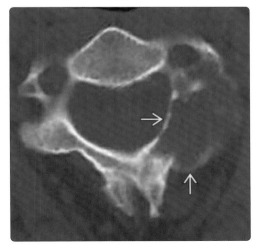

（左图）Denosumab 治疗后刮除标本显示广泛性骨形成和背景中增生的梭形细胞。这些变化类似于骨巨细胞瘤治疗后所见。（右图）CT 显示颈椎后部溶骨性病变 ➡。肿瘤最常被诊断为骨巨细胞瘤。骨巨细胞瘤从不局限于后部组件，总是发生于椎体内。

表皮样包涵囊肿
Epidermoid Inclusion Cyst

诊断要点

一、术语
- 发生于骨的表皮样包涵囊肿（epidermoid inclusion cyst，EIC）
  - 当鳞状上皮嵌入骨内、增生并形成肿块时，就形成了 EIC
- 当囊壁存在皮肤附件时，被称为皮样囊肿

二、临床特征
- 通常发生于青年到中年人肢端
- 通常发生在手指和足趾（肢端骨）
- 颅骨是第二大常见部位，累及 10 岁以内儿童
- 可无症状，或引起肿胀、疼痛和压痛，很少出现病理性骨折

三、影像学检查
- 溶骨性、边界清楚，有硬化性边缘

四、大体检查
- 病变内充满质软的奶酪样物质（角质碎片）
- 肢端病变小
- 颅骨病变大小从几毫米到几厘米不等

五、显微镜检查
- 囊壁被覆良性鳞状上皮，类似皮肤的表皮样包涵囊肿

六、主要鉴别诊断
- 内生性骨软骨瘤
- 巨细胞修复性肉芽肿
- 骨髓炎
- 血管球瘤

七、诊断清单
- 由良性角化性鳞状上皮组成的囊肿

手指表皮样囊肿

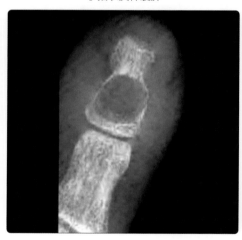

颞骨的溶骨性病变

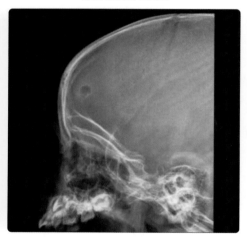

（左图）前后位 X 线片显示指骨远端表皮样囊肿呈溶骨性，导致骨皮质膨胀和变薄。可见小的病理性骨折。（右图）侧位 X 线片显示表皮样囊肿表现为圆形、放射性透光性病变，伴周围硬化。其他颅面部骨无显著异常。

表皮样囊肿的大体图像

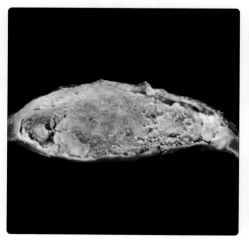

表皮样囊肿的组织学

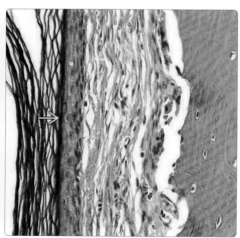

（左图）颅骨表皮样囊肿呈膨胀性肿块，使骨扭曲变形。病变由易碎的灰褐色物质组成，与骨界限清楚。（右图）囊壁由角化性鳞状上皮➡组成，覆盖于纤维组织上方并与骨毗邻。

一、术语

（一）缩略语
- 表皮样包涵囊肿（epidermoid inclusion cyst，EIC）

（二）定义
- EIC 是鳞状上皮移位至骨内，增生、产生角化物并形成肿块
- 当囊壁存在皮肤附件时，被命名为皮样囊肿

二、病因／发病机制

发育异常
- 有些由于外伤导致表皮种植入骨内
- 皮样囊肿起源上被认为是先天性的

三、临床特征

（一）流行病学
- 发生率
  - 非常少；发生率未知
- 年龄
  - 肢端病变通常发生于青中年
  - 颅骨病变发生于成年人和 10 岁以内儿童
- 性别
  - 更常见于男性患者

（二）部位
- 表皮样囊肿常发生于手指和足趾（肢端骨）
  - 颅骨是第二常见的部位
- 大多数为孤立性，少数可为多发性病变
- 皮样囊肿局限于颅骨

（三）表现
- 可无症状
- 可表现为肿胀、疼痛和压痛
- 少数可出现病理性骨折
- 颅骨病变常无症状或形成无痛性肿块

（四）治疗
- 单纯刮除

（五）预后
- 良好
  - 起源于 EIC 的鳞状细胞癌非常少见
    - 这些肿瘤呈侵袭性行为
- 起源于小骨 EIC 的鳞状细胞癌尚未见报道

四、影像学检查

（一）X 线
- 溶骨性
- 边界清楚
- 硬化性边缘
  - 有时边界不清，类似感染
- 骨可能会膨胀

（二）MR 特征
- T_1 低信号
- T_2 高信号

五、大体检查

一般特征
- 病变内充满质软的奶酪样物质（角质碎片）
  - 类似皮肤 EIC
- 容易与邻近骨剥离
- 肢端病变小
- 颅骨病变大小从几毫米到几厘米不等

六、显微镜检查

组织学特征
- 囊壁被覆良性角化性鳞状上皮，腔内充满角质碎片
  - 组织学类似皮肤 EIC
  - 鳞状上皮有颗粒细胞层
- 破裂的囊肿引起周围反应性过程，伴组织细胞和巨细胞反应
- 皮样囊肿中囊壁可见皮肤附件结构

七、鉴别诊断

（一）内生性骨软骨瘤
- 影像学上的鉴别诊断
- 也可形成骨内边界清楚的溶骨性病变
- 组织学上可容易区分，因其由软骨组成

（二）巨细胞修复性肉芽肿
- 影像学上的鉴别诊断
- 像 EIC，可表现为小骨的溶骨性病变
- 不含鳞状上皮

（三）骨髓炎
- EIC 表现为肿胀、疼痛和压痛时，临床上可类似骨髓炎

（四）血管球瘤
- 影像学上可类似 EIC

（五）治愈的嗜酸性肉芽肿
- 影像学上可类似颅骨 EIC

推荐阅读

[1] Turk O et al: Nontraumatic intradiploic epidermoid cyst and older age: Association or causality? J Craniofac Surg. 29(2):e143-6, 2018

[2] Shin JJ et al: Intraosseous epidermoid cyst discovered in the distal phalanx of a thumb: a case report. Hand Surg. 19(2):265-7, 2014

[3] Agarwal S et al: Primary intracranial squamous cell carcinoma arising in an epidermoid cyst--a case report and review of literature. Clin Neurol Neurosurg. 109(10):888-91, 2007

[4] Bretschneider T et al: Squamous cell carcinoma arising in an intradiploic epidermoid cyst. Neuroradiology. 41(8):570-2, 1999

[5] Wax MK et al: Epidermoid cysts of the cranial bones. Head Neck. 14(4):293-6,1992

[6] Fisher ER et al: Epidermal cyst in bone. Cancer. 11(3):643-8, 1958

第十三篇
血管肿瘤
Vascular Tumors

喻 林 译

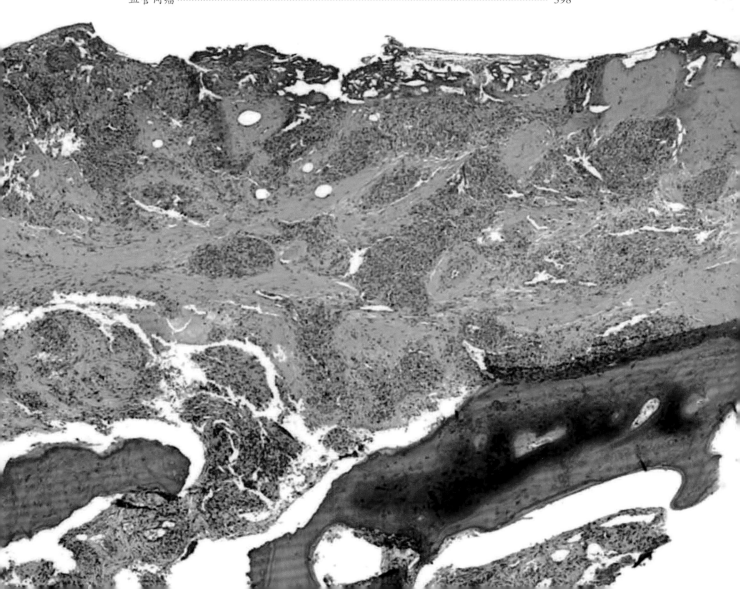

传统血管瘤
Conventional Hemangioma

一、临床特征
- 最常见的骨原发性良性肿瘤
- 最常见于椎体
- 临床上显著的血管瘤在原发性骨肿瘤中占比 < 1%
- 偶然发现的病变不需要治疗
- Gorham 病（消失性骨病，大量骨溶解）是血管瘤 / 淋巴管瘤的变异型

二、影像学检查
- 颅骨和长骨：病灶内放射状骨针形成内部的网状小梁状结构（星爆）
- 由于被肿瘤包绕的残余骨小梁重建，容易形成粗糙的骨小梁（灯芯绒外观）
- 病变的脂肪成分常可通过 MR 显示
- 高密度圆形病灶（对应增厚垂直的骨小梁）与低密度脂肪混合，在椎体中形成独特的波尔卡圆点状结构

三、显微镜检查
- 通常为毛细血管或静脉型血管
- 管腔被覆均匀一致、形态温和的单层扁平内皮
- Gorham 病是血管瘤的变异型

四、主要鉴别诊断
- 上皮样血管瘤
- 上皮样血管内皮瘤

五、诊断清单
- 大多数血管瘤在髓腔内呈浸润性生长
- 血管腔被覆良性内皮细胞
- 在破碎的穿刺活检标本或刮除标本中血管壁可难以识别

多发性透亮区

巨大血管瘤

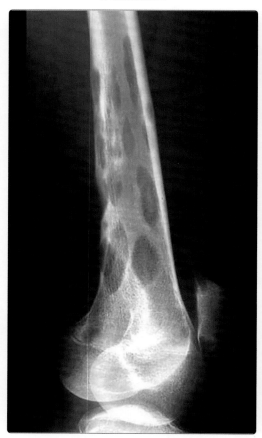

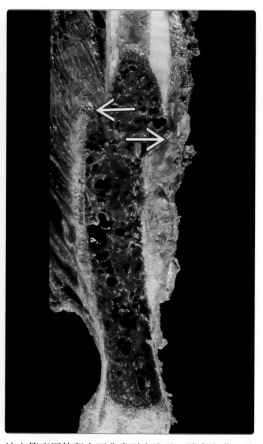

图示较为少见发生于股骨的血管瘤。肿瘤为多发的累及髓腔和骨皮质的卵圆形放射性透亮区。边缘非常锐利，不伴硬化。

该血管瘤因体积大而非常引人注目。肿瘤充满股骨骨干远端 1/2 骨髓腔，导致移位性病理性骨折➡。红色肿瘤呈海绵状外观，边界清楚。

一、术语

定义

- 显示内皮分化的骨良性血管肿瘤

二、病因／发病机制

肿瘤性

- 内皮细胞的良性肿瘤性增生

三、临床特征

（一）流行病学

- 发生率
  - 最常见的骨原发性良性肿瘤
    - 约 10% 人群存在无症状血管瘤
      - 绝大多数位于椎体
    - 临床上明显的血管瘤在原发性骨肿瘤中占比＜1%
- 年龄
  - 诊断时患者通常为成年人
    - 发病高峰：40—50 岁
    - 儿童肿瘤常有症状
      - 广泛分布于骨
- 性别
  - 女＞男

（二）部位

- 最常见于椎体
  - 脊椎分布
    - 胸椎
    - 腰椎
    - 颈椎
  - 当肿瘤压迫脊髓或神经时可出现症状或引起病理性骨折
    - 通过向椎管内生长或扩张椎弓根和椎板压迫脊髓或神经
- 也可发生于颅面骨和长骨
  - 颅面骨肿瘤常含有硬化性成分
    - 影像学上硬化可很明显
  - 长骨肿瘤常累及干骺端和骨干
- 多灶性病变可分为 2 种类型
  - 原发于骨的多发性血管瘤由一系列具有单发性血管瘤影像学特征和临床行为的病变组成
  - 囊性血管瘤病表现为弥漫性、多灶性、溶骨性骨肿瘤
    - 根据 X 线片上的表现判断是否为囊性
    - 可累及内脏

（三）表现

- 通常无症状，可在行脊柱影像学检查时偶然发现
  - 可产生疼痛或神经症状
  - 常在检查其他疾病时发现
- Gorham 病（消失性骨病，大块骨溶解症）是血管瘤／淋巴管瘤的变异型
  - 少数肿瘤持续生长导致一块或几块邻近骨逐渐部分或完全溶解
    - 肿瘤性内皮细胞诱导旺炽的破骨活性导致骨溶解
    - 症状变化多端，与累及的解剖部位有关
  - 病变通常不形成实性或膨胀性肿块
  - 肿瘤可跨关节
  - 当重要结构受累时可为致死性
    - 颅底和颈椎肿瘤可产生严重症状
  - 累及骨
    - 肩部、颅骨、骨盆带、颌骨、肋骨和脊柱
  - 可累及内脏
    - 如肺
- 动静脉型血管瘤／畸形
  - 可累及骨和软组织
  - 肿瘤可很广泛，产生显著的外观和功能问题

（四）治疗

- 偶然发现的病变不需要治疗
- 有症状者
  - 刮除或骨移植
  - 颅骨病变
    - 大块切除
  - 椎骨病变
    - 经动脉栓塞后减压
- 放疗可用于 Gorham 病

（五）预后

- 局部复发率低
- 不会进展为血管肉瘤
  - 少数多中心病变的患者在多年之后发展为起源于血管瘤的血管肉瘤
- Gorham 病患者当颅底和脊柱受累时，可能预后较差

四、影像学检查

（一）X 线

- 透光性是由于破骨性骨吸收导致相对骨丢失和病变内存在中等至大量脂肪
- 由于被肿瘤包绕的残余骨小梁重建，容易形成粗糙的骨小梁
  - 灯芯绒外观
- 颅骨和长骨
  - 病变内放射状骨针形成内部网状小梁状（星爆）结构
- Gorham 病
  - 影像上具有独特的表现
    - 受累骨有完全溶解区和残留的末端，末端逐渐变细，外观上类似被舔过的糖果棒

（二）MR

- 病变的脂肪成分常可通过 MR 显示
  - 重要的诊断标志，因恶性骨肿瘤病变内无脂肪成分
- T_1 加权呈低信号

○ 含丰富脂肪的病变呈高信号
- T$_2$ 加权呈高信号

（三）CT

- 边界清楚的溶骨性病变
- 高密度圆形病灶（对应增厚垂直的骨小梁）与低密度脂肪混合，在椎体中形成独特的波尔卡圆点状结构

五、大体检查

一般特征

- 类似皮肤和软组织的传统血管瘤
- 通常位于骨髓腔内
- 暗红色、海绵样外观
- 可侵犯骨
- 骨硬化或骨膜反应可很明显

六、显微镜检查

组织学特征

- 通常为毛细血管或静脉型血管
  ○ 血管壁通常比较薄
  ○ 血管通常为圆形或卵圆形和分支状结构
  ○ 血管可呈浸润性生长，渗透骨髓腔
  ○ 受累骨小梁呈反应性硬化（骨重建）
- 管腔被覆均匀一致、形态温和的单层扁平细胞
  ○ 管腔内可充满红细胞
    – 管腔可空亮或含无定形蛋白质样物质
- 血管腔围绕疏松结缔组织
- 可存在继发性改变，如血栓、钙化和乳头状内皮增生
- Gorham 病
  ○ 类似毛细血管瘤或淋巴管瘤
  ○ 前缘可见破骨活性
  ○ 血管数量不够多以至于不足以形成肿块样病变
    – 数量相对少可使诊断存在挑战
    – 联系影像学检查非常重要
- 动静脉型血管瘤 / 畸形可见结构异常的静脉、动脉和毛细血管

七、辅助检查

（一）免疫组织化学

- 被覆血管腔的细胞一致性表达内皮细胞标记
  ○ Ⅷ因子相关抗原不是非常敏感
  ○ CD31
  ○ CD34
  ○ ERG
  ○ FLI-1
  ○ CK 阴性

（二）遗传学

- 1 例报道的病例存在 *EWSR1-NFATC1* 融合

八、鉴别诊断

（一）上皮样血管瘤

- 内皮细胞为含致密嗜酸性胞质的大多边形上皮样细胞
- 肿瘤可呈多中心性分布，而传统型血管瘤不常见
- 肿瘤细胞常含胞质内空泡
- 肿瘤细胞可呈实性片状生长

（二）上皮样血管内皮瘤

- 上皮样内皮细胞呈条索状或簇状分布于黏液胶原化间质中
- 通常不存在血管腔
- 胞质内空泡明显

（三）血管肉瘤

- 瘤细胞表现为更大程度的细胞异型性
  ○ 核增大、深染
- 肿瘤细胞常呈实性簇状生长
- 血管腔形态不规则

（四）反应性病变

- 与多数血管瘤相比，血管数量少
- 血管不像血管瘤那样杂乱无章地排列
- 常可见伴随改变，如反应性血栓、编织骨和软骨

（五）正常结构

- 营养性动脉和静脉及其分支
  ○ 分支可以彼此相邻地聚集在一起
  ○ 可伴有纤维组织和少量编织骨
  ○ 血管壁厚，在大多数血管瘤中并不常见
  ○ 血管呈小叶状排列

九、诊断清单

病理解读要点

- 在破碎的穿刺活检或刮出标本中，血管壁可难以识别
- 当骨活检看似正常时，总是要考虑到血管瘤的诊断
- 当骨含有许多毛细血管样血管穿过骨髓腔时，要考虑血管瘤

推荐阅读

[1] Hoyle JM et al: The lipid-poor hemangioma: an investigation into the behavior of the "atypical" hemangioma. Skeletal Radiol. 49(1):93-100, 2020
[2] van IJzendoorn DGP et al: Vascular tumors of bone: The evolvement of a classification based on molecular developments. Surg Pathol Clin. 10(3):621-35, 2017

波尔卡圆点状结构

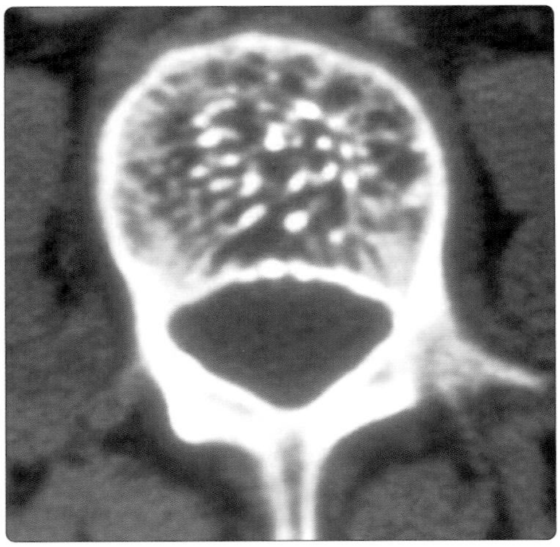

毛细血管型血管瘤

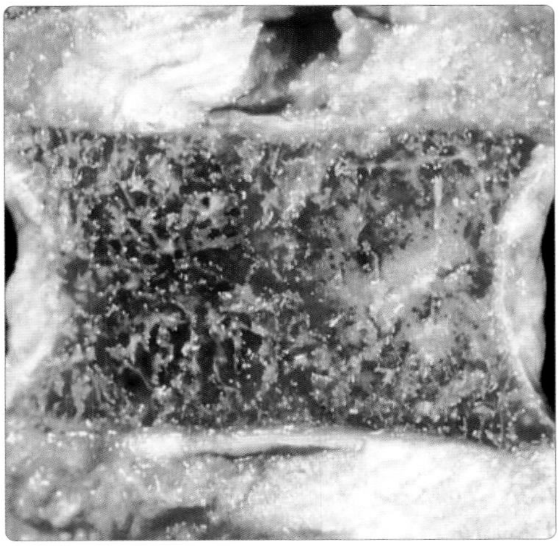

（左图）轴位 CT 显示椎体血管瘤因高脂肪含量而表现为低密度组织。点状的高密度结构代表穿过病变的增厚骨小梁。**（右图）**椎体传统的骨内血管瘤显示粗糙的骨小梁形成，含明显的脂肪成分。病变完全取代了椎体。

脊柱有症状的血管瘤

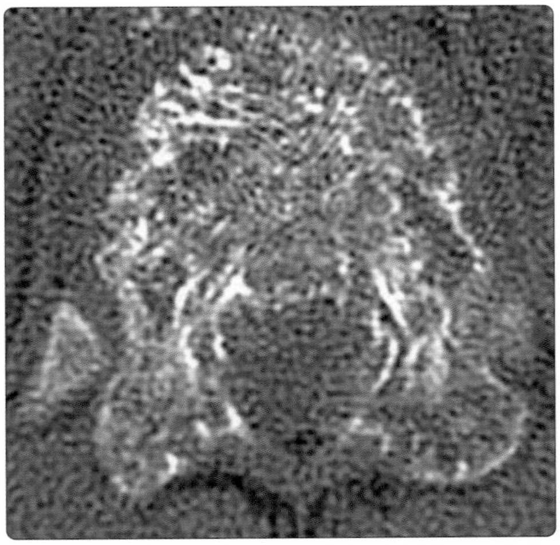

椎骨塌陷

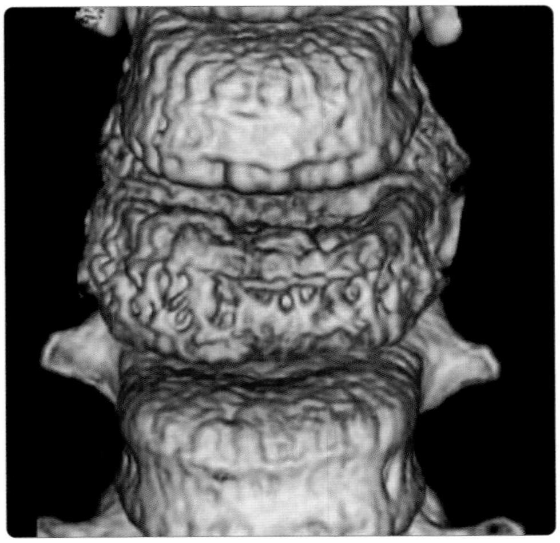

（左图）14 岁患者大的血管瘤累及椎体、椎弓根和椎板。肿瘤表现为溶骨性肿块，伴明显的化生骨。椎体塌陷，使患者产生症状。**（右图）**椎骨血管瘤导致椎体压缩。三维重建图像上，受累椎骨高度降低，前表面因骨皮质破裂导致表面不规则。

膨胀性溶骨和矿化的肿块

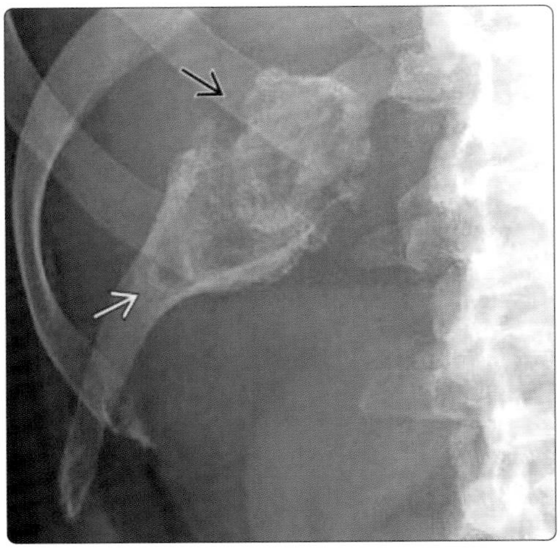

肋骨血管瘤

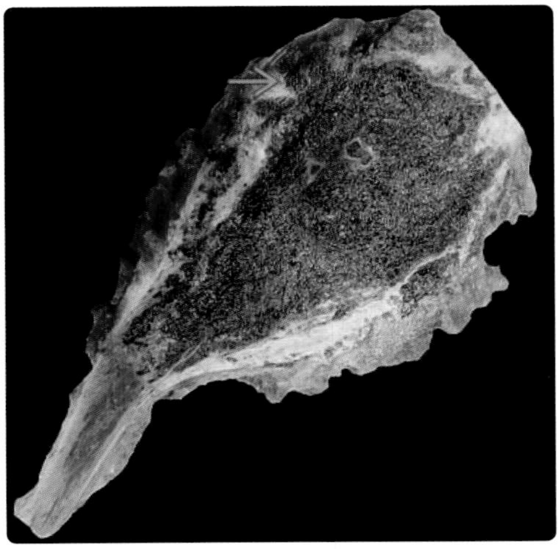

（左图）大的血管瘤使肋骨后段膨胀。肿瘤已向上侵蚀骨皮质⇨，呈小梁状外观。骨前缘边界清楚，但无硬化➡。**（右图）**相应的大体标本显示血管瘤呈红棕色，使骨膨胀。肿瘤上方已引起骨皮质吸收，并累及软组织⇨。

溶骨性肿瘤

颅顶血管瘤

（左图）骨内血管瘤的颅骨侧位 X 线片显示顶骨大的溶骨性病变➡。病变内可见模糊的线性骨化，特别是边缘，代表残留的内部骨松质。溶骨性成分周围见厚的硬化带围绕。（右图）颅骨血管瘤呈暗红色，结节状➡。肿瘤周围围绕红斑样增厚的骨壳➡，影像学上与硬化相对应。

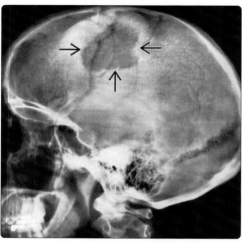

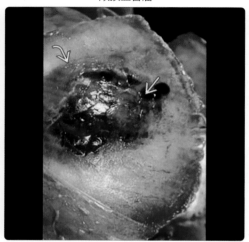

溶骨性肿块

鹰嘴血管瘤

（左图）肘部矢状位 CT 显示尺骨鹰嘴大的血管瘤。肿瘤表现为多发性圆形至卵圆形、高密度区➡，与周围骨分界非常清晰。（右图）鹰嘴血管瘤由多个薄壁、蜘蛛样血管腔组成。上方关节软骨无明显异常。

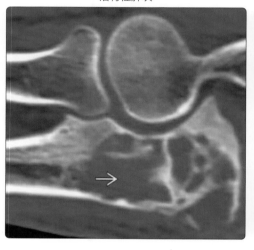

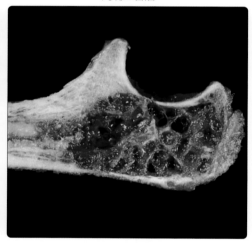

小梁状结构

取代骨髓的肿块

（左图）胫骨近端血管瘤呈地图样溶骨性病变，伴大量相互连接的线性放射性密度，代表肿瘤内重建的骨小梁；这就产生了小梁状结构。骨皮质完整，外侧有骨膜新生骨➡。（右图）相应的冠状位 MR T_1 显示血管瘤取代大部分脂肪骨髓，呈低信号。黑色的线性结构贯穿其中，代表增厚的骨小梁➡。

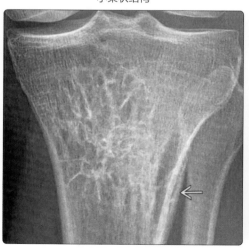

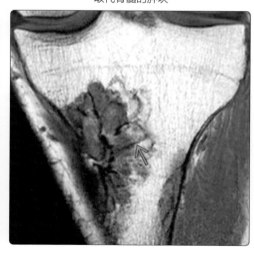

肋骨多发性血管瘤

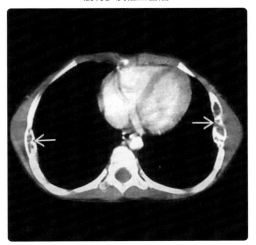

多发性溶骨性肿块

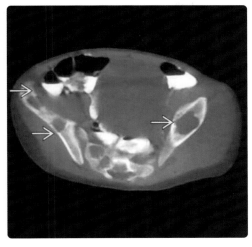

（左图）有些血管瘤为多灶性，被界定为囊性血管瘤病。肿瘤呈溶骨性，使肋骨膨胀➡，可引起病理性骨折。肿瘤侵犯骨皮质，累及软组织。（右图）骨多发性血管瘤患者轴位 CT 显示大的卵圆形、溶骨性肿瘤➡，边界清楚。

广泛性病变

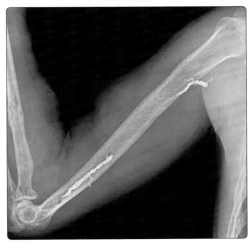

骨内扩张的血管

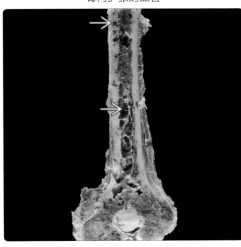

（左图）显示四肢动静脉畸形累及骨和软组织。这些骨骼显示出许多线性、弯曲的放射性透亮区，代表穿过受累骨骨髓腔和骨皮质的扩张血管。金属结构在静脉中诱导凝血。（右图）相应切除的肱骨显示骨髓腔和骨皮质内大量散在分布、薄壁、扩张的血管➡。因无法控制的出血而行截肢。

正在消失的骨

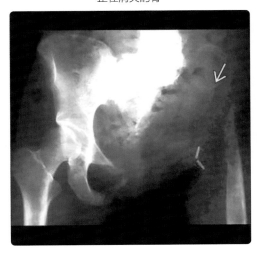

股骨再吸收的部分

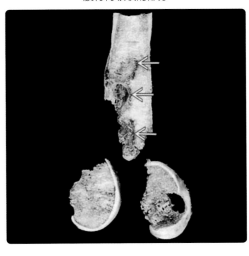

（左图）该患者患有严重的 Gorham 病。左侧骨盆和股骨近端已被该病变吸收➡。（右图）切除的股骨远端显示 Gorham 病特征。病变由小的肿瘤性血管簇组成，呈红棕色➡，是骨干远端和干骺端骨吸收的结果。

（**左图**）示意图显示椎骨血管瘤如何取代骨髓并包围原有的骨小梁。（**右图**）骨内传统型血管瘤，肿瘤由小的薄壁血管腔 ⇨ 组成，血管腔被覆薄层内皮，周围有明显的脂肪成分。肿瘤边界清楚，周围围绕骨

血管瘤示意图

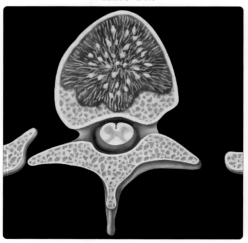

海绵状血管

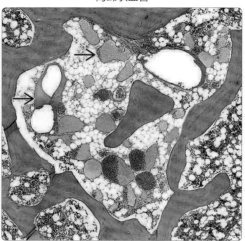

（**左图**）如本例所示，骨血管瘤由海绵状、薄壁的毛细血管样腔隙组成，管腔扩张，充满血液。注意血管如何取代骨髓，而原有骨被保存下来。（**右图**）骨髓腔含有毛细血管型血管瘤。肿瘤由形成良好、充血的毛细血管型血管组成，血管取代骨髓，围绕骨小梁。

充满血液的血管

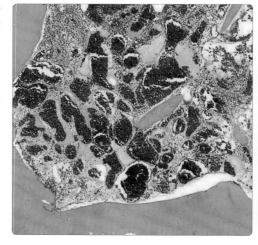

大小不等的血管

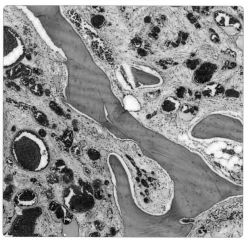

（**左图**）显示血管瘤内扩张的、充满血液的毛细血管簇。肿瘤与板层骨的骨小梁相邻。（**右图**）毛细血管型血管瘤中，血管形成良好，内衬梭形细胞，细胞核细长，染色质深染，胞质嗜酸性。有些血管腔内充满红细胞，而其他血管腔是空的。

海绵状血管

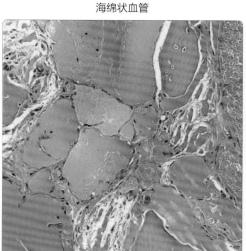

温和的内皮细胞

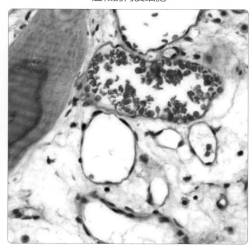

薄壁血管

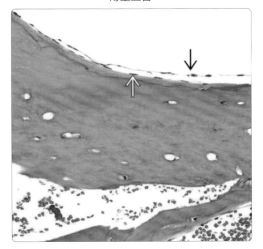

内皮细胞 CD34 染色

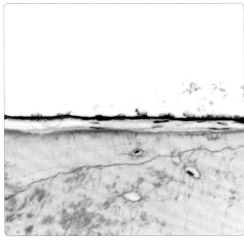

（**左图**）显示非常薄的肿瘤性血管壁被覆肥胖的内皮细胞➡️。血管下方是附着于骨表面的一层扁平骨母细胞➡️。在刮除标本中，很难识别。（**右图**）相应的切片显示内皮细胞胞质 CD34 强阳性。当血管扩张、壁薄，在刮除标本或细胞穿刺活检标本中可能被掩盖时，这一特征有助于血管瘤的诊断。

小叶状结构

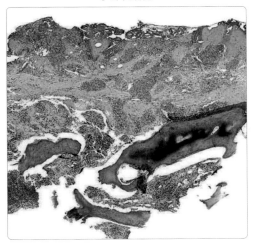

富于细胞性血管瘤

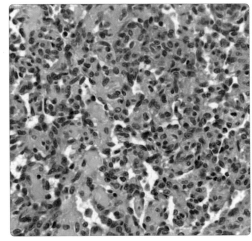

（**左图**）显示脊柱富于细胞性血管瘤的空芯针活检。肿瘤累及骨髓腔，并浸润至软组织内。小叶状生长方式强烈提示良性肿瘤。（**右图**）内皮细胞簇含卵圆形核，染色质细腻，核仁小。细胞并列排列，使许多血管腔模糊不清；但有些血管腔可识别，并相互沟通。

富于细胞性血管瘤

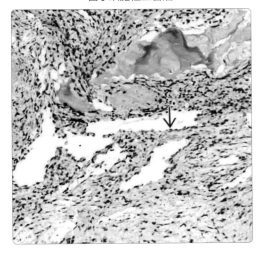

厚壁血管

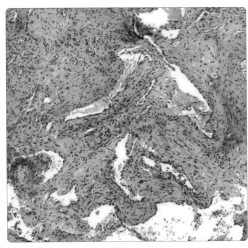

（**左图**）ERG 抗体免疫组化染色突出了实性区和血管腔形成区内肿瘤性内皮细胞的细胞核➡️。（**右图**）骨内传统型血管瘤由厚壁、肌性、静脉型血管组成。血管腔内含红细胞，被覆扁平内皮细胞，无任何细胞学的异型性。

淋巴管瘤 / 淋巴管瘤病
Lymphangioma/Lymphangiomatosis

一、定义
- 由淋巴管组成的原发性骨肿瘤

二、临床特征
- 非常少见的原发性骨肿瘤
- 可累及单骨（淋巴管瘤）或多骨（淋巴管瘤病）和软组织
- 症状取决于病变范围
- 无症状的患者不需要治疗
- 累及单骨时预后非常好
- 淋巴管瘤病的预后取决于骨外受累的范围
- 有症状的骨病变行刮除或填塞治疗

三、影像学检查
- 边界清楚的放射性透亮区

四、显微镜检查
- 形态不规则的血管

- 薄壁的腔隙被覆扁平内皮细胞
- 血管腔充满蛋白质样液体

五、辅助检查
- 内皮可表达 D2-40、CD31 和 CD34

六、主要鉴别诊断
- 骨血管瘤
- 多灶性嗜酸性肉芽肿
- 内生性骨软骨瘤
- 转移性癌
- 多骨性纤维结构不良

七、诊断清单
- 在活检标本中碰到"正常骨"总是要考虑血管病变的可能性

肱骨严重扭曲

多中心病变

（左图）17 岁女孩的肱骨、桡骨近端和尺骨因淋巴管瘤病严重扭曲变形。骨表现为骨质疏松，轮廓异常，局部膨胀，骨髓腔和骨皮质内含大量放射性透亮区。（右图）双侧髂骨和股骨有大量圆形和卵圆形的高信号区➡。每个病灶均代表淋巴管瘤，位于髓腔内，许多病灶表面的骨皮质变薄。

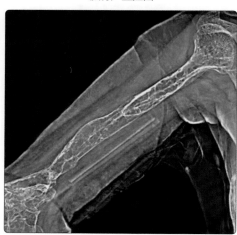

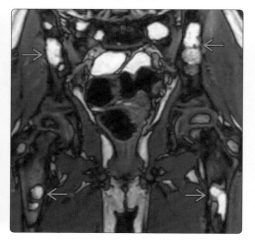

薄壁血管

内皮细胞 D2-40 染色

（左图）淋巴管瘤的管腔壁薄，被覆扁平内皮，充满蛋白质样液体➡。注意管腔周围的淋巴细胞。（右图）活检标本中的分支状淋巴管被覆内皮细胞 D2-40 强染色。邻近的非肿瘤性血管内皮阴性。

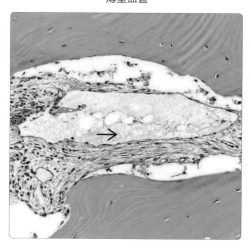

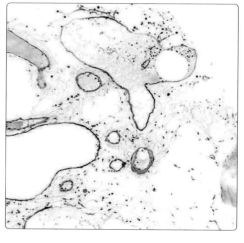

一、术语

定义

● 由淋巴管组成的原发性良性骨肿瘤

二、病因／发病机制

病因

● 未知

三、临床特征

（一）流行病学

● 发生率
  ○ 非常少见的原发性骨肿瘤
  ○ 较骨血管瘤更少见
● 年龄
  ○ 可发生于所有年龄段
  ○ 最常见于年轻患者

（二）部位

● 可累及单骨（淋巴管瘤）或多骨（淋巴管瘤病）
● 与骨血管瘤不同，淋巴管瘤很少累及脊柱
● 大多数发生于长骨和颅面骨

（三）表现

● 患者可表现为累及单骨的孤立性淋巴管瘤
● 患者可含有多发性、分散的骨淋巴管瘤 ± 软组织累及
● 症状取决于病变范围
● 肿瘤可发生于骨和软组织

（四）治疗

● 无症状的病变
  ○ 不需要治疗
● 有症状的骨病变
  ○ 刮除或填塞治疗

（五）预后

● 单骨受累者预后非常好
● 淋巴管瘤病的预后取决于骨外受累程度
  ○ 骨病变可随时间消退

四、影像学检查

（一）X 线

● 孤立性淋巴管瘤由边界清楚的放射性透亮病变组成
● 多发性病变可见于淋巴管瘤病患者

（二）MR

● 含大小不等囊腔的非强化性病变
● T_1 加权上呈低至中等信号
● T_2 加权呈高信号

（三）CT

● 边界清楚的低密度病变

五、大体检查

一般特征

● 海绵状外观，囊腔内充满透明或淡黄色液体

六、显微镜检查

组织学特征

● 血管腔形态不规则
● 血管壁薄，被覆扁平内皮细胞
● 血管腔内充满蛋白质样液体
● 与血管瘤类似，血管腔内可见红细胞
● 血管可包裹原有骨小梁

七、辅助检查

免疫组织化学

● 内皮细胞可表达 D2-40、CD31 和 CD34

八、鉴别诊断

（一）骨血管瘤

● 可能与血管瘤难以鉴别
● 两者均被覆扁平内皮细胞
● 骨血管瘤中血管腔常充满血液，而淋巴管瘤内为蛋白质样液体
  ○ 血管瘤中的血液常被冲洗掉，以致于类似淋巴管瘤
  ○ 淋巴管瘤出血也可使鉴别很困难
● 血管瘤和淋巴管瘤均表达内皮标记
  ○ 淋巴管瘤中内皮细胞表达 D2-40，但血管瘤中内皮细胞常阴性

（二）杂类病变

● 影像学上，淋巴管瘤病可类似各种多灶性病变，包括
  ○ 多灶性嗜酸性肉芽肿
  ○ 内生性骨软骨瘤病
  ○ 转移性癌
  ○ 多骨性纤维结构不良
● 所有这些肿瘤在组织学上容易诊断并与淋巴管瘤病相鉴别

九、诊断清单

病理解读要点

● 标本破碎会使活检标本中的淋巴管瘤难以识别
● 在活检标本中碰到"正常骨"总是要考虑血管病变的可能性

推荐阅读

[1] Aslan F et al: Cystic hygroma with multiple benign bone lymphangiomas in an adult patient: A rare entity in the differential diagnosis of multiple osseous lesions in oncology practice. Curr Med Imaging. ePub, 2020

[2] Ramani P et al: Lymphangiomatosis. Histologic and immunohistochemical analysis of four cases. Am J Surg Pathol. 17(4):329-35, 1993

[3] Winterberger AR: Radiographic diagnosis of lymphangiomatosis of bone. Radiology. 102(2):321-4, 1972

上皮样血管瘤
Epithelioid Hemangioma

诊断要点

一、定义
- 由肥胖的组织细胞样或上皮样内皮细胞组成的血管瘤的变异型

二、病因 / 发病机制
- 常可见 *FOS* 易位

三、临床特征
- 最常见于长管状骨（40%）
- 患者常表现为受累骨的局部疼痛
- 无症状的肿瘤不需要治疗
- 有症状的肿瘤采用刮除治疗

四、影像学检查
- 影像学上，病变为边界清楚的透亮区，但可显示侵袭性特征（累及软组织）

五、大体检查
- 大体上，肿瘤质软、实性、红色，伴出血

六、显微镜检查
- 小叶状生长方式；边界清楚或浸润性
- 上皮样内皮细胞呈多边形，含丰富致密的嗜酸性胞质
- 细胞核呈卵圆形或肾形，多分叶状或含有核沟，常凸入血管腔
- 间质中存在大量炎症细胞，包括嗜酸性粒细胞、浆细胞
- 不存在玻璃样变或黏液样基质

七、主要鉴别诊断
- 上皮样血管内皮瘤
- 上皮样血管肉瘤
- 转移性癌

膨胀性溶骨性病变

出血性肿块

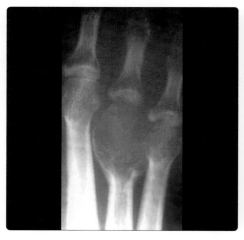
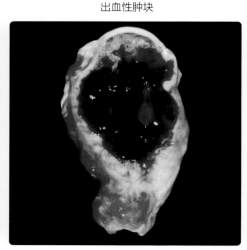

（左图）跖骨远端 1/3 处上皮样血管瘤表现为膨胀性、边界相对清楚的溶骨性病变。（右图）上皮样血管瘤累及跖骨远端 1/2。出血性肿瘤呈实性，边界清楚，使骨膨胀。肿瘤累及软骨下骨板。

空芯针活检

CD31 强染色

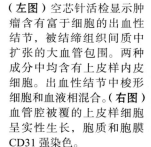
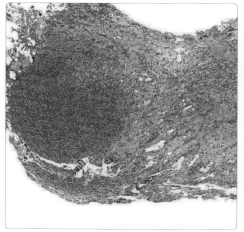
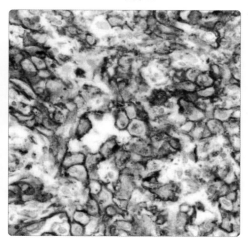

（左图）空芯针活检显示肿瘤含有富于细胞的出血性结节，被结缔组织间质中扩张的大血管包围。两种成分中均含有上皮样内皮细胞。出血性结节中梭形细胞和血液相混合。（右图）血管腔被覆的上皮样细胞呈实性生长，胞质和胞膜CD31 强染色。

一、术语

（一）缩略语

- 上皮样血管瘤（epithelioid hemangioma，EH）

（二）同义词

- 组织细胞样血管瘤
- 伴嗜酸性粒细胞增生的血管淋巴结组织增生

（三）定义

- 由肥胖的上皮样内皮细胞组成的血管瘤的变异型

二、病因／发病机制

遗传学异常

- 常存在 *FOS* 重排，*FOSB* 重排少见
  - *ZFP36-FOSB* 融合的肿瘤细胞丰富，具有非典型性

三、临床特征

（一）流行病学

- 发生率
  - 血管瘤的少见变异型；发生率尚不清楚
- 年龄
  - 发生于所有年龄组，最常见于 30—40 岁
- 性别
  - 更常见于男性患者

（二）部位

- 可累及所有骨：长骨、扁骨和颅面骨
- 最常见于长管状骨（40%）
  - 下肢远端（18%）、扁骨（18%）、椎骨（16%）和手部的小骨（8%）
- 约 20% 有多发性骨累及
- 可发生于皮肤、软组织和淋巴结

（三）表现

- 受累骨的局部疼痛；少数为偶然发现

（四）治疗

- 无症状的患者可随访；有症状的患者行刮除或大块切除

（五）预后

- 复发不常见
- 报道少数病例可自发性消退
- 区域淋巴结或其他器官系统受累很有可能是多中心性疾病的表现

四、影像学检查

（一）X 线

- 地图样，溶骨性，边界清楚
- 可累及软组织
  - 通常发生于短管状骨和椎骨

（二）MR

- T_1 加权上呈异质性低信号，T_2 加权呈高信号

- 钆增加图像上呈均匀强化

（三）CT

- 溶骨性，伴硬化性边缘
- 可呈蜂窝状结构，或呈侵袭性，并累及软组织

五、大体检查

（一）一般特征

- 质软，实性，红色，伴出血
  - 边界相对清楚，常使骨膨胀，可累及软组织

（二）大小

- 直径 1～7cm

六、显微镜检查

组织学特征

- 小叶状生长方式；边界清楚或浸润性
- 肿瘤细胞呈大的多形性，含丰富致密的嗜酸性胞质
  - 常含有 1 个或以上胞质内空泡
    - 空泡再现血管腔形成，可含有完整或破碎的红细胞
  - 可见核分裂象
- 相邻细胞的空泡融合，形成管腔
- 大量形成良好的血管；肿瘤细胞呈墓碑样或鞋钉样凸入腔内
- 细胞可呈实性条索状或片状生长
- 细胞核呈卵圆形或肾形，多分叶状或有核沟，含有细腻的染色质
- 间质可含有嗜酸性粒细胞和浆细胞

七、辅助检查

免疫组织化学

- 肿瘤细胞 CD31、ERG 和 FLI-1 阳性；肿瘤细胞 CD34 阴性
- 约 50% 角蛋白和 EMA 阳性
  - 这些标记可弥漫或强染色
- 肿瘤细胞 FOS 和 FOSB 阳性；与遗传学相关

八、鉴别诊断

（一）上皮样血管内皮瘤

- 肿瘤细胞呈条索状生长，位于玻璃样变或软骨样间质中
- 表现为更大程度的细胞异型性
- 不同的遗传学异常

（二）上皮样血管肉瘤

- 重度的细胞异型性和非典型性核分裂象；不同的遗传学

推荐阅读

[1] Tsuda Y et al: Epithelioid hemangioma of bone harboring FOS and FOSB gene rearrangements: A clinicopathologic and molecular study.Genes Chromosomes Cancer. 60(1):17-25, 2021

（**左图**）股骨粗隆间区域见上皮样血管瘤形成边界清楚的溶骨性病变➡。前方骨皮质轻度膨胀➡，无内部基质和骨皮质断裂。（**右图**）轴位CT显示上皮样血管瘤➡表现为股骨粗隆间区域边界清楚的溶骨性病变。边缘硬化，内部无基质。骨皮质完整，无骨膜反应。

边界清楚的溶骨性肿瘤

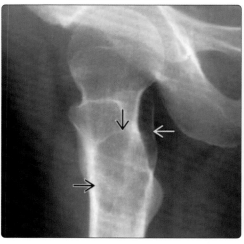

伴硬化性边缘的溶骨性病变

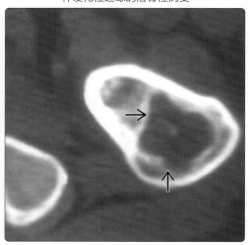

（**左图**）踝关节侧位片显示跟骨大的上皮样血管瘤，呈多房、溶骨性，累及整个骨。肿瘤导致骨皮质膨胀，并被反应性骨间隔分隔开➡。（**右图**）冠状位MR T₁显示上皮样血管瘤➡取代整个跟骨骨髓。肿瘤呈低信号，局限于骨皮质内。

蜂窝状的溶骨性肿瘤

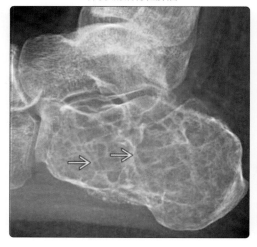

均质的肿瘤

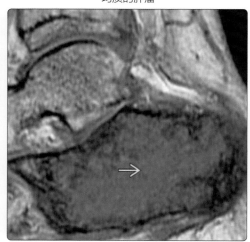

（**左图**）上皮样血管瘤矢状位MR T₁显示胫骨远端、距骨、其他跗骨和跖骨的多发性低信号结节。病变边界相对清楚并延伸至有些骨的软骨下区。（**右图**）轴位CT显示多发性溶骨性肿瘤➡，边缘硬化。骨皮质完整，未累及软组织。

多发性肿瘤

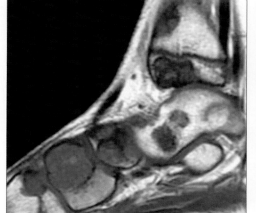

伴硬化性边缘的溶骨性肿瘤

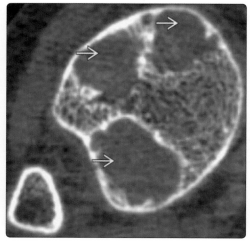

膨胀性小梁状肿瘤

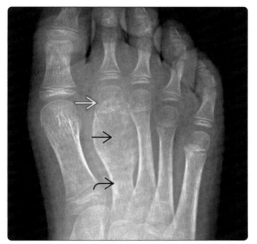

肿瘤充满髓腔

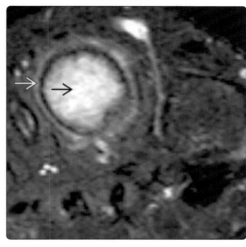

（左图）第 2 跖骨上皮样血管瘤➡使远端骨干和干骺端膨胀，并累及生长板基底部➡。肿瘤呈小梁状溶骨性外观，边界清楚，远端边缘硬化➡。（右图）轴位 MR T_2 显示高信号的上皮样血管瘤➡取代跖骨骨髓脂肪。一薄层高信号环➡围绕完整的骨皮质。

侵袭性肿瘤

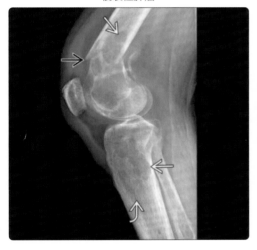

髓内钉

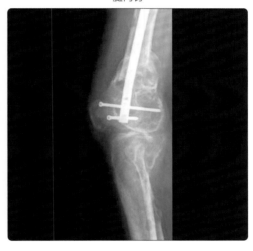

（左图）上皮样血管瘤累及股骨远端、胫骨近端和髌骨。肿瘤呈溶骨性，边界从非常清楚➡至虫蚀样改变➡。股骨肿瘤导致病理性骨折➡。（右图）相应的 MR 显示用髓内钉固定的病理性骨折。股骨、胫骨以及髌骨骨髓腔和骨皮质内可见多发性溶骨性肿块。

多发性溶骨性肿瘤

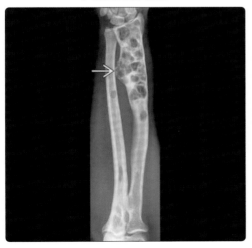

葡萄样肿瘤结节

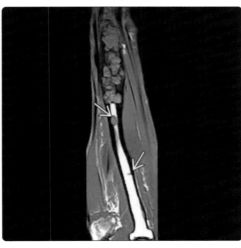

（左图）多发性边界清楚的溶骨性肿瘤累及桡骨和尺骨。骨膜新生骨在隆起的肿瘤周围形成一薄层骨壳➡。（右图）相应的矢状位 MR T_1 显示桡骨远端相对低信号的葡萄串样肿瘤性结节。分散的孤立性病变位于骨干更近端的部位➡。

伴硬化性边缘的溶骨性肿瘤

骨皮质中断

（**左图**）前后位重建CT显示椎体上皮样血管瘤，伴厚的硬化性边缘➡。肿块内见代表反应性骨的线状放射性密度➡。左侧肋骨后段可见类似的较小病变➡。（**右图**）轴位CT显示上皮样血管瘤累及椎体左侧1/2，相邻肋骨头可见一单独病灶。病变呈溶骨性➡，伴厚的硬化性边缘。

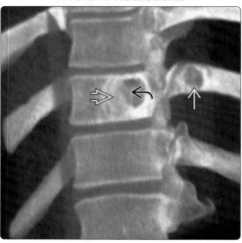

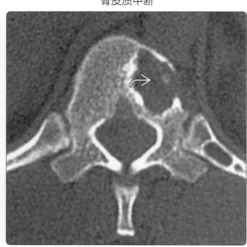

卵圆形放射性透亮区

骨皮质破坏

（**左图**）胸椎侧位片显示分叶状溶骨性病变➡位于高度略有降低的椎体内。后方骨皮质➡膨胀变薄，残留的支撑性骨小梁➡垂直排列。（**右图**）矢状位MR T₁C+FS显示充满椎体伴强化的病变➡。后方骨皮质膨胀，挤压脊髓➡。

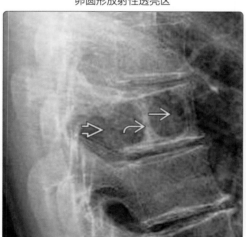

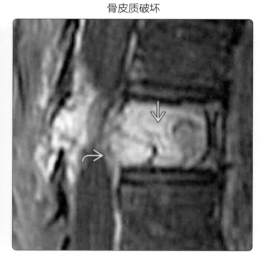

不规则边缘

卵圆形肿块

（**左图**）颅骨板障间隙内上皮样血管瘤➡表现为边缘不规则的破坏性病变。肿瘤已侵蚀内、外板，完全充满覆盖其表面的软组织➡。（**右图**）冠状位MR T₁C+显示板障间隙内强化的上皮样血管瘤➡。肿瘤侵犯内、外板，但未累及脑实质。

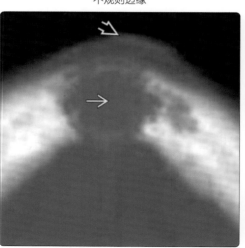

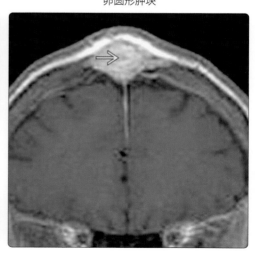

伴有疼痛的髋部

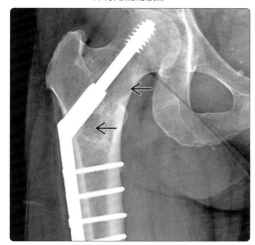

边界清楚的出血性肿块

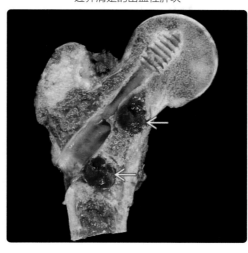

（左图）前后位图像显示放置到位的髋部动力螺钉和 2 个边界相当清楚的复发性上皮样血管瘤的溶骨性结节➡，结节位于股骨粗隆间螺钉周围，主要位于内侧。肿瘤最初行刮除治疗。（右图）复发性上皮样血管瘤➡表现为实性、红褐色结节，位于髓腔内，与之前放置的动力螺钉通道相邻。结节呈实性，边界清楚。

红棕色结节性肿瘤

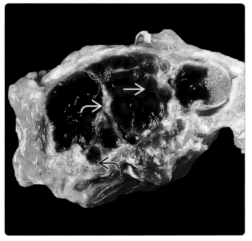

分叶状肿块

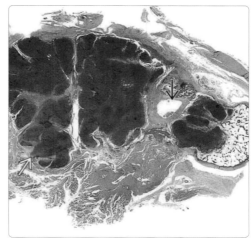

（左图）上皮样血管瘤➡累及足近节趾骨的大部分。红色实性肿瘤因白色纤维分隔呈结节状➡。肿瘤边界清楚，已破坏骨皮质，凸入软组织内➡。（右图）足近节趾骨大部分被上皮样血管瘤破坏。肿瘤呈结节状，累及软组织➡。注意伴随肿瘤的大血管➡。

累及软组织

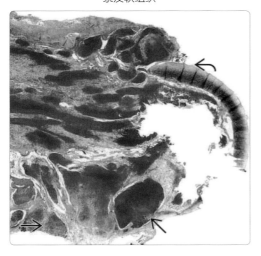

器官样结构

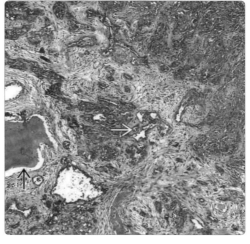

（左图）第 1 跖骨上皮样血管瘤呈特征性的结节状生长方式。肿瘤破坏大部分骨，并累及软组织➡。肿瘤延伸至软骨下骨板，关节软骨完整➡。（右图）上皮样血管瘤累及骨髓腔，取代骨髓脂肪，并围绕原有的骨小梁➡。肿瘤由小叶状分布、形成良好的分支状血管组成➡。

（左图）上皮样血管瘤的典型小叶由富于细胞区组成，周围见衣领状包绕的疏松结缔组织，其中含许多小动脉样结构 ➡。富于细胞的成分由条索状和片状增生的上皮样内皮细胞 ➡ 组成。（右图）有时上皮样血管瘤内血管腔扩张，充满血液，内衬上皮样内皮细胞。血管周围可见小簇状上皮样内皮细胞。

小动脉

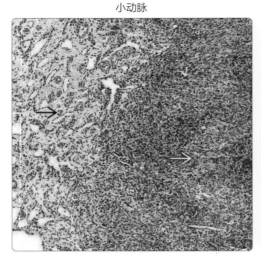

扩张的血管腔

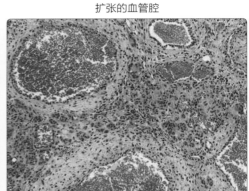

（左图）内衬明显的上皮样内皮细胞、形成良好的血管腔 ➡ 是上皮血管瘤的典型特征。血管腔有时充满红细胞。（右图）肿瘤性上皮样内皮细胞 ➡ 大，含深染的嗜酸性胞质和圆形、卵圆形或肾形细胞核。注意间质中渗出的红细胞 ➡。

形成良好的血管腔

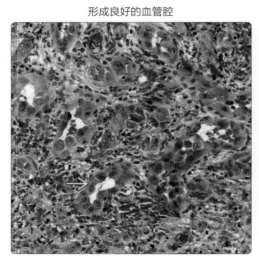

致密的嗜酸性胞质

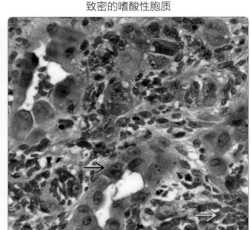

（左图）上皮样内皮细胞含胞质内空泡 ➡，并相互融合形成管腔。肿瘤细胞核可呈多分叶状 ➡，含有核沟和明显的核仁 ➡。（右图）显示上皮样内皮细胞呈实性片状生长。这种细胞丰富程度是诊断更具侵袭性肿瘤的陷阱，如上皮样血管内皮瘤和血管肉瘤。注意胞质内空泡 ➡。

胞质内空泡

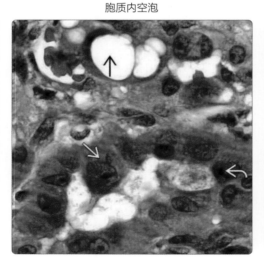

片状细胞

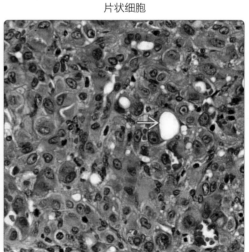

梭形细胞

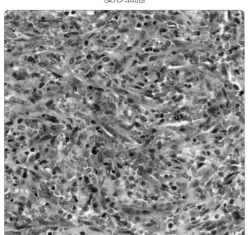

大量嗜酸性粒细胞

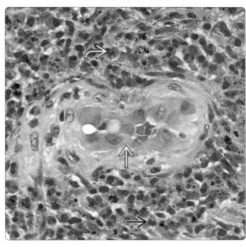

（**左图**）有些上皮样血管瘤，特别是累及下肢远端者，肿瘤可含有由增生的梭形细胞、大量红细胞和含铁血黄素沉着混合组成的富于细胞性结节。（**右图**）富含嗜酸性粒细胞➡️的致密炎症细胞浸润是上皮样血管瘤的另一特征。增生的内皮细胞➡️可被炎症细胞掩盖。注意丰富的含铁血黄素➡️。

许多巨细胞

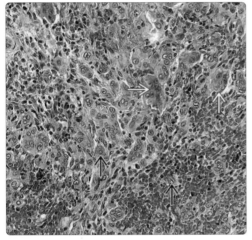

反应性编织骨

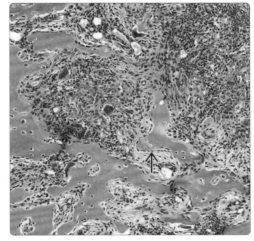

（**左图**）骨上皮样血管瘤有时可含有明显的破骨样巨细胞浸润➡️。它们的存在可能与骨巨细胞瘤和动脉瘤样骨囊肿相混淆。关键是识别上皮样内皮细胞➡️。（**右图**）上皮样血管瘤可含有丰富的围绕肿瘤小叶的反应性编织骨，周围可见骨母细胞➡️围绕，可与骨母细胞瘤相混淆。

上皮样内皮细胞 FOSB 染色

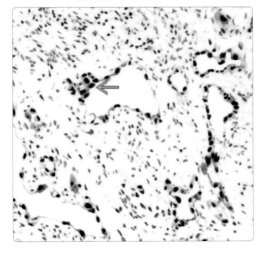

角蛋白强染色

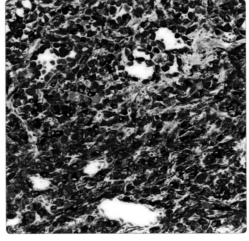

（**左图**）在上皮样血管瘤的血管形成区，肿瘤细胞显示细胞核 FOSB 强染色➡️。这一特征有助于对肿瘤进行分类，并将其与上皮样血管内皮瘤和上皮样血管肉瘤区分开。（**右图**）上皮样内皮细胞也可显示上皮标记强染色，包括角蛋白（本例中为 AE1/AE3）和 EMA，导致与转移性癌相混淆。

383

假肌源性血管内皮瘤
Pseudomyogenic Hemangioendothelioma

一、定义
- 具有特异性形态学特征和分子改变的低度恶性内皮肿瘤

二、临床特征
- 渐进性、局部疼痛
- 多灶性肿瘤最常累及四肢远端骨，其次是骨盆和脊柱
- 在长骨，肿瘤常位于骨干，也可累及干骺端和骨骺
- 多灶性肿瘤可累及 1 个或多个骨

三、影像学检查
- 圆形至卵圆形溶骨性肿块，常伴有锐利的边缘

四、显微镜检查
- 边界清楚；由梭形和上皮样细胞组成
- 多数细胞呈梭形，呈疏松的束状排列
- 梭形细胞肥胖，含致密嗜酸性胞质
- 上皮样细胞含偏位、丰富而致密的嗜酸性胞质；类似横纹肌母细胞

- 无管腔形成；胞质内空泡不常见
- 反应性骨；可丰富并掩盖肿瘤细胞
- 可有大量破骨样巨细胞
- 核分裂活性低；可有小灶坏死
- 间质水肿，细胶原纤维；少数呈软骨样

五、辅助检查
- 50% 病例存在 SERPINE1-FOSB 融合
- FOSB、CD31、ERG、FLI-1 和角蛋白 AE1/AE3 阳性
- CD34、SMA、desmin 阴性；保留 INI1 表达

六、主要鉴别诊断
- 转移性癌
- 肌源性肿瘤
- 巨细胞瘤
- 骨母细胞瘤
- 上皮样内皮细胞肿瘤

多发性溶骨性病变

多发性红棕色肿瘤

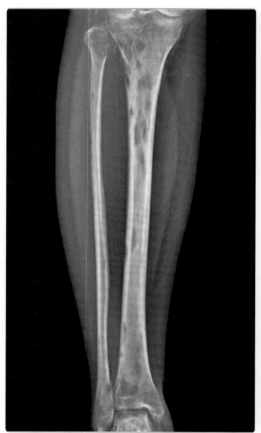

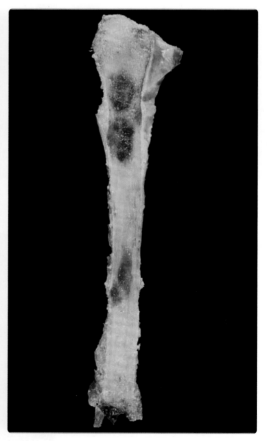

这例假肌源性血管内皮瘤（PMH）中，卵圆形溶骨性肿瘤位于胫骨和腓骨的骨干、干骺端和骨骺。有些边界较清楚，而另一些呈虫蚀状外观。

被切除的骨含多个 PMH 肿瘤，表现为红棕色肿块。肿瘤位于骨髓腔内，侵蚀骨皮质内侧。

一、术语

（一）缩略语
● 假肌源性血管内皮瘤（pseudomyogenic hemangioendothelioma，PMH）

（二）同义词
● 上皮样肉瘤样血管内皮瘤
  ○ 这个命名不推荐使用

（三）定义
● 具有特异性形态学特征和分子改变的低度恶性内皮肿瘤

二、临床特征

（一）部位
● 可原发于软组织（最常见），软组织和骨，或局限于骨（最少见）
● PMH 可发生于任何骨
  ○ 常累及长骨、骨盆和脊柱
  ○ 有些病例累及短管状骨、跗骨和腕骨
● 肿瘤可位于骨髓腔或骨皮质
● 在长骨，肿瘤常发生于骨干，但可累及干骺端和骨骺
● 多发性肿瘤可累及单个或多个骨
● 多灶性肿瘤最常见于下肢（38%），其余依次是骨盆和脊柱（28%）、上肢（17%）

（二）表现
● 进展性局部疼痛
● 偶然发现
● 病理性骨折不常见
● 大多数肿瘤表现为多灶性
  ○ 多灶性肿瘤不连续，最常累及骨骼区
  ○ 肿瘤数量可数不清

（三）治疗
● 手术刮除或大块切除
● 部分病例行放射消融术
● 无症状或切除致残者可观察

（四）预后
● 非常好；肿瘤缓慢进展或保持稳定
  ○ 内脏转移少见

三、影像学检查

（一）X 线
● 圆形至卵圆形，分叶状溶骨性肿块
● 边界相对锐利
  ○ 边缘可伴有或不伴有硬化
● 有些肿瘤呈虫蚀样外观

（二）MR
● T_1 及增强和 T_2 加权上呈低信号

（三）CT
● 有边界，溶骨性

（四）PET 扫描
● 高度摄取或无摄取；可随时间变化

四、大体检查

一般特征
● 灰粉色，深褐色，边界清楚；大小 0.1～6.5cm

五、显微镜检查

组织学特征
● 边界清楚；由梭形和上皮样细胞组成
  ○ 多数细胞呈梭形，呈疏松的束状排列
    – 随意的束状或席纹状排列
    – 肥胖的空泡状核，明显的核仁和致密的嗜酸性胞质
  ○ 上皮样细胞含偏位、丰富而致密的嗜酸性胞质；类似横纹肌母细胞
    – 卵圆形、空泡状核，可见核仁
    – 单个或实性小簇状生长
  ○ 无管腔形成；胞质内空泡不常见
● 反应性骨；可丰富并掩盖肿瘤细胞
● 可有大量破骨样巨细胞
● 核分裂活性低；可有小灶坏死
● 间质水肿，细胶原纤维；少数呈软骨样
  ○ 混合性炎症细胞浸润和外渗的红细胞

六、辅助检查

（一）免疫组织化学
● CD31、ERG、FLI-1、角蛋白 AE1/AE3 和 FOSB 阳性
● CD34、SMA 和 desmin 阴性；保留 INI1 的表达

（二）分子遗传学
● *SERPINE1-FOSB* 融合是最常见的易位
  ○ 反映了平衡易位 t（7;19）（q22;q13）
● 其他融合，如 *ACTB-FOSB*、*WWTR1-FOSB* 和 *CLTCFOSB* 也有报道

七、鉴别诊断

（一）转移性癌
● 异型性更大；CD31 阴性

（二）肌源性肿瘤
● 肌源性标记阳性；CD31 阴性

（三）巨细胞瘤
● 缺少含致密嗜酸性胞质的细胞；不同的免疫表型

（四）骨母细胞瘤
● 缺少梭形细胞成分；不同的免疫表型

（五）上皮样内皮细胞肿瘤
● 上皮样血管瘤：血管形成；缺少横纹肌母细胞样细胞；不同的易位
● 上皮样血管内皮瘤：玻璃样变或软骨样间质；不同的易位
● 上皮样血管肉瘤：异型程度更大；不同的基因异常

推荐阅读

[1] Bridge JA et al: A novel CLTC-FOSB gene fusion in pseudomyogenic hemangioendothelioma of bone. Genes Chromosomes Cancer. 60(1):38-42, 2021

（左图）相应的冠状位 MR T$_1$ 显示 PMH 表现髓腔内圆形至卵圆形的低信号肿瘤。（右图）冠状位 MR T$_2$ FS 显示股骨和胫骨髓腔内多发性高信号肿块，侵蚀骨皮质。

多发性圆形至卵圆形肿瘤

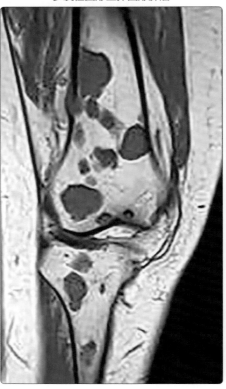

长骨的多灶肿瘤

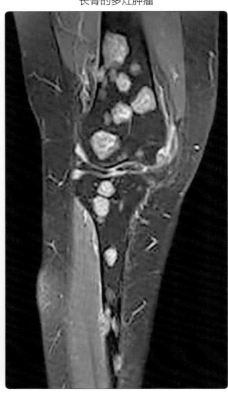

（左图）PMH 患者表现为股骨远端骨骺、干骺端和骨干的多发性溶骨性病变➡。病变具有锐利的边界，无硬化。股骨近端未受累。（右图）同一患者的 X 线片显示数不清的边界清楚的溶骨性病变，边缘锐利。病变分布于整个骨，累及骨髓腔和骨皮质。

溶骨性病变

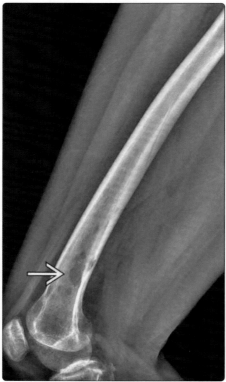

溶骨性病变

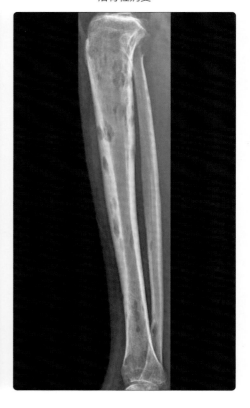

多发性肿瘤

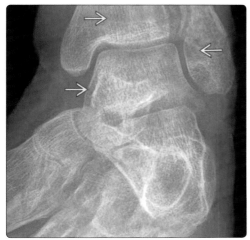

骨扫描

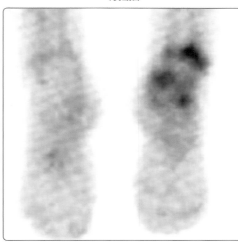

（**左图**）X 线片显示多发性、不易察觉的溶骨性病变➡️，累及多个骨。骨皮质完整，无骨膜反应。（**右图**）相应的骨扫描更好地展现了病变 99mTc 高度摄取。病变散在分布，累及踝关节周围骨。

脊柱溶骨性病变

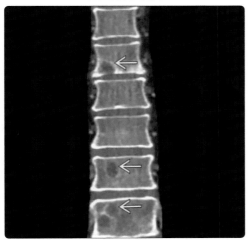

脊柱溶骨性病变

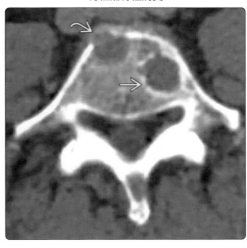

（**左图**）冠状位重建 CT 显示椎体髓腔内多发性、圆形至卵圆形溶骨性肿瘤➡️。肿瘤大小不一，有些局灶可见硬化性边缘。（**右图**）PMH 表现为椎骨和棘突溶骨性病变➡️。一个肿块侵蚀骨皮质，被反应性骨包绕➡️。

骶骨肿瘤

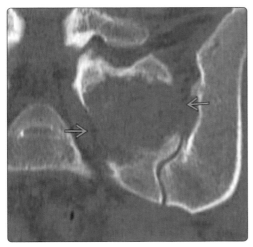

骶骨肿瘤

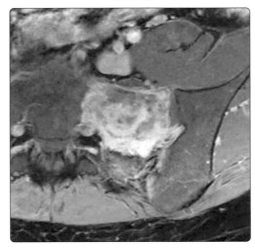

（**左图**）颅骨大的、溶骨性 PMH 已破坏下面的骨➡️。内侧和外侧骨皮质被肿瘤吸收。（**右图**）相应的轴位 MR 显示骶骨高信号肿瘤。尽管具有破坏性，但肿瘤与周围骨分界清楚，仅有限地累及后方骨皮质。

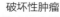

（**左图**）显示第4掌骨破坏性肿瘤。肿瘤呈溶骨性，边界不清，已破坏骨皮质和下面的骨 ➡️。其他骨无病变。（**右图**）相应的切除标本显示骨髓腔内实性、灰白色肿瘤，破坏骨皮质，累及邻近软组织。未受累的骨髓呈黄色。

破坏性肿瘤

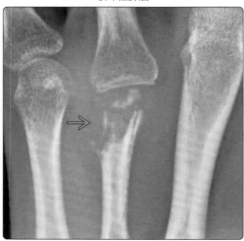

髓腔内肿瘤

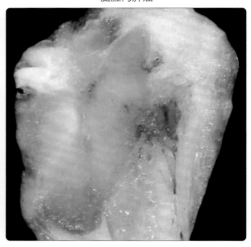

（**左图**）该PMH患者趾骨、跖骨、跗骨和胫骨远端可见数不清的肿瘤。肿瘤呈溶骨性、虫蚀样外观。（**右图**）患者因同侧肢体足、胫骨和股骨多发性肿瘤行截肢术。肿块起源于跖骨骨皮质，浸润至髓腔。肿瘤呈黄褐色，边界清楚。

虫蚀样骨

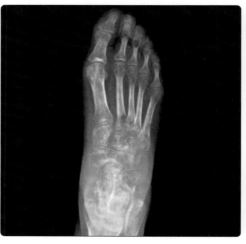

跖骨骨皮质内肿瘤

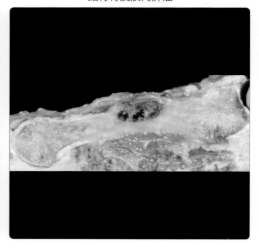

（**左图**）骨横截面上，PMH呈分叶状生长 ➡️，充满骨髓腔，周围可见一层反应性骨壳。肿瘤破坏骨皮质，引起病理性骨折，可见由软骨 ➡️ 和反应性骨组成的骨痂。（**右图**）这例PMH，肿瘤侵犯骨皮质，边界清楚。肿瘤机械地取代骨膜，周边可见反应性编织骨沉积 ➡️。肿瘤区域伴出血。

分叶状肿块

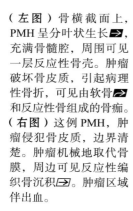

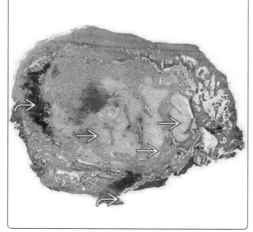

边界清楚的肿块

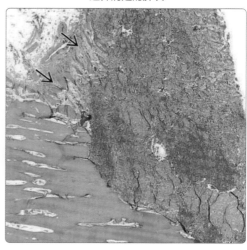

被骨围绕的肿瘤小叶

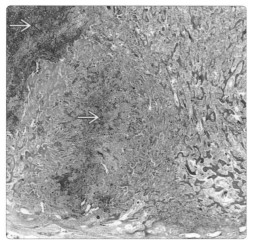

被骨围绕的肿瘤小叶

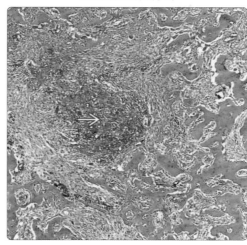

（左图）显示 PMH 的小叶状结构。肿瘤小叶➡️呈出血性，周围围绕含丰富反应性编织骨的间隔。骨的数量较多时可与骨母细胞瘤相混淆。（右图）PMH 的小叶被反应性编织骨围绕。小叶中央为富于肿瘤细胞的结节➡️。肿瘤细胞呈梭形和上皮样，混杂散在分布的破骨样多核巨细胞。

出血性肿瘤结节

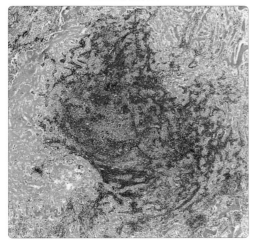

束状梭形细胞

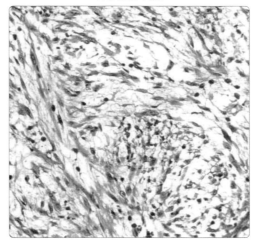

（左图）PMH 的肿瘤性结节通常含有丰富的红细胞外渗。该病例中，肿瘤性结节也被广泛相互连接的反应编织骨骨小梁包绕。（右图）PMH 中肿瘤细胞呈肥胖的梭形，含致密嗜酸性胞质。细胞核拉长、空泡状，有些可见核仁。梭形细胞呈交叉束状排列。

梭形和多边形细胞

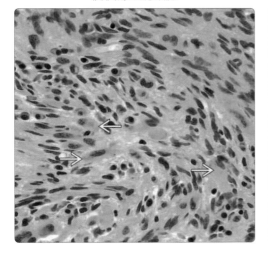

梭形和上皮样细胞

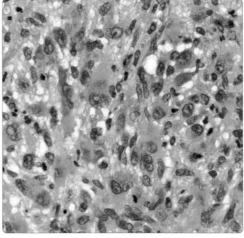

（左图）PMH 由含致密嗜酸性胞质的梭形细胞和多边形细胞组成。含偏位嗜酸性胞质的细胞类似横纹肌母细胞，梭形细胞可类似平滑肌肉瘤中的肿瘤细胞➡️。（右图）PMH 中的肿瘤细胞呈梭形和上皮样。两种类型细胞的胞质均呈致密的嗜酸性。细胞核呈空泡状，有些含明显的核仁。

（**左图**）诊断性细胞的胞质偏位，致密，嗜酸性➡。这些细胞类似横纹肌母细胞，可与许多伴肌源性分化的肿瘤相混淆。（**右图**）在有些PMH病例中，存在丰富的反应性编织骨，可掩盖肿瘤细胞➡。在这个区域，肿瘤可能与成骨性肿瘤相混淆，如骨母细胞瘤。

含丰富偏位胞质的细胞

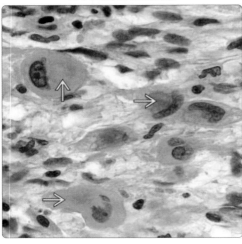

丰富的反应性编织骨

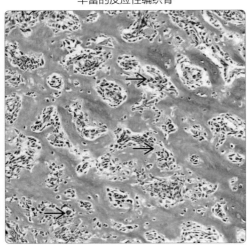

（**左图**）含偏位嗜酸性胞质的肿瘤细胞➡被梭形细胞包围，梭形细胞充满反应性编织骨骨小梁之间的空隙，骨小梁周围有明显的骨母细胞。（**右图**）少数PMH间质可呈嗜碱性，玻璃样变性。在这些病例中，肿瘤在组织学上可类似EHE。遗传学分析和CAMTA1和FOSB的免疫组化有助于鉴别这些肿瘤。

被骨围绕的肿瘤细胞

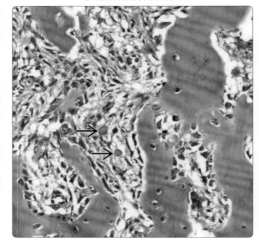

嗜碱性玻璃样变间质

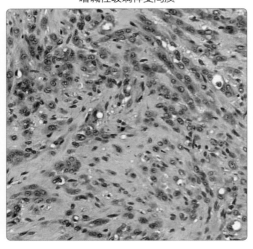

（**左图**）低倍镜下，肿瘤由含丰富嗜酸性胞质的梭形细胞和胶原性间质组成。肿瘤细胞与骨小梁相邻。（**右图**）高倍镜显示肿瘤细胞呈模糊的束状排列，瘤细胞含丰富的嗜酸性胞质，位于胶原化间质中。可见有限的多形性。

假肌源性血管内皮瘤

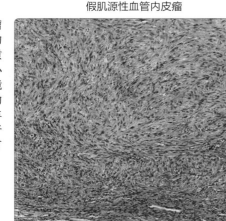

假肌源性血管内皮瘤

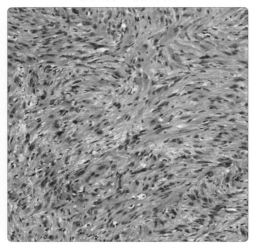

假肌源性血管内皮瘤

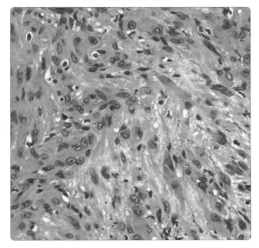

许多破骨细胞掩盖了肿瘤细胞

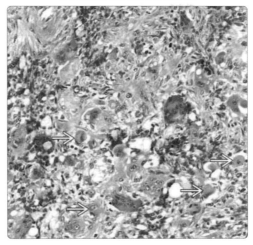

（左图）肿瘤细胞含明显的嗜酸性胞质，类似肌源性肿瘤（因此命名为假肌源性）。细胞核呈空泡状，圆形至卵圆形，有些有深染的嗜酸性核仁。（右图）在有些PMH病例中，肿瘤含许多破骨样巨细胞，可能掩盖含丰富偏位嗜酸性胞质的肿瘤细胞➡。这些病灶可含有外渗的红细胞。鉴别诊断包括骨巨细胞瘤。

肿瘤细胞角蛋白强阳性

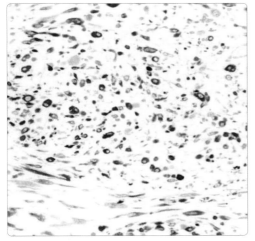

FOSB 免疫组织化学染色

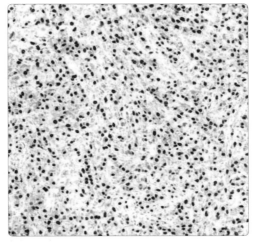

（左图）PMH中肿瘤细胞通常显示角蛋白强阳性，特别是角蛋白AE1/AE3，因此需要和转移性肉瘤样癌相鉴别。（右图）PMH中FOSB染色显示肿瘤细胞弥漫性核阳性。非肿瘤细胞阴性。

融合信号表明存在易位

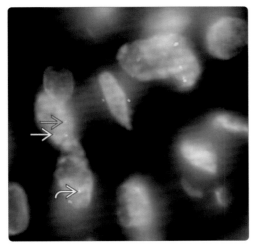

肿瘤细胞 CD31 阳性

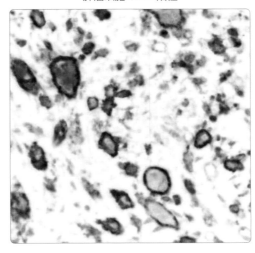

（左图）PMH具有特异性的t(7; 19)(q22; q13)易位，导致SERPINE1/FOSB融合。该图中，正常的红色SERPINE1信号➡与正常的绿色FOSB信号➡结合在一起，表明存在融合➡。（右图）PMH具有内皮分化，肿瘤细胞通常强表达CD31、ERG和FLI-1。肿瘤细胞也可表达角蛋白和EMA，但不表达CD34和desmin。

上皮样血管内皮瘤
Epithelioid Hemangioendothelioma

一、定义
- 少见的具有转移潜能的上皮样内皮肿瘤，通常发生于软组织、肝、肺和骨

二、病因 / 发病机制
- 约 90% 的上皮样血管内皮瘤存在 t(1; 3)(p36; q25) 形成 *WWTR1-CAMAT1* 融合

三、临床特征
- 发病高峰：10—30 岁
- 1/3 ～ 1/2 患者为多灶性
- 局部疼痛和肿胀
- 可行时行完整手术切除

四、影像学检查
- 分散的溶骨性病变，常呈膨胀性
- 膨胀性

五、大体检查
- 边界清楚，灰白色

六、显微镜检查
- 肿瘤细胞呈条索状或巢状排列
  - 位于黏液样或嗜碱性至玻璃样变基质中，可类似软骨性基质
- 大的上皮样细胞和梭形内皮细胞
- 胞质内腔隙呈空泡状
- CD34、CD31 和 FLI-1 阳性

七、主要鉴别诊断
- 上皮样血管瘤
- 上皮样血管肉瘤
- 转移性腺癌
- 软骨肉瘤
- 软骨瘤
- 杆菌性血管瘤病

骨皮质内溶骨性肿块

实性灰白肿块

（左图）CT 显示上皮样血管内皮瘤（EHE）表现为骨皮质内局灶、均质的溶骨性病变。肿瘤细胞边界清楚，近端和远端可见反应性骨膜新生骨。（右图）腓骨 EHE 起源于骨皮质，有锐利的边界。肿瘤呈灰白色，伴灶性出血。骨膜下反应性骨壳部分围绕肿块。

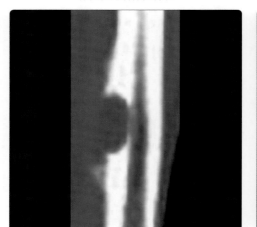
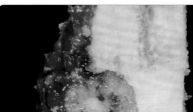

含胞质空泡的细胞条索

肿瘤细胞 CAMTA1 染色

（左图）条索状排列的上皮样细胞含致密嗜酸性胞质。其中一个细胞含明显的胞质内空泡，内含红细胞碎片。（右图）EHE 中的肿瘤细胞呈条索状、小的实性巢状生长。瘤细胞 CAMAT1 细胞核强染色。

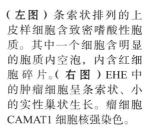
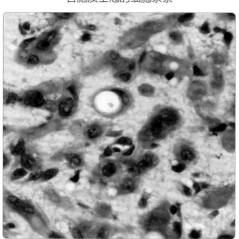
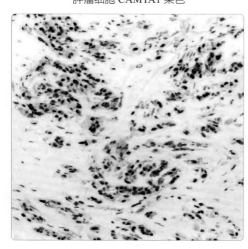

一、术语

（一）缩略语

- 上皮样血管内皮瘤（epithelioid hemangioendothelioma，EHE）

（二）同义词

- 血管内细支气管肺泡肿瘤
- 血管球样肿瘤
- 黏液样血管母细胞瘤病

（三）定义

- 少见的具有转移潜能的上皮样内皮肿瘤，通常发生于软组织、肝、肺和骨

二、病因／发病机制

基因异常

- 约 90% 存在 t（1;3）（p36;q25）形成 *WWTR1-CAMAT1* 融合
  - 引起对失巢凋亡的抵抗和肿瘤细胞致瘤性转化
  - Hippo 通路活化
- 约 10% 存在 t（X;11）（p11;q22）形成 *YAP1-TFE3* 融合
- 易位类型与临床病理特征具有相关性
- 易位是否相互排斥有争议
- 肿瘤常获得继发性突变

三、临床特征

（一）流行病学

- 发病率
  - 少见的血管肿瘤
    - 准确的发生率尚未知
- 年龄
  - 可见于大多数年龄组
  - 发病高峰：10—30 岁
- 性别
  - 无偏向性
- 种族
  - 白种人患者常不成比例的多于其他种族

（二）部位

- 最常见于软组织、肝、肺和骨
- 1/3～1/2 患者为多灶性
  - 遗传学研究表明多灶性病变均具有相同的易位断裂位点，因此它们是来自原发肿瘤的转移
- 可同时累及单骨的多个部位或多骨
- 易发生于四肢、盆腔和脊柱
  - 典型者累及长骨干骺端
  - 常累及手足小骨
- 患者诊断骨内病变时也可同时具有软组织、肝或肺的病变

（三）表现

- 局部疼痛
- 肿胀
- 病理性骨折

（四）治疗

- 可行时行完整手术切除
- 多灶性病变可能很难切除
  - 可给予放射治疗或热消融治疗
- 部分病例行系统性治疗

（五）预后

- 肿瘤的形态学特征并不是总能预测临床生物学行为
  - 具有显著细胞异型性和核分裂活跃的肿瘤通常具有侵袭性行为
- 在一项大宗病例研究中，20% 患者死于该疾病
  - 在死亡患者中，大多数同时伴有内脏肿瘤
- 无实质器官受累时，骨 EHE 常显示惰性行为，很少转移至其他器官
- 刮除后可局部复发，或如不治疗可缓慢增大
- *WWTR1-CAMTA1* 融合肿瘤通常比 *YAP1-TFE3* 融合肿瘤更具侵袭性

四、影像学检查

（一）X 线

- 多样性
- 有些肿瘤显示与血管瘤相似的特征
- 膨胀性
- 多灶性血管内皮瘤显示多灶、分散的溶骨性病变，介于其间的骨看起来完全正常
- 圆形或细长形
- 主要为溶骨性
  - 少数可为成骨性
- 骨膜反应少见
- 无矿化的基质
- 边界不清和伴骨破坏的病变更具侵袭性

（二）MR

- 可为非特异性
- T_1 加权呈低信号
- T_2 加权呈高信号
- 邻近骨髓可存在水肿
- 钆显像均匀增强

（三）CT

- 溶骨性病变
- 软组织密度
- 增强后肿瘤强化

五、大体检查

一般特征

- 灰褐至灰白色
- 缺少传统血管瘤明显的红色、出血性外观
- 边界清楚；可具有扇贝样边界
- 结节状结构

- 实性，囊性少见

六、显微镜检查

（一）组织学特征

- 肿瘤细胞呈条索状或巢状排列，通常无血管形成；常具有 *WWTR1-CAMTA1* 融合
  - 位于黏液样或嗜碱性至玻璃样变基质中，可类似软骨性基质
- 大的上皮样细胞和梭形内皮细胞
  - 圆形或细长的细胞核
  - 明显的核仁
  - 丰富的嗜酸性胞质
- 胞质内腔隙呈空泡状
  - 腔内可含有完整或破碎的红细胞
- 空泡可融合形成原始的血管腔，重演胚胎血管发生
  - 多数 EHE 中形成良好的血管不明显
- 肿瘤细胞通常显示有限的细胞异型性
- 核分裂活性通常低
- 有些病例中，细胞核深染和多形性显著，可有大量核分裂象
  - 这些特征使其与高级别血管肉瘤难以鉴别，区分两者可能比较武断；但玻璃样变性 / 软骨样间质支持 EHE
- 有些肿瘤可有血管形成，由含丰富胞质、轻至中度异型的大细胞组成；常具有 *YAP1-TFE3* 融合

（二）免疫组织化学特征

- 表达内皮免疫组化标记的全部谱系
  - CD34、CD31 和 FLI-1 阳性
    - *WWTR1-CAMTA1* 融合肿瘤 CAMTA1 阳性
    - *YAP1-TFE3* 融合肿瘤 TFE3 阳性
- 上皮样内皮细胞亦可广泛强表达角蛋白和 EMA
- 通常不表达 S100 和 desmin

（三）超微结构特征

- 肿瘤细胞含丰富的中间丝
- 胞饮作用形成的囊泡
- 胞质内腔和细胞周围基底膜样物质

七、鉴别诊断

（一）上皮样血管瘤

- 缺少玻璃样变性的间质和少量形成良好的血管
  - 两种特征均可出现于 EHE（除血管形成变异型外），但上皮样血管瘤不存在

（二）上皮样血管肉瘤

- 缺少 EHE 中玻璃样变性的间质
- 显示更大程度的细胞异型性和核分裂活性

（三）杆菌性血管瘤病

- 发生于免疫缺陷患者的感染性疾病
  - 由两种革兰阴性杆菌引起：汉赛巴尔通体（Bartonella henselae）和五日热巴尔通体（Bartonella quintana）
- 杆菌性血管瘤病中的内皮细胞可呈上皮样
  - 不形成条索或巢状，不嵌入软骨样或玻璃样变性的细胞外基质中
    - 间质含大量炎症细胞
- Warthin-Starry 染色常可见病原体

（四）转移性腺癌

- 多灶性肿瘤类似转移性癌
- 肿瘤细胞的上皮样特征、黏附性和胞质内空泡也可类似转移性腺癌或印戒细胞癌
  - EHE 中肿瘤细胞上皮标记阳性使两者的区分进一步复杂化
- 转移性癌不表达内皮标记，黏液样或玻璃样变性的间质不同于转移性癌中所见的富于细胞性促结缔组织增生性间质
- EHE 中细胞空泡黏液卡红染色阴性

（五）软骨肉瘤

- EHE 中的细胞外基质可类似软骨样基质
- 影像学上，软骨肉瘤不呈多灶性
- 软骨肉瘤中的肿瘤细胞不显示血管分化
- 免疫组织化学上，软骨肉瘤中肿瘤细胞 S100 阳性，但内皮标记阴性

（六）脊索瘤

- 少数为多灶性
- 发生于中轴骨
- 脊索瘤中的肿瘤细胞有黏附性，位于细胞外黏液样基质中
- 脊索瘤细胞上皮标记和 brachyury 阳性
  - 内皮标记阴性

八、诊断清单

病理解读要点

- 骨上皮样肿瘤的诊断中总是要考虑到上皮血管肿瘤
- 上皮样血管肿瘤可表达角蛋白，但不表达内皮标记
  - 多灶时可类似转移性癌

推荐阅读

[1] Jang JK et al: A review of the spectrum of imaging manifestations of epithelioid hemangioendothelioma. AJR Am J Roentgenol. 215(5):1290-98, 2020

[2] Rosenbaum E et al: Prognostic stratification of clinical and molecular epithelioid hemangioendothelioma subsets. Mod Pathol. 33(4):591-602, 2020

[3] Rosenberg A et al: Epithelioid hemangioendothelioma: Update on diagnosis and treatment. Curr Treat Options Oncol. 19(4):19, 2018

[4] Tanas MR et al: Mechanism of action of a WWTR1(TAZ)-CAMTA1 fusion oncoprotein. Oncogene. 35(7):929-38, 2016

[5] Antonescu CR et al: Novel YAP1-TFE3 fusion defines a distinct subset of epithelioid hemangioendothelioma.Genes Chromosomes Cancer.52(8):775-84, 2013

溶骨性肿块伴骨膜反应

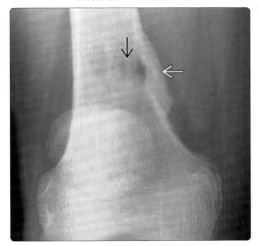

边缘不规则的溶骨性肿瘤

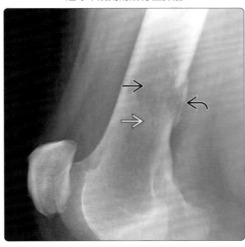

（左图）EHE 形成股骨远端偏心的虫蚀状溶骨性病变➡️。沿内侧骨皮质有厚的骨膜新生骨➡️。边缘相对清楚。（右图）侧位 X 线片显示 EHE 在股骨远端骨干形成偏心的溶骨性病变➡️。肿块侵蚀后方骨皮质，形成薄层反应性骨壳➡️。肿瘤周围可见轻微硬化的边缘➡️。

溶骨性肿块

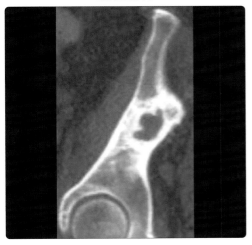

肿瘤使骨皮质呈扇贝样

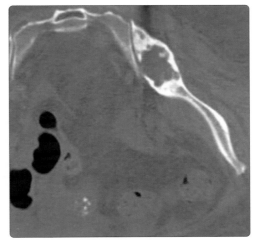

（左图）半骨盆的冠状位重建 CT 显示髂骨体不规则溶骨性病变。肿瘤使骨膨胀，被大片显著骨硬化的区域包围。（右图）相应的轴位 CT 显示溶骨性肿块使骨膨胀，骨皮质内表面呈扇贝样改变。肿瘤被骨硬化包绕，外侧骨皮质完好。

多发性溶骨性肿瘤

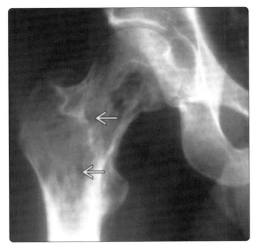

股骨头大量病变

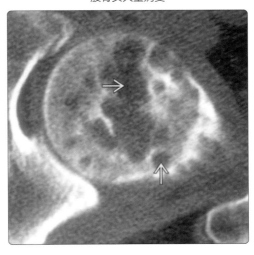

（左图）EHE 通常为多灶性，这一现象在 X 线片上表现为股骨颈和股骨粗隆间多发性、边界清楚的溶骨性病变➡️。病变相对较小，不伴骨膜反应。（右图）EHE 的轴位 CT 显示股骨头多发性边界清楚的溶骨性病变➡️，病变之间的骨相对正常。髋臼也可见少量病变。

（左图）左侧半骨盆斜位 X 线片显示 EHE 表现为因多个大小不等的溶骨性病灶➡️而形成大面积扭曲变形区，伴反应性骨形成并导致周围硬化➡️。无明显的骨膜反应。（右图）EHE 的矢状位重建 CT 表现为多发性、大小不等的溶骨性病灶累及大片区域。肿瘤使骨膨胀，伴明显硬化。

伴硬化的溶骨性病变

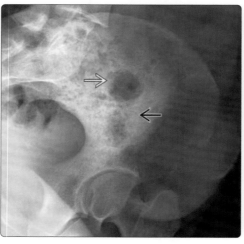

显著的骨硬化

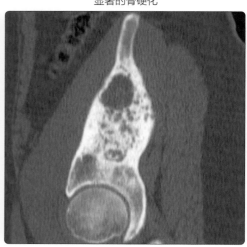

（左图）*YAP1-TFE3* 融合患者表现为播散性病变。肿瘤结节显示摄取增加，可见于骨骼、肝脏、肺、软组织和腹腔。（右图）切除的颅骨 EHE 表现为实性、灰白色肿瘤，含小灶出血。肿瘤使板障间隙消失，侵蚀外板➡️，破坏内板➡️，向软组织内膨出。肿瘤有锐利的边缘➡️。

播散性病变

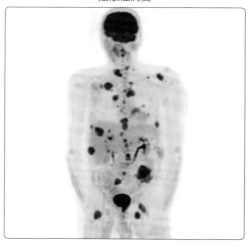

实性灰白肿块

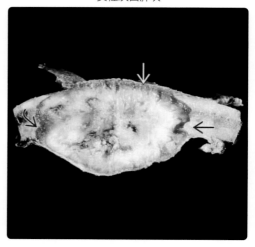

（左图）EHE 呈实性，由包裹于不同程度玻璃变性和硬化间质中的细胞组成。肿瘤细胞常呈条索状或相互连接的线状生长。可见小灶红细胞外渗➡️。（右图）EHE 呈实性，肿瘤细胞呈实性条索状生长。瘤细胞含致密嗜酸性胞质，常含有空泡➡️，代表胞质内管腔。注意玻璃样变性的间质从嗜碱性至嗜酸性不等。

条索状肿瘤细胞

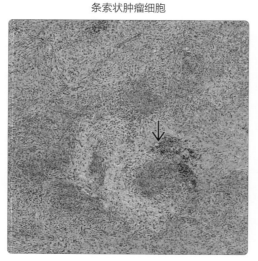

玻璃样变性的嗜碱性间质

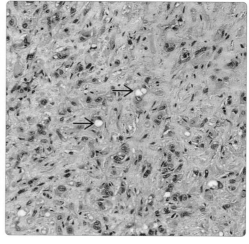

空泡状肿瘤细胞

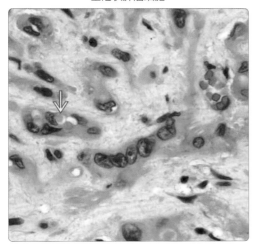

红细胞碎片

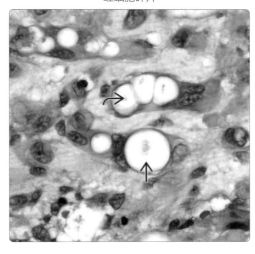

（左图）EHE 中的肿瘤细胞含致密嗜酸性胞质，代表丰富的中间丝。空泡内存在红细胞碎片➡️。间质外观上呈软骨样。（右图）EHE 中的肿瘤细胞常呈线状排列，该病例中瘤细胞含有明显的胞质内空泡➡️。空泡内有少量红细胞➡️。相邻的空泡融合导致血管腔形成。

血管形成的肿瘤

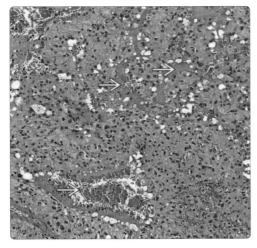

YAP1-TFE3 融合

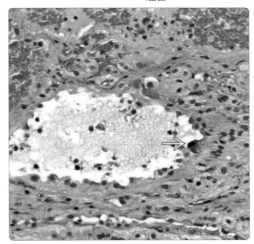

（左图）这例 EHE 具有 YAP1-TFE3 融合，含许多形成良好的血管腔➡️。肿瘤细胞大，含丰富的致密嗜酸性胞质。（右图）这例 EHE 具有 YAP1-TFE3 融合，含轮廓清晰的血管腔。肿瘤细胞呈墓碑样凸入血管腔内，也可呈实性小簇状生长➡️。

CD31 阳性染色

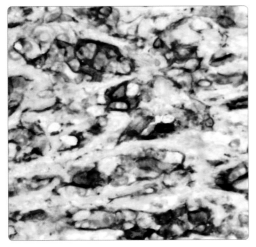

角蛋白强染色

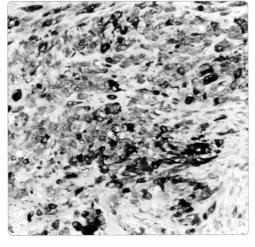

（左图）EHE 中的肿瘤细胞表达内皮标记。其中 CD31 更加敏感。许多肿瘤也可表达 CD34、ERG、FⅧ RAg 和 FLI-1。该病例中，肿瘤细胞显示胞质和胞膜 CD31 强阳性。（右图）EHE 表达内皮标记，包括 CD34、CD31 和 ERG。在约 50% 的病例中，肿瘤细胞也可广泛强表达上皮标记，特别是角蛋白（如本例）和 EMA。

血管肉瘤
Angiosarcoma

破坏性肿块

出血性肿瘤

（左图）病理性骨折穿过肱骨骨干边界不清的溶骨性病变。前外侧骨皮质膨胀、被穿透，近端边缘界限不清。（右图）肱骨干中央的血管肉瘤（AS）表现为大的、囊性、出血性肿块。肿瘤破坏骨，引起病理性骨折，累及软组织。

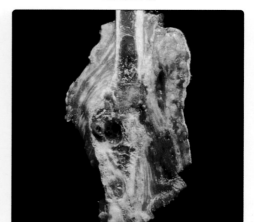

多发性肿瘤

骨髓腔不规则的透亮肿瘤

（左图）股骨侧位 X 线片上显示卵圆形溶骨性肿瘤➡。多中心病变代表 AS，累及骨髓腔和骨皮质。（右图）患者股骨有多灶上皮样 AS。轴位 MR T₂ FS 图像上，肿瘤表现为骨髓腔内不规则的高信号区。

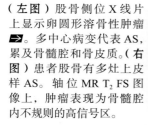
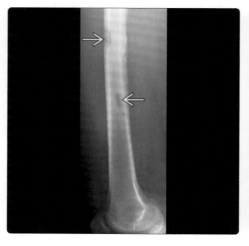
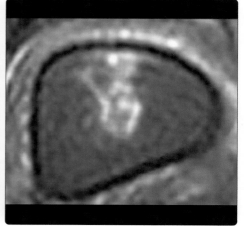

一、术语

（一）缩略语

- 血管肉瘤（angiosarcoma，AS）

（二）同义词

- 血管内皮肉瘤
- 恶性血管内皮瘤
- 血管肉瘤

（三）定义

- 少见的显示内皮分化的恶性肿瘤
  - 通常为高级别
- 卡波西肉瘤
  - 肿瘤细胞显示内皮细胞分化的恶性肿瘤，与HHV8感染相关

二、病因／发病机制

肿瘤性

- 少数肿瘤发生与以下相关
  - 既往放疗史
  - Paget病
  - 骨梗死
  - 骨血管瘤病
- HIV感染患者中约有1%发生骨卡波西肉瘤

三、临床特征

（一）流行病学

- 发病率
  - 在原发性恶性骨肿瘤中占比＜1%
  - 卡波西肉瘤通常是转移性病变的表现
    - 骨原发性卡波西肉瘤极少见
- 年龄
  - 通常为老年人
    - 20—80岁
- 性别
  - 略多见于男性患者

（二）部位

- 常为单发，累及附肢骨
  - 1/3为多灶性，累及多个骨

（三）表现

- 增大的、疼痛性肿块
- 可引起病理性骨折

（四）治疗

- 广泛手术切除
- 辅助放疗和化疗
- 卡波西肉瘤的治疗包括
  - 抗病毒治疗
  - 化疗
  - 放疗

（五）预后

- 与分化程度相关
- 大多数肿瘤为高级别，预后差
- 涉及骨的卡波西肉瘤的约占60%

四、影像学检查

（一）X线

- 边界不清、溶骨性、破坏性肿块，类似无基质形成的肉瘤
  - 侵蚀骨皮质
  - 骨膜反应
  - 侵犯软组织
- 累及骨膜下导致多部位再次受侵

（二）MR

- 显示范围及与周围血管神经束的关系
- 钆显像病变强化
- 软组织受累范围清晰可见

（三）CT

- 证实浸润和穿透性特征

（四）骨扫描

- 除沿边缘外，可不显示摄取

五、大体检查

（一）一般特征

- 暗红色、出血性
- 边界不清
  - 浸润软组织
- 骨遭受严重破坏
- 肿瘤性坏死可明显

（二）大小

- 2cm至10cm以上

六、显微镜检查

（一）组织学特征

- 形成血管的恶性梭形或上皮样细胞
  - 可呈实性片状生长或形成血管腔
- 上皮样变异型由恶性上皮样细胞组成
  - 有些细胞含胞质内空泡，其内可含有红细胞
- 大量非典型性核分裂象
- 间质不明显
- 可有明显的中性粒细胞浸润
- 囊性扩张、充满血液的腔隙，伴类似乳头状内皮增生的区域
- 卡波西肉瘤组织学上与皮肤病变相同
  - 肿瘤细胞呈长梭形
    - 呈紧密的交叉束状排列
    - 细胞核呈卵圆形，染色质细腻
    - 胞质嗜酸性，可含有小的、嗜酸性小球

－ 常见散在的浆细胞、淋巴细胞和含铁血黄素沉积

（二）免疫组织化学特征

- 内皮标记阳性
  - CD34
  - CD31
  - ERG
  - FLI-1
- 上皮样细胞可表达角蛋白和 EMA
- 部分病例 MYC 可阳性，通常为放疗相关 AS
- 卡波西肉瘤 HHV8 阳性

七、辅助检查

分子遗传学

- 可存在 *PLCG1* 和 *KDR* 突变和 *MYC* 扩增
- 在继发性 AS 中可发现 *FLT4* 共扩增和 *PLCG1*、*PTPRB* 的其他突变
- 一些发生于年轻患者的血管肉瘤中已发现 *CIC* 异常改变

八、鉴别诊断

（一）转移性癌

- 癌在临床和病理上可类似上皮样 AS
  - 不表达 CD34 和 CD31
- 转移性肾细胞癌可呈出血性，含丰富的血管

（二）上皮样血管内皮瘤

- 含 AS 中缺少的玻璃样变或软骨样间质

○ 细胞学特征上可存在重叠

（三）上皮样血管瘤

- 无显著的细胞异型性，核分裂活性有限

九、诊断清单

病理解读要点

- 角蛋白阳性的恶性上皮样肿瘤要考虑 AS

推荐阅读

[1] Righi A et al: Primary vascular tumors of bone: A monoinstitutional morphologic and molecular analysis of 427 cases with emphasis on epithelioid variants. Am J Surg Pathol. 44(9):1192-203, 2020

[2] Tourlaki A et al: Bone involvement in classic Kaposi's sarcoma. Eur J Dermatol. ePub, 2020

[3] Huang SC et al: Recurrent CIC gene abnormalities in angiosarcomas: a molecular study of 120 cases with concurrent investigation of PLCG1, KDR, MYC, and FLT4 gene alterations. Am J Surg Pathol. 40(5):645-55, 2016

[4] Verbeke SL et al: Array CGH analysis identifies two distinct subgroups of primary angiosarcoma of bone. Genes Chromosomes Cancer. 54(2):72-81, 2015

[5] Palmerini E et al: Primary angiosarcoma of bone: a retrospective analysis of 60 patients from 2 institutions. Am J Clin Oncol. 37(6):528-34, 2014

[6] Yang Z et al: Multicentric epithelioid angiosarcoma of bone. Orthopedics. 35(8):e1293-6, 2012

[7] Caponetti G et al: Kaposi sarcoma of the musculoskeletal system: a review of 66 patients. Cancer. 109(6):1040-52, 2007

[8] Deshpande V et al: Epithelioid angiosarcoma of the bone: a series of 10 cases. Am J Surg Pathol. 27(6):709-16, 2003

[9] Balicki D et al: Multicentric epithelioid angiosarcoma of the bone. Pitfalls in clinical and morphological diagnosis. Blood Cells Mol Dis. 22(3):205-13, 1996

和假肢相关的血管肉瘤

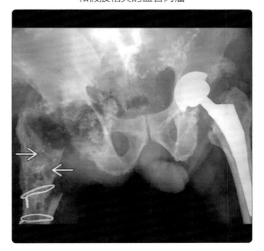

边缘不规则的溶骨性肿瘤

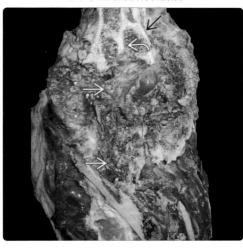

（左图）该患者置换了双侧全髋关节假体。右侧假体松动，伴周围骨溶解。因发生病理性骨折，取出假体。肿瘤表现为溶骨性、破坏性肿块➡。（右图）髋关节假体附近发生 AS 后行 1/4 肢体截肢。出血性和囊性肿瘤➡已破坏髂骨和股骨附近的假体组件。肿瘤的实性区➡使髂骨扩张，并被骨膜下骨包绕➡。

大的破坏性肿块

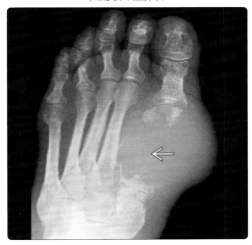

大肿块

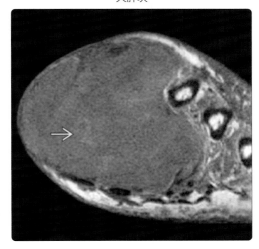

（左图）膨胀性、溶骨性肿瘤破坏第 1 跖骨的大部分，留下原有骨的小碎片➡。近端边缘可见薄的骨膜反应性骨。相邻软组织肿胀。（右图）轴位 MR T_1 显示大的、异质性软组织肿块取代内侧跖骨并累及邻近组织，破坏内侧皮下组织。高信号区➡可能代表出血的产物。

多个区域摄取

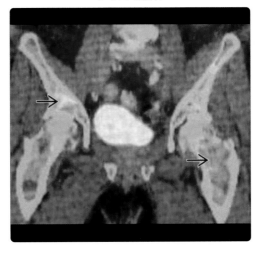

大量溶骨性肿块

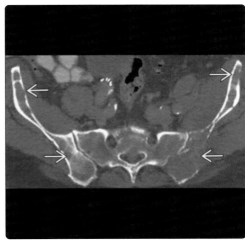

（左图）冠状位 PET/CT 显示髂骨和股骨近端多个 AS 结节 FDG 摄取增高➡。这种分布提示其他肿瘤的可能性，包括转移性癌。（右图）显示广泛播散性 AS 患者的骨盆轴位 CT。溶骨性肿瘤结节遍布左右髂骨➡。

侵蚀骨的浸润性肿瘤

片状上皮样细胞

（左图）上皮样 AS 取代骨髓，并包裹骨小梁 ⇨。破骨细胞沿着肿瘤前进的边缘分布并吸收骨 ⇨。（右图）上皮样 AS 中的肿瘤细胞呈实性巢状、条索状生长，局部形成明显的血管腔 ⇨。肿瘤细胞在胶原化间质中生长。

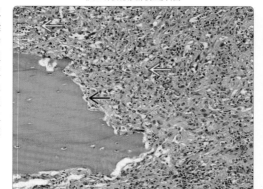

上皮样细胞

多个血管腔

（左图）上皮样 AS 由非常大的、含丰富致密嗜酸性胞质的圆形和椭圆形细胞组成。细胞核呈不规则分叶状，空泡状至深染，有明显的核仁。注意存在中性粒细胞 ⇨。（右图）AS 取代骨髓腔，呈浸润性生长，导致骨吸收。血管腔内衬具有恶性细胞学特征的细胞 ⇨。

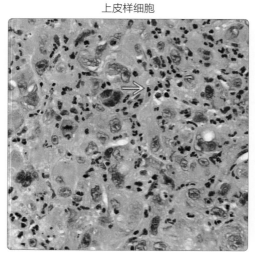
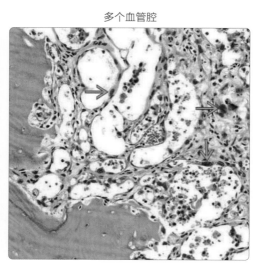

CD31 阳性的细胞群

角蛋白强染色

（左图）CD31 强表达于上皮样 AS 细胞的胞质 ⇨。这种染色突出了肿瘤细胞的实性簇状或条索状排列方式。（右图）约 50% 上皮样 AS 表达上皮标记。该病例中，肿瘤细胞角蛋白强染色 ⇨。因 AS 常发生于老年患者，这种染色模式可导致其与转移性癌混淆。

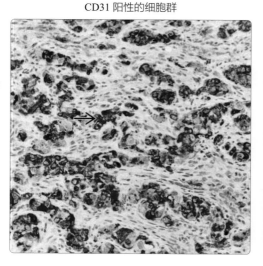
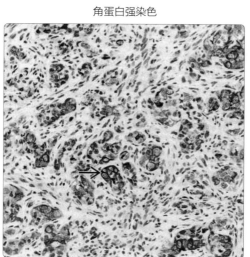

卡波西肉瘤

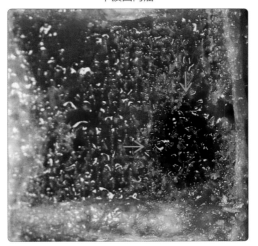

卡波西肉瘤

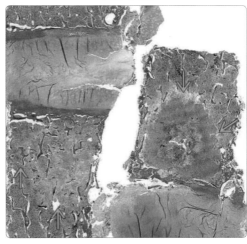

（左图）示椎体转移性卡波西肉瘤。转移性结节呈红色，位于骨髓腔内 ➡。（右图）低倍镜显示椎体转移性卡波西肉瘤 ➡。肿瘤呈红色，累及骨髓腔，呈浸润性生长，包裹正常骨小梁。

卡波西肉瘤

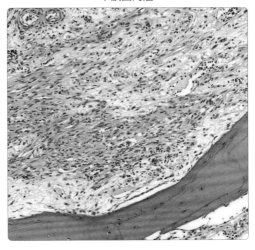

HHV8

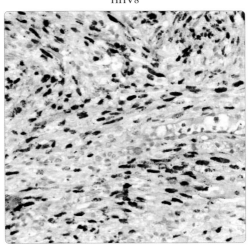

（左图）HE 染色显示梭形肿瘤细胞混杂裂隙样血管腔和红细胞。（右图）肿瘤细胞显示HHV8 细胞核弥漫强染色，证实了卡波西肉瘤的诊断。

转移性肾细胞癌类似血管肉瘤

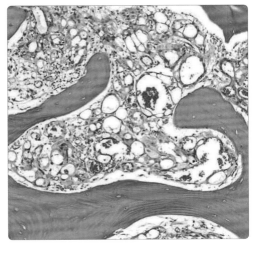

转移性尿路上皮癌类似血管肉瘤

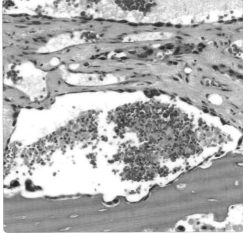

（左图）本例转移性肾细胞癌，可见大量充满血液的腔隙，类似血管肿瘤。（右图）本例棘层松解性尿路上皮癌，可见充满血液、被覆恶性尿路上皮的腔隙，类似AS。

第十四篇
造血系统肿瘤
Hematopoietic Tumors

喻 林 译

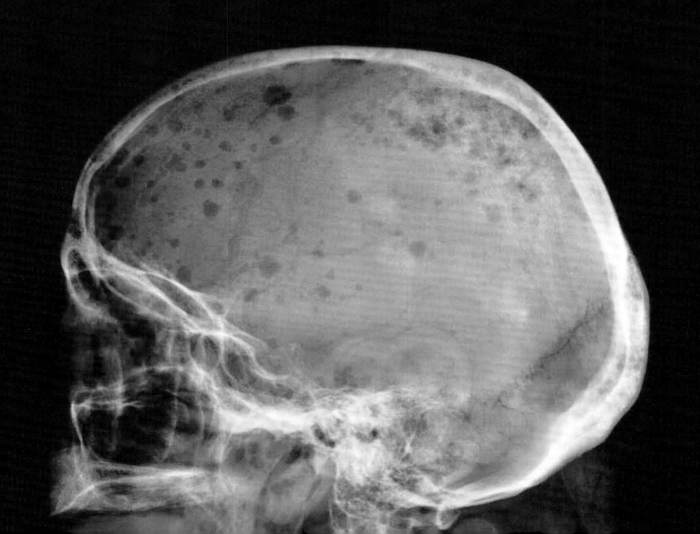

朗格汉斯细胞组织细胞增生症（嗜酸性肉芽肿）
Langerhans Cell Histiocytosis (Eosinophilic Granuloma)

<table>
<tr><td rowspan="2">诊
断
要
点</td><td>

一、术语
- 嗜酸性肉芽肿
- 组织细胞增生症 X
- 骨内朗格汉斯细胞肿瘤性增生

二、临床特征
- 通常在 30 岁以内诊断
- 可发生于任何骨，但最常见于颅骨和颌骨
- 单骨性病变常可刮除治疗或病变内直接注射皮质类固醇激素
- 单骨性累及的患者预后良好
- 多灶性系统性病变预后不定

三、影像学检查
- 边界清楚的溶骨性病变

</td><td>

- 骨皮质受累可引起骨膜反应

四、显微镜检查
- 细胞含嗜酸性胞质，居中的卵圆形、咖啡豆样、锯齿状核，染色质淡染，核仁不明显
- 嗜酸性粒细胞均匀或呈簇状分布，形成嗜酸性脓肿
- 朗格汉斯细胞强表达 CD1a、S100 和 langerin

五、辅助检查
- Birbeck 颗粒为管状、层状、膜结合的细胞器；常有末端卵圆形突起，类似网球拍或棒棒糖

六、主要鉴别诊断
- 急性或慢性骨髓炎
- 霍奇金淋巴瘤

</td></tr>
</table>

髂骨大肿瘤

破坏骨

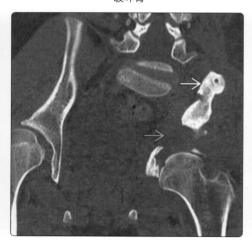

（左图）成年患者的 X 线片显示大片区域被朗格汉斯细胞组织细胞增生症累及。肿瘤破坏部分髂骨➡️，残留骨显示显著的硬化。股骨头从髋臼中脱出。（右图）冠状位重建 CT 显示肿瘤破坏支撑髋臼➡️和髂翼区域的骨。剩余髂骨显示明显的硬化➡️。骨盆不稳定，随着时间推移而移位。

脊柱溶骨性病变

脊柱溶骨性病变

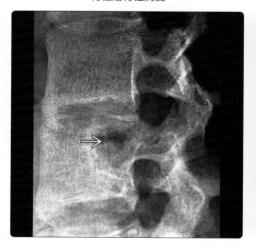

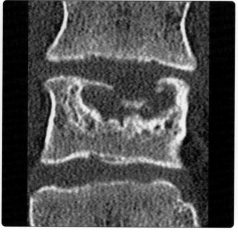

（左图）脊柱侧位 X 线片显示累及椎体后方的溶骨性区域➡️。病变边界清楚，局部有硬化性边缘。脊柱的其余部分无显著变化。（右图）相应的冠状位重建 CT 显示肿瘤呈溶骨性，伴硬化性边缘。椎体有些塌陷，伴骨折和终板移位。

一、术语

（一）缩略语

- 朗格汉斯细胞组织细胞增生症（langerhans cell histiocytosis，LCH），嗜酸性肉芽肿

（二）同义词

- 组织细胞增生症 X

（三）定义

- 朗格汉斯细胞肿瘤性增生，伴 MAPH 通路活化突变，*BRAF* V600E 突变最常见
  - 在 ERK 上游的大多数激酶（RAS/RAF/MEK）中发现突变
- Hand-Schüller-Christian 病：多灶性 LCH
- Letterer-Siwe 病：多灶性 LCH 伴内脏受累；最少见的亚型
- 朗格汉斯细胞肉瘤非常少见

二、病因／发病机制

肿瘤性

- 认为其起源于骨髓来源的前体细胞

三、临床特征

（一）流行病学

- 发生率
  - 少见：在所有骨肿瘤中占比＜1%
- 年龄
  - 通常在 30 岁以内诊断；伴骨外病变的播散性疾病常发生于 2 岁以内
- 性别
  - 男：女约 2：1

（二）部位

- 常累及骨；单骨性比多骨性更常见；其他常见的受累部位包括皮肤、肺和淋巴结
- 可发生于任何骨，但最常见于颅面骨

（三）表现

- 局限性病变是最常见的形式
- 通常与多种临床综合征相关，因症状、数量、部位和肿瘤大小不同而不同；局部疼痛；大肿瘤可发生病理性骨折
- 播散性病变累及皮肤、骨骼、肝脏、脾脏和骨髓

（四）治疗

- 取决于病变部位和大小、患者年龄及是否存在多灶性病变
  - 单骨性病变常行刮除治疗或病变内直接注射皮质类固醇激素
  - 位于难以手术部位的肿瘤可给予低剂量放疗
  - 播散性和暴发性病变可行化疗（包括 BRAF 抑制药）
    - 长春花碱和泼尼松是常见的全身用药

（五）预后

- 单骨受累的患者预后良好，充分治疗后常无病生存；多灶性系统性病变预后不定；*BRAF* 突变可能与对传统治疗抵抗相关

四、影像学检查

（一）X 线

- 常为边界清楚的溶骨性病变
- 少数病例边界不清，呈渗透性边缘，类似骨髓炎；可见死骨
- 分散的穿孔样病灶可不均匀地累及颅骨
  - 形成斜切边缘的外观
- 骨皮质受累可引起骨膜反应，这可能比预期的骨皮质破坏程度更严重
- 周围骨进行性硬化预示着治愈
- 当累及椎骨时，LCH 可导致椎体对称性一致性塌陷
  - 这被称为椎平面
- 当累及牙齿周围的颌骨时，可导致"漂浮的牙齿"的外观

（二）MR

- T_1 加权呈低信号；T_2 加权呈高信号；相关的骨髓和软组织水肿更明显

（三）CT

- 显示骨和软组织的范围；骨膜反应更明显，通常呈层状

（四）骨扫描

- 摄取增高；评估多发性病变更好的工具

五、大体检查

一般特征

- 边界清楚，灰黄色，质软；直径 1～5cm

六、显微镜检查

（一）组织学特征

- 增生的朗格汉斯细胞为卵圆形或圆形的组织细胞，直径 10～15μm；呈簇状、片状或单个排列
- 细胞具有嗜酸性胞质，含居中的卵圆形、咖啡豆样或深切迹的细胞核，染色质淡染，核仁不明显；沿细胞核长度的线状沟槽形成咖啡豆外观
- 大多数朗格汉斯细胞为单核；有些细胞含多个核；核分裂象常见；缺少非典型性核分裂象
- 数量不等的嗜酸性粒细胞均匀或簇状分布（嗜酸性脓肿）；其他类型的炎症细胞，包括淋巴细胞、浆细胞、巨噬细胞、中性粒细胞和破骨样多核巨细胞；少数病例中可见坏死

（二）超微结构

- Birbeck 颗粒为管状、层状、膜结合的胞质细胞器；卵圆形突起

七、辅助检查

（一）免疫组织化学

- 朗格汉斯细胞表达 CD1a、S100 和 langerin
- *BRAF* V600E 突变的病变中可表达 BRAF

（二）遗传学

- 约 50% 含有 *BRAF* V600E 突变
- 其他突变包括 *ARAF*、*ERBB3* 和 *MAP2K1*

八、鉴别诊断

（一）急性和慢性骨髓炎 / 伴嗜酸性粒细胞增多的骨疾病

- 急性骨髓炎除骨坏死外，常有明显的中性粒细胞和纤维蛋白渗出
- 慢性骨髓炎表现为混合性炎症细胞浸润，可含有缺少朗格汉斯细胞典型特征的组织细胞
- 真菌和寄生虫感染，异物巨细胞反应

（二）霍奇金淋巴瘤

- 霍奇金淋巴结瘤可含有混合性炎症细胞浸润
- LCH 缺少大的 CD30（＋）细胞

（三）Erdheim-Chester 病

- 少数 LCH 患者亦可伴有 Erdheim-Chester 病

九、诊断清单

（一）临床相关病理特征

- 朗格汉斯细胞聚集导致骨破坏

（二）病理解读要点

- 簇状朗格汉斯细胞混合嗜酸性粒细胞

推荐阅读

[1] Abla O et al: Langerhans cell histiocytosis: progress and controversies. Br J Haematol. 187(5):559-62, 2019

[2] Thacker NH et al: Pediatric Langerhans cell histiocytosis: state of the science and future directions. Clin Adv Hematol Oncol. 17(2):122-31, 2019

[3] Krooks J et al: Langerhans cell histiocytosis in children: history, classification, pathobiology, clinical manifestations, and prognosis. J Am Acad Dermatol. 78(6):1035-44, 2018

[4] Ballester LY et al: The use of BRAF V600E mutation-specific immunohistochemistry in pediatric Langerhans cell histiocytosis. Hematol Oncol. ePub, 2017

[5] Alayed K et al: BRAF and MAP2K1 mutations in Langerhans cell histiocytosis: a study of 50 cases. Hum Pathol. ePub, 2016

[6] Zeng K et al: BRAFV600E and MAP2K1 mutations in Langerhans cell histiocytosis occur predominantly in children. Hematol Oncol. ePub, 2016

[7] Allen CE et al: How I treat Langerhans cell histiocytosis. Blood. 126(1):26-35, 2015

[8] Haupt R et al: Langerhans cell histiocytosis (LCH): Guidelines for diagnosis, clinical work-up, and treatment for patients till the age of 18 years. Pediatr Blood Cancer. 2012 Oct 25. doi: 10. 1002/pbc. Epub ahead of print, 2436

[9] Lieberman PH et al: Langerhans cell (eosinophilic) granulomatosis. A clinicopathologic study encompassing 50 years. Am J Surg Pathol. 20(5):519-52, 1996

[10] Kilpatrick SE et al: Langerhans' cell histiocytosis (histiocytosis X) of bone. A clinicopathologic analysis of 263 pediatric and adult cases. Cancer.76(12):2471-84, 1995

朗格汉斯细胞组织细胞增生症：传统分类

嗜酸性肉芽肿	Hand-Schüller-Christian 病	Letterer-Siwe 病
年龄：通常 < 30 岁	年龄：< 3 岁	年龄：< 2 岁
通常为孤立性病变	多灶性骨病变	多灶性骨和骨外病变
颅面骨（常见）、椎骨、肋骨、骨盆、长管状骨	主要为颅面骨；Christian 三联征（颅骨溶骨性病变、眼球突出、尿崩症）	大量脏器受累：淋巴结、肺、皮肤和骨髓

三角形溶骨性病变

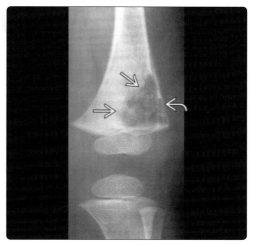

边界不清的病变

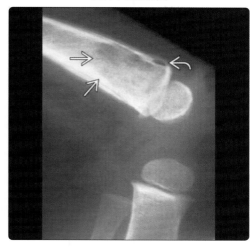

（左图）儿童朗格汉斯细胞组织细胞增生症的 X 线片显示股骨远端干骺端三角形溶骨性病变➡️，破坏开放的生长板，侧面的骨皮质变薄➡️。病变内侧边界清楚。（右图）膝关节侧位 X 线片显示股骨远端边界清楚的病变➡️，前方骨皮质可见透亮区➡️。病变累及开放的生长板和骨干远端。

下颌骨溶骨性病变

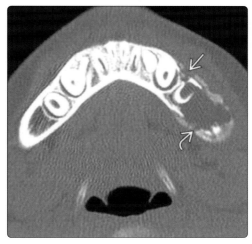

颅骨溶骨性病变

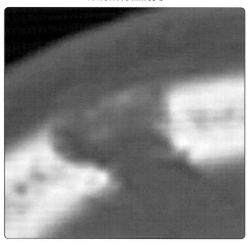

（左图）朗格汉斯细胞组织细胞增生症的轴位 CT 显示右侧下颌骨溶骨性病变，前方骨皮质破坏➡️，后方骨皮质变薄➡️。右侧最后一个牙齿几乎呈"漂浮状"。（右图）冠状位重建 CT 显示儿童顶骨病变。肿瘤导致颅骨全层溶骨性破坏，外板部分保留。边缘锐利，但不规则，局部硬化。

边界不清的病变

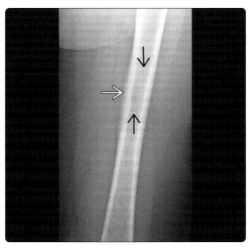

旺炽性骨膜骨形成

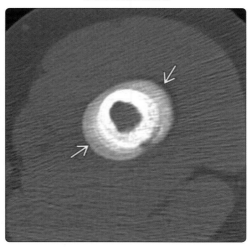

（左图）朗格汉斯细胞组织细胞增生症患者的 X 线片显示股骨干中央骨髓腔内透亮区➡️，内侧伴有骨膜反应➡️。（右图）朗格汉斯细胞组织细胞增生症患者股骨轴位 CT 显示髓腔内病变，骨皮质完整而致密，伴厚的骨膜新生骨形成➡️，类似侵袭性肿瘤，如尤因肉瘤。可见小的骨皮质隧道。

（**左图**）股骨朗格汉斯细胞组织细胞增生症的矢状位液体敏感 MR 显示股骨干中段弥漫性高信号，代表显著的骨髓水肿。前方和后方软组织亦可见水肿和炎症（➡）。
（**右图**）全身 ⁹⁹ᵐTc 骨扫描显示左侧股骨干中段放射性核素摄取增高➡。沿内侧和外侧骨皮质可见骨膜新生骨形成产生的致密摄取。

高信号病变

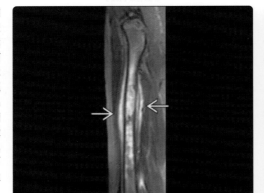

热病变

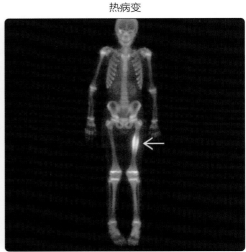

（**左图**）颅面骨朗格汉斯细胞组织细胞增生症表现为颅骨边界清楚的地图样病变➡。周围骨密度增高代表反应性改变。
（**右图**）朗格汉斯细胞组织细胞增生症患者放射性核素骨扫描显示颅骨地图样病变，沿边缘摄取增高➡。该肿瘤中病变本身显示摄取降低。

颅骨溶骨性病变

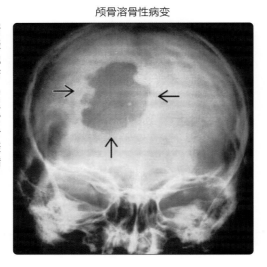

冷病变

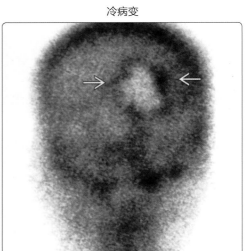

（**左图**）侧位 X 线片显示下段胸椎椎体塌陷(扁平椎)➡。这是椎体朗格汉斯细胞组织细胞增生症的典型特征。受累椎体的高度是毗邻近端和远端椎体高度的 1/2 左右。（**右图**）显示肋骨朗格汉斯细胞组织细胞增生症。肿瘤位于髓腔中央。呈分叶状、灰黄色➡。周围骨增厚。

塌陷的椎体（扁平椎）

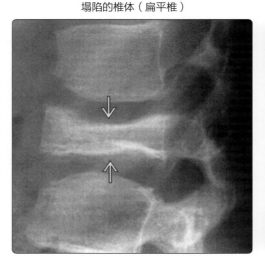

肋骨的实性肿瘤

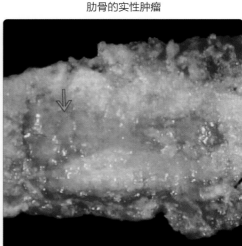

渗透性病变

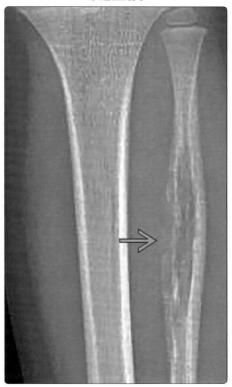

层状骨膜反应

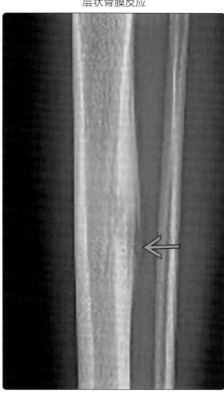

（**左图**）X线片显示腓骨朗格汉斯细胞组织细胞增生症。髓腔内病变呈渗透性生长方式➡️。（**右图**）显示胫骨骨干中段朗格汉斯细胞组织细胞增生症。肿瘤边界不清，可见层状骨膜反应➡️，类似侵袭性肿瘤。

骨皮质内病变

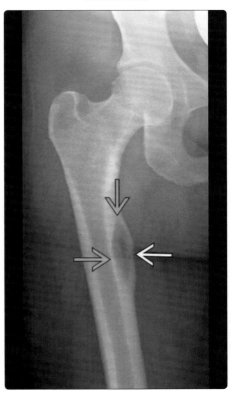

骨皮质内出血性病变

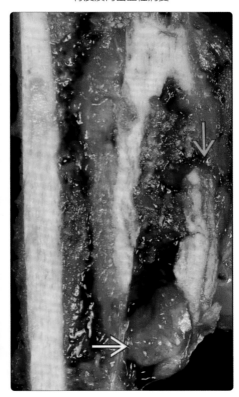

（**左图**）显示骨皮质内朗格汉斯细胞组织细胞增生症。肿瘤累及股骨干骨皮质。肿瘤呈卵圆形，边界清楚➡️，似乎有一个小骨折➡️。（**右图**）相应的大体照片显示切除的骨皮质内朗格汉斯细胞组织细胞增生症。肿瘤出血，下方可见更加实性灰白色的区域➡️。骨皮质局部断裂➡️。

病理性骨折

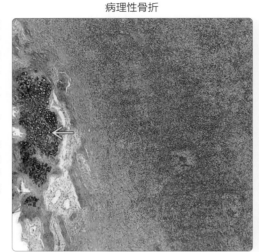

肿瘤细胞弥漫性增生

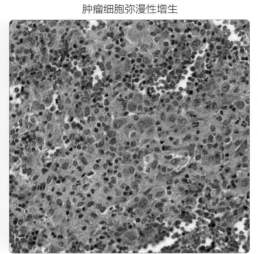

（左图）这例朗格汉斯细胞组织细胞增生症位于肋骨，肿瘤细胞呈弥漫性生长，已取代骨髓腔。富于细胞性纤维软骨组织代表骨折骨痂➡。（右图）中倍镜显示朗格汉斯细胞组织细胞增生症，可见含颗粒状、嗜酸性胞质的单核细胞弥漫性增生，与散在分布的嗜酸性粒细胞和出血区域相混合。

单核和多核细胞

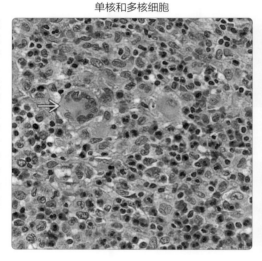

含核沟的单核细胞

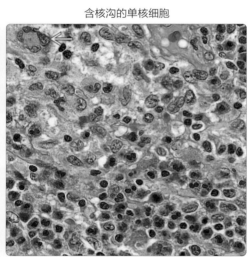

（左图）骨朗格汉斯细胞组织细胞增生症由单核细胞、多核巨细胞和嗜酸性粒细胞混合组成。单核细胞含嗜酸性胞质和不规则核。多核巨细胞➡的细胞核排列在周围，与周围单核细胞的细胞核类似。（右图）含多核巨细胞的朗格汉斯细胞组织细胞增生症的高倍镜显示单核细胞和巨细胞➡含不规则的细胞核。

坏死区

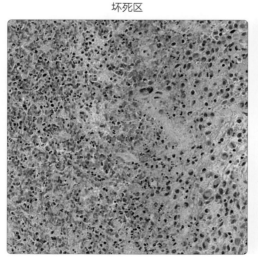

单核和多核性细胞

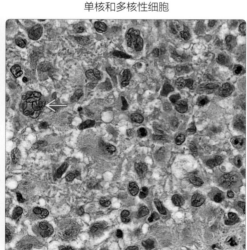

（左图）显示朗格汉斯细胞组织细胞增生症的坏死区。坏死很少见，不应误诊为恶性肿瘤。注意图片右侧残留的活细胞。（右图）朗格汉斯细胞组织细胞增生症的高倍镜显示单核细胞和巨细胞相混合。单核细胞含颗粒状、嗜酸性胞质和形状不规则的核。巨细胞➡的细胞核排列于细胞周边，与单核细胞的细胞核类似。

咖啡豆样核

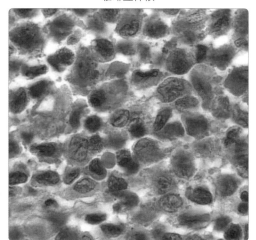

S100 蛋白强染色

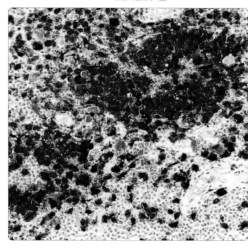

（左图）朗格汉斯细胞组织细胞增生症的超高倍镜显示肿瘤细胞含嗜酸性、颗粒状胞质和大的、含核沟（咖啡豆样）的不规则核。注意背景中散在的嗜酸性粒细胞。（右图）朗格汉斯细胞组织细胞增生症 S100 蛋白弥漫阳性。这在朗格汉斯细胞组织细胞增生症中很常见。

朗格汉斯细胞 CD1a 染色

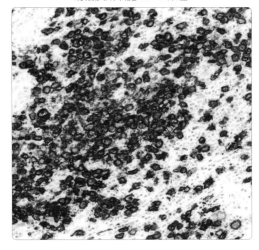

langerin 免疫组化染色

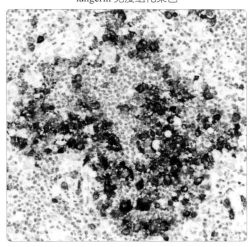

（左图）CD1a 免疫组织化学染色显示朗格汉斯细胞组织细胞增生症中的单核细胞弥漫强表达这一抗体。（右图）朗格汉斯细胞组织细胞增生症的 langerin 染色显示肿瘤细胞弥漫强表达该抗体。langerin 是朗格汉斯细胞组织细胞增生症一非常特异和敏感的标志物。

Birbeck 颗粒

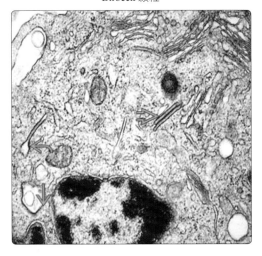

网球拍样 Birbeck 颗粒

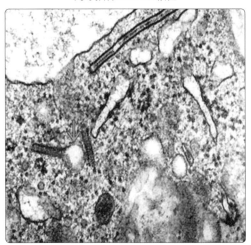

（左图）朗格汉斯细胞组织细胞增生症中单核细胞的电镜照片显示典型的超微结构特征。细胞核分裂开➡，胞质丰富，可见散在的 Birbeck 颗粒➡，有些呈网球拍样形态➡。（右图）电镜显示 Birbeck 颗粒的典型特征，呈层状，常含有一个球状末端，类似网球拍➡。

原发性淋巴瘤
Primary Lymphoma

一、术语
- 骨原发性淋巴瘤定义为起源于骨的淋巴瘤 ± 累及邻近软组织

二、病因/发病机制
- 大多数原发性骨淋巴瘤为散发性，病因不明

三、临床特征
- 通常为成年人；约 50% > 40 岁
- 股骨是最常见的部位，其次是骨盆、椎体和肱骨
- 10% ~ 40% 的病例为多灶性/多骨性；多个病变可同时累及一个或多个骨
- 产生疼痛、红斑和肿胀
- 行放疗和化疗的大 B 细胞淋巴瘤 10 年生存率为 75%

四、影像学检查
- 大的、溶骨性和破坏性病变

五、显微镜检查
- 有些病例肿瘤可引起广泛的骨髓硬化
- 弥漫性大 B 细胞淋巴瘤是成年人和儿童最常见的类型
- 淋巴母细胞性淋巴瘤是儿童（40% 的病例）第二常见的类型；成年人不常见
- 间变性大细胞淋巴瘤少见，但其是最常见的骨原发性 T 细胞淋巴瘤

六、辅助检查
- 不同类型免疫表型不同

七、主要鉴别诊断
- 骨髓炎、朗格汉斯细胞组织细胞增生症、尤因肉瘤、转移性小细胞癌、神经母细胞瘤、横纹肌肉瘤和其他小圆细胞恶性肿瘤

（**左图**）大 B 细胞淋巴瘤表现为股骨头、股骨颈和大转子不易察觉的、边界不清的放射性透亮区。无骨膜反应。（**右图**）大 B 细胞淋巴瘤渗透至骨髓腔形成灰黄色病变。它侵犯大转子下方的骨皮质并浸润至骨骼肌。

轻微溶骨性病变

渗透性肿块

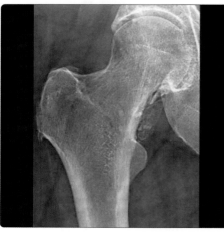
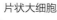
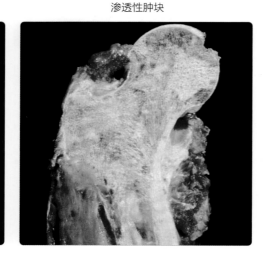
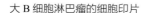

（**左图**）肿瘤由片状分布的非典型性大细胞组成，瘤细胞核质比增加，细胞核呈圆形或不规则形，含少量嗜酸性胞质。免疫组化显示大细胞为 B 细胞。（**右图**）大 B 细胞淋巴瘤中，肿瘤细胞可含有大的、分叶状、拉长的细胞核。背景中可见散在的小淋巴细胞。

片状大细胞

大 B 细胞淋巴瘤的细胞印片

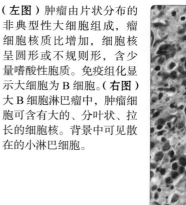
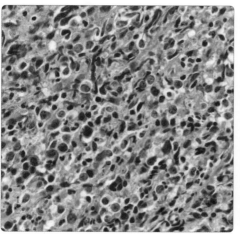
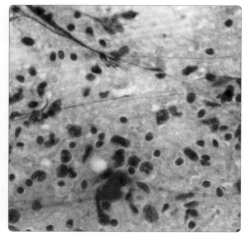

一、术语

（一）同义词

- 网状细胞肉瘤（已弃用）

（二）定义

- 在骨内形成至少 1 个肿块的恶性淋巴样肿瘤，但不累及区域外淋巴结和结外部位
  - 在最初诊断的 4～6 个月内，不应发生骨外的远处疾病

二、病因／发病机制

病因

- 散发性的病因不明
- 少数报道患者伴有 HIV 感染、长期的骨髓炎和骨 Paget 病

三、临床特征

（一）流行病学

- 发生率
  - 少见；占骨原发性恶性肿瘤的 5% 和结外淋巴瘤的 5%
    - 所有淋巴瘤中＜1% 发生于骨；儿童的发生率为 2%～9%
- 年龄
  - 常为成年人（50—60 岁）；50%＞40 岁；儿童和青少年少见
- 性别
  - 男：女 =1.6：1

（二）部位

- 股骨是最常见的部位，其次是骨盆、椎体和肱骨
- 常发生于干骺端
- 10%～40% 的病例为多灶性／多骨性；多个病变可同时累及一个或多个骨

（三）表现

- 疼痛、红斑、肿胀、病理性骨折
- 中轴骨肿瘤可引起神经症状
- 10% 的患者有全身症状：发热、贫血和疲乏
  - 更常见于多骨性病变

（四）治疗

- 放疗和化疗；手术治疗骨折

（五）预后

- 大 B 细胞淋巴瘤的 10 年生存率：75%
- 滤泡中心性肿瘤预后更好
- 间变性大细胞淋巴瘤预后差

四、影像学检查

（一）X 线

- 大的溶骨性破坏性病变；虫蚀状或渗透性边缘
- 侵蚀骨皮质、软组织肿块和骨膜反应
  - 软组织肿块倾向同心圆状围绕骨

- 可引起广泛的骨髓硬化
- X 线片上的发现可非常小，有些改变仅能在骨扫描、CT 或 MR 上发现

（二）MR

- T_1 上信号强度类似骨骼肌，T_2 图像上信号不均匀
  - 最好地显示软组织成分

（三）CT

- 溶骨性或硬化性肿块

五、大体检查

一般特征

- 取代骨髓腔，侵蚀骨皮质，累及软组织
- 中等硬度，灰白色，鱼肉状，伴坏死

六、显微镜检查

组织学特征

- 形态与结内淋巴瘤相同
- 弥漫性大 B 细胞淋巴瘤最常见于成年人和儿童
  - 淋巴母细胞性淋巴瘤是儿童（40% 的病例）第二常见的类型
- 间变性大细胞淋巴瘤少见；最常见的骨原发性 T 细胞淋巴瘤
- 其他淋巴瘤很少发生于骨
- 淋巴瘤通常含有散在的非肿瘤性小淋巴细胞
- 常见广泛性坏死或人工挤压

七、辅助检查

免疫组织化学

- 免疫表型依据类型而变化
- 大 B 细胞淋巴瘤表达 B 细胞标记
- 间变性大细胞淋巴瘤 ALK 阳性或阴性，CD30 阳性
  - ALK（＋）的肿瘤主要累及儿童，但 ALK（－）肿瘤累及成年人
- 淋巴母细胞性淋巴瘤 LCA 可（－），CD99（＋）

八、鉴别诊断

小圆细胞病变

- 骨髓炎、朗格汉斯细胞组织细胞增生症、尤因肉瘤、转移性小细胞癌、神经母细胞瘤、横纹肌肉瘤和其他小圆细胞恶性肿瘤
- 免疫组化和细胞遗传学检测可能是必要的

九、诊断清单

病理解读要点

- 若小圆细胞肿瘤伴广泛坏死或人工挤压伤，要考虑淋巴瘤

推荐阅读

[1] Liu CX et al: Primary lymphoma of bone: a population-based study of 2558 patients. Ther Adv Hematol. 11:2040620720958538, 2020
[2] Cleven AHG et al: Hematopoietic tumors primarily presenting in bone. SurgPathol Clin. 10(3):675-91, 2017

（左图）X线片显示骨淋巴瘤表现为边界不清的骨髓硬化区➡️。骨皮质完好，无明确的骨膜反应。（右图）X线片显示胫骨近端干骺端淋巴瘤表现为边界不清的溶骨性病变，前后方均有骨内膜吸收➡️。远端成分边界不清，可见硬化区➡️。骨皮质和骨膜完整，无软组织累及。

边界不清的硬化区

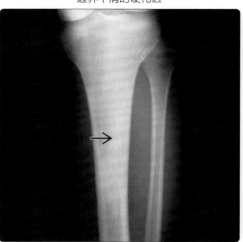

轻微溶骨性病变

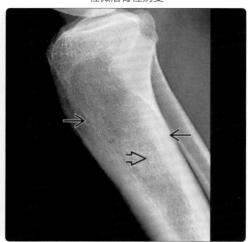

（左图）冠状位MR FS显示骨淋巴瘤取代胫骨骨干近端骨髓。小的高信号软组织成分伴看似完整的骨皮质是病变渗透性本质的表现➡️。（右图）轴位MR T₁显示胫骨髓腔内呈低信号的淋巴瘤➡️。肿瘤看似局限于骨内，骨皮质似乎完好无损。

肿瘤取代骨髓

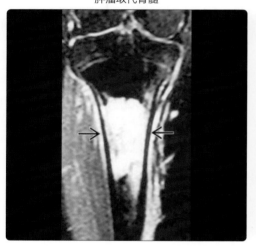

髓内肿瘤

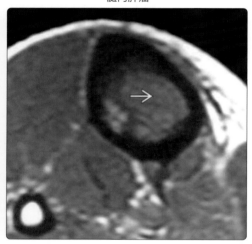

（左图）胫骨淋巴瘤表现为边界不清的渗透性病变，肿瘤呈轻微溶骨性改变➡️，边界不清。注意周围骨膜反应使骨皮质增厚➡️。（右图）冠状位MR T₂ FS显示胫骨淋巴瘤侵犯软组织，呈异质性信号。大多数肿瘤呈高信号➡️。近端边界清楚➡️。

边界不清的病变

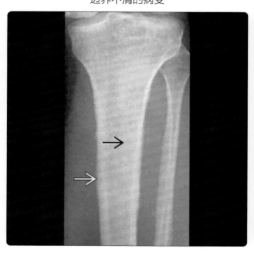

累及软组织

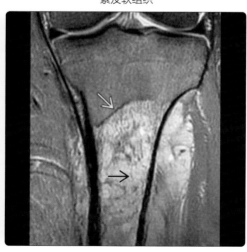

侵蚀骨

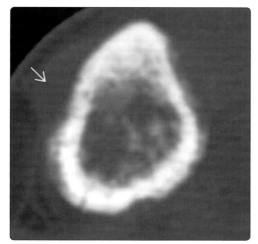

软组织累及

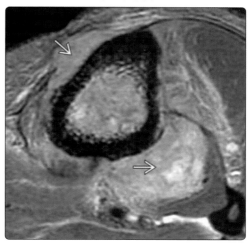

（左图）轴位 CT 显示胫骨近端淋巴瘤表现为混杂性透光和硬化性病变，累及骨皮质，导致骨膜新生骨形成。前内侧可见软组织肿块➡。（右图）MR T₁ C+ FS 显示轻度强化的病灶取代骨髓，前内侧和后外侧可见一软组织肿块➡。与肌肉相比，肿块呈高信号。

骨轻微溶解

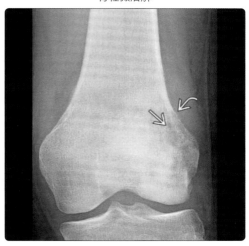

地图样骨髓累犯

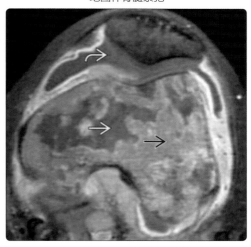

（左图）X 线片显示股骨淋巴瘤表现为边界不清的破坏区➡。最明显的是穿透外侧骨皮质➡并充满外侧软组织。（右图）轴位 MR T₁ C+FS 显示异质性强化的淋巴瘤➡。散在分布的非强化性区域➡很可能代表肿瘤性坏死。注意前方无强化的关节积液➡，周边滑膜强化。

骨髓溶解区

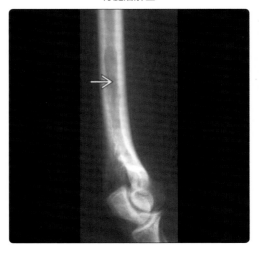

取代骨髓

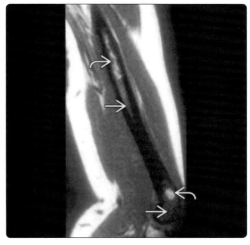

（左图）X 线片显示肱骨远端骨干髓腔内溶骨性淋巴母细胞性淋巴瘤➡形成骨内膜吸收。肿瘤边界不清，外层骨皮质完整，无骨膜反应或软组织侵犯。（右图）淋巴母细胞性淋巴瘤的矢状位 MR T₂ FS 显示肿瘤呈低信号➡，并累及肱骨远端 1/2 的大部分。邻近骨髓呈高信号➡。

（左图）X 线片显示 L₅ 椎骨淋巴瘤呈混杂性透光和硬化性病变。肿瘤局限于骨，无骨皮质破坏和骨膜反应。（右图）矢状位 MR T₁ 显示骨原发淋巴瘤取代 L₅ 椎体骨髓、棘突和软组织。肿瘤使终板和椎间盘后方轻度受压，并向椎管内延伸，压迫脊髓。

混杂性溶骨和硬化性病变

累及软组织

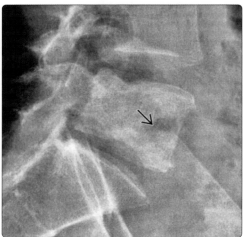
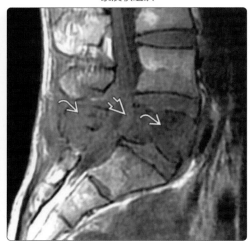

（左图）轴位 CT 显示上颌骨和筛骨弥漫性大 B 细胞淋巴瘤导致左眶底渗透性溶骨和硬化性破坏，并累及邻近鼻窦。肿瘤局部破坏前方骨皮质。（右图）上颌骨和筛骨大 B 细胞淋巴瘤的冠状位 MR T₁ 显示左侧上颌窦内低信号肿块。上方和下外侧窦壁被破坏。

破坏性肿块

肿瘤充满鼻窦

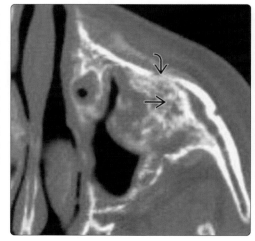
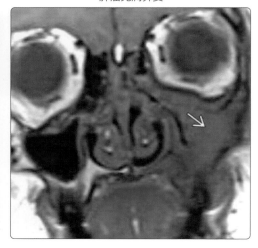

（左图）跟骨后部淋巴瘤表现为边界不清的溶骨性病变，上方、远端呈致密硬化。距骨骨皮质轻度增厚，距下关节完好。（右图）淋巴瘤的矢状位 MR T₂ FS 显示跟骨后部不均匀的高信号肿块，上方及远端区域有明显的高信号。距下关节有积液。

致密硬化区

取代骨髓脂肪

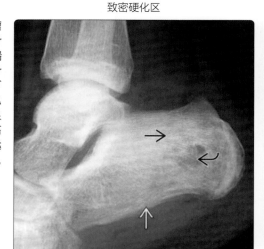
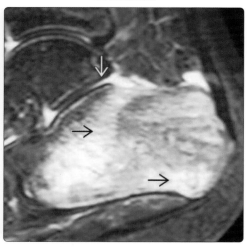

病理性骨折

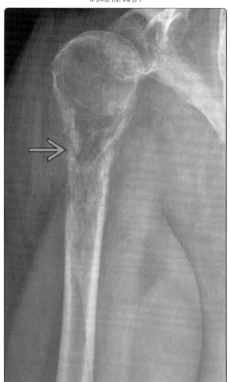

渗透性生长方式

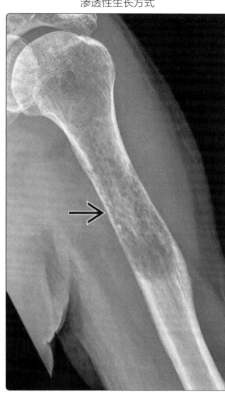

（**左图**）肱骨弥漫性大 B 细胞淋巴瘤呈浸润性生长，累及骨近端部分，并延伸至骨干。有病理性骨折➡。（**右图**）肱骨弥漫性大 B 细胞淋巴瘤累及骨干➡，呈淋巴瘤常见的渗透性生长方式。

胫骨淋巴瘤

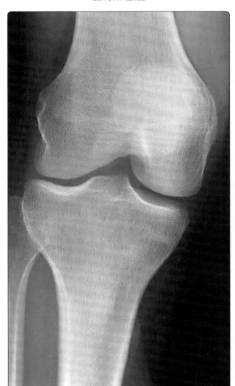

胫骨淋巴瘤

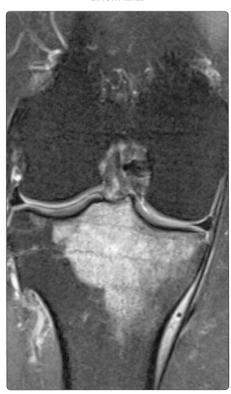

（**左图**）显示胫骨近端淋巴瘤。无恶性肿瘤的证据。（**右图**）相应的 MR 显示明显的病变累及胫骨近端骨骺和干骺端。

（左图）该年轻患者大细胞淋巴瘤累及股骨远端骨骺。X线片上很难发现肿瘤。（右图）相应的 MR 显示病变局限于骨骺➡️。病变周围看似有水肿性改变。临床上，考虑软骨母细胞瘤的诊断，但活检显示弥漫性大细胞淋巴瘤。

骨骺淋巴瘤

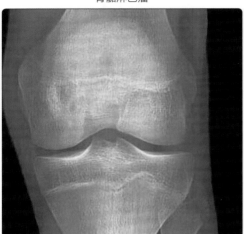

骨骺淋巴瘤

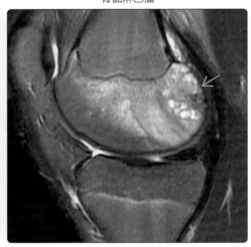

（左图）弥漫性大B细胞淋巴瘤破坏股骨远端，引起移位性病理性骨折➡️。灰黄色肿块取代干骺端、骨骺和近端骨髓腔➡️。（右图）股骨破坏性弥漫性大B细胞淋巴瘤➡️导致病理性骨折➡️。出血性棕色肿块导致骨皮质吸收，并充满骨髓腔➡️。股骨头含造血和脂肪骨髓。

灰黄色大肿块

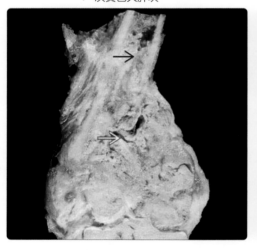

伴骨折的出血性肿块

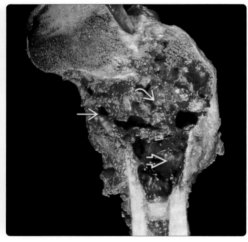

（左图）切除的近端股骨含原发性高级别滤泡性淋巴瘤，位于股骨颈底部。肿瘤质软，红色，渗透至髓腔内，但未累及骨皮质➡️。（右图）切除的股骨节段含有已经治疗的弥漫性大B细胞淋巴瘤。肿瘤完全坏死，充满骨干骨髓腔➡️。骨皮质完整，无骨膜反应。

浸润性肿块

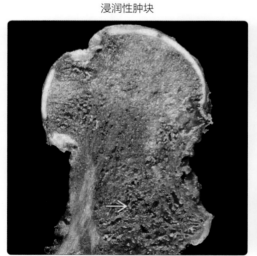

坏死性肿块

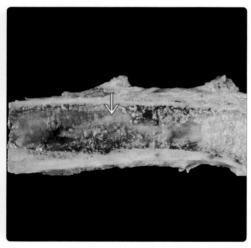

骨皮质破坏

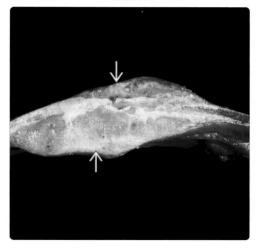

经治疗的肿瘤

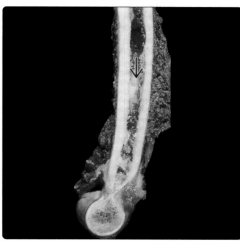

（**左图**）肋骨原发性结节硬化型霍奇金病表现为灰白色破坏性肿块。肿瘤充满骨髓腔，并累及骨两侧的软组织➡️。（**右图**）显示已治疗的 B 细胞淋巴母细胞性淋巴瘤，占据肱骨远端骨干骨髓腔。灰白色肿瘤➡️未累及骨皮质，骨膜和邻近骨骼肌完好。

浸润性生长

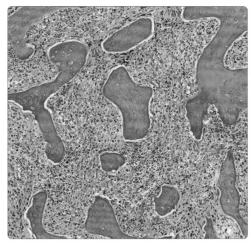

边界清楚

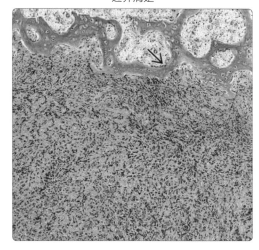

（**左图**）弥漫性大 B 细胞淋巴瘤取代骨髓成分，包裹骨小梁，有些由编织骨组成。这种浸润性生长方式是淋巴瘤的特征。（**右图**）伴轻度硬化性间质的弥漫性大 B 细胞淋巴瘤靠近有骨母细胞围绕➡️的反应性编织骨区域。这种生长模式的一个少见特征是肿瘤与邻近骨分界清楚。

淋巴母细胞性淋巴瘤

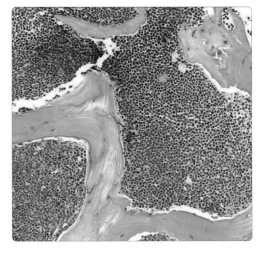

片状小圆细胞

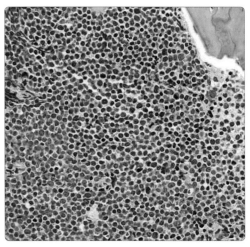

（**左图**）骨淋巴母细胞性淋巴瘤取代骨髓成分，并包裹骨小梁。低倍镜下，瘤细胞单一，类似其他恶性小圆细胞肿瘤，如尤因肉瘤。（**右图**）淋巴母细胞性淋巴瘤取代骨髓，紧邻骨小梁。肿瘤细胞呈片状生长，大小形状一致，核呈圆形。

细胞核轮廓不规则

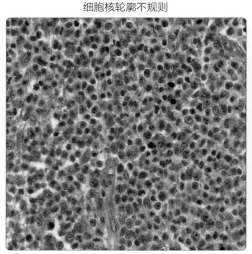

明显的核仁

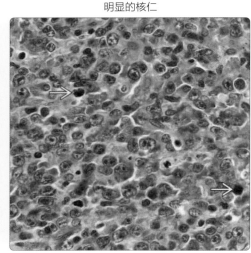

（左图）弥漫性大B细胞淋巴瘤充满骨髓腔。失黏附的肿瘤细胞含少至中等量胞质，细胞核染色质细腻、可见核仁，核轮廓不规则。核分裂象数量很少。（右图）高倍镜显示弥漫性大B细胞淋巴瘤由约巨噬细胞大小的细胞组成。肿瘤细胞含粉染的胞质、大的空泡状核和明显的核仁。肿瘤中可见散在分布的凋亡细胞➡。

反应性编织骨

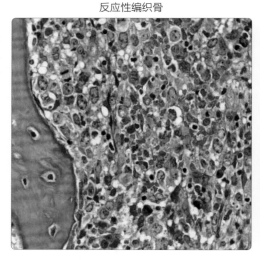

分叶状核

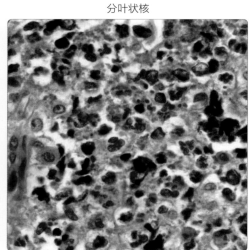

（左图）弥漫性大B细胞淋巴瘤取代与反应性编织骨相邻的骨髓。这种类型的骨可形成影像学检查中可见的硬化。（右图）显示骨大B细胞淋巴瘤由多形性细胞组成。细胞呈分叶状，深染，核轮廓不规则。很多肿瘤细胞含中等量的嗜酸性胞质。

涂片人工假象

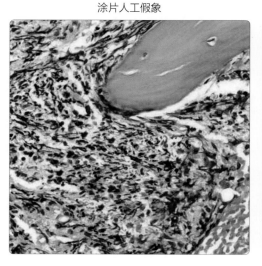

鬼影细胞

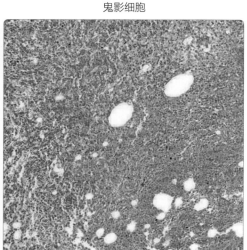

（左图）骨大细胞淋巴瘤呈现人工挤压伤，无法明确诊断。这类改变是骨淋巴瘤活检的常见问题。有这种问题的其他肿瘤还包括尤因肉瘤。（右图）弥漫性大B细胞淋巴瘤显示肿瘤细胞完全坏死。广泛坏死可见于经治疗的肿瘤，如这例特殊的病例，但亦可见于未经治疗的淋巴瘤活检，难以做出明确诊断。

细胞核强染色

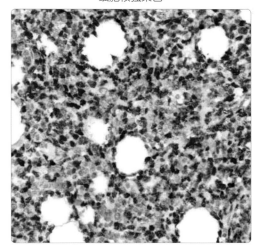

细胞膜染色

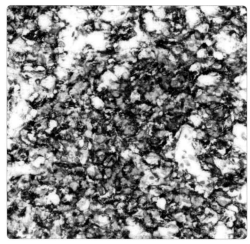

（左图）骨淋巴母细胞性淋巴瘤取代骨髓。细胞核强表达 TdT，该标记在这种造血系统恶性肿瘤中表达。该肿瘤可不表达 LCA，但表达 CD99，可与尤因肉瘤相混淆。（右图）弥漫性大 B 细胞淋巴瘤 CD20 细胞膜强阳性。该免疫表型排除了其他小圆细胞恶性肿瘤。

RS 细胞

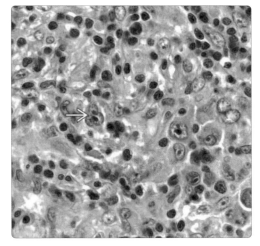

滤泡性淋巴瘤

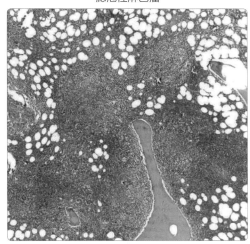

（左图）骨霍奇金淋巴瘤含特征性的 RS 细胞 ➡，呈双叶，含深嗜酸性大核仁。伴随的混合性炎症细胞浸润，富含嗜酸性粒细胞。（右图）显示骨滤泡性淋巴瘤。肿瘤呈结节状，位于骨小梁旁。

间变性大细胞淋巴瘤

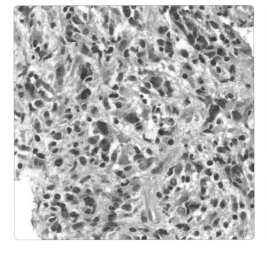

CD30 免疫组化染色

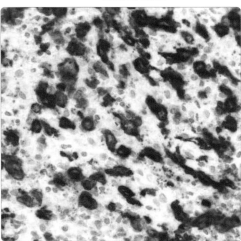

（左图）显示少见的骨间变性大细胞淋巴瘤。肿瘤细胞具有明显的细胞异型性。（右图）间变性大细胞淋巴瘤中瘤细胞 CD30 弥漫染色。

浆细胞骨髓瘤
Plasma Cell Myeloma

一、术语
- 浆细胞骨髓瘤（plasma cell myeloma，PCM）：基于骨髓的多灶性浆细胞肿瘤，与血清和（或）尿液中M蛋白相关
- 骨孤立性浆细胞瘤是由单克隆性浆细胞组成的局限性骨肿瘤

二、临床特征
- 最常见的原发性恶性骨肿瘤
- 诊断时中位年龄：约70岁
- 最常见的部位为椎骨、肋骨、颅骨、骨盆、股骨、锁骨和肩胛骨

三、影像学检查
- 位于骨髓腔内边界清楚的地图样溶骨性病变，无可识别的基质
- 可呈分叶状

四、显微镜检查
- 浆细胞组成的瘤块取代正常骨髓成分
- 可见成熟浆细胞、浆母细胞和多形性细胞
- 细胞质内免疫球蛋白可产生多种独特的形态学特征，包括Mott细胞和棒状结晶

五、辅助检查
- 轻链免疫组化和（或）原位杂交有助于识别单克隆浆细胞群

六、主要鉴别诊断
- 转移性癌和淋巴瘤

（左图）侧位X线片显示颅骨多发性溶解性病变。注意额叶和顶叶区有小的穿孔样透亮病灶。这是浆细胞骨髓瘤的特征性表现。（右图）浆细胞骨髓瘤患者的颅骨大体照片显示穿孔样病灶➡。两种病变均质软，伴出血。病变之间的骨无浆细胞骨髓瘤。

多发性圆形放射性透亮区

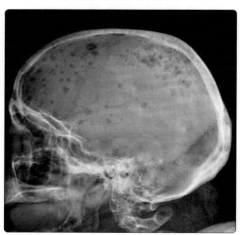

深红色软组织肿块

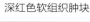
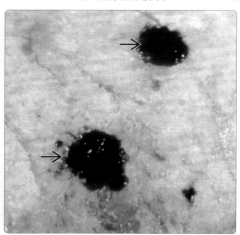

（左图）肱骨侧位X线片显示浆细胞骨髓瘤患者的多发性溶骨性病变➡。锐利的边缘具有特征性。（右图）肱骨表现为大的溶骨性病灶➡，伴骨皮质侵犯➡。鉴别诊断包括浆细胞瘤、淋巴瘤和骨髓炎。活检显示为浆细胞瘤。

多个溶骨性病变

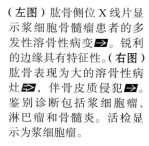
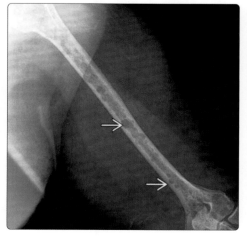

边界不清的溶骨性肿瘤

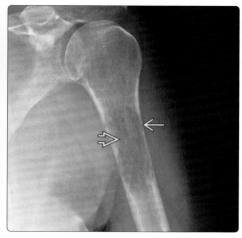

一、术语

（一）缩略语

- 浆细胞骨髓瘤（plasma cell myeloma，PCM）

（二）定义

- PCM：基于骨髓的多灶性浆细胞肿瘤，与血清和（或）尿液中 M 蛋白相关，具有浆细胞肿瘤相关器官损伤的证据
  - 骨髓几乎是所有浆细胞肿瘤的原发部位
  - 包括广泛的临床谱系，从无症状至高度侵袭性
- 孤立性浆细胞瘤：由单克隆性浆细胞组成的单个局限性肿瘤
  - 无 PCM 的临床特征
  - 无其他浆细胞肿瘤的影像学证据
- 诊断 PCM 和孤立性浆细胞瘤需综合临床、形态、免疫和影像学特征

二、临床特征

（一）流行病学

- 发生率
  - 最常见的原发性恶性骨肿瘤
- 年龄
  - 诊断时患者常 > 30 岁（中位：约 70 岁）
- 性别
  - 男性多于女性（男：女 =1.1 ：1.0）

（二）部位

- 可表现为局限性病变（浆细胞瘤）或作为多灶性疾病的组成部分（PCM）
- 可累及任何骨
- 最常见的部位为造血功能活跃的骨
  - 按发生频率排序依次为椎骨、肋骨、颅骨、骨盆、肱骨、锁骨和肩胛骨
  - 胸椎受累比颈椎和腰椎更常见
  - 肘部或膝部以下长骨受累少见

（三）表现

- 症状通常由末端器官损伤引起
- 相关的症状
  - 高钙血症
  - 肾功能不全
  - 贫血
  - 骨病变
    - 疼痛
    - 病理性骨折

（四）自然病程

- PCM
  - 常不能治愈，但临床结局不同
- 孤立性浆细胞瘤
  - 2/3 患者最终发展为系统性骨髓瘤或其他孤立性或多发性浆细胞瘤
  - 1/3 的患者无病生存 > 10 年

（五）治疗

- 局限性疾病行切除或放疗
- PCM 是不可治愈的进展性疾病
  - 生存率从不足 6 个月至 10 年以上（中位：约 5.5 年）
  - 新的治疗手段显著提高了生活质量和生存率
- 骨髓移植是年轻患者的选择

三、影像学检查

（一）X 线

- 2/3 边界清楚，混杂性，以溶骨为主
- 1/3 呈多囊性肥皂泡或纯的溶骨性改变
- 位于骨髓中央的地图样溶骨性病变，无基质
- 长骨病变边界清楚，可被骨膜新生骨包裹，产生骨膨胀的外观
- 颅骨病变边界清楚，呈穿孔样外观
- 少数 PCM 形成硬化性病变
  - 可发生于 POEMS 综合征的基础上
  - 同位素扫描上可表现为正常或"冷"病灶

（二）MR

- T_1W MR：低信号肿块；增强后强化
- 液体敏感 MR：中等信号的病变
- 在排除浆细胞瘤的其他病变方面，MR 检查或 PET 扫描比骨成像更加敏感

四、大体检查

一般特征

- 破碎、质软、红色或灰白色
- 潜在的骨受侵或易碎

五、显微镜检查

组织学特征

- 由浆细胞组成的瘤块取代正常骨髓组织
- 骨髓瘤浆细胞从看似正常的成熟形态至不成熟、浆母细胞性和多形性细胞
  - 成熟浆细胞
    - 偏位核、车辐状或钟面状染色质，无核仁
    - 嗜碱性胞质和核旁空晕
  - 浆母细胞
    - 不成熟形态，染色质更分散、核质比更高，核仁常明显
  - 多形性
    - 核扭曲和多形性是肿瘤性浆细胞的可靠指标，很少发生于反应性浆细胞
- 可形成胞质内免疫球蛋白
  - 多个淡染的蓝白色、葡萄状聚集物（Mott 细胞、桑葚细胞）
  - 樱桃红色、具有折光性的圆形小体（Russell 小体）
  - 过度填充的原纤维（Gaucher 样细胞）
  - 棒状结晶

六、辅助检查

（一）免疫组织化学

- CD138 和 CD38 是浆细胞的可靠指标
- 轻链 IHC 和（或）ISH 显示 κ 或 λ 轻链限制性浆细胞群
- CD45 和 CD19 常阴性
- 肿瘤性浆细胞可异常表达 CD56、CD200、CD28、CD117、CD52、CD20 和 CD10
- cyclin-D1 在 IGH/CCND1 重排肿瘤中强表达

（二）流式细胞学

- 单型性胞质免疫球蛋白，通常缺乏表面免疫球蛋白

（三）遗传学

- 1/3 病例通过细胞遗传学核型分析、90% 病例通过 FISH 检测基因异常
- 最常见的染色体易位涉及染色体 14q32 上的重链位点
  - *CCND1*（11q13）、*CCND3*（6p21）、*CCND2*（12p13）
  - *FGFR3*、*NSD2*（曾称为 *MMSET*、*WHSC1*）（4p16）
  - *MAF*（16q23）、*MAFB*（20q12）、*MAFA*（8q24）
- FISH 通常用于对侵袭性行为进行危险度分级
  - 存在 del（17p）或 *TP53* 突变或 *NSD2*、*FGFR3*、*MAF* 或 *MAFB* 易位与临床进展的高风险相关

七、鉴别诊断

（一）转移性癌

- 伴浆细胞样形态的癌（如乳腺癌、尿路上皮癌和神经内分泌癌）
  - 冰冻切片上比较棘手，但细胞学印片很容易做出诊断
  - 癌常表达 CD138，浆细胞表达 EMA

（二）慢性骨髓炎伴浆细胞浸润

- 有些病例可含有大量浆细胞

- 骨髓炎中的浆细胞为多克隆
- 感染常伴有纤维化和其他炎症细胞浸润

（三）套细胞淋巴瘤

- PCM 可强表达 cyclin-D1，是套细胞淋巴瘤的典型特征

（四）POEMS 综合征

- 与多发性神经病变、器官肿大、内分泌异常、M 蛋白和皮肤改变相关的骨硬化性病变

（五）反应性浆细胞病变

- 浆细胞为多克隆

（六）浆母细胞性淋巴瘤

- IgM 单克隆蛋白
- 含很多小淋巴细胞
- 很少表现为骨孤立性病变

八、诊断清单

病理解读要点

- 片状分布的浆细胞
- 伴轻链限制性的单克隆性增生

推荐阅读

[1] Rajkumar SV: Multiple myeloma: 2020 update on diagnosis, risk-stratification and management. Am J Hematol. 95(5):548-67, 2020

[2] Avet-Loiseau H: Introduction to a review series on advances in multiple myeloma. Blood. 133(7):621, 2019

[3] Castaneda O et al: Multiple myeloma genomics - A concise review. Acta Med Acad. 48(1):57-67, 2019

[4] Mheidly K et al: New insights in the treatment of patients with solitary bone plasmacytoma. Leuk Lymphoma. 60(11):2810-13, 2019

[5] Pham A et al: Solitary plasmacytoma: a review of diagnosis and management. Curr Hematol Malig Rep. 14(2):63-9, 2019

[6] Rajkumar SV: Multiple myeloma: Every year a new standard? Hematol Oncol. 37 Suppl 1:62-65, 2019

浆细胞骨髓瘤的诊断标准

克隆性骨髓浆细胞 10% 或活检证实浆细胞瘤和下列任何 1 个或更多骨髓瘤定义的事件	
事 件	**标 准**
高钙血症	血钙＞0.25mmol/L 高于正常上限
肾功能不全	肌酐清除率＜40ml/min 或血清肌酐＞177mmol/L
贫血	血红蛋白值＞20g/L 低于正常下限或血红蛋白值＜100g/L
骨病变	骨 X 线片、CT 或 PET/CT 显示 1 个或多个溶骨性病变
以下任何一种或多种恶性肿瘤的生物标志物	• 克隆性骨髓浆细胞比例≥60% • 受累：未受累血清游离轻链比值≥100 • MR 上＞1 个局灶性病变

硬化性骨髓瘤

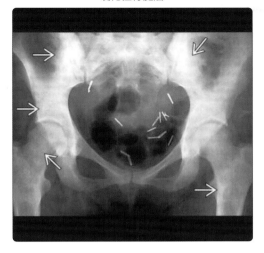

伴骨小梁形成的溶骨性膨胀性肿块

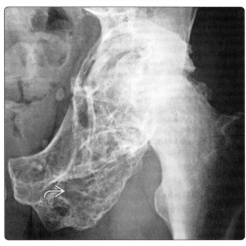

（左图）X 线片显示硬化性骨髓瘤患者无名骨和股骨近端弥漫性硬化➡。＜3% 的骨髓瘤患者表现为骨硬化。这种表现很容易与转移性疾病相混淆。（右图）坐骨和耻骨多发性骨髓瘤的 X 线片显示大的溶骨性病变➡，呈网状外观。活检证实了诊断。

髂骨大的溶骨性肿瘤

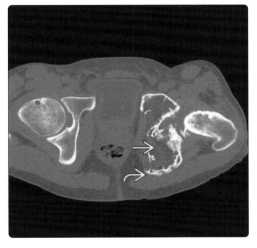

破坏性肿块

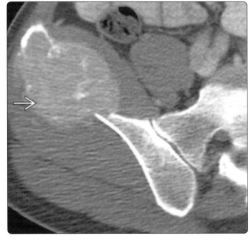

（左图）轴位 CT 显示坐骨浆细胞骨髓瘤。溶骨性病变➡使骨膨胀，伴轻度骨膜反应➡。（右图）轴位 CT 显示髂骨膨胀溶骨和高度破坏性的病变➡。与病变相邻的骨皮质完全被破坏。这例浆细胞骨髓瘤缺少明显的骨膜反应。

脊柱溶骨性病变

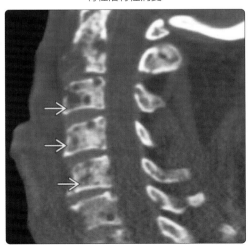

骨髓腔溶骨性肿块

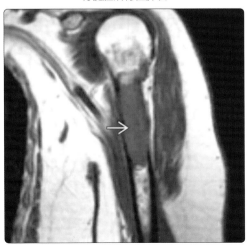

（左图）颈椎侧位 CT 骨显像显示椎体大量溶骨性病变➡。该患者符合浆细胞骨髓瘤的诊断标准。（右图）冠状位 MR T₁ 显示肿瘤信号强度与邻近肌肉相似➡。活检证实为浆细胞瘤。

（**左图**）溶骨性病变占据股骨近端，自股骨颈➡延伸至骨干上段➡。（**右图**）相应已切除股骨浆细胞瘤的大体照片显示占据骨髓腔的灰白色融合性病灶➡。关节软骨➡和软骨下骨无肿瘤累及。

股骨近端浆细胞瘤

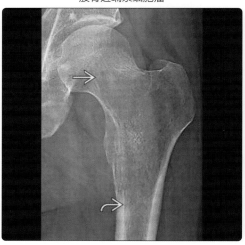

灰白色大肿块

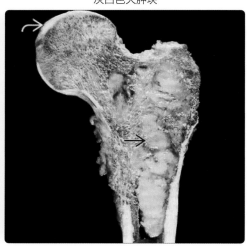

（**左图**）股骨颈浆细胞瘤的大体照片表现为弥漫浸润骨松质的灰白色病变➡。可见介于未受累骨中间的病灶➡。（**右图**）大体图片显示已切除的股骨头浆细胞瘤。病变与周围骨松质分界清楚➡。肿瘤质软、伴出血。周围的骨松质无肿瘤➡。

破坏骨的结节状肿瘤

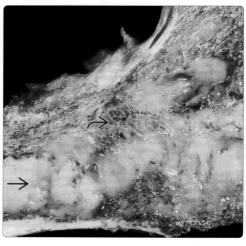

有边界的暗红色肿块

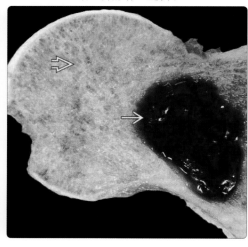

（**左图**）显示股骨头浆细胞骨髓瘤。关节软骨和软骨下骨无肿瘤。病变➡呈灰白色，质嫩，与邻近软骨下骨分界清楚。（**右图**）一位多发性骨髓瘤患者已切除的疼痛肋骨含灰粉色、质软的浆细胞肿块。肿瘤位于骨髓腔中央，呈膨胀性，部分区域骨皮质已被破坏。相邻的骨髓呈红色。

质脆的棕褐色肿块

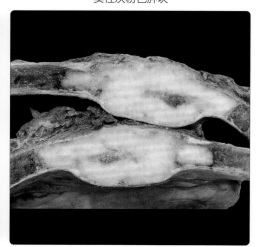

实性灰粉色肿块

成片浆细胞

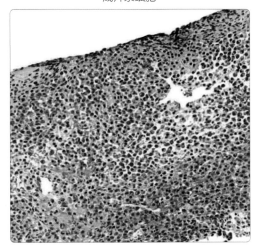

含嗜碱性胞质的浆细胞

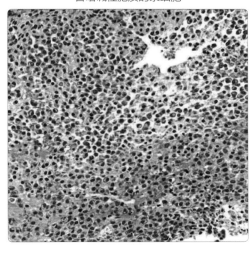

（左图）显示浆细胞瘤的低倍镜图像。肿瘤由单一的浆细胞组成。失黏附的肿瘤细胞支持浆细胞肿瘤的诊断。少数情况下，浆细胞瘤可形成黏附性结节，因此表面上类似癌。（右图）该病例中肿瘤性浆细胞含丰富的嗜碱性胞质。细胞的单一性和偏位核支持浆细胞瘤的诊断。

伴核旁空晕的浆细胞

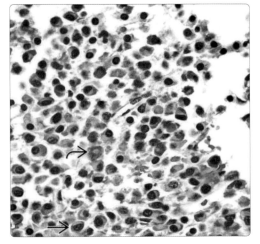

核偏位的肿瘤细胞

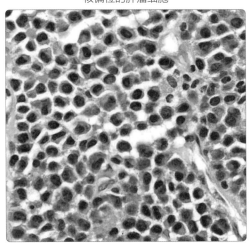

（左图）浆细胞瘤的高倍镜图像显示含偏位核的成熟浆细胞。细胞显示特征性的核旁空晕➘和钟面样染色质➘。（右图）浆细胞瘤的高倍镜图像显示含偏位核的成熟浆细胞。仅局灶存在核旁空晕。钟面样染色质虽然可见，但并不明显。

含透明胞质的浆细胞瘤

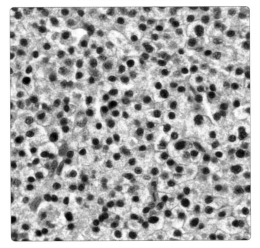

Dutcher 小体

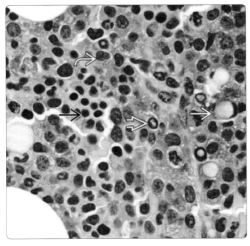

（左图）显示肿瘤性浆细胞含丰富的淡染胞质。偏位核提示浆细胞瘤的诊断。鉴别诊断包括含透明胞质的上皮和神经内分泌肿瘤。（右图）一位骨髓瘤患者骨髓活检显示红系➘和髓系成分➘。浆细胞数量增加，有些细胞可见核内包涵体（Dutcher 小体）➘和胞质内 Russell 小体➘。

（左图）浆细胞瘤患者的直接涂片主要显示浆细胞➡️。浆细胞的核特性在这种制片方法中得到了很好的体现，特别是钟面样染色质，使其成为评估冰冻切片有价值的工具。（右图）Giemsa染色显示浆细胞结节状聚集➡️，该特征支持浆细胞骨髓瘤的诊断。亦可见非肿瘤性骨髓➡️。非肿瘤性骨髓内可见Russell小体➡️。

直接涂片

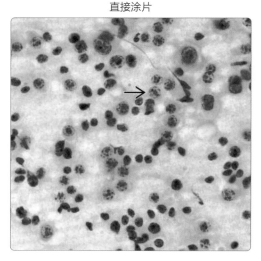

Giemsa 染色

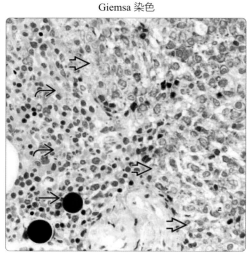

（左图）显示伴淀粉样蛋白沉积的浆细胞瘤➡️。淀粉样蛋白周围可见多核巨细胞➡️。淀粉样蛋白由免疫球蛋白轻链组成。该物质在刚果红染色上显示苹果绿双折光。亦可见浆细胞➡️。（右图）显示伴促结缔组织增生性间质➡️的浆细胞瘤。肿瘤细胞的巢团状分布类似转移癌。偏位核也支持浆细胞瘤。

淀粉样蛋白沉积

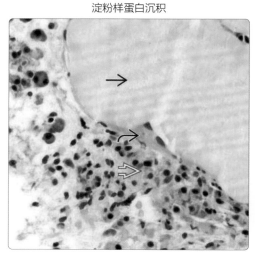

类似癌的浆细胞瘤

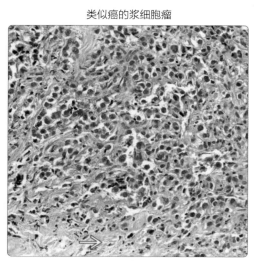

（左图）显示伴间变性特征的浆细胞瘤。可见奇异形肿瘤巨细胞➡️。肿瘤细胞显示显著的核异型，很多细胞缺少浆细胞的细胞学特征➡️。肿瘤细胞CD138和κ轻链阳性。λ轻链阴性。（右图）伴间变性特征的浆细胞瘤偶可显示明显的多形性和多核性浆细胞➡️。大多数肿瘤性浆细胞为单核，缺少这种奇异的核异型性。

伴间变性特征的浆细胞瘤

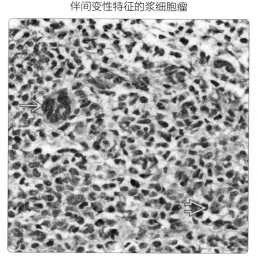

奇异形肿瘤细胞

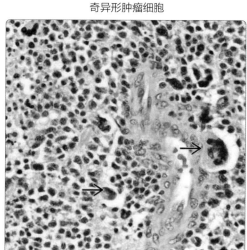

丰富的淀粉样蛋白沉积

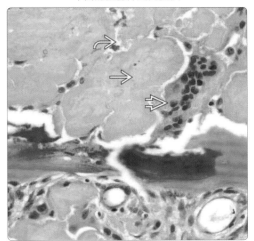

CD138 染色

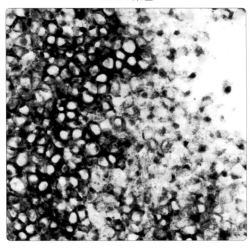

（左图）显示含丰富淀粉样蛋白沉积的浆细胞瘤。淀粉样蛋白➡为致密嗜酸性物质，伴人工裂隙➡。亦可见对淀粉样蛋白的巨细胞反应➡。该图中未见肿瘤性浆细胞。（右图）浆细胞瘤 CD138 弥漫阳性。良性和肿瘤性浆细胞显示 CD138 呈胞膜和胞质染色。转移性癌 CD138 亦可阳性。

浆细胞瘤 EMA 阳性

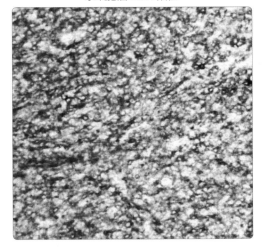

λ 轻链阳性

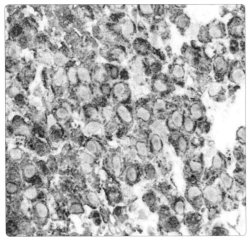

（右图）显示浆细胞瘤 EMA 弥漫阳性。浆细胞瘤偶可表达 EMA，因此可类似上皮性肿瘤。浆细胞肿瘤角蛋白阴性。（右图）原位杂交显示所有肿瘤细胞 λ 轻链呈弥漫性胞质阳性。

原位杂交

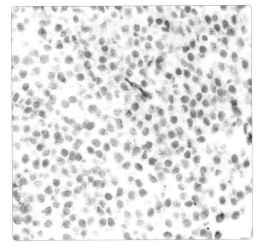

浆细胞瘤 CD117 阳性

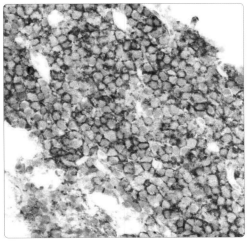

（左图）原位杂交显示浆细胞阴性。结合 λ 轻链的弥漫性阳性，这一特征证实了该肿瘤的单克隆性。与免疫组化相比，原位杂交平台常具有较少的非特异性信号。（右图）浆细胞瘤 CD117 弥漫性阳性。正常浆细胞 CD117 常阴性。CD117 表达缺失与侵袭性疾病相关。

肥大细胞疾病
Mast Cell Disease

一、术语
- 肥大细胞增生症是肥大细胞克隆性、肿瘤性增生
- 系统性肥大细胞增生症：以 ≥ 1 个皮肤以外的器官受累 ± 皮肤病变为特征

二、临床特征
- 易累及躯干和四肢近端骨
- 可发生于任何年龄，包括儿童
- 骨内可为多灶性
- 与组胺相关的症状（肥大细胞大量产生的物质）
- 惰性疾病的治疗以控制症状为基础
- 化疗对任何形式的疾病都未显示明显疗效
- 通常有较长的、相对良性的临床病程

三、影像学检查
- 多灶性硬化性病变或混合性硬化和溶骨性病变
- 可表现为弥漫性骨硬化或骨质疏松
- 弥漫性骨质疏松与病理性骨折相关，特别是椎骨骨折

四、大体检查
- 受累骨髓呈灰白色，骨小梁硬化

五、显微镜检查
- 肥大细胞形态上可正常或呈梭形

六、辅助检查
- 肥大细胞 CD117 和 CD25 阳性
- > 95% 的病例具有 *KIT* 活化突变，最常累及 816 密码子

多发性溶骨性病变

致密病变

（左图）肥大细胞增生症患者骨盆 X 线片显示坐骨单个硬化性病变。老年男性患者这一病变更有可能代表转移。（右图）肥大细胞增生症患者轴位 CT 显示髂骨单个边界清楚的硬化性病变。该患者骨盆其他部位可见其他多灶硬化性病变。

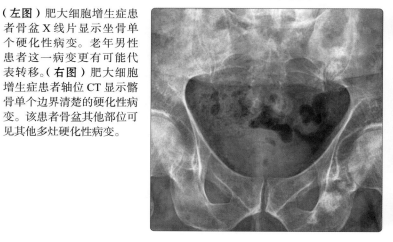
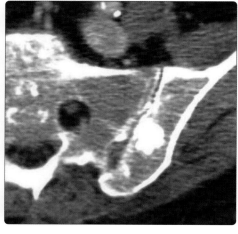

硬化性病变

大量肥大细胞

（左图）大量肥大细胞 ➜ 取代骨髓腔，伴反应性纤维化和散在嗜酸性粒细胞 ⇨。骨硬化表现为交叉排列的反应性编织骨骨小梁 ▱。（右图）肥大细胞增生症表现为大量中等大小的肥大细胞，细胞核呈圆形至卵圆形，核染色质细腻，胞质嗜酸性 ⇨。肥大细胞位于反应性纤维组织中，可见嗜酸性粒细胞 ⇨。

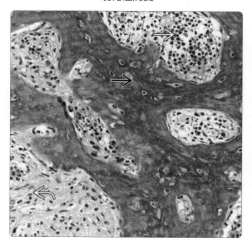
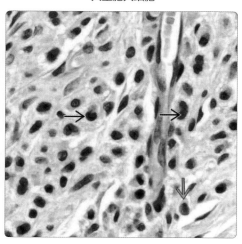

一、术语

（一）同义词

- 肥大细胞增生症

（二）定义

- 肥大细胞增生症是肥大细胞克隆性、肿瘤性增生
  - 皮肤肥大细胞增生症：局限于皮肤的疾病
  - 系统性肥大细胞增生症：以 ≥ 1 个皮肤以外的器官受累 ± 皮肤病变为特征
    - 骨髓通常受累
  - 肥大细胞白血病和肥大细胞肉瘤很少见

二、临床特征

（一）流行病学

- 年龄
  - 可发生于任何年龄，包括儿童
- 年龄
  - 无倾向性

（二）部位

- 易累及躯干和四肢远端
  - 骨内病变可为多灶性
- 骨外病变
  - 80% 的病例累及皮肤
  - 其他常见的受累器官包括脾、淋巴结、肝和胃肠道黏膜

（三）表现

- 色素性荨麻疹见于皮肤受累的患者
- 全身症状，如疲劳
- 介质相关的系统性事件
  - 重要的介质是组胺和肝素
    - 引起水肿、潮红、低血压、心动过速、过敏反应和呼吸困难
  - 肝素可能是局灶性溶骨性病变和弥漫性骨质疏松的潜在原因
    - 骨质疏松症对骨松质的影响最为严重（脊柱）

（四）治疗

- 惰性疾病以控制症状为基础
- 化疗无疗效；抑制 *KIT* 的靶向治疗正在开发中

（五）预后

- 通常具有较长且相对良性的临床病程
- 伴白血病的患者可能仅存活 1～2 年
- 少数患者可死于继发性并发症，如严重的胃肠道出血
- 成年期发病者可能具有更强的侵袭性病程
- 可发展为更具侵袭性的造血系统肿瘤

三、影像学检查

（一）X 线

- 多灶性硬化性病变或混合性硬化和溶骨性病变
  - 多灶性硬化性病变可进展
- 可表现为弥漫性骨硬化或骨质疏松
  - 弥漫性骨质疏松与病理性骨折相关，特别是椎骨

（二）MR

- 异常改变与病理性骨髓受累相似
- 在 T_2 和脉冲信号上，受累区域的信号强度增加

（三）CT

- 硬化病变表现为密度增高的区域
- CT 可显示肝脾大及淋巴结肿大

（四）骨扫描

- 正常、单灶、多灶或弥漫性骨高度摄取

四、大体检查

一般特征

- 病变大小不等
- 受累骨髓呈灰白色，骨小梁硬化

五、显微镜检查

组织学特征

- 多灶性肥大细胞致密聚集
- 圆形而深染的细胞核，中等量的淡染胞质和细小的嗜碱性胞质颗粒
- 肥大细胞常呈正常形态；可呈梭形或含少量胞质颗粒
- 肥大细胞分布于骨小梁周围，伴纤维化和嗜酸性粒细胞
- 受累骨小梁硬化

六、辅助检查

（一）组织化学

- Giemsa 染色
  - 肥大细胞含大量小而一致的胞质颗粒，染色后更突出

（二）免疫组织化学

- 良性和肿瘤性肥大细胞 CD117 和类胰蛋白酶阳性
- 肿瘤性肥大细胞 CD25 阳性；良性和反应性肥大细胞阴性

（三）分子遗传学

- > 95% 的病例具有 *KIT* 活化突变，最常累及 816 密码子
  - 检测突变具有诊断价值
  - 该突变对酪氨酸激酶抑制药伊马替尼耐药
- 伴严重疾病的患者可出现其他突变

七、鉴别诊断

反应性肥大细胞增生

- 良性和反应性肥大细胞 CD25 阴性

推荐阅读

[1] Leguit R et al: The spectrum of aggressive mastocytosis: A workshop report and literature review. Pathobiology. 87(1):2-19, 2020

Erdheim-Chester 病
Erdheim-Chester Disease

一、术语
- Erdheim-Chester 病（ECD）：由富含脂质的组织细胞浸润骨髓引起的组织细胞增生，产生弥漫性和对称性纤维化和骨硬化

二、病因 / 发病机制
- 很多病变有 *BRAF* V600E 突变

三、临床特征
- 通常发生于年龄较大的个体，发病高峰为 40—70 岁
- 多数常累及长管状骨
- 亦可发生于其他骨，如肋骨、椎骨和颅面骨
- 疼痛和肿胀
- 有些患者因骨外累及死亡

四、影像学检查
- 双侧、对称性、弥漫性骨干和干骺端硬化，骨骺不受累
- 骨扫描显示受累区域对称性摄取增高

五、大体检查
- 质硬，黄色

六、显微镜检查
- 弥漫性富含脂质的（泡沫样）组织细胞弥漫性浸润
- 骨纤维化、硬化

七、辅助检查
- 免疫组化显示肿瘤细胞表达 CD68、CD163 和 BRAF

八、诊断清单
- 长骨弥漫性对称性硬化的患者，骨髓被泡沫样巨噬细胞浸润和散在的单核细胞及纤维化所取代，则要考虑 ECD

对称性硬化

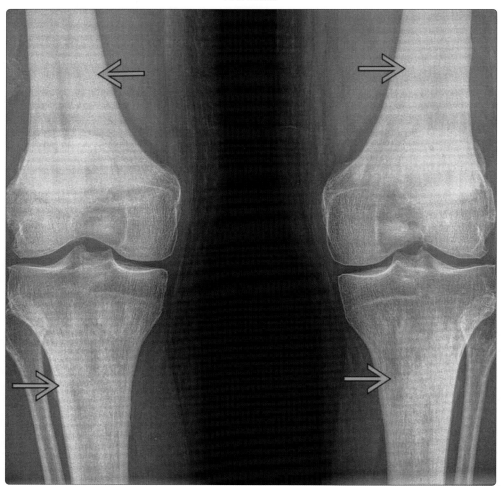

正位 X 线片显示双侧股骨和胫骨干骺端和骨干弥漫性对称性硬化➡️，是 Erdheim-Chester 病的典型表现。

一、术语

（一）缩略语

- Erdheim-Chester 病（ECD）

（二）同义词

- 脂肪肉芽肿病
- 脂质性肉芽肿病
- 多骨硬化性组织细胞增生症

（三）定义

- 由富含脂质的组织细胞浸润引起的组织细胞肿瘤，形成弥漫性对称性骨硬化，常累及骨外

二、病因／发病机制

遗传学

- 很多病例含有 *BRAF* V600E 突变
  - 血液中的单核细胞可检测到突变：克隆性疾病
  - BRAF 蛋白第 600 位谷氨酸取代缬氨酸
    - 可见于＞ 50% 的患者
  - 与局部和全身的促炎细胞因子活化相关 – 趋化因子网络
    - 干扰素、IL-6、IL-12 和单核细胞趋化蛋白 1 水平升高
- 激活 MAPK 通路
- 有些患者 *BRAF* 可为野生型，但存在 *NRAS* 或 *PIK3CA* 突变

三、临床特征

（一）流行病学

- 发生率
  - 非常少见
- 年龄
  - 通常发生于年龄较大的个体，发病高峰为 40—70 岁
    - 多数患者诊断时年龄＞ 40 岁
- 性别
  - 男性受累较女性略常见

（二）部位

- 实际上所有患者均累及骨
- 长管状骨最常受累
  - 股骨远端、胫骨近端和远端是最常见的部位
  - 分布通常为双侧性和对称性
  - 少数可累及其他骨，如肋骨、椎骨和颅面部骨

（三）表现

- 临床谱系广
  - 取决于病变的分布和范围
- 骨疼痛和肿胀
- 发热和体重减轻
- 各种骨外表现与组织细胞增生过程中累及的器官系统有关
  - 心脏、肺部症状
  - 眼眶和腹膜后肿块
  - 黄斑样皮肤病变
  - 累及颅面骨时可伴有尿崩症
  - 神经症状
- 有些患者还伴有其他组织细胞疾病，包括朗格汉斯细胞组织细胞增多症和 Rosai-Dorfman 病

（四）治疗

- 药物
  - 各种药物包括抗炎药、免疫抑制药和化疗药物用于治疗 ECD

（五）预后

- 总体预后差
  - 因炎症浸润引起严重的多器官系统受累可导致患者死亡
- 死亡通常与心血管和中枢神经系统受累相关

四、影像学检查

（一）X 线

- 双侧、对称性骨干和干骺端骨皮质和髓腔内硬化
  - 骨骺不受累
- 骨皮质和骨髓腔之间的边界消失
- 可存在骨膜新生骨

（二）MR

- T_1 低信号，T_2 高信号，伴弥漫性骨髓异常
- 可见骨髓梗死

（三）CT

- 骨髓中央骨硬化
- 可见相关的内脏和腹膜后受累

（四）骨扫描

- 受累区域对称性摄取增高

五、大体检查

一般特征

- 质硬，黄色
- 骨小梁可增厚

六、显微镜检查

组织学特征

- 富含脂质的（泡沫样）组织细胞弥漫性浸润
  - 常可见散在的淋巴细胞和浆细胞
- 骨髓纤维化
- 原先存在的骨重建（硬化）
  - 常可见反应性编织骨
- 可见散在的朗格汉斯细胞
- 可见杜顿样巨细胞

- 大量的胆固醇裂隙

七、辅助检查

（一）免疫组织化学

- 泡沫细胞表达组织细胞标记 CD68 和 CD163
  - *BRAF* V600E 突变的病例泡沫样巨噬细胞 BRAF 可呈阳性
- 病变中散在的朗格汉斯细胞表达 S100、langerin 和 CD1a
  - 泡沫样巨噬细胞这些标记均阴性
- IgG_4 阳性浆细胞数目增加，但少于 IgG_4 相关性疾病

（二）遗传学

- 泡沫样组织细胞和循环单核细胞有 *BRAF* V600E 突变
- 其他突变可累及 *MAP2K1*、*ARAF*、*MAP2K2*、*KRAS* 和 *NRAS*

（三）电镜观察

- 组织细胞有溶菌酶和丰富的胞质内脂滴
- 泡沫样组织细胞中不存在 Birbeck 颗粒，但朗格汉斯细胞中存在

八、鉴别诊断

（一）朗格汉斯细胞组织细胞增生症（嗜酸性肉芽肿）

- 嗜酸性肉芽肿中的组织细胞不含胞质内脂质，外观上不呈泡沫状
- 朗格汉斯细胞含有多分叶核和核沟，与 ECD 中的细胞不同
- 朗格汉斯细胞强表达 S100、CD1a 和 langerin
- 朗格汉斯细胞组织细胞增生症与 *BRAF* V600E 突变相关

（二）Rosai-Dorfman 病

- 骨受累表现为含嗜酸性胞质的组织细胞弥漫性浸润
  - 伸入运动是其典型特征
  - 组织细胞 S100（＋），ECD 中的组织细胞 S100（－）
  - 病变的分布通常不呈双侧性和对称性
- 无 *BRAF* 突变

（三）戈谢病

- 戈谢细胞含嗜酸性胞质，呈皱纹纸样外观
- 常伴有骨坏死
- 骨无硬化
- 弥漫性骨质疏松和影像学上存在锥形烧瓶畸形
- 硬化是骨髓梗死的结果

- *BRAF* 无突变

（四）骨黄色瘤

- X 线片上表现为单个溶骨性病变，不产生弥漫性对称性骨硬化
- 患者可能有系统性脂质异常

（五）IgG_4 相关性疾病

- ECD 有或无席纹状纤维化
- 静脉闭塞具有特征性，但 ECD 中不存在
- IgG：IgG_4 比值增加高于 Erdheim-Chester 病
- 泡沫样巨噬细胞不明显
- 无 *BRAF* V600 突变

九、诊断清单

病理诊断解读

- 患者长骨弥漫性对称性硬化，骨髓被泡沫样巨噬细胞浸润、散在的淋巴细胞和浆细胞及纤维化所取代，则要考虑 ECD

推荐阅读

[1] Salama HA et al: Highlights of the management of adult histiocytic disorders: Langerhans cell histiocytosis, Erdheim-Chester disease, Rosai-Dorfman disease, and hemophagocytic lymphohistiocytosis. Clin Lymphoma Myeloma Leuk. ePub, 2020

[2] Ozkaya N et al: The histopathology of Erdheim-Chester disease: a comprehensive review of a molecularly characterized cohort. Mod Pathol.31(4):581-97, 2018

[3] Estrada-Veras JI et al: The clinical spectrum of Erdheim-Chester disease: an observational cohort study. Blood Adv. 1(6):357-66, 2017

[4] Chasset F et al: Cutaneous manifestations of Erdheim-Chester disease (ECD):Clinical, pathological, and molecular features in a monocentric series of 40 patients. J Am Acad Dermatol. 74(3):513-20, 2016

[5] García-Gómez FJ et al: Bone scintigraphy as cornerstone in the diagnosis of Erdheim-Chester disease. Rev Esp Med Nucl Imagen Mol. ePub, 2015

[6] Shah MV et al: Erdheim-Chester disease. Mayo Clin Proc. 90(9):1310, 2015

[7] Diamond EL et al: Consensus guidelines for the diagnosis and clinical management of Erdheim-Chester disease. Blood. 124(4):483-92, 2014

[8] Munoz J et al: Erdheim-Chester disease: characteristics and management. Mayo Clin Proc. 89(7):985-96, 2014

[9] Zaveri J et al: More than just Langerhans cell histiocytosis: a radiologic review of histiocytic disorders. Radiographics. 34(7):2008-24, 2014

[10] Mazor RD et al: Erdheim-Chester Disease: a comprehensive review of the literature. Orphanet J Rare Dis. 8:137, 2013

[11] Haroche J et al: High prevalence of BRAF V600E mutations in Erdheim-Chester disease but not in other non- Langerhans cell histiocytoses. Blood. 120(13):2700-3, 2012

[12] Chetritt J et al: Chester-Erdheim disease: a neoplastic disorder. Hum Pathol. 30(9):1093-6, 1999

骨干硬化

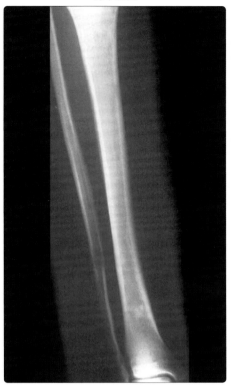

混合性硬化和溶骨性病变

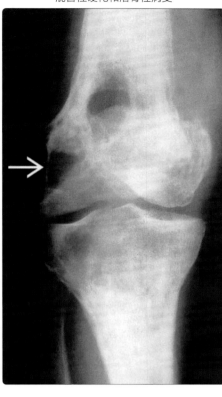

（左图）胫骨 Erdheim-Chester 病的 X 线片显示胫骨骨干和干骺端骨髓腔斑片状硬化。这与 Erdheim-Chester 病一致，但范围远小于通常所见。（右图）膝关节 X 线片显示股骨远端和胫骨近端骨髓致密硬化。骨骺相对完好。股骨远端内侧骨皮质亦有局灶性破坏➡。这种侵袭性的骨破坏可见于 Erdheim-Chester 病。

骨扫描摄取增高

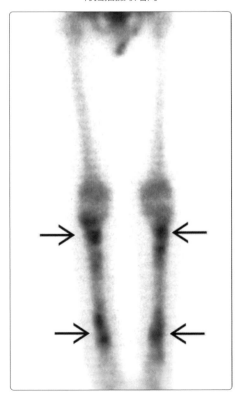

溶骨性病变

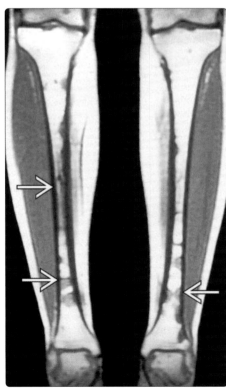

（左图）骨扫描显示双侧下肢弥漫性摄取增高，特别是膝部。摄取增高主要位于干骺端和骨干⊟。（右图）胫骨 Erdheim-Chester 病的冠状位 MR T₁显示正常骨髓信号背景上可见骨干和干骺端取代骨髓的斑片状信号➡。骨骺似乎未受累。

（左图）Erdheim-Chester 病患者膝关节侧位片显示大面积的不规则硬化区 ➘ 和骨破坏 ➡。尽管有广泛病变，但无明显的骨膜反应。（右图）股骨 Erdheim-Chester 病的矢状位 MR T$_2$ 显示广泛的骨髓信号异常，异质性信号累及股骨远端和胫骨近端。病变组织破坏前方骨皮质并累及邻近软组织 ➘。

硬化性和溶骨性病变

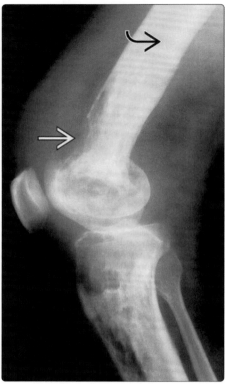

广泛的骨病变

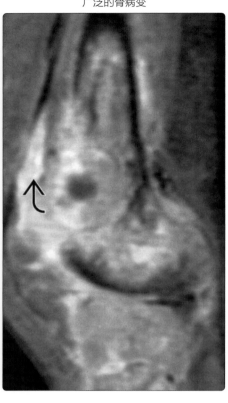

（左图）一位双手受累的 Erdheim-Chester 病患者的 X 线片显示大面积硬化背景上的多发性溶骨性病变 ➡。部分区域骨皮质受累 ➘。（右图）股骨远端显示黄白色浸润组织取代髓腔和前方骨皮质。病变累及干骺端并延伸至近端骨骺。注意病变部分分界清楚 ➡。

多发性溶骨性病变和硬化

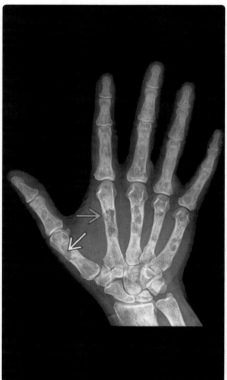

泡沫状巨噬细胞的黄色沉积物

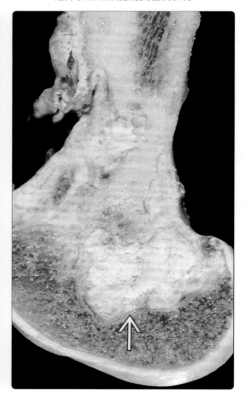

大量泡沫样巨噬细胞

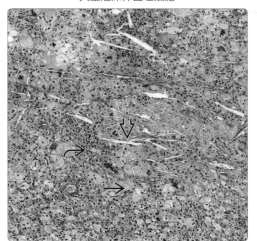

大的组织细胞

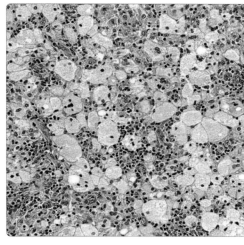

（左图）Erdheim-Chester 病中有大量含细腻、空泡状嗜酸性颗粒状胞质的泡沫样组织细胞聚集 ➡，混合慢性炎症细胞 ➡。可见局灶性出血伴胆固醇裂隙 ➡。（右图）Erdheim-Chester 病的高倍镜显示泡沫样组织细胞和慢性炎症细胞相混合。组织细胞含丰富、细致的空泡状胞质和小而居中的细胞核。

杜顿样巨细胞

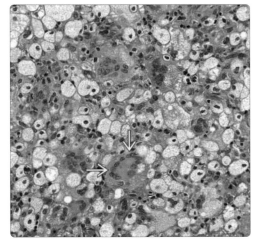

炎症伴硬化性骨

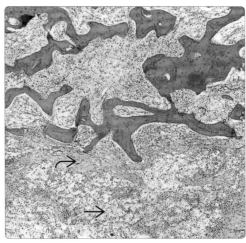

（左图）Erdheim-Chester 病表现为泡沫样组织细胞和大量多核巨细胞，包括杜顿样巨细胞 ➡。（右图）这例 Erdheim-Chester 病中，骨髓腔已被片状分布的泡沫样组织细胞 ➡ 和纤维化区 ➡ 所取代。骨异常增厚，黏合线突出。

高倍镜

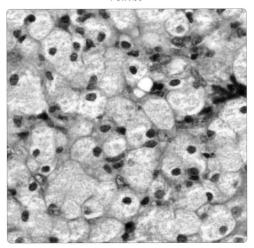

BRAF 免疫组化染色

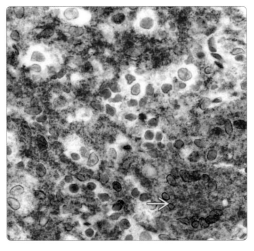

（左图）高倍镜显示 Erdheim-Chester 病中的组织细胞。瘤细胞核小，胞质淡染、嗜酸性、颗粒状。背景中可见混合性炎症细胞浸润。（右图）免疫组化染色显示组织细胞 BRAF 弥漫性阳性。注意多核性杜顿样巨细胞 ➡。

Rosai-Dorfman 病
Rosai-Dorfman Disease

一、术语
- Rosai-Dorfman 病（RD）：病因未明的以大的组织细胞增生为特征的疾病

二、临床特征
- 骨内病变年龄分布广（1.5—63 岁）；大多为成年人
- 累及骨的患者常伴有骨外疾病，特别是淋巴结
- 当累及骨骼时，RD 可发生于多种骨
- 患者表现为局部疼痛或肿胀
- 当累及脊柱和髂骨时，病变可延伸至椎管内，引起神经症状
- 有些病变可无症状，偶然发现
- 预后非常好

三、影像学检查
- 溶骨性，常位于骨髓腔中央；通常边界清楚；可边

界不清

四、显微镜检查
- 病变细胞取代骨髓腔，包裹原有骨小梁，并通过哈弗斯系统浸润
- 由大量大的组织细胞组成，细胞含核仁明显的空泡状核和丰富的嗜酸性胞质
- RD 组织细胞吞噬白细胞进入胞质内，被称为伸入运动

五、辅助检查
- 组织细胞 S100、CD68 和 CD163 染色（+）；CD1a、langerin 和 BRAF（−）

六、主要鉴别诊断
- 骨髓炎、朗格汉斯细胞组织细胞增生症和 Erdheim-Chester 病

颅骨的溶骨性病变

质软的棕褐色肿块

（左图）颅骨 Rosai-Dorfman 病（RD）的侧位 X 线片显示累及枕骨的溶骨性病变。病变位于中间板中央，因此很可能起源于髓质骨。（右图）这例颅骨 RD 中，肿瘤已经取代骨皮质。肿瘤呈棕褐色，与两侧的周围骨分界清楚。

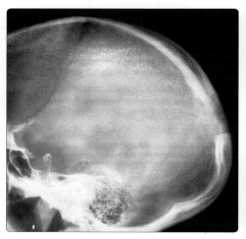

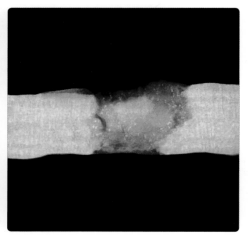

大量组织细胞

伸入运动

（左图）片状分布的 RD 细胞含圆形到椭圆形核，染色质细致，核仁小。细胞含丰富的胞质，可见吞噬炎症细胞的证据➡️。（右图）骨内原发性 RD 中，大组织细胞显示淋巴细胞、中性粒细胞和浆细胞的伸入运动。

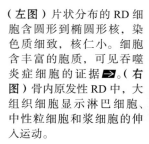

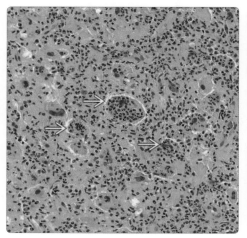

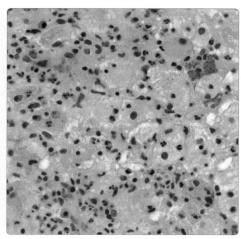

一、术语

（一）缩略语

- Rosai-Dorfman 病（RD）

（二）同义词

- 伴巨大淋巴结肿大的窦组织细胞增生

（三）定义

- 独特的、伴伸入运动的 S100 蛋白（+）组织细胞肿瘤性增生性疾病

二、临床特征

（一）流行病学

- 发病率
  - 非常少见的疾病；确切的发生率不清楚
  - 可能与淋巴瘤、白血病、朗格汉斯细胞组织细胞增生症和 Erdheim-Chester 病相关
- 年龄
  - 骨内肿块可累及所有年龄组（平均年龄：28 岁）
- 性别
  - 更常见于女性患者

（二）部位

- 大多数病例发生于淋巴结；少数发生于结外部位
- 最常见的结外部位为皮肤、上呼吸道和骨
- 累及骨的患者可伴有骨外疾病
  - 少数亦可累及骨，但不伴任何可识别的骨外累及
- 当累及骨时，RD 可发生于多种骨
  - 已有报道累及桡骨、股骨、颅骨、胫骨、腓骨、上颌骨、脊柱、骨盆、骶骨、掌骨、指骨、距骨、锁骨和三角骨
  - 可累及一个（更常见）或多个骨

（三）表现

- 局部疼痛、肿胀和压痛
- 当累及脊柱和髂骨时，病变可延伸至椎管，引起神经症状
- 有些病变可无症状，偶然发现

（四）自然病史

- 取决于淋巴结和淋巴结外疾病的程度
- 在大多数病例中，临床过程相对良性和惰性

（五）治疗

- 骨病变行完整刮除治疗
- 靶向治疗可能有用

（六）预后

- 通常非常好；RD 可能与新的骨病变发生或淋巴结受累有关

三、影像学检查

X 线

- 溶骨性，通常位于髓腔中央；对任何部位的骨无倾向性；通常边界清晰、伴硬化性边缘
- 可表现为骨皮质破坏伴骨膜反应；病理性骨折少见
- 可为单发或多灶性，同时累及中轴骨和附肢骨
- 影像学上类似骨髓炎，但更像肿块，水肿少见
- 可类似嗜酸性肉芽肿，常为纯的溶骨性病变，但有时可伴有反应性硬化性边缘

四、大体检查

一般特征

- 非特异性，边界清楚，白色、灰白色至黄褐色，质软或砂砾样

五、显微镜检查

组织学特征

- 病变显示典型的形态学特征
  - 浸润取代骨髓腔，包绕原有骨，并通过哈弗斯系统浸润
  - 由大量含丰富嗜酸性胞质的大组织细胞组成
    - 大组织细胞胞质内含有淋巴细胞、浆细胞或中性粒细胞（伸入运动）
- 组织细胞核呈空泡状，染色质呈细小的点彩状，偶可见轮廓光滑的明显核仁；无核沟或核裂
- 丰富的，含淋巴细胞、中性粒细胞和嗜酸性粒细胞的混合性炎症浸润
- 可见局灶性坏死和上皮样组织细胞聚集，类似肉芽肿
- 周围骨可显示不同程度的破骨细胞和成骨细胞活性

六、辅助检查

免疫组织化学

- 大组织细胞 S100、CD68 和 CD163 阳性
- CD1a、langerin 和 BRAF 阴性

七、鉴别诊断

（一）骨髓炎

- 缺少特征性的 S100 蛋白阳性和显示伸入运动的组织细胞
  - 在有限的标本上很难鉴别

（二）朗格汉斯细胞组织细胞增生症

- 可能与 RD 相混淆，因两者均含有 S100 阳性的组织细胞，但其含有丰富的嗜酸性粒细胞

推荐阅读

[1] Bruce-Brand C et al: Rosai-Dorfman disease: an overview. J Clin Pathol.73(11):697-705, 2020

（左图）骨原发性 RD 患者的肱骨正位片显示肱骨近端溶骨性病变，并延伸至软骨下区域。（右图）RD 患者的膝关节前后位 X 线片显示股骨内侧髁髓腔内溶骨性病变。骨周边有一层厚的但不太明显的反应性硬化环⇨。

肱骨头的溶骨性肿块

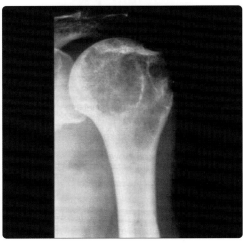

伴硬化性边缘的溶骨性肿瘤

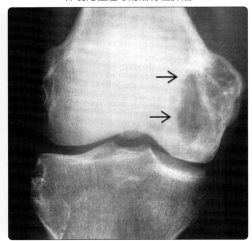

（左图）胫骨 RD 的前后位 X 线片显示胫骨外侧平台的溶骨性病变，延伸至干骺端，伴薄层反应性硬化环⇨。（右图）MR T₁ 显示 RD 累及胫骨外侧平台。其含有低信号区，提示矿化或已吞噬原有的骨松质。肿瘤周围围绕一薄层极低信号环，代表反应性硬化⇨。

偏心溶骨性病变

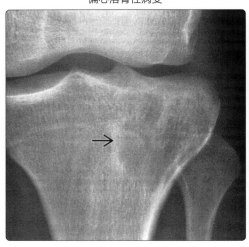

低信号肿块

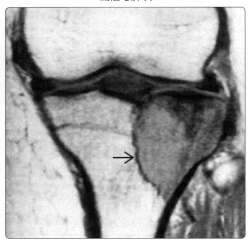

（左图）原发性骨内 RD 的轴位 CT 显示股骨远端溶骨性病变，已突破骨皮质累及邻近软组织⇨。相邻骨局灶性硬化。（右图）膝关节冠状位 MR T₁ 显示多发性圆形和椭圆形低信号肿块⇨。每一个肿块均含有 RD 特征性的炎症浸润。

破坏性肿块

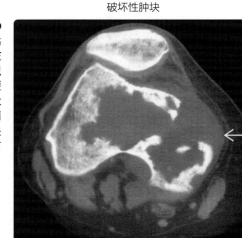

股骨和胫骨多发性肿块

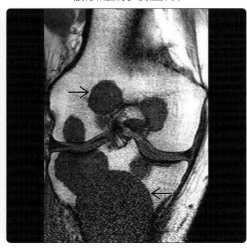

边界清楚的肿块

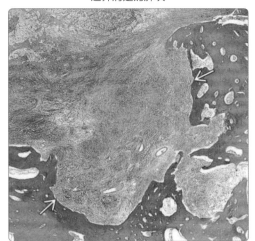

组织细胞和炎症细胞

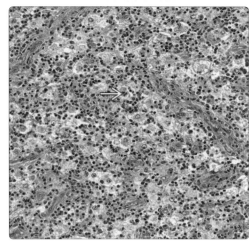

（左图）RD 可有清楚的边界。该病例中，病变与骨皮质内表面➡分界非常清楚。（右图）原发性骨内 RD 的中倍镜显示大量含淡染、细颗粒状、嗜酸性胞质的组织细胞与广泛性炎症浸润相混合。可见伸入运动➡。

伸入运动

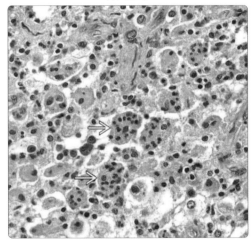

广泛的中性粒细胞浸润

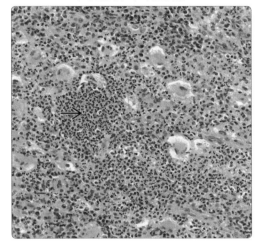

（左图）骨原发性 RD 显示片状分布，含细颗粒状、嗜酸性胞质的大组织细胞和散在炎症细胞相混合。很多炎症细胞位于组织细胞的胞质内（所谓的伸入运动）➡，是 RD 的典型特征。（右图）骨 RD 类似急性骨髓炎。除大组织细胞外，可见致密的急性炎症浸润和微脓肿➡。

S100 蛋白

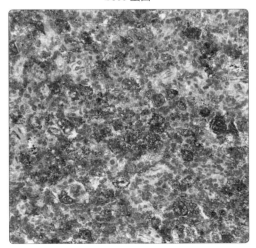

CD68

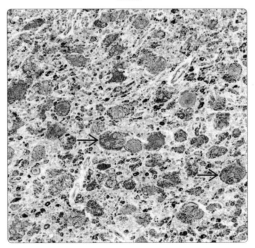

（左图）这例原发性骨内 RD 中，免疫组化染色显示大组织细胞表达 S100 蛋白，常见于 RD 中。组织细胞不表达 CD1a 和 langerin。（右图）骨原发性 RD 行 CD68 免疫组化染色。大组织细胞弥漫性阳性➡，背景中单核细胞亦有一些阳性。

第十五篇
杂类间叶性肿瘤
Miscellaneous Mesenchymal Tumors

王 坚 译

脂肪细胞肿瘤
Adipocytic Tumors

诊断要点

一、术语
- 脂肪瘤
  - 成熟脂肪细胞的良性肿瘤
- 冬眠瘤
  - 显示棕色脂肪分化的良性肿瘤
- 脂肪肉瘤
  - 极为少见，一种原发于骨内显示脂肪分化的恶性肿瘤
  - 发生于骨内的脂肪肉瘤几乎均为转移性

二、临床特征
- 脂肪瘤
  - 预后佳，极少复发
- 脂肪肉瘤
  - 生物学行为取决于组织学类型

三、影像学检查
- 脂肪瘤：周界清楚的溶骨性病变，周边有一层薄的硬化带
- 冬眠瘤：常表现为硬化性病变
- 脂肪肉瘤：可境界清楚，也可境界不清呈侵袭性生长

四、显微镜检查
- 脂肪瘤
  - 由小叶状成熟的脂肪细胞组成，可取代骨髓，包绕残留的宿主骨
- 冬眠瘤
  - 由聚集的棕色脂肪细胞组成，胞质呈嗜酸性颗粒状，核居于中央
- 脂肪肉瘤
  - 发生于骨的脂肪肉瘤，其组织学类型与软组织脂肪肉瘤相似

跟骨脂肪瘤

骨内脂肪瘤

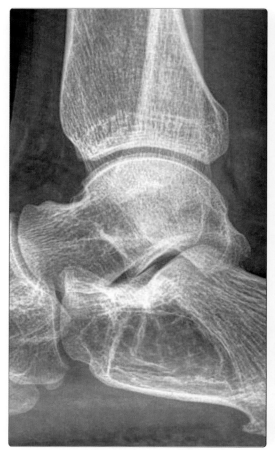

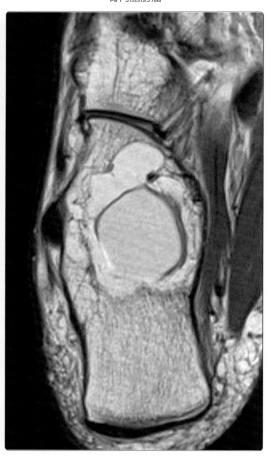

跟骨内境界清楚的溶骨性病变，内部可见一些梁状分隔。

轴位 MR PD 序列成像显示跟骨内脂肪瘤的信号与骨髓脂肪组织相似，中央区域囊性变。

一、术语

（一）缩略语

- 脂肪肉瘤
  - 高分化脂肪肉瘤
  - 黏液样／圆细胞脂肪肉瘤

（二）同义词

- 髓内脂肪瘤
- 皮质内脂肪瘤
- 骨化性脂肪瘤
- 骨旁脂肪瘤

（三）定义

- 脂肪瘤
  - 成熟脂肪细胞的良性肿瘤
  - 当累及骨时，可发生于骨内、骨皮质内或骨表面（骨旁）
- 冬眠瘤
  - 显示棕色脂肪分化的良性肿瘤
- 脂肪肉瘤
  - 极为少见，一种原发于骨内显示脂肪分化的恶性肿瘤
  - 2020 年版 WHO 骨肿瘤分类中未包括骨脂肪肉瘤
  - 几乎所有的骨脂肪肉瘤均为转移性

二、病因／发病机制

肿瘤性病变

- 脂肪瘤和脂肪肉瘤病因不明
- 无诱发因素

三、临床特征

（一）流行病学

- 发生率
  - 脂肪瘤
    - 骨内脂肪瘤少见
    - 在原发性骨肿瘤中的占比＜0.1%
  - 冬眠瘤
    - 极为少见
    - 多发生于软组织内
    - 文献上仅有少数病例报道
  - 脂肪肉瘤
    - 极为少见
    - 多为个例报道
    - 多为软组织脂肪肉瘤转移至骨，特别是黏液样脂肪肉瘤
- 年龄
  - 脂肪瘤
    - 骨内脂肪瘤年龄范围较广
    - 常发生于 11—80 岁
    - 多数患者就诊时年龄约为 40 岁
    - 骨旁脂肪瘤常发生于成年人
      - 多数患者就诊时年龄为 40—60 岁
  - 冬眠瘤
    - 中老年人
  - 脂肪肉瘤
    - 可发生于任何年龄段
    - 多数患者为成年人
- 性别
  - 脂肪瘤
    - 骨内脂肪瘤多见于男性
    - 骨旁脂肪瘤以女性略多见
  - 冬眠瘤
    - 多见于女性
  - 脂肪肉瘤
    - 男性略多见

（二）部位

- 脂肪瘤
  - 绝大多数骨内脂肪瘤位于髓内
    - 常发生于长骨干骺端
  - 多发生于股骨、胫骨、腓骨和跟骨
  - 也可发生于盆骨、椎骨、骶骨、颅骨、颌骨、下颌骨、上颌骨和肋骨
  - 少数病例位于骨皮质内
  - 骨旁脂肪瘤多发生于长骨骨干表面
    - 常为股骨、肱骨和胫骨
- 冬眠瘤
  - 常发生于中轴骨，以髂骨最常见
- 脂肪肉瘤
  - 几乎所有的骨脂肪肉瘤均为转移性
  - 多发生于长骨
    - 常为胫骨和股骨
  - 可发生于骨干、干骺端或骨骺
  - 黏液样脂肪肉瘤是骨转移性脂肪肉瘤中最常见的亚型

（三）表现

- 脂肪瘤
  - 可无症状，偶尔发现
  - 可有疼痛
  - 可见肿块或可触及肿块
  - 少数情况下以病理性骨折就诊
- 冬眠瘤
  - 无症状
  - 因其他原因行影像学检查时发现
- 脂肪肉瘤
  - 痛性肿块

（四）治疗

- 如有症状可行刮除
- 无症状者不需要治疗
- 骨脂肪肉瘤的处理同软组织脂肪肉瘤

（五）预后

- 脂肪瘤和冬眠瘤
  - 非常好
  - 极少复发
  - 不发生恶性转化
- 脂肪肉瘤
  - 预后与组织学类型相关，与软组织脂肪肉瘤相似

四、影像学检查

（一）X 线

- 脂肪瘤
  - 骨内脂肪瘤常形成境界清楚的溶骨性肿块
    - 周边围绕一层薄的硬化带
  - 病变内可含有骨小梁或中央性钙化
  - 可呈膨胀性
  - 皮质旁脂肪瘤表现为邻近骨皮质表面的肿块，可因骨膜反应性骨而增厚
    - 影像学上可类似骨软骨瘤
  - 常伴有明显的骨化
  - 当发生于跟骨时可与跟骨囊肿非常相似（跟骨单纯性骨囊肿）
  - 骨内脂肪瘤 Milgram 分期
    - 1 期由成熟脂肪细胞组成
    - 2 期由成熟脂肪细胞、脂肪坏死区、局灶性钙化组成
    - 3 期显示囊性区域、钙化和反应性骨形成
- 冬眠瘤
  - 表现为硬化性病变
  - 周界清楚无硬化
- 脂肪肉瘤
  - 可境界清楚，或境界不清呈侵袭性

（二）MR

- 脂肪瘤
  - 脂肪成分在 T_1 和 T_2 加权像上均呈高信号
    - 信号与正常脂肪组织相同

（三）CT

- 脂肪瘤
  - 显示与脂肪组织相同的低密度
  - 与 X 线片相似，可显示中央性钙化，由脂肪坏死和营养不良性钙化所致

五、大体检查

一般特征

- 脂肪瘤
  - 境界清楚
  - 质软
  - 黄色，与软组织脂肪瘤相似
  - 部分病例于基底部含有砂砾样骨刺或坚实的软骨结节，或在肿块内散在性分布

- 脂肪肉瘤
  - 高分化脂肪肉瘤
    - 体积大
    - 分叶状
    - 切面呈黄色
  - 黏液样 / 圆细胞脂肪肉瘤
    - 切面呈黏液样和胶冻样
  - 多形性脂肪肉瘤
    - 可呈黄色，大体上类似脂肪肿瘤
    - 也可为实性，类似高级别肉瘤

六、显微镜检查

组织学形态

- 脂肪瘤
  - 由小叶状成熟的脂肪细胞组成，可取代骨髓并包绕残留的宿主骨
  - 脂肪细胞含有大的脂肪空泡，将核推挤至边缘呈新月状
  - 部分病例内可有脂肪坏死，伴有泡沫样组织细胞反应和纤维化
  - 骨化性脂肪瘤内含有纤细的梁状编织骨或板层骨
  - 部分病例在肿瘤基底部可见骨和（或）透明软骨结节，也可在肿瘤内随机分布
- 冬眠瘤
  - 由聚集的棕色脂肪细胞组成，胞质呈嗜酸性颗粒状，核居于中央
  - 影像学上的硬化镜下为肿瘤内的编织骨骨小梁
- 脂肪肉瘤
  - 组织学类型与软组织脂肪肉瘤相类似
    - 包括高分化脂肪肉瘤、黏液样脂肪肉瘤和多形性脂肪肉瘤
  - 高分化脂肪肉瘤
    - 由成片分化相对较好脂肪细胞组成，散在脂肪细胞核深染和不规则
    - 偶可见散在分布的多泡状脂肪母细胞
  - 黏液样 / 圆细胞脂肪肉瘤
    - 由轻度异型的卵圆形或短梭形细胞组成，分布于大量的黏液样间质内，圆细胞脂肪肉瘤主要由圆细胞组成
    - 含有纤细的分支状血管网
    - 肿瘤内可见散在的脂肪母细胞
  - 多形性脂肪肉瘤
    - 由成片大多形性细胞组成，胞质嗜酸性或充满圆形透亮状空泡
    - 核分裂象常见
    - 瘤细胞的胞质内含有大小不等的膜包被脂滴

七、辅助检查

（一）免疫组织化学

- 脂肪瘤

- ○ 瘤细胞表达 S100 蛋白，与软组织脂肪瘤相似
- ● 冬眠瘤
  - ○ 棕色脂肪细胞表达 S100 蛋白
  - ○ 可核表达 MDM2（诊断陷阱）
  - ○ 不表达 CD68
- ● 脂肪肉瘤
  - ○ 高分化脂肪肉瘤表达 MDM2 和 CDK4
  - ○ 成熟脂肪细胞表达 S100 蛋白

（二）遗传学

- ● 脂肪瘤
  - ○ 1 例骨旁脂肪瘤中检测出 t（3；12）（q28；q14）及其 *HMGIC-LPP* 融合基因，该遗传学异常为皮下脂肪瘤的特征性表型
- ● 冬眠瘤
  - ○ 11q13-21 结构重排
- ● 脂肪肉瘤
  - ○ 高分化脂肪肉瘤含有巨环状染色体和超额环状染色体
    - － 导致 *MDM2* 和 *CDK4* 扩增
  - ○ 90% 的黏液样和圆细胞脂肪肉瘤显示 t（12；16）
    - － 形成 *DDIT3*（CHOP）-*FUS*（TLS）融合基因
    - － 少数病例显示 t（21；22）

（三）电镜观察

- ● 脂肪瘤
  - ○ 胞质内可见脂滴
- ● 冬眠瘤
  - ○ 胞质内除大量的线粒体外还含有脂滴
- ● 脂肪肉瘤
  - ○ 胞质内含有膜包被的脂滴、非膜包被的糖原、扩张的粗面内质网、线粒体和基底板

八、鉴别诊断

（一）脂肪瘤

- ● 骨梗死
  - ○ 与骨内脂肪瘤相似，可含有钙化区域
    - － 影像学上钙化呈特征性的烟熏样
- ● 内生性骨软骨瘤
  - ○ 境界清楚伴有矿化的溶骨性病变，影像学上与骨内脂肪瘤相似
    - － 影像学上矿化的模式与骨内脂肪瘤不同
- ● 骨软骨瘤
  - ○ 影像学上可类似皮质旁脂肪瘤
  - ○ 组织学上容易区分
- ● 单房骨囊肿
  - ○ 特别是发生于跟骨的单房性囊肿
  - ○ 随时间推移，脂肪可在骨内积聚，包绕单房性跟骨囊肿，影像学较难与发生囊性变的脂肪瘤区分

（二）冬眠瘤

- ● 颗粒细胞瘤

- ○ 尚未有发生于骨的报道
- ● 成人横纹肌瘤
  - ○ 属于软组织肿瘤，不累及骨
- ● 黏液样脂肪肉瘤
  - ○ 可含有棕色脂肪分化区域
  - ○ 极少为骨原发性肿瘤

（三）脂肪肉瘤

- ● 萎缩的骨髓脂肪可类似黏液样脂肪肉瘤

九、诊断清单

临床相关病理特征

- ● 脂肪瘤
  - ○ 当刮除标本中有"正常"脂肪组织时，需考虑骨内脂肪瘤
- ● 冬眠瘤
  - ○ 当活检标本中有棕色脂肪组织时，需考虑骨内冬眠瘤
- ● 脂肪肉瘤
  - ○ 绝大多数累及骨的脂肪肉瘤为转移性而非原发性肿瘤，特别是黏液样脂肪肉瘤

推荐阅读

[1] Tsuda Y et al: Nuclear expression of MDM2 in hibernoma: a potential diagnostic pitfall. Virchows Arch. ePub, 2020

[2] Myslicki FA et al: Intraosseous hibernoma: Five cases and a review of the literature. J Comput Assist Tomogr. 43(5):793-8, 2019

[3] Karaca L et al: Intraosseous lipoma of sacrum. Spine J. 15(11):e5-6, 2015

[4] Lin S et al: Metastasis of myxoid liposarcoma to fat-bearing areas: a case report of unusual metastatic sites and a hypothesis. Oncol Lett. 10(4):2543-6, 2015

[5] Bonar SF et al: Intraosseous hibernoma: characterization of five cases and literature review. Skeletal Radiol. 43(7):939-46, 2014

[6] Weber MA: [Intraosseous hibernoma : a possibly not so rare cause of sclerotic bone lesions.] Radiologe. 54(11):1065-7, 2014

[7] Botchu R et al: Intraosseous hibernoma: a case report and review of the literature. Skeletal Radiol. 42(7):1003-5, 2014

[8] Chaudhary RJ et al: Parosteal lipoma of humerus-A rare case. Int J Surg Case Rep. 4(12):1159-62, 2013

[9] Greco M et al: Parosteal lipoma. Report of 15 new cases and a review of the literature. Ann Ital Chir. 84(2):229-35, 2013

[10] Campbell RS et al: Intraosseous lipoma: report of 35 new cases and a review of the literature. Skeletal Radiol. 32(4):209-22, 2003

[11] Kenan S et al: Case report 652: primary intraosseous low grade myxoid sarcoma of the scapula (myxoid liposarcoma). Skeletal Radiol. 20(1):73-5,1991

[12] Milgram JW: Intraosseous lipomas. A clinicopathologic study of 66 cases. Clin Orthop Relat Res. (231):277-302, 1988

[13] Torok G et al: Primary liposarcoma of bone. Case report and review of the literature. Bull Hosp Jt Dis Orthop Inst. 43(1):28-37, 1983

[14] Addison AK et al: Primary liposarcoma of bone. Case report. J Bone Joint Surg Am. 64(2):301-4, 1982

[15] Pardo-Mindán FJ et al: Primary liposarcoma of bone: light and electron microscopic study. Cancer. 48(2):274-80, 1981

[16] Amarjit S et al: Intraosseous liposarcoma of the maxilla and mandible: report of two cases. J Oral Surg. 37(8):593-6, 1979

[17] Poussa M et al: Intraosseous lipoma of the calcaneus. Report of a case and a short review of the literature. Acta Orthop Scand. 47(5):570-4, 1976

[18] Dawson EK: Liposarcoma of bone. J Pathol Bacteriol. 70(2):513-20, 1955

骨内脂肪瘤

骨内脂肪瘤

（左图）X线片显示发生于跟骨的脂肪瘤➡。肿瘤境界清楚，呈溶骨性，分隔稀少。（右图）跟骨脂肪瘤➡轴位MR PD序列成像显示病变内多数区域的信号强度与骨髓脂肪相似，一些黑色区代表病变内部分隔。

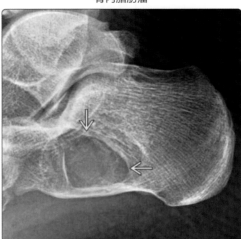

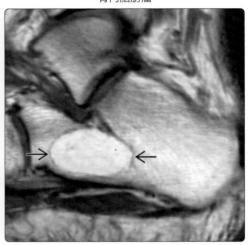

骨旁脂肪瘤

骨旁骨内脂肪瘤

（左图）发生于肋骨表面的骨旁脂肪瘤➡轴位CT显示为低密度肿块，累及胸椎旁软组织。肿瘤的密度与皮下脂肪组织类似，肿瘤内的线样密度影代表了分隔。（右图）发生于肋骨表面的骨旁脂肪瘤，周界清楚，切面呈亮黄色。位于下方的骨皮质完整，骨未受累及。

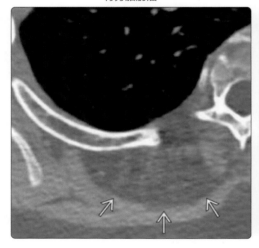

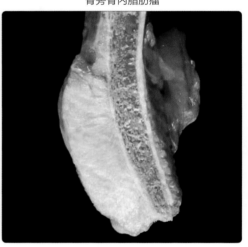

骨内脂肪瘤

骨内脂肪瘤

（左图）X线片显示发生于股骨远端的脂肪瘤➡，有一层厚而致密的边缘。病变从干骺端延伸至关节下骨。（右图）轴位MR PD序列成像显示股骨远端脂肪瘤➡呈多个分叶状脂肪密度影。病变累及后方软组织➡。

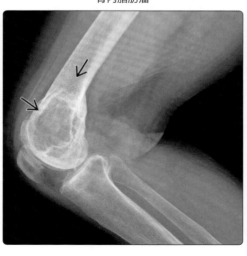

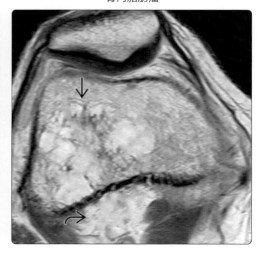

骨内脂肪瘤

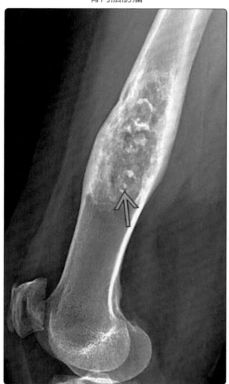

骨内脂肪瘤

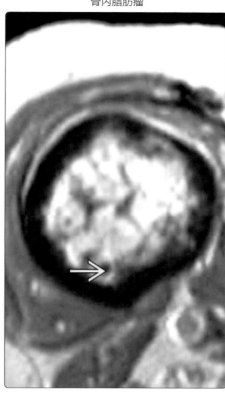

（左图）肿瘤位于髓腔内，并导致骨膨胀。骨皮质完整。病变呈溶骨性，可见不透 X 线的卵圆形区域➡️。这些区域代表了脂肪坏死和营养不良性钙化。（右图）轴位 MR T_1 显示骨内脂肪瘤含有与皮下脂肪组织相似的信号。线样和圆形的黑色灶代表了分隔和钙化➡️。

跟骨内脂肪瘤

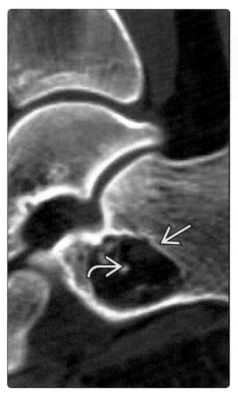

冬眠瘤

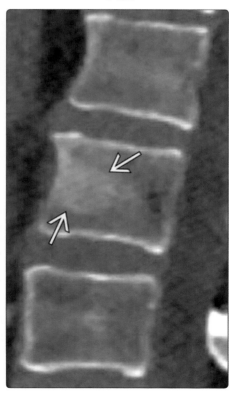

（左图）X 线片显示发生于髓腔内的跟骨内脂肪瘤呈溶骨性病变，伴有营养不良性钙化➡️。肿瘤境界清楚，周边围绕一层薄的硬化性骨边缘➡️。（右图）矢状位重建 CT 显示椎骨内的冬眠瘤。密度均匀➡️，周界清楚，但边缘不呈硬化。骨皮质未受累及。

（**左图**）绘图显示股骨内脂肪瘤，肿瘤呈分叶状，无坏死和钙化。（**右图**）矢状位 MR T$_1$ 显示肱骨头和股骨颈骨化性脂肪瘤。脂肪瘤境界清楚，显示为高信号➡️，周边围绕一层薄的黑色骨边缘➡️。肿瘤中心部有矿化骨➡️。

骨内脂肪瘤

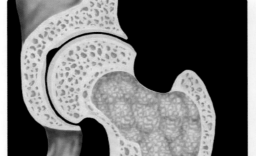

骨脂肪瘤

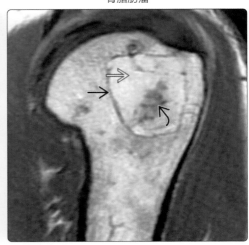

（**左图**）肿瘤发生于股骨表面，并突向软组织内。肿瘤内具有线样矿化，多呈透亮状。与肿瘤相接触的骨皮质表面呈起伏状。（**右图**）轴位 MR T$_1$ 显示肿瘤信号强，提示由脂肪组成。黑色线样区域➡️代表了非肿瘤性的骨组织。

骨旁脂肪瘤

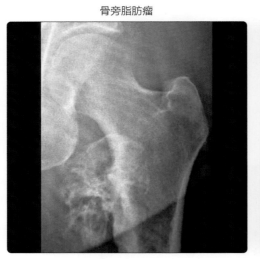

脂肪肿块

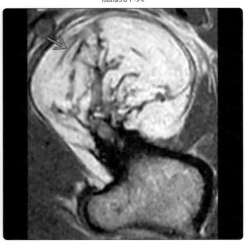

（**左图**）骨内脂肪瘤境界多较清楚。本例肿瘤周边有一层反应性骨。肿瘤内局灶可见纤维化➡️。（**右图**）低倍镜下显示骨内脂肪瘤由成熟脂肪细胞组成，含有不规则的紫红色骨小梁。此种区域可被误认为脂肪性骨髓。

周界清楚的骨内脂肪瘤

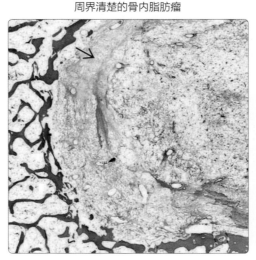

骨化性脂肪瘤

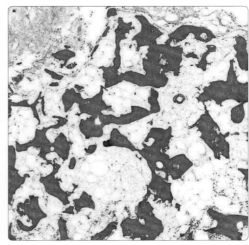

骨内脂肪瘤内的脂肪细胞

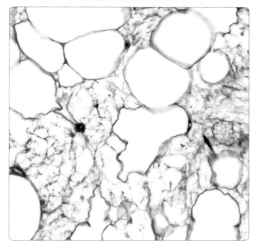

脂肪瘤伴有纤维化和骨

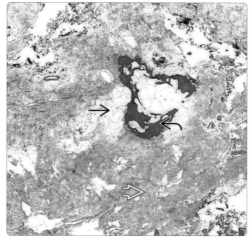

（左图）脂肪细胞的核呈偏位半月形，可含有小的核内包涵体。脂肪细胞无异型性。（右图）跟骨脂肪瘤刮除标本显示小岛状成熟脂肪➡，大片的粉红色纤维化➡，以及局灶弧线样编织骨➡。这些形态类似骨梗死。

囊性骨内脂肪瘤

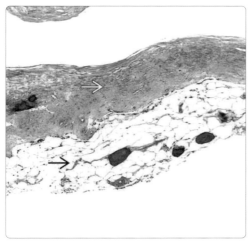

骨旁脂肪瘤基底部

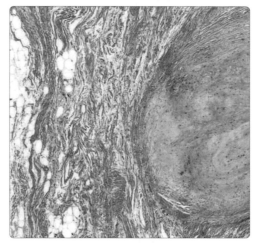

（左图）囊性骨内脂肪瘤由成熟脂肪组织➡和散在分布的不规则紫红色骨组成。肿瘤发生囊性变，囊壁为粉红色纤维化组织➡。（右图）骨旁脂肪瘤与骨接触处常见软骨和骨。软骨呈透明样或纤维样形态，常与多少不等的纤维组织和脂肪相混杂。

成片棕色脂肪细胞

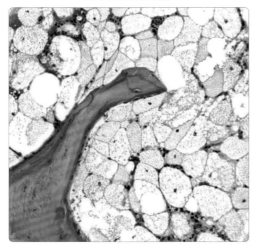

棕色脂肪细胞表达 S100

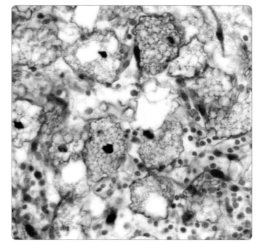

（左图）冬眠瘤由棕色脂肪细胞和多少不等的白色脂肪细胞组成。棕色脂肪细胞的胞质呈嗜酸性空泡状和颗粒状。核居中央，并受脂滴挤压。病变内的编织骨在影像学上显示为硬化影。（右图）棕色脂肪细胞的胞质和胞核表达 S100。胞质呈空泡状，并挤压居中的细胞核。

平滑肌肉瘤
Leiomyosarcoma

诊断要点

一、术语
- 平滑肌肉瘤（leiomyosarcoma，LMS）：镜下形态、免疫表型和超微结构显示平滑肌分化的肉瘤

二、临床特征
- 骨原发性平滑肌肉瘤极为少见
- 多发生于 21—50 岁成年人
- 疼痛
- 增大的肿块
- 病理性骨折
- 多发生于长骨，特别是股骨远端和胫骨近端，以及骨盆
- 也可发生于颅面骨
- 近 1/2 患者发生转移并死于肿瘤

三、影像学检查
- 非特异性的溶骨性病变，破坏性生长

- 病变边缘可呈浸润性
- 病变内极少见到矿化
- 常见骨质破坏，并形成软组织肿块

四、显微镜检查
- 瘤细胞多呈梭形
  - 含有嗜酸性原纤维状胞质
  - 核纤细，两端平顿（雪茄样）
  - 表达平滑肌分化标记

五、主要鉴别诊断
- 转移性平滑肌肉瘤
- 肌成纤维细胞肉瘤
- 平滑肌瘤

六、诊断清单
- 诊断骨原发性平滑肌肉瘤之前需排除转移性

境界不清的溶骨性肿瘤

灰白色肿瘤

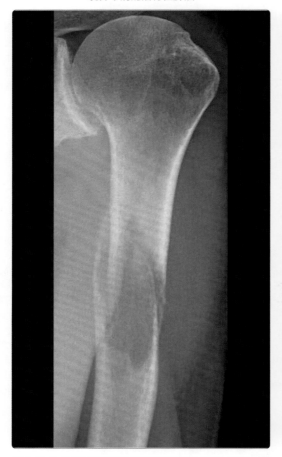
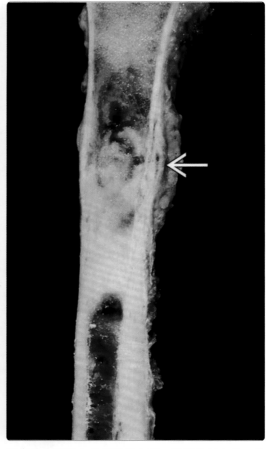

发生于肱骨骨干的平滑肌肉瘤表现为境界不清的溶骨性肿瘤。伴有骨折，无骨膜反应。

图示位于髓腔内的平滑肌肉瘤。肿瘤呈灰白色，伴有出血，浸润骨皮质并产生骨膜反应➡。

一、术语

（一）缩略语

- 平滑肌肉瘤（leiomyosarcoma，LMS）

（二）定义

- 发生于骨，镜下形态、免疫表型和超微结构显示平滑肌分化的肉瘤

二、病因／发病机制

肿瘤性

- 多数病例为原发性
  - 极少数病例为放射诱导

三、临床特征

（一）流行病学

- 发生率
  - 作为骨原发性恶性肿瘤极为少见
- 年龄
  - 多发生于 21—50 岁成年人
- 性别
  - 无性别差异

（二）部位

- 多发生于长骨，特别是股骨远端、胫骨近端及骨盆
  - 也可发生于颅面骨

（三）表现

- 疼痛，增大的肿块；病理性骨折

（四）预后

- 2 年和 5 年生存率分别为 80% 和 78%
- 组织学分级是最重要的预后因素

四、影像学检查

（一）X 线

- 溶骨性病变，破坏性生长
- 病变边缘可呈浸润性
- 位于髓腔内
- 常破坏骨皮质，并形成软组织肿块
- 病变内极少见到矿化

（二）MR

- T_1 呈低信号
- T_2 呈等信号或高信号

（三）CT

- 溶骨性，破坏性生长的肿块

五、大体检查

（一）一般特征

- 质地坚实
- 灰白色

- 高级别肿瘤中可有出血和坏死性区域
- 浸润性生长，可取代髓腔内的骨髓及其周围的骨小梁

（二）大小

- 直径常 > 5cm

六、显微镜检查

组织学特征

- 瘤细胞呈梭形，显示多形性，核深染
  - 胞质嗜酸性原纤维状
  - 核纤细，两端平顿（雪茄样）
  - 瘤细胞呈 90° 交织束状排列
- 细胞异型性、核分裂活性和坏死与组织学分级相关

七、辅助检查

（一）免疫组织化学

- 瘤细胞表达平滑肌分化标记
  - 瘤细胞表达 SMA、desmin 和 h-caldesmon

（二）超微结构

- 伴有致密体的细丝
- 质膜下附着斑
- 吞饮囊泡
- 基底板
- 圆形核端常有凹陷

八、鉴别诊断

（一）转移性平滑肌肉瘤

- 远比骨原发性平滑肌肉瘤多见
  - 常为子宫平滑肌肉瘤转移
- 在诊断骨原发性平滑肌肉瘤之前需除外转移性

（二）肌成纤维细胞肉瘤

- 胞质多呈双染性而非嗜酸性
- 核端尖细而非平钝
- 免疫组化标记显示，瘤细胞表达部分肌样标记（desmin、MSA 和 SMA），并呈斑片状染色，不表达 h-caldesmon
- 电镜检查显示肌成纤维细胞分化
  - 扩张的粗面内质网，周围可见伴有致密体的细丝

（三）平滑肌瘤

- 骨平滑肌瘤极为罕见
- 与软组织平滑肌瘤相似，瘤细胞无异型性，不见核分裂象

九、诊断清单

临床相关病理特征

- 诊断骨原发性平滑肌肉瘤之前需排除转移性

推荐阅读

[1] Wang GY et al: Primary leiomyosarcoma of bone: Review and update. Arch Pathol Lab Med. 143(11):1332-37, 2019

（左图）髋臼内侧平滑肌肉瘤显示为地图状溶骨性病变➡。在部分破坏的髂坐线可见线样骨密度。未见软组织累及。（右图）累及髋臼周围的平滑肌肉瘤呈灰黄色，可见灶性出血区域➡。肿瘤破坏骨皮质累及软组织。

呈破坏性生长的骨平滑肌肉瘤

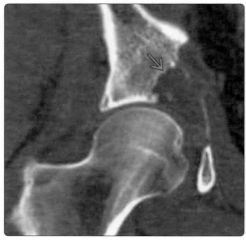

肿瘤呈鱼肉样

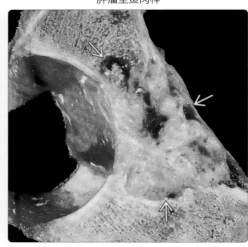

（左图）本例患者有子宫平滑肌肉瘤病史。盆腔转移灶主要位于骨内，破坏骨皮质，并形成盆腔内➡和盆腔外➡肿块。（右图）转移性高级别平滑肌肉瘤肉眼观，呈鱼肉样，形成巨大的软组织肿块。患者有子宫平滑肌肉瘤病史。

转移性平滑肌肉瘤

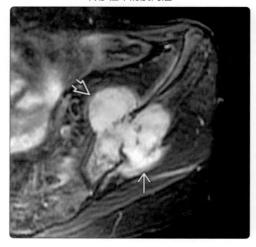

转移性平滑肌肉瘤

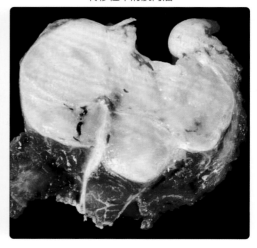

（左图）股骨远端平滑肌肉瘤切除标本。肿瘤累及骨干并延伸至干骺端➡。肿瘤呈鱼肉样伴有出血和坏死。肿瘤破坏骨皮质，局部累及软组织。（右图）发生于骨盆的平滑肌肉瘤。肿瘤呈灰红色，中心部为大片黄白色坏死性区。肿瘤破坏骨并累及软组织。

境界不清的肿块

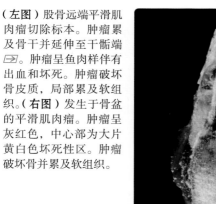
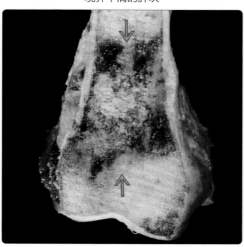

髂骨平滑肌肉瘤

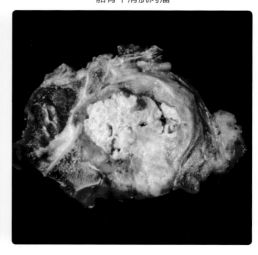

浸润性生长

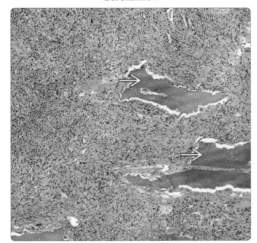

肿瘤包绕骨组织

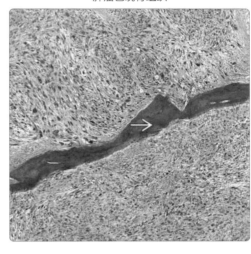

（左图）图示高级别平滑肌肉瘤。瘤细胞密度高，有异型性，并包绕残留的宿主骨➡️。（右图）呈浸润性生长的平滑肌肉瘤。肿瘤取代了原有的骨髓组织，并包绕残留的宿主骨➡️。

多形性梭形细胞

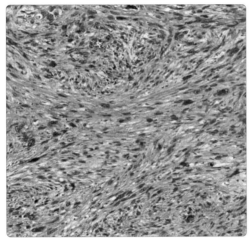

多形性平滑肌肉瘤

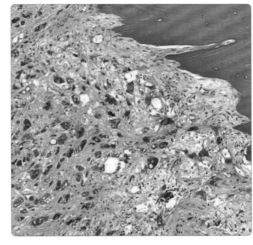

（左图）平滑肌肉瘤中的瘤细胞呈条束状生长，局灶呈席纹状。瘤细胞呈梭形，核纤细，胞质呈嗜酸性原纤维状。（右图）图示多形性平滑肌肉瘤，瘤细胞显示明显的多形性和异型性，核分裂象易见。免疫组化标记证实了平滑肌肉瘤的诊断。

desmin 标记

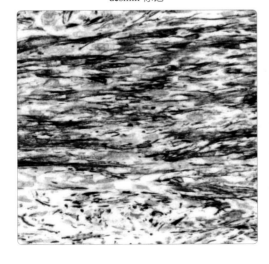

SMA 标记

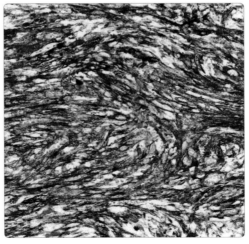

（左图）瘤细胞弥漫性表达 desmin。（右图）瘤细胞弥漫性表达 SMA。支持平滑肌肉瘤的诊断。

肌上皮瘤
Myoepithelioma

诊断要点

一、术语
- 显示肌上皮分化的肿瘤

二、临床特征
- 骨肌上皮瘤非常少见
- 多发生于头颈部，其次为髂骨和胫骨
- 表现为疼痛，病程不一

三、影像学检查
- X 线呈透光性，境界清楚，硬化性边缘
- 可侵蚀骨皮质，但受骨膜限制
- 恶性肿瘤在影像学上可呈侵袭性生长

四、显微镜检查
- 良性肌上皮瘤周界清楚，不呈浸润性生长
- 瘤细胞呈实性、分叶状、网状或席纹状排列
- 瘤细胞呈梭形、上皮样或圆形，胞质嗜酸性或透亮状

- 恶性肌上皮瘤中的瘤细胞密度增高，有明显异型性，可见核分裂象，肿瘤呈浸润性生长

五、辅助检查
- 免疫组化标记显示瘤细胞表达 vimentin 和 S100 蛋白，程度不等表达 EMA 和 SMA
- 与软组织肌上皮瘤相似，多数骨肌上皮瘤 FISH 检测显示 *EWSR1* 基因重排

六、主要鉴别诊断
- 促结缔组织增生性纤维瘤
- 黏液样软骨肉瘤
- 软骨黏液样纤维瘤
- 骨外黏液样软骨肉瘤
- 脊索瘤
- 肉瘤样癌

肿瘤呈破坏性生长

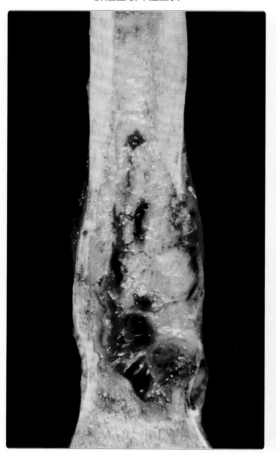

发生于胫骨远端的恶性肌上皮瘤呈灰白色鱼肉样，伴有出血囊性变。肿瘤破坏骨皮质，表面被覆一层薄的骨膜。

溶骨性肿瘤伴有骨膜反应

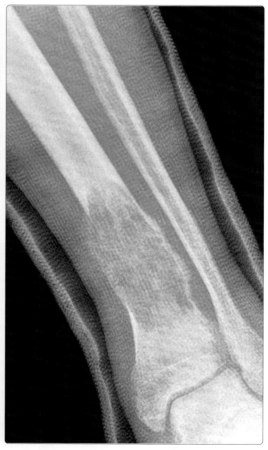

胫骨远端境界清楚的溶骨性病变，有病理性骨折。肿瘤渗透内侧和外侧骨皮质。

一、术语

定义

- 肿瘤显示肌上皮分化
  - 基于瘤细胞的组织学形态和免疫表型
  - 组织学上，部分肌上皮瘤被称为副脊索瘤

二、临床特征

（一）流行病学

- 发生率
  - 骨肌上皮瘤非常少见
  - 多数为良性，少数为恶性肌上皮瘤（肌上皮癌）
- 年龄
  - 中青年
  - 14—55 岁
- 性别
  - 男 = 女

（二）部位

- 最常见部位
  - 头颈部
    - 特别是颌骨
- 颅面骨以外部位以髂骨最常见
  - 其次为胫骨和其他长骨
    - 也可发生于中轴骨
- 通常发生于骨内
  - 也可发生于骨表面
    - 皮质旁肌上皮瘤

（三）表现

- 常表现为疼痛
  - 症状不一

（四）治疗

- 对良性肿瘤行刮除或单纯切除
- 对恶性肿瘤需行根治性手术，及可能的全身化疗

（五）预后

- 多数肌上皮瘤呈良性经过
  - 复发不常见
- 少数病例为恶性，可发生转移

三、影像学检查

（一）X线

- 可透光性
- 境界清楚
  - 边缘常呈硬化性
- 可侵蚀骨皮质，但受骨膜限制
- 可有骨膜新骨形成
- 恶性肿瘤影像学上可显示侵袭性生长，骨破坏和形成软组织肿块

（二）MR

- T_1 加权上呈低信号
- T_2 加权上信号不均
- 有助于了解肿瘤累及范围

（三）CT

- 均质性
- 单房
- 境界清楚
- 有助于了解肿瘤累及范围

四、大体检查

一般特征

- 外观呈黏液样或软骨样
  - 通常发生于髓腔内或位于骨表面
- 切面呈灰红色或粉红色，灶性出血
- 恶性肿瘤
  - 境界不清
  - 灰褐色
  - 出血性
  - 累及软组织

五、显微镜检查

组织学形态

- 良性肌上皮瘤周界清楚
- 不呈浸润性生长
- 瘤细胞呈实性、分叶状、网状或席纹状排列
- 瘤细胞呈梭形、上皮样或圆形，胞质嗜酸性或透亮状
- 无坏死或异型性
  - 罕见核分裂象
- 基质呈胶原样、玻璃样变或黏液样
- 恶性肌上皮瘤显示
  - 瘤细胞密度增高
  - 异型性
  - 核分裂象
  - 浸润性生长
  - 侵犯血管

六、辅助检查

（一）免疫组织化学

- 瘤细胞表达
  - CK、EMA、S100 蛋白、GFAP、p63 和 SMA
    - 也可表达 PLAG1，可支持诊断
  - 有报道表达 MUC4
  - 良性和恶性肌上皮瘤可失表达 INI1

（二）遗传学

- 与软组织肌上皮瘤相似，多数骨肌上皮瘤 FISH 检测显示 *EWSR1* 基因重排
- *EWSR1* 的伴侣基因包括
  - *POU5F1*
  - *PBX1*
  - *ZNF444*
  - *ATF1*
  - *PBX3*

○ *KLF17*
- 其他少见易位
  ○ *FUS-POU5F1* 和 *FUS-KLF17*
- 部分病例显示 *PLAG1* 重排

七、鉴别诊断

（一）促结缔组织增生性纤维瘤
- 由条束状排列的梭形细胞和胶原性基质组成
  ○ 组织学上与软组织纤维瘤病相似
- 瘤细胞不表达 S100 蛋白或上皮性标记
- 无 22 号染色体易位

（二）黏液样软骨肉瘤
- 由圆形至星状细胞组成
  ○ 条索样排列
  ○ 大量细胞外黏液样基质
- S100 蛋白（+）
  ○ 通常不表达上皮标记
  ○ 不显示 *EWSR1* 基因重排

（三）软骨黏液样纤维瘤
- 显示分叶状生长结构
  ○ 小叶内细胞密度低，小叶周边细胞密度高
- 瘤细胞呈星状或梭形
  ○ 分布于大量的黏液样基质内
- 可表达 S100 蛋白
  ○ 不表达上皮性标记
  ○ 无 22 号染色体易位

（四）骨外黏液样软骨肉瘤
- 多发生于软组织内
- 极少发生于骨内
- 瘤细胞可呈巢状、网状排列，分布于大量的黏液样基质内
  ○ 组织学上与肌上皮瘤可较难区分
- 可表达 S100 蛋白和 EMA
  ○ CK 通常（−）
- 可有 *EWSR1* 基因重排，类似肌上皮瘤
  ○ 其他基因重排包括 *TFG*、*TCF12* 和 *TAF15*
  ○ 所有这些基因均与位于 9 号染色体上的 *NR4A3* 基因发生融合
    − FISH 检测 *NR4A3* 基因重排有助于区分骨外黏液样软骨肉瘤和肌上皮瘤

（五）脊索瘤
- 常发生于中轴骨
  ○ 少数情况下可发生于中轴外部位
- 组织学上可类似肌上皮瘤
- 表达 S100 蛋白和 EMA，与肌上皮瘤相似
  ○ 还可表达 brachyury
    − 是脊索瘤特异性和敏感性标记
      □ 肌上皮瘤 brachyury（−）

（六）肉瘤样癌
- 因表达上皮性标记而加入鉴别诊断中

- 肉瘤样癌的异型性明显高于骨肌上皮瘤

（七）*EWSR1-NFATC2* 肉瘤
- 形态上可类似肌上皮瘤，既往一些病例即被诊断为肌上皮瘤
- 需通过分子检测融合基因予以明确诊断

八、诊断清单

临床病理相关特征
- 骨肌上皮瘤非常少见，在表达上皮标记的少见骨肿瘤的鉴别诊断中需考虑肌上皮瘤

推荐阅读

[1] Segawa K et al: Myoepithelioma of soft tissue and bone, and myoepithelioma-like tumors of the vulvar region: Clinicopathological studyof 15 cases by PLAG1 immunohistochemistry. Pathol Int. ePub, 2020

[2] Kurzawa P et al: Myoepithelioma of bone: ultrastructural,immunohistochemical and molecular study of three cases. Ultrastruct Pathol. 43(6):312-25, 2019

[3] Lin CH et al: Myoepithelial carcinoma of tibia mimic giant cell tumor: a case report with emphasis on MR features. Skeletal Radiol. 48(10):1637-41, 2019

[4] Yun S et al: EWSR1-PBX3 fused myoepithelioma arising in metatarsal bone:Case report and review of the literature. Pathol Int. 69(1):42-47, 2019

[5] Song W et al: Myoepithelial tumors of bone. Surg Pathol Clin. 10(3):657-74,2017

[6] Verma A et al: Myoepithelial tumor of soft tissue and bone: A current perspective. Histol Histopathol. 32(9):861-77, 2017

[7] Agaram NP et al: EWSR1-PBX3: a novel gene fusion in myoepithelial tumors. Genes Chromosomes Cancer. 54(2):63-71, 2015

[8] Huang SC et al: Novel FUS-KLF17 and EWSR1-KLF17 fusions in myoepithelial tumors. Genes Chromosomes Cancer. 54(5):267-75, 2015

[9] Ghermandi R et al: Myoepithelioma of the spine: first case in the literature. Eur Rev Med Pharmacol Sci. 18(1 Suppl):66-71, 2014

[10] Puls F et al: Myoepithelioma of bone with a novel FUS-POU5F1 fusion gene. Histopathology. 65(6):917-22, 2014

[11] Puls F et al: Molecular pathology of bone tumours: diagnostic implications. Histopathology. 64(4):461-76, 2014

[12] Savardekar AR et al: Primary myoepithelioma of the dorsal spine: a case report and review of literature. Spine (Phila Pa 1976). 39(24):E1488-92, 2014

[13] Franchi A et al: Primary juxtacortical myoepithelioma/mixed tumor of the bone: a report of 3 cases with clinicopathologic, immunohistochemical, ultrastructural, and molecular characterization. Hum Pathol. 44(4):566-77, 2013

[14] Kurzawa P et al: Primary myoepithelioma of bone: a report of 8 cases. Am J Surg Pathol. 37(7):960-8, 2013

[15] Antonescu CR et al: EWSR1-POU5F1 fusion in soft tissue myoepithelial tumors. A molecular analysis of sixty-six cases, including soft tissue, bone, and visceral lesions, showing common involvement of the EWSR1 gene. Genes Chromosomes Cancer. 49(12):1114-24, 2010

[16] Jain VK et al: Primary myoepithelioma of bone. Pathology. 42(2):190-3, 2010

[17] Park JS et al: Malignant myoepithelioma of the humerus with a satellite lesion: a case report and literature review. Br J Radiol. 83(991):e161-4, 2010

[18] Cuesta Gil M et al: Intraosseous myoepithelioma of the maxilla: clinicopathologic features and therapeutic considerations. J Oral Maxillofac Surg. 66(4):800-3, 2008

[19] Alberghini M et al: Primary malignant myoepithelioma of the distal femur. APMIS. 115(4):376-80, 2007

[20] de Pinieux G et al: Primary mixed tumor of bone. Skeletal Radiol. 30(9):534-6, 2001

[21] Barreto CA et al: Intraosseous chondroid syringoma of the hallux. J Am Acad Dermatol. 30(2 Pt 2):374-8, 1994

骨盆肌上皮瘤

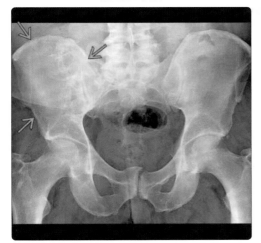

髂骨肌上皮瘤

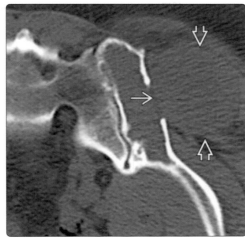

（左图）骨盆 X 线片 ⇒ 显示右髂骨混合性溶骨性和硬化性病变，周边呈硬化性，内部有分隔。（右图）髂骨良性肌上皮瘤的轴位 CT 显示骨髓已被肿瘤所取代，后者密度与软组织相似。骨质有破坏 ➡，肿瘤累及软组织内形成圆形肿块 ➡。

骨盆肌上皮瘤

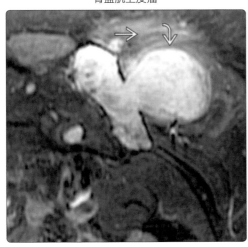

椎骨肌上皮瘤

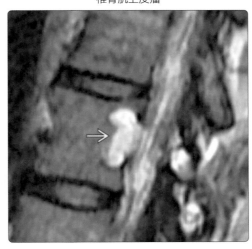

（左图）冠状位 MR T_1 C+ FS 显示髂骨后方增大的肿块，累及软组织 ➡。邻近组织有水肿和炎症反应 ➡。（右图）椎体后方良性肌上皮瘤 ➡ 在矢状位 MR T_2 上显示为高信号病变，伴有硬膜外成分。

胫骨肌上皮瘤

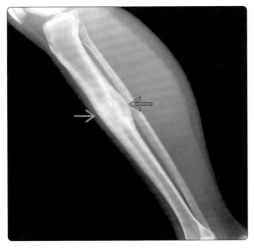

胫骨肌上皮瘤

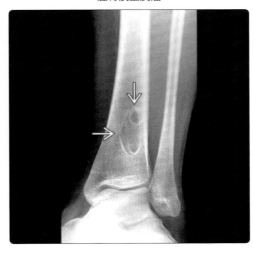

（左图）图示发生于胫骨中段 ⇒ 的肌上皮瘤。X 线片上显示混合性溶骨性和不透 X 线的肿块，境界相对清楚。（右图）小腿斜位 X 线片显示胫骨远端境界清楚的病变 ➡，有一层薄的硬化性边缘。影像学上类似非骨化性纤维瘤，但活检显示为伴有 EWSR1 重排的肌上皮瘤。

（左图）发生于长骨表面的肌上皮瘤➡️，取代了骨膜。肿瘤呈灰红色，分叶状。其下的骨皮质➡️完整，髓腔未受累及。（右图）图示骨内原发性肌上皮瘤。瘤细胞丰富，含有丰富的血管。肿瘤境界清楚，位于骨皮质➡️和松质骨➡️内侧，不显示浸润性生长。

皮质旁肌上皮瘤

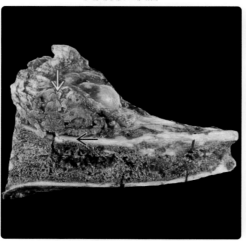

肿瘤边界清楚

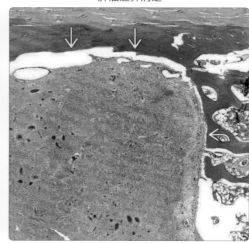

（左图）骨内肌上皮瘤由交织条束状的胖梭形细胞组成。（右图）高倍镜显示形态温和的梭形细胞，略呈条索状排列。

梭形细胞

梭形细胞

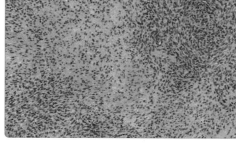

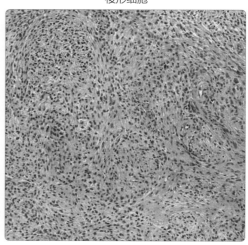

（左图）透明细胞组成的良性肌上皮瘤，呈小巢状和条索样排列，之间为淡红色的胶原性间质。瘤细胞无异型性，也不见核分裂象。（右图）发生于椎骨的肌上皮瘤，由条索样、巢状和网状排列的小卵圆形细胞组成，核小，胞质嗜酸性，间质呈黏液样，可见少量胶原纤维。

透明细胞

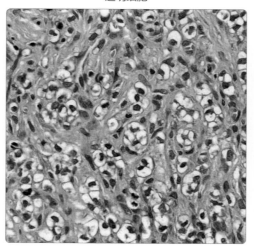

瘤细胞巢和条索

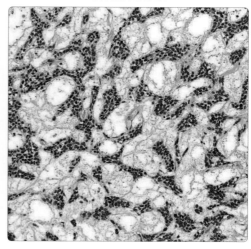

S100 蛋白

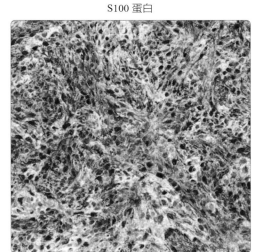

EMA

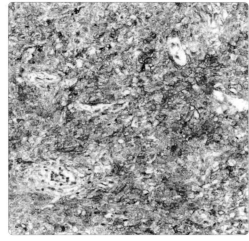

（左图）骨内肌上皮瘤弥漫性表达 S100 蛋白。（右图）骨内肌上皮瘤表达 EMA，多数瘤细胞显示胞膜和胞质染色。

SMA

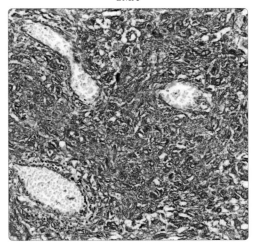

恶性肌上皮瘤

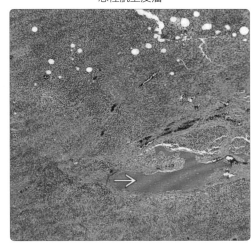

（左图）骨内肌上皮瘤弥漫性表达 SMA。（右图）恶性肌上皮瘤细胞丰富，显示浸润性生长，包绕残留的宿主骨➡。瘤细胞表达 EMA，并显示有 EWSR1 基因重排，证实诊断。

恶性肌上皮瘤

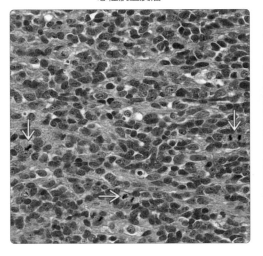

FISH 检测 EWSR1 重排

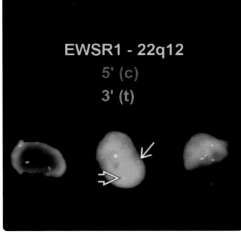

（左图）高倍镜下，恶性肌上皮瘤的瘤细胞显示有异型性，并可见大量核分裂象➡。肿瘤发生于胫骨，呈浸润性生长。（右图）FISH 检测显示 EWSR1 基因（22q12）重排，红色➡和绿色➡信号分离，支持肌上皮瘤的诊断。

神经鞘瘤
Schwannoma

（左图）位于 S_1 远端的神经鞘瘤，呈境界清楚的溶骨性病变，体积较大，近侧有硬化性边缘。肿瘤内有线样分隔。（右图）轴位 MR T_1 显示骶骨被实性肿瘤扩张。肿瘤境界清楚，呈明显的结节状，未浸润周围软组织。

发生于骶骨的大神经鞘瘤

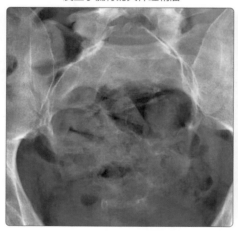

分叶状神经鞘瘤

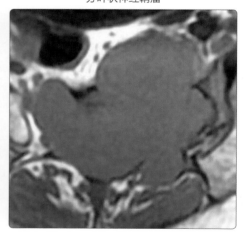

（左图）骨内神经鞘瘤的穿刺活检显示中等细胞密度的肿瘤，由形态温和的卵圆形至梭形细胞组成，呈短条束状排列，部分瘤细胞核呈逗点样。（右图）骨内神经鞘瘤由梭形细胞组成，需与多种梭形细胞肿瘤相鉴别。免疫组化标记 S100 蛋白有助于明确神经鞘瘤的诊断。

神经鞘瘤的穿刺活检

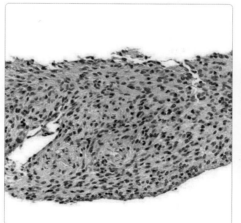

S100 蛋白标记

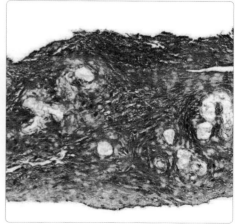

一、术语

（一）同义词
- 神经鞘瘤（neurilemmoma）

（二）定义
- 施万细胞组成的良性骨肿瘤

二、病因／发病机制

肿瘤性病变
- 多数肿瘤为散发性
- 少数病例发生于 Carney 综合征和神经鞘瘤病

三、临床特征

（一）流行病学
- 发生率
  - 原发于骨内者极为少见
    - 在原发性骨肿瘤中的占比＜0.2%
- 年龄
  - 多发生于成年人，平均年龄：35 岁
    - 可发生于任何年龄段
- 性别
  - 女性略多见

（二）部位
- 颌骨、岩尖、骶骨、长骨
  - 起自髓腔内神经，邻近营养动脉
- 发生于颌骨和骶骨的神经鞘瘤可起自于下颌孔和骶骨孔的神经，再累及骨

（三）表现
- 疼痛
- 脊柱肿瘤可有神经并发症
- 影像学检查中偶然发现

（四）治疗
- 刮除或剜出

（五）预后
- 局部复发不常见

四、影像学检查

（一）X 线
- 卵圆形和圆形
- 放射可透光性
- 膨胀性
- 境界清楚，边缘呈硬化性
- 少数情况下可累及软组织

（二）MR
- T_1 和 T_2 加权呈不均质性
  - 少数病例为囊性，可有液平面
- 周围无水肿

（三）CT
- 密度与肌肉组织相似或低于肌肉组织

（四）骨扫描
- 可显示摄取增加

五、大体检查

（一）一般特征
- 境界清楚
- 质软
- 灰黄色伴有出血

（二）大小
- 1.5～9cm，位于骶骨者常较大

六、显微镜检查

组织学形态
- 经典神经鞘瘤显示特征性的束状区和网状区及 Verocay 小体
  - 部分肿瘤主要由束状区组成（富于细胞性神经鞘瘤）
  - 可有退行性变；核分裂象少见
  - 少数可为丛状
- 少数情况下可有色素
  - 砂砾体样钙化（砂砾体性色素性神经鞘瘤）
    - 发生于 Carney 综合征患者

七、辅助检查

免疫组织化学
- 弥漫性表达 S100 蛋白和 SOX10
- 色素性神经鞘瘤表达色素细胞标记

八、鉴别诊断

（一）转移性恶性黑色素瘤
- 与色素性神经鞘瘤的鉴别非常重要
  - 两种肿瘤都含有色素，并可表达色素细胞标记
- 与恶性黑色素瘤相比，色素性神经鞘瘤无明显的异型性

（二）恶性周围神经鞘膜瘤
- 需特别注意与富于细胞性神经鞘瘤相鉴别
- 瘤细胞显示明显的异型性，鱼骨样排列，浸润性生长
- 不表达或仅灶性表达 S100 蛋白

（三）纤维结构不良、非骨化性纤维瘤、动脉瘤样骨囊肿和软骨黏液样纤维瘤
- 主要是在影像学上需注意加以鉴别，组织学上容易区分

推荐阅读

[1] Perkins D et al: Intraosseous schwannoma of the jaws: an updated review of the literature and report of 2 new cases affecting the mandible. J Oral Maxillofac Surg. 76(6):1226-47, 2018

[2] Wang YQ et al: Intraosseous schwannoma of the mobile spine: a report of twenty cases. Eur Spine J. 27(12):3092-104, 2018

[3] Ida CM et al: Primary schwannoma of the bone: a clinicopathologic and radiologic study of 17 cases. Am J Surg Pathol. 35(7):989-97, 2011

[4] Domínguez J et al: Giant intrasacral schwannomas: report of six cases. Acta Neurochir (Wien). 139(10):954-9; discussion 959-60, 1997

[5] de la Monte SM et al: Intraosseous schwannoma: histologic features, ultrastructure, and review of the literature. Hum Pathol. 15(6):551-8, 1984

[6] Fawcett KJ et al: Neurilemmoma of bone. Am J Clin Pathol. 47(6):759-66, 1967

（左图）骶骨神经鞘瘤在影像学上可不十分明显，本例显示为椭圆形溶骨性肿块➡️，具有硬化性边缘◿️。（右图）骶骨➡️因细长的溶骨性肿瘤而膨胀变形。前侧和后侧边缘境界清楚，并呈硬化性➡️。

骶骨神经鞘瘤

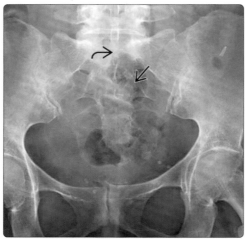

纤细的溶骨性病变

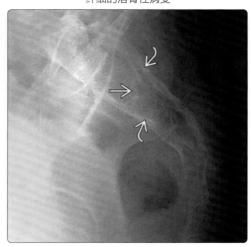

（左图）发生于骶骨的巨大神经鞘瘤，累及和破坏骶骨的大部分。肿瘤呈膨胀性，向前累及软组织➡️，骨皮质被吸收，后侧为新形成的骨皮质➡️。（右图）矢状位 MR T_2 FS 显示分叶状肿块➡️，伴有散在低密度区域。肿瘤境界清楚，与周围骨和软组织分界清楚➡️。肿瘤周围无水肿。

体积较大的神经鞘瘤

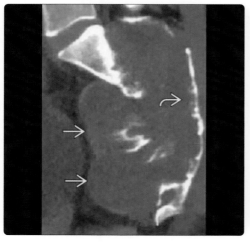

神经鞘瘤

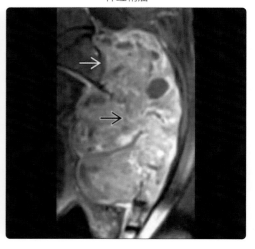

（左图）冠状位重建 CT 显示骨内神经鞘瘤已毁损了筛骨和部分上颌骨，并侵蚀眶底。肿瘤具软组织密度，周界相对清楚，但周边围绕的部分骨皮质被吸收➡️。（右图）矢状位重建 CT 显示肿瘤具有软组织密度，境界清楚。肿瘤的一部分被一层反应性骨围绕➡️。

筛骨和上颌窦肿块

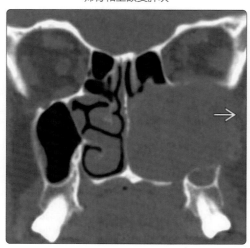

软组织密度肿块

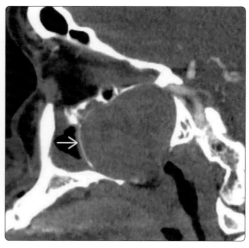

周界清楚

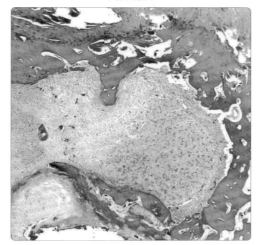

清楚的边界

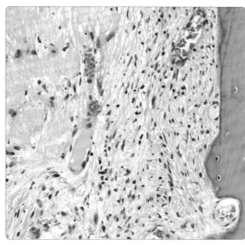

（左图）骨内神经鞘瘤缓慢性生长，境界清楚。肿瘤呈分叶状，与周围骨组织分界清楚，后者呈硬化性。图示神经鞘瘤内细胞密度不一。（右图）骨内神经鞘瘤呈结节状或分叶状，与周边邻近的骨之间有清楚的边界。瘤细胞呈梭形，核略增大，核深染，提示轻微退行性改变。

穿刺活检

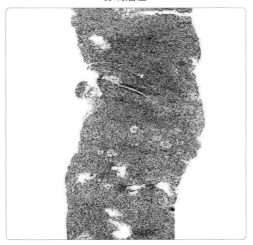

神经鞘瘤内富于细胞区域

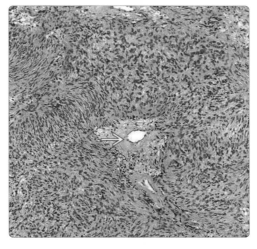

（左图）骨内神经鞘瘤常由穿刺活检标本所诊断。形态上与发生于其他部位的神经鞘瘤相似。因可含有瘤细胞丰富区域，可与其他恶性肿瘤相混淆。（右图）神经鞘瘤内细胞丰富区域为束状区，由紧密排列的小条束状梭形细胞组成。肿瘤内的血管常显示血管周玻璃样变➡。

束状区

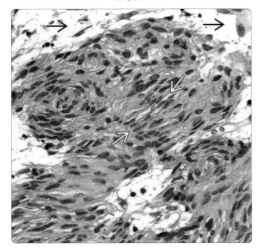

S100 蛋白标记

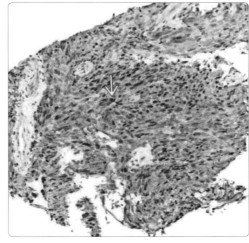

（左图）神经鞘瘤束状区内含有 Verocay 小体，由栅栏状排列的梭形细胞组成➡。网状区细胞稀疏，含有大量黏液样间质➡。（右图）骨内神经鞘瘤穿刺活检，显示短条索状排列的梭形细胞。免疫组化有助于明确诊断，瘤细胞表达 S100 蛋白（胞质和胞核染色）➡。

黏液乳头状室管膜瘤
Myxopapillary Ependymoma

一、临床特征
- 诊断时平均年龄 36 岁（6—82 岁）
- 男：女 =1.7：1
- 最常见的症状为骶尾部疼痛
- 几乎均发生于脊髓终丝区域
- WHO Ⅰ级，预后好，特别是经完整切除者
- 治疗上采取整块切除
- 不能切除者或有残留者予以放疗

二、影像学检查
- 骶尾部透亮性病变
- 境界清楚，可有硬化

三、大体检查
- 肿瘤被覆菲薄的纤维性包膜

四、显微镜检查
- 乳头状结构为特征
- 乳头轴心为血管腔隙，伴有玻璃样变性和多少不等

的黏液样基质
- 瘤细胞核呈卵圆形和圆形，染色质细致，可有单个小核仁

五、辅助检查
- GFAP（+）
- CK 可（+）
- S100 蛋白多（+）

六、主要鉴别诊断
- 脊索瘤
  ○ brachyury（+）
- 副神经节瘤
  ○ CgA 和 Syn（+）
- 转移性腺癌
  ○ GFAP 多（－）
- 神经鞘瘤
  ○ 不显示乳头状结构

黏液乳头状室管膜瘤

假乳头状结构

（左图）轴位 CT 显示椎管➡扩张。骶骨的主要部分都被肿瘤➡占据。病变周边为硬化性骨➡，提示为良性肿瘤。（右图）图示伴有明显假乳头状结构的黏液乳头状室管膜瘤。乳头轴心为居中的血管，伴有玻璃样变性。可见积聚的黏液灶➡。瘤细胞➡形态单一，无异型性。

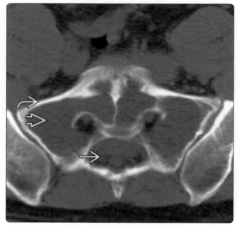

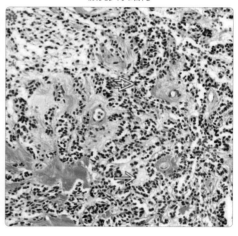

上皮样细胞

GFAP 标记

（左图）呈实性生长的黏液乳头状室管膜瘤，其间可见黏液性囊肿➡。因瘤细胞呈上皮样，并可表达 CK 而类似脊索瘤和转移性癌。GFAP 有助于区分黏液乳头状室管膜瘤与其他相类似肿瘤。（右图）瘤细胞强阳性表达 GFAP（胞质染色）。可帮助与脊索瘤相鉴别。

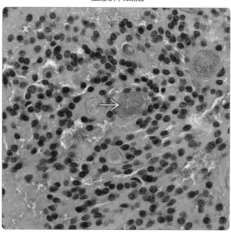

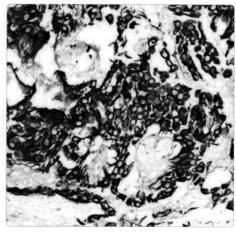

一、临床特征

（一）流行病学

- 年龄
  - 诊断时平均年龄 36 岁（6—82 岁）
  - 1/5 患者＜ 20 岁
- 性别
  - 男：女 =1.7：1

（二）部位

- 局限于腰骶部，特别是脊髓终丝
- 少数肿瘤发生于骶尾部皮下，或骶前和直肠后深部软组织

（三）表现

- 最常见的症状为骶尾部痛

（四）治疗

- 外科治疗
  - 整块切除
- 放射治疗
  - 病灶有残留或不能手术者

（五）预后

- WHO Ⅰ级，预后好，特别是完整切除者
- 如术中发生包膜破裂和黏液样物质溢出，则复发危险性增加
- 少数肿瘤可播散至蛛网膜下腔
- 发生于软组织者有报道可转移至肺或其他脏器
- 儿童患者相对具有较高的侵袭性，局部复发率较高，可在神经轴索内播散

二、影像学检查

X 线

- 骶部病变放射可透光性
- 膨胀性
- 境界清楚，可有硬化
- 可侵蚀椎体

三、大体检查

一般特征

- 通常有菲薄的纤维性包膜包绕
- 卵圆形至香肠样
- 常局限于脊髓终丝，但可向近端延伸至脊髓圆锥或周围腰骶部神经根
- 切面呈黏液样或出血性

四、显微镜检查

（一）组织学形态

- 以乳头状结构为主
  - 乳头轴心可见血管腔隙，伴有玻璃样变性和多少不等的黏液样基质
- 乳头衬覆立方形或柱状细胞
- 可见成簇双极性原纤维化细胞
- 瘤细胞核圆形至卵圆形，染色质细腻，可有单个小核仁
- 仅在少数病例中有明显的核异型性
- 可见胞质内空泡
  - 罕见印戒样细胞
- 乳头结构不明显的肿瘤可显示圆形结构，被称为气球样

（二）细胞学形态

- 围绕淡染黏液样物质的细长细胞，局灶呈原纤维状形态

五、辅助检查

（一）免疫组织化学

- GFAP
  - 瘤细胞强阳性表达
- CK 可呈阳性
- S100 蛋白一般均呈阳性

（二）电镜观察

- 长的拉链状桥粒和细胞间连接
- 腔内或表面纤毛或微绒毛
- 胞质内管腔

六、鉴别诊断

（一）脊索瘤

- 主要发生于骨内，可累及髓腔
- 成巢失黏附性的上皮样细胞
- 表达 brachyury
  - 黏液乳头状室管膜瘤不表达 brachyury

（二）副神经节瘤

- 无乳头状形态，无细胞内和细胞外黏液

（三）转移性腺癌

- 黏液乳头状室管膜瘤可有细胞内和细胞外黏液，可类似腺癌

（四）神经鞘瘤

- 显示束状区和网状区形态
- 无乳头状结构

推荐阅读

[1] Hayashi T et al: Cytopathologic characteristics and differential diagnostic considerations of osteolytic myxopapillary ependymoma. Diagn Cytopathol. 42(9):778-83, 2014

[2] Lamzabi I et al: Immunophenotype of myxopapillary ependymomas. Appl Immunohistochem Mol Morphol. 21(6):485-9, 2013

[3] Quraishi NA et al: Giant destructive myxopapillary ependymomas of the sacrum. J Neurosurg Spine. 12(2):154-9, 2010

[4] Bagley CA et al: Long term outcomes following surgical resection of myxopapillary ependymomas. Neurosurg Rev. 32(3):321-34; discussion 334, 2009

[5] Jeibmann A et al: Extent of surgical resection but not myxopapillary versus classical histopathological subtype affects prognosis in lumbo-sacral ependymomas. Histopathology. 54(2):260-2, 2009

[6] Prayson RA: Myxopapillary ependymomas: a clinicopathologic study of 14 cases including MIB-1 and p53 immunoreactivity. Mod Pathol. 10(4):304-10,1997

[7] Sonneland PR et al: Myxopapillary ependymoma. A clinicopathologic and immunocytochemical study of 77 cases. Cancer. 56(4):883-93, 1985

磷酸盐尿性间叶性肿瘤
Phosphaturic Mesenchymal Tumor

一、术语
- 伴有肿瘤性骨软化症的间叶性肿瘤

二、临床特征
- 2组大系列报道显示，2例发生于股骨，各1例发生于骶骨、趾骨、掌骨、髂嵴、颈椎、上颌骨和胫骨
- 低磷血症
- 1,25–二羟维生素 D_3 水平降低

三、显微镜检查
- 星状至梭形细胞
- 黏液样、黏液软骨样、软骨样或骨样基质
- 絮状钙化物，周围常伴有破骨样多核巨细胞
- 血管丰富

四、辅助检查
- 瘤细胞表达 FGF23

五、主要鉴别诊断
- 孤立性纤维性肿瘤
  - 无结构模式；明显的血管外皮瘤样血管结构
  - 强阳性表达 CD34 和 STAT6
- 骨巨细胞瘤
  - 破骨样巨细胞均匀分布，巨细胞的核形态上与单核瘤细胞的核相似
- 间叶性软骨肉瘤
  - 恶性肿瘤
  - 圆形至梭形细胞，伴有软骨区域和血管外皮瘤样血管结构

溶骨性肿瘤

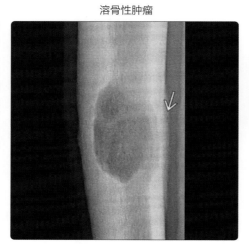

浸润性生长方式

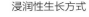
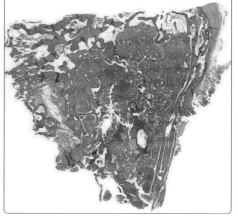

（左图）发生于胫骨骨干的溶骨性肿瘤，呈境界清楚的卵圆形，局部有硬化性边缘。骨皮质表面有轻度骨膜反应➡。（右图）低倍镜下的磷酸盐尿性间叶性肿瘤。肿瘤呈浸润性生长，包绕残留的宿主骨。浸润性生长并不作为诊断恶性的形态特征（其他骨肿瘤也可有）。

肿瘤境界清楚

污秽样钙化

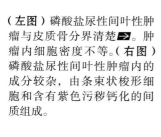
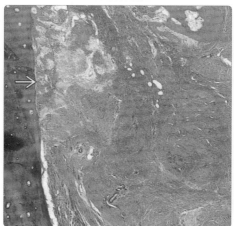
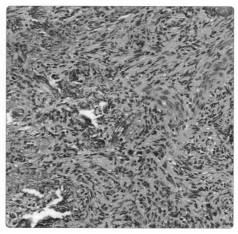

（左图）磷酸盐尿性间叶性肿瘤与皮质骨分界清楚➡。肿瘤内细胞密度不等。（右图）磷酸盐尿性间叶性肿瘤内的成分较杂，由条束状梭形细胞和含有紫色污秽钙化的间质组成。

一、术语

（一）缩略语

- 磷酸盐尿性间叶性肿瘤（phosphaturic mesenchymal tumor，PMT）

（二）同义词

- 骨软化症相关性间叶性肿瘤

（三）定义

- 伴有肿瘤性骨软化症的间叶性肿瘤，由磷酸盐丢失所致

二、病因／发病机制

肿瘤性

- 属于肿瘤性病变，多数病例显示 *FN1-FGFR1* 融合基因，少数情况下为 *FN1-FGF1* 融合基因

三、临床特征

（一）流行病学

- 年龄
  - 可发生于任何年龄段（9—80 岁）
- 性别
  - 骨内 PMT 多见于女性

（二）部位

- 2 组大系列报道显示，2 例发生于股骨，各 1 例发生于骶骨、趾骨、掌骨、髂嵴、颈椎、上颌骨和胫骨

（三）表现

- 骨痛，可有多年病史；骨折

（四）实验室检查

- 低血磷；1,25– 二羟维生素 D_3 水平降低
- 肿瘤表达 FGF23
  - 抑制肾小管磷酸盐转运，导致磷酸盐丢失

（五）治疗

- 切除肿瘤；不需要补充维生素 D

（六）预后

- 多数 PMT 为良性；肿瘤切除以后骨软化症可逆转

四、大体检查

一般特征

- 诊断时肿瘤通常较小，可不被临床所发现

五、显微镜检查

组织学形态

- 星状至梭形细胞
- 黏液样、黏液软骨样、软骨样或骨样基质
  - 一些病例可类似软骨黏液样纤维瘤
- 絮状钙化物，周围常伴有破骨样多核巨细胞；血管丰富
- 组织学上恶性肿瘤显示为瘤细胞密度增高，可见核分裂象，类似未分化肉瘤
- 微囊或动脉瘤样骨囊肿样改变
- 良性 PMT 中可见浸润性生长并包绕残留的宿主骨，并不提示恶性；恶性 PMT 极为少见
- 发生于颌骨的肿瘤可含有上皮成分

六、鉴别诊断

（一）孤立性纤维性肿瘤

- 无结构模式；明显的血管外皮瘤样血管结构
- 强阳性表达 CD34 和 STAT6
- 无 PMT 中的钙化

（二）骨巨细胞瘤

- 含有类似 PMT 的破骨样巨细胞和纤维组织细胞区域
- 破骨样巨细胞均匀分布，巨细胞核与单核性肿瘤细胞的核相似

（三）间叶性软骨肉瘤

- 恶性肿瘤
- 由圆形和梭形细胞及软骨区域组成，可见血管外皮瘤样血管结构
- 遗传学上与 PMT 有所不同

推荐阅读

[1] Folpe AL: Phosphaturic mesenchymal tumors: A review and update. Semin Diagn Pathol. ePub, 2019

免疫组化

抗　体	反应性	标记定位	备　注
FGF23	阳性	胞质	胞质颗粒状染色
SMA	阳性	胞质	局灶阳性
CD34	阴性		
S100 蛋白	阴性		
desmin	阴性		
AE1/AE3	阴性		

第十六篇
转移性肿瘤
Metastatic Tumors

王 坚 译

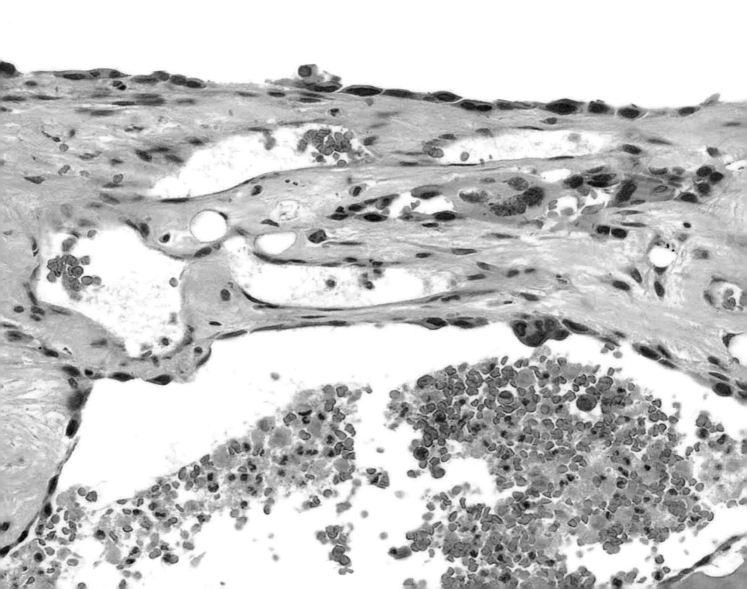

转移性肿瘤
Metastatic Tumors

一、临床特征
- 转移性肿瘤远比原发性骨肿瘤多见（25：1）
- 最常见的原发灶为乳腺、前列腺、肾脏和甲状腺
- 最常见的受累骨包括颅骨、脊柱、肋骨、骨盆、肱骨和股骨

二、影像学检查
- 病变可完全为硬化性或溶骨性或硬化 – 溶骨混合性
- 典型的溶骨性病变：肾细胞癌和甲状腺癌
- 典型的硬化性病变：前列腺癌、乳腺癌和神经内分泌癌
- PET/CT 对判断骨转移非常敏感

三、显微镜检查
- 骨母细胞型转移显示大量的反应性编织骨
- 形态学与原发病变相似

四、辅助检查
- 肾细胞癌
  - PAX8（＋）和（或）RCC（＋）/CA IX（＋）
- 肺腺癌
  - TTF-1（＋）和（或）Napsin-A（＋）
- 乳腺癌
  - GATA3（＋）和（或）mammaglobulin（＋）和（或）GCDFP-15（＋）
- 前列腺癌
  - PSA（＋）和（或）PSAP（＋）和（或）NKX3.1（＋）

五、主要鉴别诊断
- 骨肉瘤
- 上皮样血管肿瘤

硬化性转移

骨母细胞型转移

（左图）X 线片显示股骨颈单个骨硬化灶➡。活检显示为转移性癌。患者有小叶癌病史。免疫组化标记支持乳腺来源。
（右图）同例患者切除标本的横断面显示转移至股骨颈➡的骨母细胞型病灶（原发灶为乳腺），周界清楚。

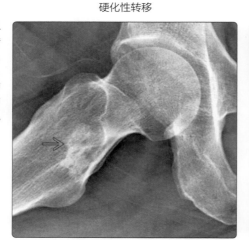

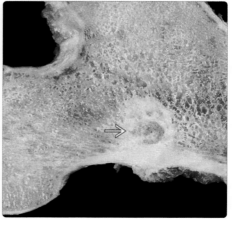

股骨骨折

出血性肾细胞癌

（左图）图示股骨大转子下方骨折。组织学上，出血性病变➡显示为转移性腺癌。骨折旁为骨硬化区➡。（右图）转移性肾细胞癌的大体图片。病变➡境界相对清楚，位于股骨转子间，质软，出血性，周边无骨硬化现象。

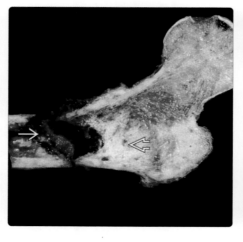

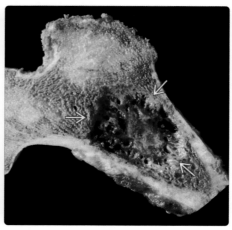

一、临床特征

（一）流行病学

- 发生率
  - 转移性肿瘤远比原发性骨肿瘤多见（25：1）
  - 最常见的原发部位为乳腺、前列腺、肾脏和甲状腺
    - 其他肿瘤包括淋巴瘤、恶性黑色素瘤、神经内分泌肿瘤和肝细胞肝癌
  - 骨是第三常见转移部位，仅次于肺和肝
- 年龄
  - 多发生于老年人

（二）部位

- 主要位于红骨髓；最常见的受累骨包括颅骨、脊柱、肋骨、骨盆、肱骨和股骨
- 较少转移至膝部和胫骨远端
  - 发生于骨远端的转移主要来自于肺
- 在长骨，转移灶主要累及干骺端
  - 骨内单发性转移灶可类似原发性肉瘤

（三）表现

- 典型症状表现为疼痛
- 病理性骨折

（四）实验室检查

- 广泛转移者可有高钙血症

（五）治疗

- 外科手术
  - 孤立性病灶可行切除术
- 放疗
  - 对控制疼痛可能有效
- 骨转移灶治疗取决于临床表现和肿瘤类型
  - 采用双磷酸盐或 RNAKL 抑制药可减少骨相关事件或骨折的发生

二、影像学检查

（一）X 线

- 病变可完全为硬化性或溶骨性或硬化 – 溶骨混合性
- 典型的溶骨性转移
  - 肾细胞癌可呈肥皂泡样
    - 可显示动脉瘤样骨囊肿样改变
  - 甲状腺癌
- 典型的硬化性转移
  - 前列腺癌、乳腺癌和神经内分泌癌

（二）CT

- PET/CT 对判断骨转移非常敏感

（三）骨扫描

- 骨扫描显示浓聚
- 敏感度：80%～90%
  - 比 X 线或 CT 敏感

三、显微镜检查

组织学形态

- 形态学上类似原发病灶
  - 腺癌和鳞状细胞癌
  - 肉瘤样癌可类似原发性肉瘤
- 骨母细胞型转移显示大量的反应性编织骨
  - 与骨肉瘤不同，骨表面衬覆骨母细胞
- 常见的继发性改变包括出血、纤维化、破骨样巨细胞反应
- 儿童常见的转移性肿瘤：神经母细胞瘤、横纹肌肉瘤

四、辅助检查

免疫组化

- 肾细胞癌
  - PAX8（+）和（或）RCC（+）/CA IX（+）
- 肺腺癌
  - TTF-1（+）和（或）Napsin-A（+）
- 甲状腺癌
  - TG（+）和（或）TTF-1（+）
- 前列腺癌
  - PSA（+）和（或）PSAP（+）和（或）NKX3.1（+）
- 乳腺癌
  - GATA3（+）和（或）mammaglobulin（+）和（或）GCDFP-15（+）
- CK 阳性的原发性骨肿瘤包括上皮样血管肿瘤、骨肉瘤和造釉细胞瘤

五、鉴别诊断

（一）骨肉瘤

- 骨母细胞型转移，如前列腺癌转移，可类似骨肉瘤
  - 骨肉瘤可灶性表达 CK
  - 骨肉瘤不表达 PSA 和 PSAP

（二）上皮样血管肿瘤

- 上皮样血管瘤、上皮样血管内皮瘤和上皮样血管肉瘤均可弥漫性 CK（+）
- 所有 3 种上皮样血管肿瘤表达内皮标记 CD31、CD34、FLI1 和 ERG

六、诊断清单

临床相关病理特征

- 骨转移灶的处理明显不同于骨原发性肿瘤
  - 对原发性肿瘤应尽可能切除并使切缘阴性
- 常需做冰冻检查除外转移性
  - 当不能区分时待常规石蜡切片

推荐阅读

[1] Huang H et al: NKX3.1 and PSMA are sensitive diagnostic markers for prostatic carcinoma in bone metastasis after decalcification of specimens. Am J Clin Exp Urol. 6(5):182-8, 2018

骨转移癌的免疫组化标记

标 记	定位 *	原发灶	备 注
ARG1	胞质 / 核	肝	
CDX2	核	结肠、直肠、上消化道、胰胆	
GATA3	核	乳腺、膀胱	部分鳞癌、部分胰腺癌、部分嫌色肾细胞癌
GCDFP-15	胞质	乳腺	
HepPar1	胞质	肝	部分腺癌（肺、胃、食管）
Inhibin	胞质	肾上腺	
Mammaglobin	胞质	乳腺	
Melan A	胞质	肾上腺	恶性黑色素瘤、血管周上皮样细胞肿瘤
ER	核	乳腺、卵巢、子宫内膜	
Napsin-A	胞质	肺腺癌	卵巢透明细胞癌、乳头状肾细胞癌
NKX3.1	核	前列腺	
p40	核	鳞状细胞癌、尿路上皮癌	部分肺腺癌
p63	核	鳞状细胞癌、尿路上皮癌	部分肺腺癌
PAX8	核	肾、甲状腺、卵巢、子宫内膜、胸腺	多克隆抗体可与 PAX5 有交叉反应
PSA	胞质	前列腺	
SMAD4	核	胰腺 / 胆管（50%）、结肠 / 直肠（20%）	表达丢失
SOX10	核	乳腺（三阴性）	恶性黑色素瘤
TG	胞质	甲状腺	
TTF-1	核	肺腺癌、甲状腺、小细胞癌	肺外小细胞癌
Uroplakin	膜	膀胱	敏感性低
WT1	核	卵巢	恶性间皮瘤
Villin	膜	结肠 / 直肠	部分其他腺癌（胃、子宫内膜、卵巢、肺）、部分肾细胞癌
SF1	核	肾上腺	
SATB2	核	结肠 / 直肠	部分上消化道腺癌，伴有骨母细胞分化的肿瘤

*. 核标记受脱钙影响明显，病理报告中应注明有假阴性的可能性

转移性前列腺癌

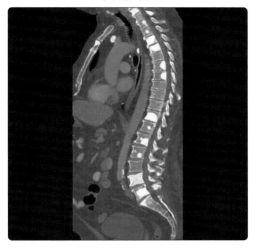

骨扫描显示多个部位浓聚

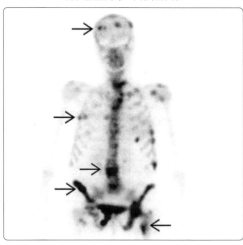

（左图）矢状位 CT 显示椎体、椎骨后方和胸骨多个均质的高密度病变。每个病变都代表了转移病灶。（右图）女性患者乳腺癌骨扫描显示广泛骨转移。颅骨、肋骨、椎骨、骨盆和股骨近端 ➡️ 摄取增高。

骨盆溶骨性转移

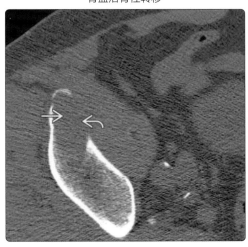

股骨溶骨性转移

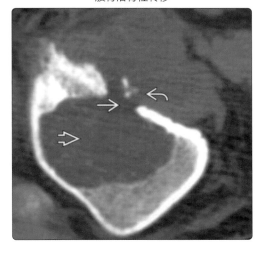

（左图）骨盆轴位 CT 显示肾透明细胞癌引起的溶骨性转移 ➡️。内侧骨皮质缺损 ➡️，未形成软组织肿块。（右图）股骨轴位 CT 显示髓腔内大的溶骨性转移病变 ➡️，伴有骨质破坏 ➡️，并累及软组织 ➡️。容易引起溶骨性转移的肿瘤包括肾细胞癌和甲状腺癌。本例原发性肿瘤为骶骨脊索瘤。

转移性非小细胞肺癌

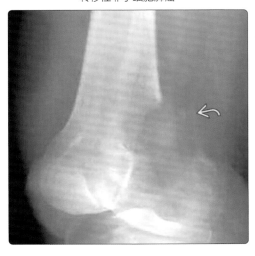

转移性非小细胞肺癌

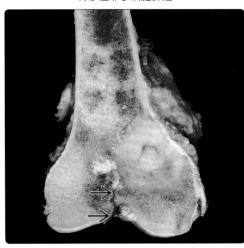

（左图）较大的溶骨性转移性病灶引起股骨髁跨关节性骨折。局部累及软组织 ➡️。（右图）相应的手术切除标本显示股骨远端圆形灰白色肿块伴有局部出血，并形成跨关节骨折 ➡️。肿瘤侵蚀邻近的骨皮质。

（左图）股骨近端转移性恶性黑色素瘤➡。肿瘤呈墨汁样黑色提示恶性黑色素瘤的诊断。少数情况下出血性肿瘤也可呈相似的肉眼观。股骨头未受肿瘤累及➡。（右图）跖骨远端转移性癌的大体形态。灰白色肿块破坏骨皮质，并形成软组织肿块。近端趾骨未受累及➡。影像学上本例呈溶骨性病变。

股骨恶性黑色素瘤转移

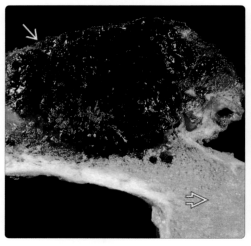

跖骨转移性癌

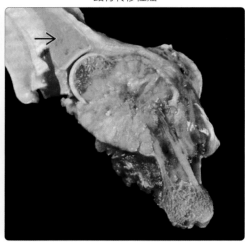

（左图）低倍镜显示成骨性转移（原发灶为乳腺癌）。瘤细胞不容易识别，可被大量的纤维性间质➡和大量的反应性骨➡所掩盖。（右图）手术切除的浸润性小叶癌转移病灶。反应性编织骨➡显示反转线➡。可见单个散在分布的瘤细胞➡。肿瘤周围为大量的纤维性间质。虽然量少，但小簇状瘤细胞支持转移性癌的诊断。

骨母细胞型转移性乳腺癌

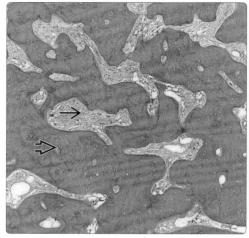

骨母细胞型转移性乳腺癌

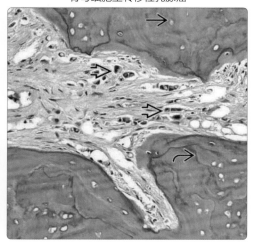

（左图）肿瘤显示粗梁状排列➡，衬覆内皮细胞➡。瘤细胞胞质呈透亮状。（右图）转移性肾透明细胞癌，可见衬覆骨母细胞➡的残留板层骨➡。瘤细胞显示低核质比，胞质丰富、透明，核级低。

转移性肝细胞癌

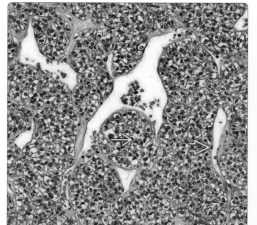

转移性肾细胞癌

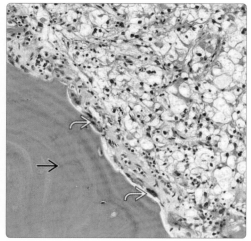

转移性肉瘤样癌

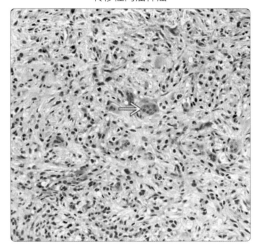

转移性梭形细胞恶性黑色素瘤

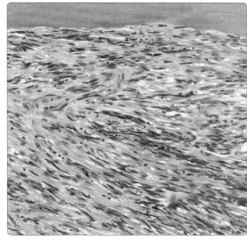

（左图）图示肋骨转移性肉瘤样肾细胞癌。缺少巢状排列的肿瘤细胞以及梭形细胞形态可能会被认为是原发性肉瘤。免疫组化标记显示瘤细胞 CK 和 CAIX 阳性。肿瘤内可见破骨样巨细胞➡。（右图）肿瘤由类似肉瘤的异型梭形细胞组成。免疫组化标记显示瘤细胞 S100 和 SOX10 阳性。

破骨样巨细胞

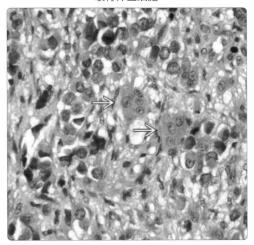

骨母细胞型转移性胰腺癌

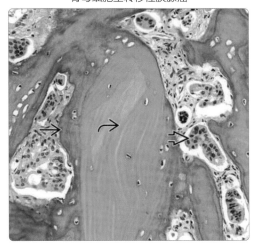

（左图）图示转移性乳腺癌。瘤细胞虽呈上皮样，但无明显的巢团状排列。肿瘤内可见破骨样巨细胞➡。巨细胞的核形态与瘤细胞的核形态不一致，不提示骨巨细胞瘤的诊断。（右图）图示转移性胰腺癌。可见反应性编织骨和残留的板层骨➡。骨小梁之间为转移性癌➡。

转移性甲状腺滤泡性癌

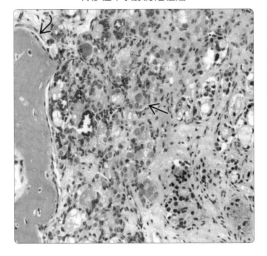

转移性甲状腺滤泡性癌 TTF-1 标记

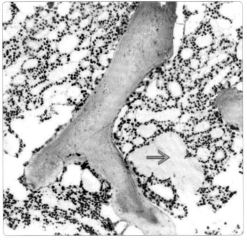

（左图）本例转移癌由衬覆立方细胞的滤泡组成，染色质均匀，含有小核仁。腔内为深染的嗜酸性的胶质➡。瘤细胞周围为反应性编织骨➡。（右图）骨髓组织已被肿瘤所代替，瘤细胞强阳性表达 TTF-1。可见含有棕色胶质的少量滤泡。➡残留的骨小梁为板层骨而非反应性。

（**左图**）图示转移性尿路上皮癌。囊腔类似血管肉瘤，但瘤细胞➡强阳性表达 CK，不表达内皮标记。骨小梁表面可见骨母细胞➡。（**右图**）图示硬化性上皮样纤维肉瘤，上皮样瘤细胞之间为大量的胶原纤维。瘤细胞可表达 CK 和 EMA，可被误诊为转移性癌。硬化性上皮样纤维肉瘤特征性表达 MUC4。

假血管性腔隙

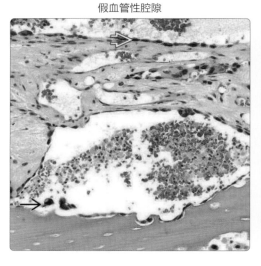

硬化性上皮样纤维肉瘤

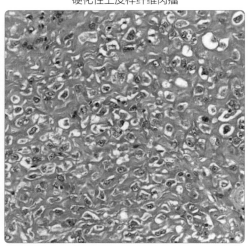

（**左图**）骨转移性神经母细胞瘤镜下显示为小蓝圆细胞肿瘤➡。尽管可能涉及多个小圆细胞肿瘤的鉴别诊断，但背景中的丝状神经毡➡提示神经母细胞瘤的诊断。（**右图**）转移性乳腺小叶癌由形态一致的癌细胞组成，胞质丰富，嗜酸性。胞质内空泡➡（靶样形态）具有特征性。鉴别诊断包括浆细胞瘤。

转移性神经母细胞瘤

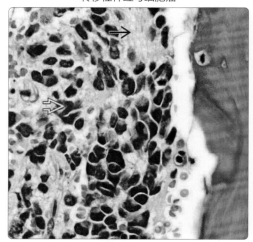

转移性乳腺小叶癌

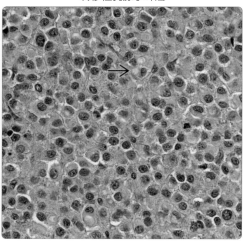

（**左图**）骨转移性小细胞癌，核深染，可见坏死区➡。常见的原发灶包括肺，较少见于胃肠道。（**右图**）转移性前列腺癌，骨母细胞型，显示板层骨➡周围围绕编织骨➡。瘤细胞胞质呈透亮状➡，局灶可见小腺泡➡。

转移性小细胞癌

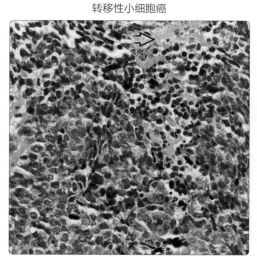

转移性前列腺癌

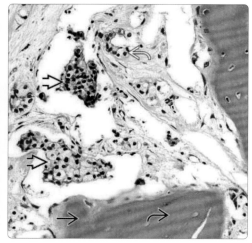

转移性 HPV 相关性鳞状细胞癌

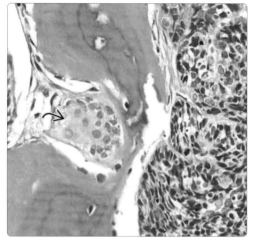

高危 HPV 显色性原位杂交

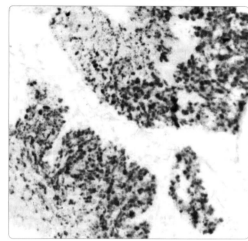

（左图）图示基底样鳞状细胞癌，仅局部显示角化现象▱。免疫组化标记显示瘤细胞表达 p16（未显示）。（右图）原位杂交显示高危 HPV 阳性，呈弥漫性核染色。阴性区域为反应性纤维组织。原位杂交检测采用未脱钙标本，或采用 EDTA 脱钙处理标本。

转移性柱状细胞型甲状腺乳头状癌

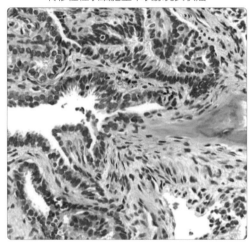

甲状腺乳头状癌 TG 标记

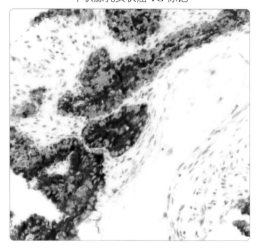

（左图）图示转移性柱状细胞型甲状腺乳头状癌，瘤细胞核深染，呈假复层排列。瘤细胞无明显的多形性。（右图）瘤细胞表达 TG。其他转移性甲状腺癌包括滤泡性癌也可表达 TG，在差分化癌中表达不一。

转移性副神经节瘤

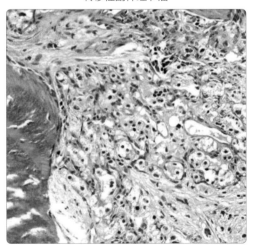

副神经节瘤 INSM1 标记

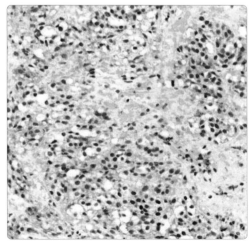

（左图）转移性副神经节瘤由多边形细胞组成，形成圆球形或器官样结构，胞质嗜酸性、透亮状或细颗粒状。瘤细胞巢周围围绕丰富的毛细血管网。瘤细胞可类似转移性肾透明细胞癌。（右图）瘤细胞核表达 INSM1，INSM1 为神经内分泌肿瘤标记。

第十七篇
类似骨肿瘤性病变
Bone Tumor Mimics

王 坚 译

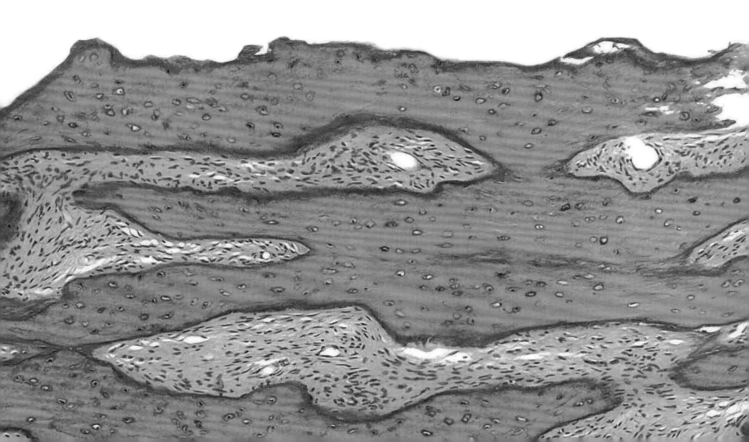

蜡泪样骨病
Melorheostosis

滴蜡模式

骨表面致密病变

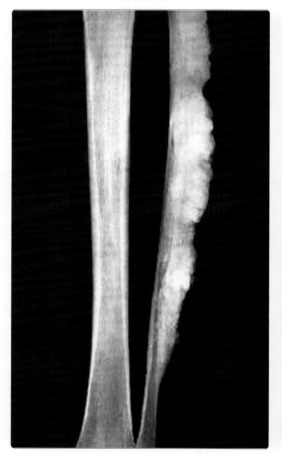

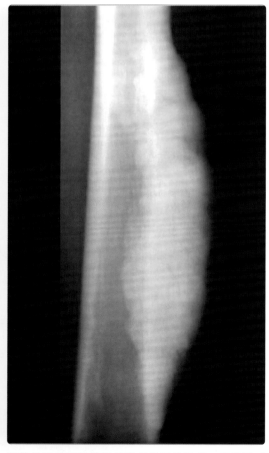

影像学显示腓骨表面沉积致密的骨组织，呈特征性的滴蜡模式，胫骨正常。

影像学显示蜡泪样骨病患者的股骨病变，患者同时有骨盆病变。椭圆形肿块境界清楚，影像学上可类似骨瘤和骨旁骨肉瘤。

一、术语

（一）同义词
- Leri 病，肢骨纹状肥大症

（二）定义
- 少见的非遗传性疾病，以局限性骨皮质弥漫增厚为特征
- 常伴有皮肤硬皮病样改变及血管病变，如动静脉和淋巴管畸形

二、病因学 / 发病机制

分子遗传性疾病
- 散发性肿瘤具有 *KRAS* 的 MAP2K1 突变
- 非遗传性，散发性疾病；在患有骨斑点症的患者中，部分与 *LEMD3* 胚系改变相关；不见于纯的散发性蜡泪样骨病

三、临床特征

（一）流行病学
- 发生率
  - 非常少见，无性别差异
- 年龄
  - 通常发生于青少年或青年人

（二）部位
- 可累及单个骨（单骨型）、多骨（多骨型）或单肢多骨（单肢型）
- 累及骨内膜和骨膜表面；发生于皮节分布
- 极少发生于中轴骨，不累及颅面骨

（三）表现
- 疼痛，肢体畸形；肢体长短不一，因软组织反应性纤维化而活动受限

（四）自然病史
- 缓慢进展，成年期时静止

（五）治疗
- 无可治愈的治疗方法，有症状时可对症治疗，以减少疼痛和僵直

四、影像学检查

（一）X 线
- 骨皮质增厚
- 骨皮质表面高低不平
  - 常被比作骨表面流淌蜡泪样（滴蜡模式）

（二）MR
- T_1 加权像上为低信号
- T_2 加权像上，硬化性区域信号降低
  - 无明显的骨髓水肿或破坏性改变；伴有软组织肿块者可显示高信号

（三）CT
- 致密的骨皮质硬化
- 软组织肿块可伴有骨异常

（四）骨扫描
- 轻至中度摄取

五、大体检查

一般形态
- 骨皮质增厚，不规则

六、显微镜检查

组织学形态
- 增厚的骨皮质由编织骨和板层骨组成
- 可有皮下和关节旁纤维化和钙化

七、鉴别诊断

（一）Camurati-Engelmann 病（进行性骨干发育异常）
- 起病自儿童期的常染色体显性遗传
- 以对称性和双侧性分布为特征
- 累及长骨，骨由膜内骨化而形成，如颅骨
- 影像学上不显示滴蜡样改变

（二）Ribbing 病（遗传性多发性骨干硬化症）
- 累及长骨骨干（如股骨和胫骨），不累及骨皮质
- 多起病于青春期后
- 常染色体隐性遗传

（三）髓内骨硬化症
- 无骨皮质增厚
- 多发生于胫骨中段

（四）骨 Paget 病
- 可有硬化，骨扫描上可高摄取，但病变常累及整个骨而非仅骨皮质

（五）骨瘤
- 影像学上可相似但病变更为局限

（六）低级别骨肉瘤
- 影像学上不呈均质的放射致密影，含有成纤维细胞成分
- 伴有 *MDM2* 扩增

八、诊断清单

临床病理相关特征
- 蜡泪样骨病多由影像学诊断，不需要活检

推荐阅读

[1] Wordsworth P et al: Melorheostosis and osteopoikilosis: A review of clinical features and pathogenesis. Calcif Tissue Int. 104(5):530-43, 2019

（左图）图示发生于肋骨的蜡泪样骨病。左侧肋骨中段和胸骨柄内侧可见膨胀性的分叶状硬化性病变。病变主要累及骨表面。（右图）骨盆前后位 X 线片显示累及髂骨⇒和股骨近端➡的蜡泪样骨病。两个病变均呈云雾状，累及骨表面以及骨髓腔。

肋骨蜡泪样骨病

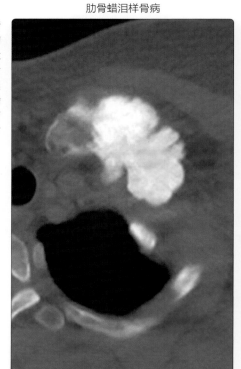

骨盆和股骨蜡泪样骨病

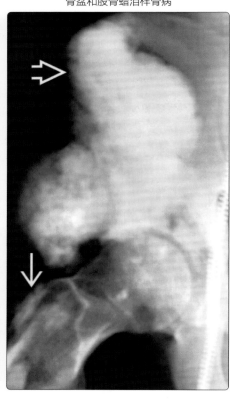

（左图）轴位 CT 显示髂骨多结节状肿块，主要发生于髂骨表面，也累及骨髓腔。（右图）发生于锁骨远端的硬化性病变。病变呈椭圆形，分叶状，累及骨髓腔⇨和邻近软组织⇨。

骨盆蜡泪样骨病

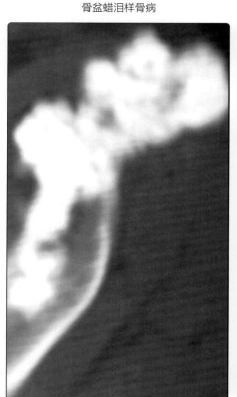

肋骨蜡泪样骨病

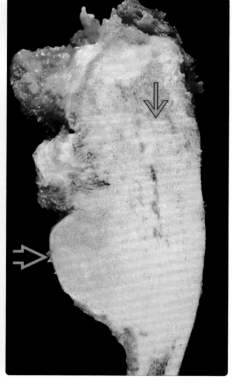

颅面骨蜡泪样骨病

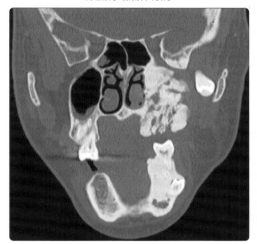

肋骨蜡泪样骨病

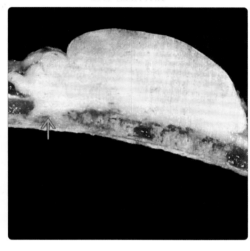

（左图）冠状位重建 CT 显示累及颅面骨表面及髓腔多个肿瘤性占位。影像学上呈均质致密性病变。（右图）肋骨蜡泪样骨病的大体形态，显示为硬化性病变。主要发生于骨表面，局部累及骨髓腔➡️。

皮质样骨

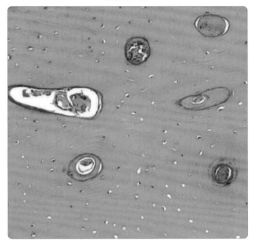

芯针穿刺活检

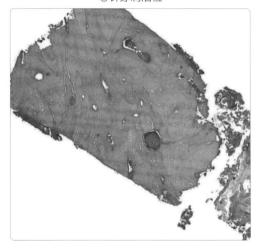

（左图）蜡泪样骨病由致密的皮质样骨组成，可为板层骨或由板层骨和编织骨混合组成。如果不与影像学相结合，难以与骨瘤甚至正常的骨皮质相区分。（右图）蜡泪样骨病的 CNB 标本，由板层骨和编织骨混合组成。另可见骨屑。

骨 Paget 病

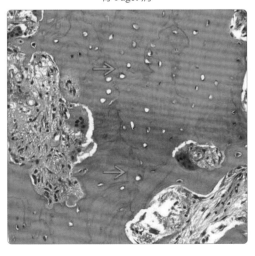

低度恶性骨肉瘤

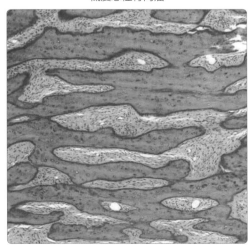

（左图）尽管骨 Paget 病也有骨增厚，但与蜡泪样骨病不同，不具有骨皮质的形态。病变骨可见明显的黏合线（镶嵌式）➡️，不见于蜡泪样骨病。（右图）发生于骨表面的低度恶性（骨旁）骨肉瘤由条束状排列的梭形细胞和大致平行的肿瘤性骨小梁组成，蜡泪样骨病中不见肿瘤性梭形细胞成分。

淀粉样瘤
Amyloidoma

一、病因 / 发病机制

- 原发性淀粉样变性病因不明
- 继发性淀粉样变性发生于其他疾病基础上，通常为淋巴增生性疾病
  - 以多发性骨髓瘤最常见：淀粉轻链蛋白沉积，由免疫球蛋白轻链形成

二、临床特征

- 在肿瘤性淀粉样物沉积中，骨内可有局灶沉积，影像学上显示有异常
- 长期透析患者中淀粉样蛋白沉积越来越常见（血透相关性淀粉样物）
- 长期透析患者可有关节旁淀粉样物沉积
- 骨淀粉样瘤患者常伴有骨髓瘤或浆细胞样淋巴瘤
- 脊柱和颅骨最常受累及
- 淀粉样物沉积可为播散性或呈肿瘤样（局灶）

- 表现为疼痛，有时可有病理性骨折

三、显微镜检查

- 骨内可见无定形无细胞的嗜酸性物质沉积，也可沉积于血管壁

四、辅助检查

- 刚果红染色显示弥漫性砖红色
- 光镜下淀粉样物呈橘红色
- 偏振光显微镜显示绿色双折射，对淀粉样物具有诊断性
- 甲基紫染色显示弥漫性紫红色
- 随机排列的非分支性淀粉样纤维
- 淀粉样纤维平均直径：约 9.0nm（7.5 ~ 10.0nm）
- 所有的淀粉样变性超微结构相同
- 质谱蛋白质组分析是淀粉样蛋白分型的金标准

股骨头 β2- 微球蛋白淀粉样物

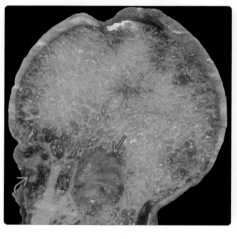

臀部 β2- 微球蛋白淀粉样物

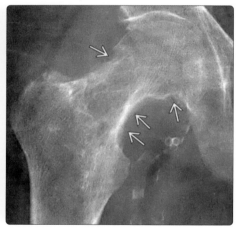

（左图）股骨头髓腔内➡️和邻近滑膜处➡️淀粉样物沉积。关节周围软组织内的沉积侵蚀骨。关节软骨因淀粉样物沉积而变成灰色。（右图）关节旁软组织内大量淀粉样物沉积，侵蚀股骨颈➡️。邻近软组织内的几个大血管发生钙化。

β2- 微球蛋白淀粉样物沉积

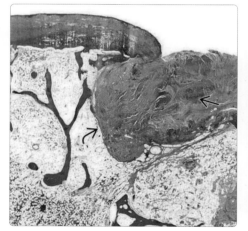

血透相关性淀粉样瘤

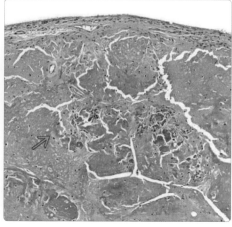

（左图）低倍镜显示关节旁软组织内➡️粉红色的 β2- 微球蛋白淀粉样物沉积，伴有骨侵蚀➡️。（右图）HE 染色显示滑膜下嗜酸性的无定形物质➡️沉积（β2- 微球蛋白淀粉样物）。伴有吞噬淀粉样物的巨噬细胞反应。

一、术语

（一）同义词

- 淀粉样瘤

（二）定义

- 淀粉样物在骨内的局灶性沉着

二、病因/发病机制

（一）原发性淀粉样变性

- 基础病因不明

（二）继发性淀粉样变性

- 发生于有基础性疾病的患者，常为淋巴增生性疾病
  - 多发性骨髓瘤最多见：免疫球蛋白轻链形成的淀粉样物轻链（AL）蛋白沉积
  - 也可发生于慢性感染性病变，如慢性骨髓炎和结核：淀粉样蛋白 A（AA）原纤维蛋白沉积，淀粉样物的少见类型
  - 最近，伴有 β2- 微球蛋白的淀粉样物沉积见于长期透析的基础上

三、临床特征

（一）流行病学

- 发生率
  - 骨肿瘤样淀粉样变性（淀粉样瘤）非常少见
  - 长期血透腱鞘滑膜淀粉样物沉积越来越常见（血透相关性淀粉样物）
- 年龄
  - 常发生于老年患者：约 57 岁（27—78 岁）
    - 与浆细胞病患者年龄相似
- 性别
  - 多见于男性（男：女约为 2：1）

（二）部位

- 脊柱和颅骨常受累及

（三）表现

- 淀粉样物沉积可为播散性或肿瘤样（局限性）
  - 在肿瘤样淀粉样物沉积中，骨内局灶性沉积，影像学上显示异常
- 表现为疼痛，有时可为病理性骨折
  - 当累及颅骨和脊柱时，患者可有神经症状
- 长期血透患者可表现为关节旁淀粉样物沉积
  - 高达 50% 的长期血透患者滑膜、关节和腱膜可有淀粉样物沉积
- 症状可从数月至数年

（四）自然病史

- 浆细胞瘤患者或浆细胞样淋巴瘤常发生进展
- β2- 微球蛋白淀粉样物沉积可持续性存在

四、影像学检查

（一）X 线

- 破坏性或溶骨性病变

- 边界可清晰、硬化性或境界不清

（二）MR

- 显示骨和软组织受累，特别是椎骨受累时
- T_1 和 T_2 加权可为低信号

（三）CT

- 有助于确定病变范围

（四）骨扫描

- 放射性核素摄取增加

五、显微镜检查

组织学形态

- 骨内可见无细胞的无定形物质沉积，也可见于血管壁
  - 周围可有组织细胞和巨细胞反应，伴有多少不等的淋巴浆细胞浸润
  - 可类似淀粉样小体，可发生钙化，甚至骨化
- 在血透相关的淀粉样变性中，沉积可见于关节旁软组织

六、辅助检查

（一）组织化学

- 刚果红染色呈阳性，弥漫性染色
  - 光镜下淀粉样物沉积呈橘红色
  - 偏振光显微镜下显示绿色双折射，对淀粉样物具有诊断性
- 甲基紫染色呈阳性，弥漫性染色

（二）免疫组化

- κ 和 λ 标记 AL 沉积
- AA 淀粉样变性中采用淀粉样 A 蛋白标记
- β2- 淀粉样物沉积中采用 β2- 微球蛋白标记

（三）电镜观察

- 紊乱排列的非分支的淀粉样原纤维
- 原纤维平均直径：约 9.0nm（7.5～10.0nm）
- 所有类型淀粉样变超微结构相同

（四）质谱法

- 用于精准确定淀粉样蛋白

七、鉴别诊断

转移性甲状腺髓样癌

- 大量淀粉样蛋白沉积和浆细胞样瘤细胞
- 瘤细胞 calcitonin 和 TTF-1（＋）

八、诊断清单

病理解读要点

- 骨淀粉样变大多数为继发于浆细胞瘤或浆细胞性淋巴瘤

推荐阅读

[1] Abildgaard N et al: Immunoelectron microscopy and mass spectrometry for classification of amyloid deposits. Amyloid. 27(1):59-66, 2020
[2] Carter JM et al: Conditions simulating primary bone neoplasms. Surg Pathol Clin. 10(3):731-48, 2017

系统性和局灶性淀粉样变性的主要类型

分 布	原 因	类 型	蛋 白
系统性淀粉样变性	原发性（与血液疾病或 B 细胞恶病质相关）淀粉样变性	• 淀粉蛋白轻链淀粉样变性 • 淀粉蛋白重链淀粉样变性 • B 细胞肿瘤 • 相关淀粉样变性	• 免疫球蛋白 λ 和 κ 轻链 • 免疫球蛋白重链 IgG、IgA、IgM 或 IgD • 免疫球蛋白 λ 或 κ 轻链
	继发性或反应性（与慢性系统性感染和自身免疫性疾病相关）淀粉样变性	淀粉样蛋白 A 淀粉样变性	血清淀粉样蛋白（SAA）
	退变性淀粉样变性	• 老年性淀粉样变性 • 血透相关性淀粉样变性	野生型淀粉样转甲状腺素（ATTRwt）淀粉样变性，β2- 微球蛋白
	遗传性家族性（遗传性）淀粉样变性	• 家族性地中海热 • 家族性淀粉样多神经病 • 载脂蛋白淀粉样变性 • 凝溶蛋白淀粉样变性 • 溶菌酶淀粉样变性 • 胱抑素淀粉样变性 • 纤维蛋白原淀粉样变性	• SAA • 转甲状腺素突变 • 载脂蛋白 A 和 C • 凝溶蛋白 • 溶菌酶 • 胱抑素 C • 纤维蛋白原 α
局灶性（组织或器官局限性或孤立性）淀粉样变性	大脑	• 阿尔茨海默病 • 大脑淀粉样血管病 • 淀粉样朊蛋白淀粉样变性 • 淀粉样催乳素淀粉样变性	• Aβ 蛋白相关性淀粉样变性 • β 淀粉样蛋白、胱抑素 C 和 ITM2B • 朊蛋白 • 催乳素
	营养不良性淀粉样变性	• 局灶性关节淀粉样变性 • 局灶性颞动脉淀粉样变性 • 局灶性主动脉淀粉样变性	• 野生型转甲状腺素 • 弹力纤维 • 乳凝集素
	内分泌相关	• 淀粉样胰岛淀粉样多肽淀粉样变性 • 淀粉样蛋白心房利钠素淀粉样变性 • 淀粉样降钙素淀粉样变性	• 胰岛淀粉样多肽 • 心房利钠素 • （前）降钙素
	由分泌或感染引起的局灶性淀粉样变性	• 局限于上皮 • 软组织淀粉样瘤 • 淀粉样胰岛素淀粉样变性	• Kerato-epithelin • 免疫球蛋白 λ 或 κ 轻链 • 胰淀素

淀粉样物和异物巨细胞

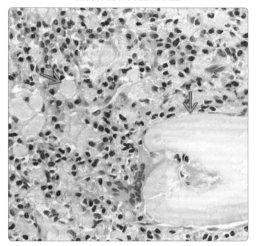

淀粉样物刚果红染色

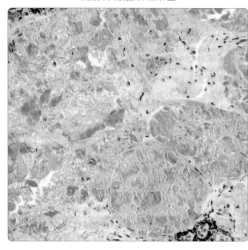

（左图）HE 染色显示多发性骨髓瘤患者骨内淀粉样物沉着。单克隆增生的浆细胞之间为嗜酸性的淀粉样物 ➡️。（右图）骨淀粉样物刚果红染色呈橘红色，偏振光显微镜下呈苹果绿色。

偏振光下淀粉样物

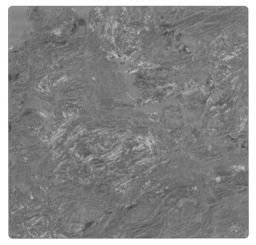

电镜检查

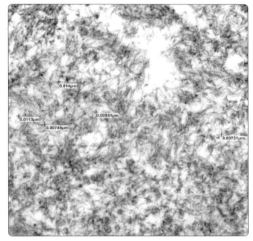

（左图）淀粉样蛋白 β2-微球蛋白在偏振光下呈苹果绿色。（右图）随机分布的非分支状原纤维，直径 7～14nm。图示淀粉样蛋白源自 β2-微球蛋白。

关节软骨淀粉样物沉积

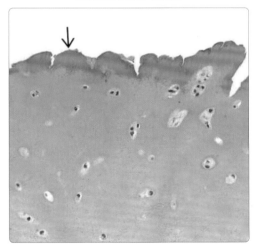

刚果红染色呈橘红色

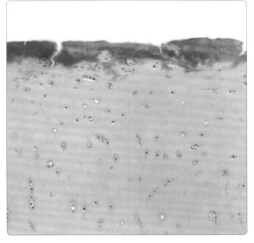

（左图）嗜酸性、无定形、细胞外淀粉样蛋白代表 β2-微球蛋白存在于关节面的表面 ➡️。分散的软骨细胞缺乏细胞核，坏死，其他细胞存活。（右图）关节表面细胞外淀粉样物刚果红染色呈橘红色。本例患者因肾衰竭多年进行透析，淀粉样蛋白为 β2-微球蛋白。

戈谢病

Gaucher Disease

诊断要点

一、术语
- 编码葡糖脑苷脂酶基因突变引起的代谢性疾病
  - 网状内皮系统（包括脾、肝和骨髓）内过多的葡糖脑苷脂酶积聚
- 临床上有 3 种类型：Ⅰ型、Ⅱ型和Ⅲ型

二、病因 / 发病机制
- 常染色体隐性遗传
- ＞200 等位基因突变被发现

三、临床特征
- 最常见的溶酶体贮积病
- Ⅰ型主要累及欧裔人种下颌
  - 可有正常寿命
- Ⅱ型和Ⅲ型无种族差异
- 对症治疗
- 酶替代疗法
- 基质还原疗法

四、影像学检查
- 股骨远端干骺端增宽：锥形烧瓶畸形
- 骨质稀少和斑片状骨髓梗死
- 骨坏死

五、显微镜检查
- 在骨髓内、脾内和肝内可见戈谢细胞
- 戈谢细胞含有大量原纤维状嗜酸性颗粒状胞质，类似皱纹纸

六、主要鉴别诊断
- 假体磨损碎屑反应
- 累及骨髓的其他代谢性疾病

七、诊断清单
- 戈谢细胞浸润骨髓

戈谢病溶骨性病变

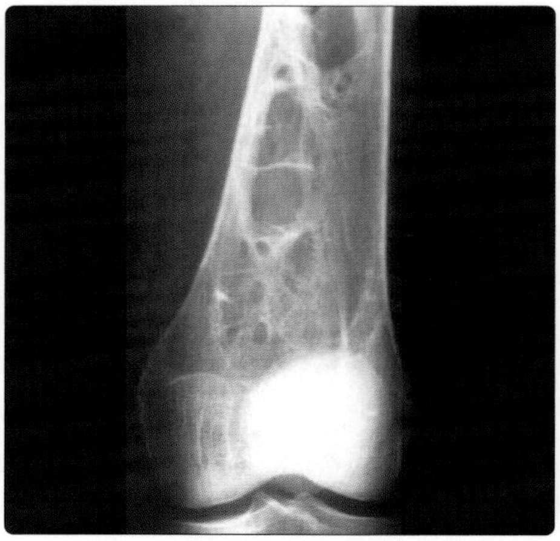

股骨和胫骨戈谢病

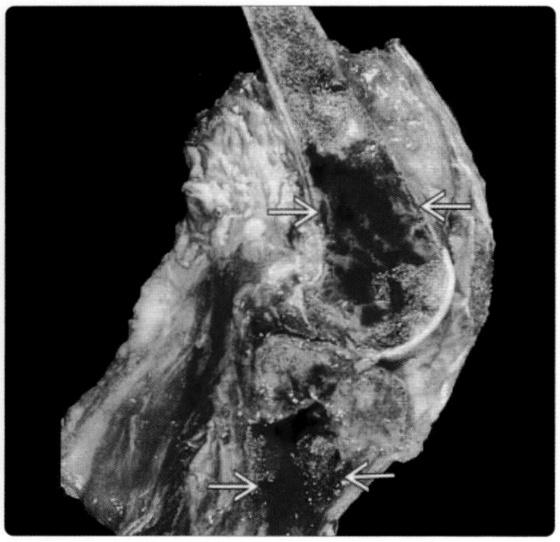

（左图）本例戈谢病表现为股骨远端分叶状溶骨性病变。小叶之间为粗细不等的分隔，伴有硬化性边缘。本例股骨下段略呈锥形烧瓶样。（右图）发生于成人患者股骨和胫骨的戈谢病在大体上呈肿瘤样，导致局部大量骨丢失。病变质软，出血性，形状不规则➡。

股骨头坏死

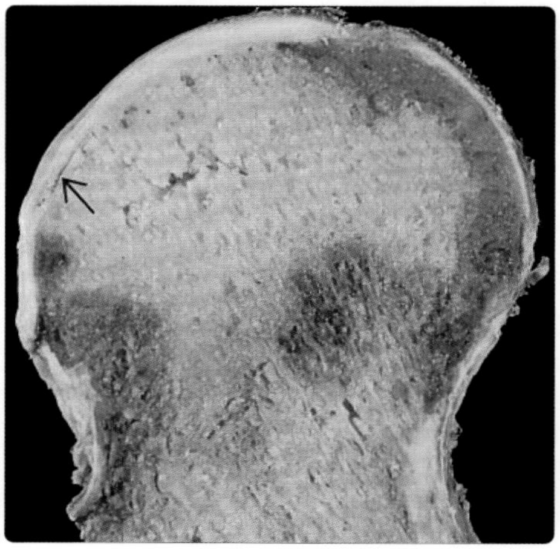

距骨坏死

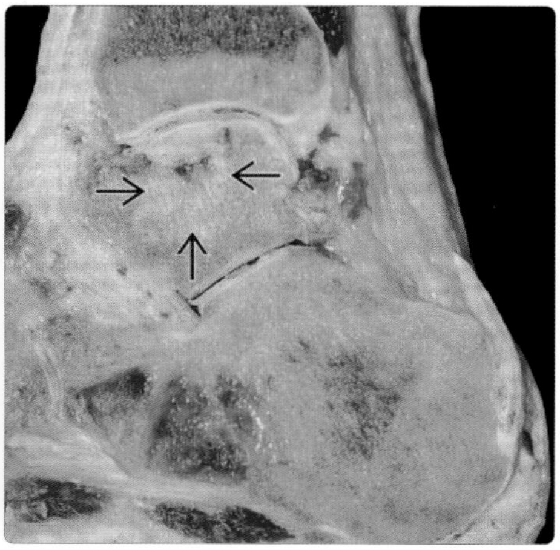

（左图）戈谢病患者股骨头标本显示坏死区域。黄色坏死区周围为一层薄的灰白色组织。关节软骨开始从骨分离➡。（右图）戈谢病截足标本显示距骨坏死。坏死区呈淡黄色➡，紧邻关节软骨基底。

一、术语

定义

- 编码葡糖脑苷脂酶基因（1q22）突变引起的代谢性疾病
  - 网状内皮系统特别是骨髓组织，葡糖脑苷脂酶在巨噬细胞内异常积聚
  - 多数葡糖脑苷脂酶的来源是细胞膜的鞘脂质

二、病因／发病机制

遗传性疾病

- 常染色体隐性遗传
- ＞ 200 等位基因突变被发现

三、临床特征

（一）流行病学

- 发生率
  - 最常见的溶酶体贮积病（1/20 000）
- 年龄
  - 新生儿或成年人，取决于类型
- 种族
  - Ⅰ型主要发生于欧裔人群下颌
  - Ⅱ型和Ⅲ型无种族差异

（二）表现

- 因类型而异
- Ⅰ型：非神经型或成人型
  - 脾大和骨髓受累症状
  - 影响躯体内的组织细胞；无 CNS 疾病
    - 主要累及脾和骨骼
    - 引起骨质疏松，骨折和疼痛性骨梗死（"骨危象"）
- Ⅱ型：急性神经型
  - 也称婴儿急性脑型
  - 进展期 CNS 无葡糖脑苷脂酶活性和早期死亡
- Ⅲ型：慢性神经型
  - 介于Ⅰ型和Ⅱ型之间
  - 缓慢进展神经症状较晚出现于儿童期，比Ⅱ型患儿晚
- 过多的葡糖脑苷脂酶活性导致骨骼重塑发生改变，骨量丢失，骨和骨髓梗死，浆细胞疾病

（三）治疗

- 对症治疗
- 酶替代疗法
  - Ⅰ型有效，可有正常寿命
- 基质还原疗法

（四）预后

- 发生恶性肿瘤的危险性增加，特别是骨髓瘤和血液系统恶性肿瘤
- Ⅰ型：进展性疾病；通常有正常寿命
- Ⅱ型：常在 3 岁内死亡
- Ⅲ型：介于Ⅰ型和Ⅱ型之间

四、影像学检查

（一）X 线

- 股骨远端干骺端增宽：锥形烧瓶畸形
- 骨坏死，特别是股骨近端
- 骨质稀少和斑片状骨髓梗死
- 椎骨可有中央钙化性骨梗死产生"骨在骨内"的形态
- 溶骨性病变

（二）MR

- 骨坏死
- 戈谢病细胞在 T_1 和 T_2 加权像上产生低骨髓信号
- 椎体终板塌陷产生椎间盘气泡

（三）CT

- 椎体塌陷
- 肝脾大

（四）骨扫描

- 骨梗死区摄取减少

五、大体检查

一般形态

- 切除标本显示斑点状灰黄色区域
- 常因有骨坏死而行切除术

六、显微镜检查

组织学形态

- 骨髓、脾、肝和淋巴结戈谢细胞
- 戈谢细胞含有大量原纤维状嗜酸性颗粒状胞质，类似皱纹纸
  - 核居中或偏位
  - 胞质 PAS 染色（＋），耐淀粉酶消化

七、辅助检查

（一）超微结构

- 溶酶体延伸，其内伴有管状结构

（二）遗传学

- 携带者血或唾液检查胚系突变

八、鉴别诊断

（一）假体磨损碎屑反应

- 针对假体成分的大量组织细胞反应
- 可见磨损碎屑

（二）其他代谢性疾病

- 骨髓弥漫性组织细胞浸润

（三）棕色瘤

- 瘤细胞含有多个充满脂质的透亮空泡

推荐阅读

[1] Hughes D et al: Gaucher disease in bone: From pathophysiology to practice. J Bone Miner Res. 34(6):996-1013, 2019

肝脾大

锥形烧瓶畸形

（左图）戈谢病成年患者因肝脾大而显示腹部膨隆。肝脾大是戈谢病的常见表现。器官肿大是由于脏器被戈谢细胞浸润所致。（右图）股骨远端显示锥形烧瓶畸形➡️，伴有髓腔内密度增高➡️。胫骨近端也有重塑畸形。

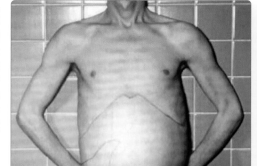

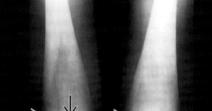

骨坏死

骨髓梗死

（左图）戈谢病相关的股骨头坏死，导致股骨头扁平，伴有软骨下硬化，病变也累及髋臼➡️。关节腔变窄➡️，可见骨赘，提示继发性骨关节炎。（右图）冠状位 MR T₂FS 显示戈谢病中的弥漫性骨髓硬化➡️。右侧能更好地见到沿坏死区边缘➡️的黑色信号（反应性骨化）。

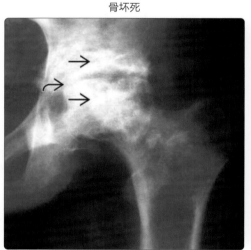

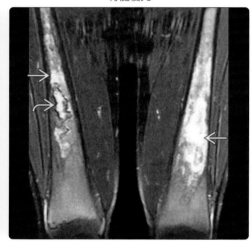

病理性骨折

颌骨戈谢病

（左图）穿过股骨干混合性透亮和硬化性病变的病理骨折➡️。病变由戈谢细胞聚集所致。（右图）颌骨全景视图显示上、下颌骨内溶骨性病变➡️，有漂浮的牙齿，每颗牙齿均无特殊。这种改变是戈谢病的典型表现，可在无症状的患者中发现。

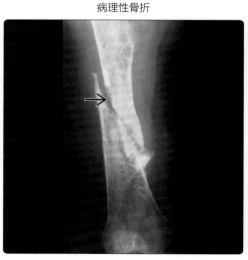

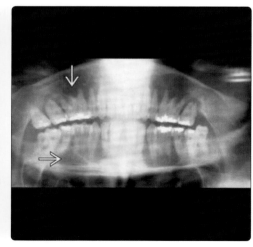

戈谢病破坏骨

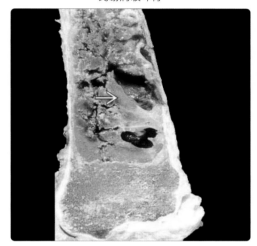

脾大和梗死

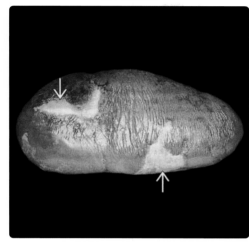

（左图）患有严重戈谢病的患者股骨远端切面显示有肿块形成的"戈谢瘤"（gaucheroma）➡。病变质软而脆，棕红色，取代了正常的骨髓，造成骨破坏和骨皮质变薄。（右图）完整切除的脾标本，可见不规则的灰白色区域➡，代表了梗死灶。

骨坏死

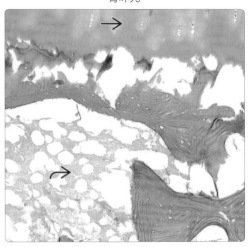

戈谢细胞

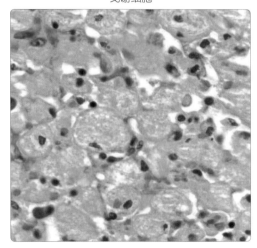

（左图）骨坏死是戈谢病的常见并发症。本例关节软骨➡未受影响，但海绵状骨和骨髓➡发生坏死。病变质软而脆，棕红色，取代了正常的骨髓，造成骨破坏和骨皮质变薄。仔细观察可发现戈谢细胞。（右图）戈谢巨噬细胞呈多边形，含有大量嗜酸性胞质，呈空泡状或原纤维样，类似皱纹纸。

骨髓中的戈谢细胞

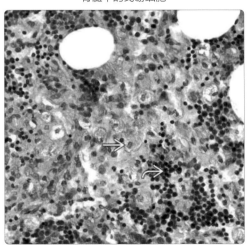

戈谢细胞原纤维状胞质

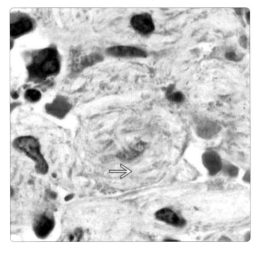

（左图）戈谢细胞胞质的溶酶体内含有葡糖脑苷脂酶。这些物质PAS染色呈洋红色➡并耐淀粉酶消化。本例戈谢细胞混杂造血成分➡。（右图）戈谢细胞的胞质内充满含有溶酶体的鞘脂。溶酶体使胞质呈原纤维状，类似皱纹纸➡。

第十八篇
常见关节和脊柱非肿瘤性标本
Common Nonneoplastic Orthopedic Specimens

王 坚 译

骨关节炎
Osteoarthrosis

一、术语
- 骨关节炎是关节软骨缺损，伴有关节表面和关节下骨重建和退行性改变，导致慢性疼痛、关节僵硬和关节活动范围进展性受限

二、临床特征
- 任何关节都可受累，但肢体大的活动性关节、脊柱小关节、手指远端关节特别易受影响
- 可有前因，如外伤、炎症性关节疾病、先天性－遗传性情形，有时为代谢性因素
- 治疗主要是从减轻症状考虑，但已发生的骨改变不能自然逆转

三、影像学检查
- 特异性影像学改变多表现为关节狭窄，骨赘形成

- CT 和 MR 较少做，但有时可帮助区分骨关节炎和其他疾病，这些疾病可有交叉性症状和影像学表现

四、大体检查
- 最重要的 3 个发现：关节软骨受侵蚀、变形、骨赘形成

五、显微镜检查
- 相关改变包括关节软骨纤颤和裂缝、关节软骨的完全丢失、关节下骨受打磨、骨赘形成

六、主要鉴别诊断
- 浅表性关节下不全性骨折、缺血性坏死、炎症性关节炎

左髋关节的骨关节炎

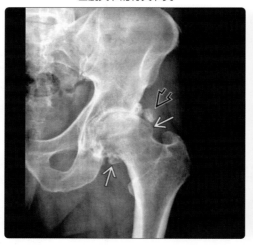

骨关节炎标本的 X 线片

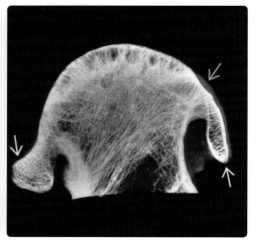

（左图）关节腔变狭窄，关节下方骨发生硬化，有少量透亮影。此外，可见大的骨赘➡和至少一个骨疏松小体➡。（右图）两侧可见大的骨赘➡，和小块残留软骨影➡。关节下可见放射透亮影和灶性硬化。

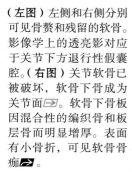

骨关节炎大切片

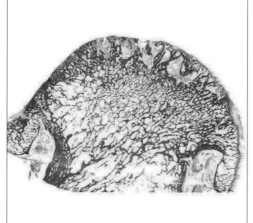

骨质象牙化

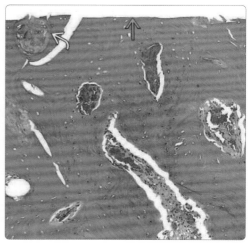

（左图）左侧和右侧分别可见骨赘和残留的软骨。影像学上的透亮影对应于关节下方退行性假囊腔。（右图）关节软骨已被破坏，软骨下骨成为关节面➡。软骨下骨板因混合性的编织骨和板层骨而明显增厚。表面有小骨折，可见软骨骨痂➡。

一、术语

（一）同义词

- 骨关节炎（osteoarthritis，OA）、退行性关节病（degenerative joint disease，DJD）

（二）定义

- 关节软骨缺损伴有关节表面和关节下骨重建和退行性改变，导致慢性疼痛、关节僵硬和关节活动范围进展性受限

二、病因 / 发病机制

- 关节透明软骨是复合性组织，属于长骨胚胎性软骨雏形终末的遗迹
  - 结构和功能取决于其组成成分相互之间的完整性，由软骨细胞所产生及补充的蛋白多糖组成，由 II 型胶原分子将这些蛋白多糖加以固定
  - 因其亲水性而含有大量的水分，尽管水分并不是其固定成分
  - 含水量取决于变形程度
- 因透明软骨无血供，主要依靠渗液汲取营养和充氧，基准状态下无细胞成分进和出
- 软骨结构性成分的维持和生理功能完全取决于软骨细胞
  - 当软骨受损时，通常软骨细胞有补偿性增生
  - 此外，当软骨受损时软骨细胞会产生更多的蛋白多糖
- 由于自身修复能力有限，软骨受损逐渐加重且不可逆转
  - 软骨细胞可自我补充和更新，但不能修复胶原的结构性破坏
- 关节软骨在解剖结构上和生理上的紊乱使得退行性改变随时间推移发生进展
- 骨关节炎有时可被分为原发性和继发性
  - 在原发性骨关节炎、退行性疾病发生之前，并无明确的局部或系统性关节紊乱
  - 在继发性骨关节炎、退行性疾病发生之前，可有一些相关因素，可为发育不良 / 先天性、代谢性、炎症性及外伤，以后者最为常见
    - 在很多外伤后骨关节炎中外伤史可不甚清楚，这些病例会被归入原发性骨关节炎

三、临床特征

（一）概述

- 常为逐渐起病，包括关节进展性僵硬、局部疼痛，以及关节活动范围缓慢性受限
- 尽管任何关节都可受累，但下肢大关节、肩关节及脊柱小关节特别易受影响
- 可有多个关节受累，但通常为单一关节受累，或数个关节发生呈非对称性进展
- 疼痛多见于受累关节，但有时以牵涉性疼痛为特征
- 偶可累及很多远端或近端指间关节、掌指关节或跖趾关节

（二）治疗

- 保守性治疗包括口服非甾体抗炎药、局部注射激素、助行器理疗
- 如疼痛难以忍受或关节活动严重受限，可行关节成形术
- 如疾病与滑膜系统性免疫 / 炎症相关，抗炎治疗可减轻或延缓继发性退行性变

（三）预后

- 缓慢进展性
- 由于关节软骨无血供，不能自我重建，发生退行性变后不能自然逆转
- 疼痛和关节活动受限最终导致关节功能丧失
- 在某个时间节点，可施行关节成形术

四、影像学检查

一般特征

- 通常采用普通 X 线片评估骨关节炎
- 影像学上多表现为关节腔狭窄和骨赘形成
- 当疾病持续进展，在平片上可见关节下退行性囊肿和假囊肿，当关节软骨缺损时常显示有软骨下硬化区域，源自软骨缺失所继发的骨重塑
- 退行性关节病（DJD）患者不规则性行 CT 和 MR 检查
- CT 可较好地观察某些关节（如脊柱小关节和颞下颌关节），这些关节在平片上常不能很好地评估
- MR 可很好地评估关节软骨板，半月板，韧带和其他软组织结构
  - 由于 MR 影像的产生依赖于亚原子事件，可逆事件和非解剖性事件可被过度解读
  - 特别是单凭 MR 评估软骨缺损程度时

五、大体检查

一般特征

- 多数大关节的标本显示轻至中度变形，软骨部分缺损
- 股骨头、肱骨头和股骨髁的关节凸面接合面变平，在胫骨平台关节表面常变平，甚至变成凹陷畸形
- 软骨缺损可为片段性和局灶性，也可为分散性
- 当软骨缺损以后，关节下骨常有某种程度的重建，导致程度不等的骨硬化
- 关节软骨全部缺损以后，造成关节两侧骨对骨，相互之间反复摩擦，使骨被磨光，或骨质象牙化
- 承重关节病变常更为明显，在股骨头好发于上方或上外侧，然而也可以发生于任何区域
- 在髋关节，由于股骨髋臼撞击股骨头边缘，可表现为周边变形或受损
- 在像膝关节的多室性关节，可有一个关节室的严重侵蚀和变形，而其他关节室则无肉眼可见的异常
- 有时可有关节下假囊肿，充满纤维组织，或甚至为退变性囊肿，呈球形、中空
- 如果囊肿较大，位于表面的软骨板可塌陷
  - 塌陷的软骨板和微小的骨折可导致肉眼可见的区域

性继发性骨坏死

- 在关节的周围可见由新骨过度增生形成的骨赘，表面被覆数量不等的纤维软骨或透明软骨，有时可位于病变关节的表面
- 这些骨赘常含有造血性骨髓，其颜色比留有的髓腔更红
- 据推测，骨赘的形成是对关节软骨缺损后维持关节稳固性的一种反应，总是伴随关节软骨的缺损产生，并使对侧关节面形状发生改变
- 但在骨关节炎中，关节稳固性的丧失导致关节活动范围减少，有时可致虚弱症状
- 关节软骨或骨赘的部分片段可形成关节内的疏松小体（关节鼠）

六、显微镜检查

（一）组织学形态

- 早期改变包括软骨面从光滑状变为原纤维状，镜下显示浅表软骨裂缝形成
- 软骨潮线（对应于钙化区的正常孤立性蓝线）在退行性病变的早期增倍
- 退行性病变进展的标志是裂隙形成（常为垂直性），可延伸至关节软骨一定的深度
- 当软骨缺损足以影响关节稳固性时，通常有骨赘形成
  - 通常发生于软骨全层性缺损之前，有时可成为外科标本的主要表现
  - 骨赘可位于周边，或位于关节面，残留的关节软骨可有血供，形成继发性的骨化中心，组织学上类似软骨内骨化
- 残留关节软骨内的软骨细胞变活跃，可增生成簇，特别是在裂隙附近区域
- 力的再分布导致下方骨结构发生改变，后者可来自简单的重塑或甚至为微梁状骨折的修复
- 在关节软骨全层缺损的区域，关节下的骨板常硬化，特别是在骨 – 骨接触面
- 硬化性关节下骨板的部位多为下方有血供之骨尝试修复关节面的部位
  - 修复组织常由纤维组织或纤维软骨组成，延伸至打磨的骨表面，并延伸至下层的骨小梁之间
- 骨小梁之间的骨髓改变不等，至少有缺血性改变
  - 这些改变可伴有纤维化
  - 当关节面有明显断裂时可有关节碎屑，骨小梁之间伴有多少不等的组织细胞反应
- 骨小梁之间的纤维化可伴有黏液样变，并继发包囊形成
  - 关节下退行性囊肿可以这种方式开始
  - 软骨和关节下骨板的缺损可使滑液流入骨小梁间
  - 滑液的压力与周围骨小梁的吸收相关，导致关节下球形囊肿形成
- 滑膜下纤维组织常显示有增厚，可显示不等黏液样变（取决于采用的苏木精类型）
  - 常导致表面呈绒毛状，但通常不伴有可见的滑膜细胞明显增生（滑膜乳头状肥大）
  - 常有血管密集，滑膜血管呈扩张状
- 滑膜炎症不一，血管周围常有淋巴细胞聚集
  - 通常在不形成原发性滑膜炎的疾病中可见生发中心，浆细胞也呈散在稀疏分布

（二）细胞学形态

- 可伴有滑膜积液
- 常含有关节碎屑，但有少量炎症细胞，通常白细胞为 $500 \sim 1000$ 个 $/mm^3$

七、鉴别诊断

（一）浅表性关节下功能不全性骨折

- 常不能被 X 线发现
- 患者可有数月疼痛病史，但常为突然起病
- 如骨折为慢性，可有因机械性改变所致的继发性关节炎
- 患者多为骨质疏松的女性或超重的中年男性
- 病变常通过 MR 检查被发现，但被考虑为骨关节炎者极少做 MR 检查

（二）缺血性坏死

- 患者比骨关节炎者年轻
- 如与激素治疗、胶原血管病或遗传性疾病（如 Gaucher 病）相关，患者可有双侧性病变
- 如病变为亚急性或慢性，常有重叠的退行性关节病，致病情复杂，原发性骨关节炎可引起继发性骨小梁微骨折，可产生数量不等的坏死性骨
- 可无症状直至疾病发生进展，并产生关节板和软骨的继发性骨折或关节塌陷

（三）神经性关节病（Charcot 关节）

- 本体感觉和知觉双重丢失伴支持组织松弛和不稳定，导致关节破坏
- 关节快速受损，有骨关节炎的破坏性部分，但很少或无骨形成，关节变得不稳固，继发性增加破坏
- 影像学上，关节破坏，有不稳定征象，可见关节碎屑
  - 极少伴有疼痛

八、诊断清单

（一）临床病理相关特征

- 关节软骨改变从轻微的原纤维样至软骨完全缺失
- 标本边缘或关节面可见骨赘
- 关节下硬化伴关节表面呈磨光状
- 骨髓呈缺血性改变，关节腔内可见关节碎屑，关节下囊肿形成，微小梁骨折
- 滑膜肥厚，常形成乳头状，滑膜下纤维化，血管丰富
- 炎症较轻，常为淋巴细胞性，并聚集于血管周围
  - 无生发中心
- 滑膜增生非弥漫性，虽可有局灶性反应性增生
- 关节碎屑从小的软骨和骨碎片至大的以软骨增生为主的关节疏松小体

（二）病理解读要点

- 全关节置换标本取材不仅需要关注关节退行性病变，也需要包括滑膜组织和半月板
  - 不仅可发现大体和影像学检查中发现的某些联系，如偶尔发现的软骨钙化病，还可帮助病理医师提醒外科医师不要漏诊系统性疾病，如类风湿关节炎或血清阴性脊柱关节病
  - 滑膜淋巴浆细胞浸润伴有增生性滑膜炎可帮助病理医师将关节下假脓肿从真性未被怀疑的感染中区分出来
- 全关节切除与临床影像学联系比较重要，因为有时一些非常敏感的影像学检查（如 MR）在预示软骨缺损程度方面非常敏感
- 如标本中无明显的软骨缺损，特别是在没有骨赘的情形下，需仔细寻找有无关节下功能不全性骨折，因为后者在临床上可引起剧痛，可被临床误认为是退行性关节病

推荐阅读

[1] Bonar SF: An approach to diagnosis in arthroplasty specimens. Diagnostic Histopathology 26:(10)447-69, 2020

[2] Berenbaum F et al: Modern-day environmental factors in the pathogenesis of osteoarthritis. Nat Rev Rheumatol. 14(11):674-81, 2018

[3] Hiyama A et al: Prevalence of diffuse idiopathic skeletal hyperostosis (DISH) assessed with whole-spine computed tomography in 1479 subjects. BMC Musculoskelet Disord. 19(1):178, 2018

[4] Vina ER et al: Epidemiology of osteoarthritis: literature update. Curr Opin Rheumatol. 30(2):160-67, 2018

[5] DiCarlo EF et al: Comparison of clinical and histologic diagnoses in 16,587 total joint arthroplasties: implications for orthopedic and pathologic practices. Am J Clin Pathol. 141(1):111-8, 2014

[6] Klein MJ et al: Arthritis Pathology. In Current Concepts in Bone Pathology (Surgical Pathology Clinics). Saunders/Elsevier 5(1)15-67, 2012

[7] Klein MJ et al: Non-Neoplastic Diseases of Bones and Joints. Atlas of 0Nontumor Pathology, First Series, Fascicle 9. American Registry of Pathology, 2011

[8] Burr DB: Anatomy and physiology of the mineralized tissues: role in the pathogenesis of osteoarthrosis. Osteoarthritis Cartilage. 12 Suppl A:S20-30, 2004

[9] Goggs R et al: Apoptosis and the loss of chondrocyte survival signals contribute to articular cartilage degradation in osteoarthritis. Vet J. 166(2):140-58, 2003

[10] Gardner DL: The nature and causes of osteoarthrosis. Br Med J (Clin Res Ed).286(6363):418-24, 1983

（**左图**）原纤维化是骨关节炎的一个征象，表面可见垂直的裂缝，软骨细胞成簇，基质染色不一致。关节镜下，关节表面呈丝绒状。（**右图**）关节软骨原纤维化，一些小的不平整逐渐形成裂隙。裂缝旁有簇状增生的软骨细胞。

原纤维化表面

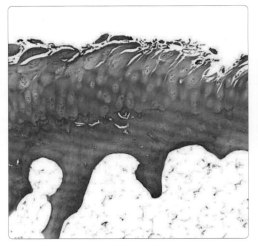

骨关节炎中的裂隙

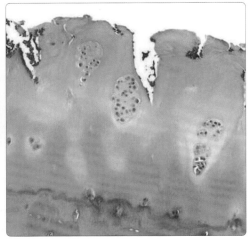

（**左图**）在退行性关节病的早期常可见垂直排列的裂隙。软骨细胞增生能力有限，形成小的巢状➡。（**右图**）软骨细胞适应基质的丢失，进行有限的增生。新的软骨细胞分泌透明软骨成分。新产生的基质与以往的基质在颜色上有所不同。

裂隙和成簇的软骨细胞

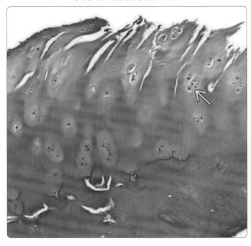

簇状软骨细胞

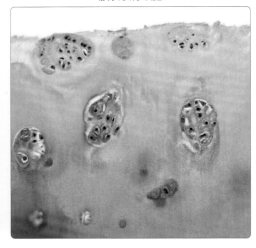

（**左图**）新产生的软骨细胞分泌基质活跃。部分细胞呈双核状，含有圆形至卵圆形的细胞核，染色质均匀。（**右图**）骨和骨之间的摩擦力使得软骨缺损，表面被磨成光整扁平状。有时被称为骨质象牙化。

成群的软骨细胞

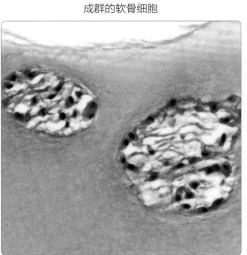

骨关节炎中的骨质象牙化和硬化

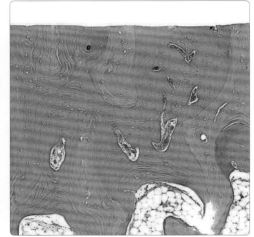

左侧髋关节炎

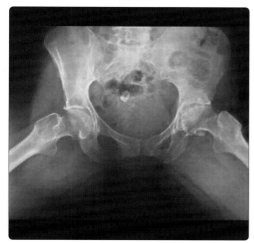

伴有软骨簇的骨关节炎

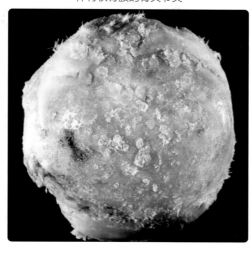

（**左图**）关节腔变狭窄，周边有大的骨赘形成。软骨下有大量的囊肿和硬化性区域。（**右图**）被打磨成地图样的关节表面有光泽，呈灰白色。骨表面伸出很多修复性的纤维软骨簇。

骨质象牙化和硬化

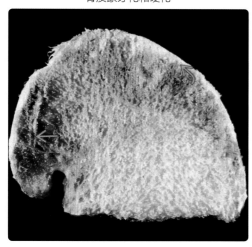

伴有假囊肿的骨质象牙化和骨赘

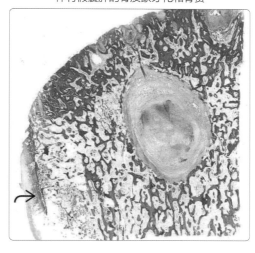

（**左图**）内侧方骨赘表面可见少量残留的软骨，骨赘含有造血红骨髓➡。其他部分的表面像象牙一样坚硬，被打磨的表面下方显示硬化⬈。下方的骨髓呈黄色和脂肪样。（**右图**）没有软骨覆盖的关节表面显示骨质象牙化和致密的硬化。内侧可见软骨覆盖的骨赘⬈。标本的中央可见一个大的纤维性假囊肿。

骨关节炎伴囊肿形成

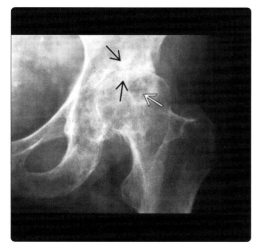

软骨下假囊肿

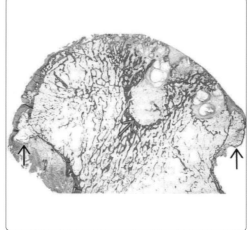

（**左图**）关节腔已几乎看不到，内侧方有骨赘，关节下可见囊肿➡。关节腔两侧均有明显的硬化⬈。（**右图**）股骨头关节表面⬈的侧方可见骨赘。可见多个有纤维囊壁的假囊肿➡，最大的囊肿周边有硬化。关节表面象牙化和硬化。

（**左图**）股骨头形状不规则，关节表面大片区域未被髋臼覆盖，特别是右侧。（**右图**）侧方关节腔严重狭窄，关节下硬化并有骨赘形成➡。

髋关节发育异常的骨关节炎

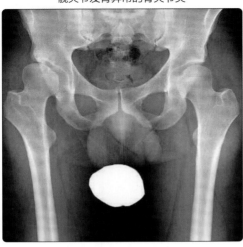

双侧骨关节炎

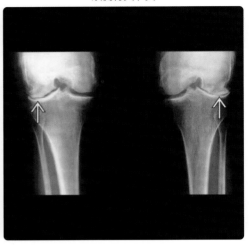

（**左图**）内侧和侧方关节面被打磨平整，可见纤维软骨簇➡。股骨前方部分呈脊状抛光。（**右图**）关节中央部分软骨缺损，并被打磨而失去弧度。侧方可见骨赘。

膝关节的骨关节炎

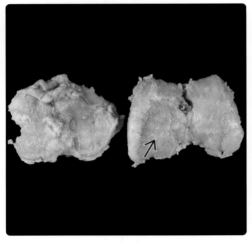

股骨远端骨关节炎

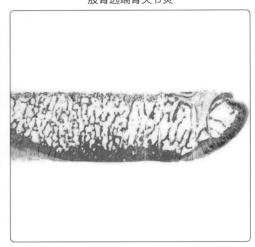

（**左图**）骨赘表面被覆纤维软骨组织，通过软骨内骨化生长，形成新的骨小梁和骨髓腔。（**右图**）在退行性病变中，骨赘在关节侧面越过关节生长，形成表面的骨赘，使得软骨形状不规则，骨赘下方的骨覆盖关节面及其软骨下骨。

胫骨平台侧方骨赘

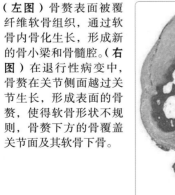
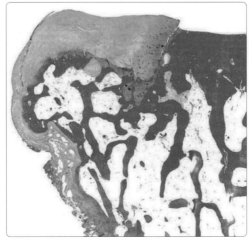

骨关节炎表面骨赘

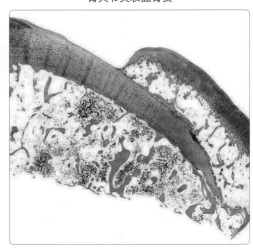

乳头状滑膜增生

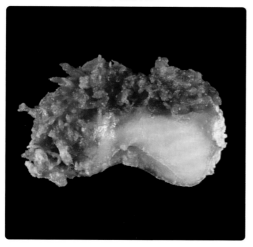

乳头状滑膜增生

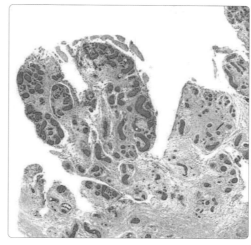

（左图）骨关节炎并不认为是一种炎症性病变，但退行性变可引起关节下纤维化和慢性炎症，大体上呈红色绒毛外观。半月板上长满了滑膜。（右图）滑膜呈绒毛状，绒毛下含有黏液样纤维组织，伴有大量血管，但滑膜无明显的增生。血管为扩张性，充满红细胞，无淋巴浆细胞浸润。

淋巴细胞浸润

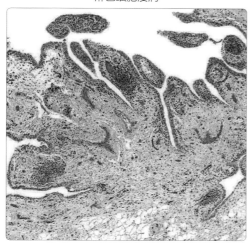

乳头状滑膜增生

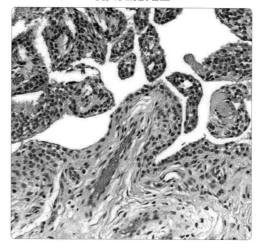

（左图）滑膜下脂肪被黏液样纤维组织所替代。表面衬覆单层滑膜细胞，后者稍肥胖。局部可见少量淋巴细胞聚集。这些改变可出现于骨关节炎中。（右图）尽管滑膜呈宽叶状或绒毛状，但滑膜细胞仅为1～3层厚。无明显的炎症细胞浸润。

侵蚀性骨关节炎

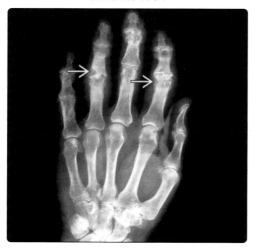

侵蚀性骨关节炎

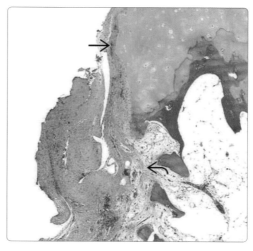

（左图）多灶性关节旁侵蚀弥漫性累及近端和远端指间关节➡。并不累及跖趾关节。远端指间关节可见明显的骨赘。（右图）滑膜纤维翳➡在关节软骨的周边生长，与滑膜有连续。纤维翳有助于软骨的吸收。同一区域内的骨也经历吸收过程，形成侵蚀现象➡。

继发性退行性关节病（银屑病关节炎）

伴有假脓肿的骨关节炎

（左图）左侧髋关节严重狭窄，上唇有悬垂的骨赘。右侧股骨头至少有一个骨赘。（右图）左侧上方残留的软骨部分被破坏。其余的软骨均被磨损象牙化，骨髓腔内充满纤维组织，低倍镜下假脓肿 ➡️ 类似假囊肿。

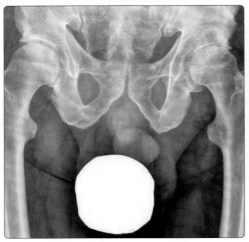

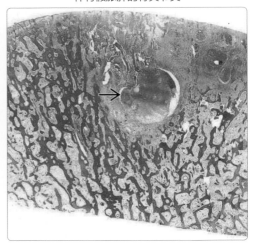

股骨头假脓肿

含有假脓肿的滑膜组织

（左图）假囊肿含有纤维组织，但本例囊肿内含有坏死组织和中性粒细胞，类似脓肿。但炎症仅限于骨小梁之间的腔隙，未累及关节，后者有残留的软骨。（右图）滑膜呈绒毛状，可见聚集的炎症细胞，与骨关节炎中的炎症相比略呈弥漫状。本例滑膜下的纤维组织无黏液样变。

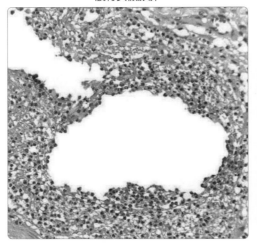

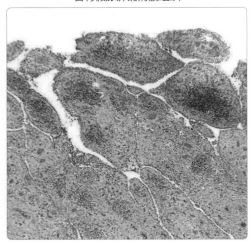

含有假脓肿的滑膜组织

反应性浆细胞伴 Russell 小体

（左图）高倍镜下一些聚集的淋巴样结节类似生发中心。（右图）淋巴细胞聚集灶周围可见反应性浆细胞伴有 Russell 小体。中性粒细胞与炎症性/免疫性滑膜炎相关，本例患者有银屑病关节炎。

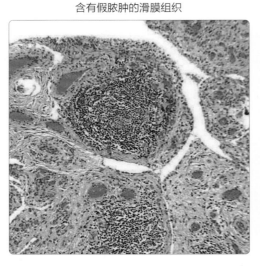

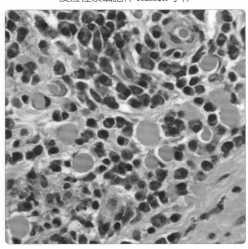

疏松小体

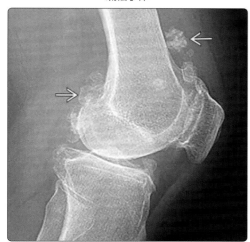

骨软骨疏松小体

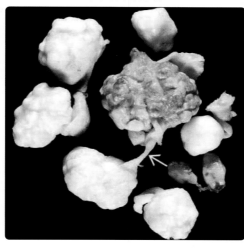

（左图）前方和后方可见多个大小不一的骨软骨小体。疏松小体呈椭圆形，有矿化➡。髌股关节变狭窄，边缘有骨赘，提示骨关节炎。（右图）可见多个光滑的疏松小体。一些小体由纤细的纤维血管蒂➡附着于滑膜上，为软骨内骨化提供血供。

同心层状

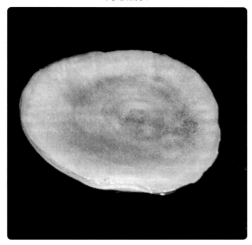

骨软骨疏松小体

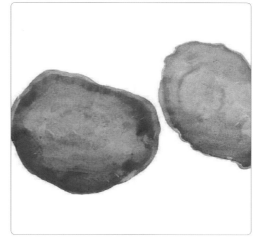

（左图）骨软骨疏松小体横切面，关节旁组织最初位于小体中心，随时间逐渐生长成同心层状。（右图）骨软骨疏松小体多呈圆形至卵圆形，实性。常显示同心层状结构，由纤维和透明软骨混合组成，并发生软骨内骨化。

同心层

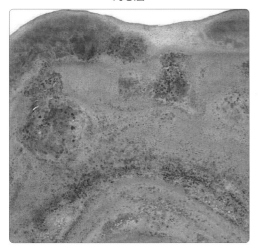

组织层

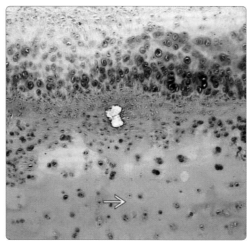

（左图）软骨层发生骨化形成疏松小体。组织沉积围绕在被移动的关节旁软骨片周围，后者嵌入滑膜组织，诱导滑膜下间质细胞的增生和分化。在这种方式下，病变可增大。（右图）在本例的骨软骨小体中，一片关节软骨被移动➡，启动疏松小体的生长过程。

（左图）X线片显示右股骨增大、弯曲畸形、骨皮质重塑及骨小梁粗化，符合 Paget 病典型特征。股骨头增大，关节软骨完全缺损，导致髋关节破坏。（右图）骨质象牙化和软骨下硬化提示有严重的骨关节炎。海绵状骨增厚➡是 Paget 病的特点。

伴有骨关节炎的 Paget 病

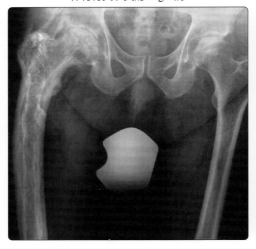

伴有骨关节炎的 Paget 病

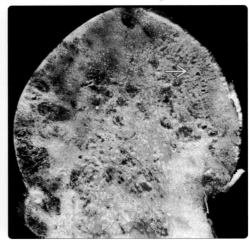

（左图）患者有反复的关节血性渗液，并有早发骨关节炎。髌骨后股骨前的关节腔➡几乎完全消失。软骨下有硬化，并有小的骨赘形成。（右图）股骨髁内侧和胫骨内侧灶性软骨受损伴骨质象牙化和骨赘形成➡。残留的软骨变成棕灰色。滑膜呈红色。

慢性关节积血

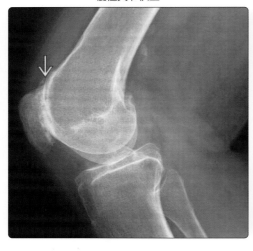

慢性关节积血

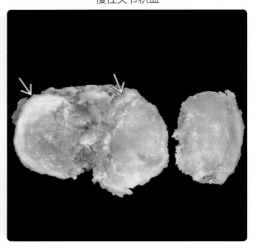

（左图）患者有褐黄病和早期严重骨关节炎。侧方的关节腔➡明显狭窄。可见软骨下硬化和小的骨赘。（右图）褐黄病仅显示在有残留关节软骨和半月板纤维软骨的区域；这些区域的表面呈棕黑色，而骨赘或象牙化骨区域无此颜色改变。

伴有骨关节炎的褐黄病

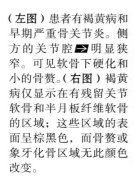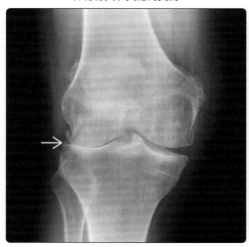

褐黄病

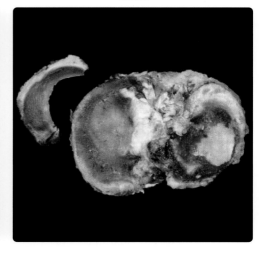

髋关节下功能不全性骨折

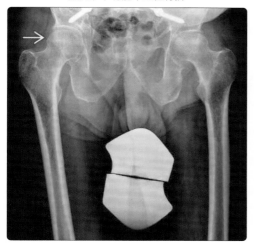

髋关节下功能不全性骨折

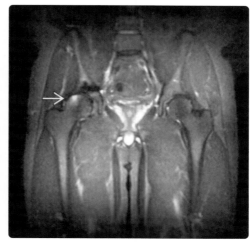

（左图）患者右侧髋关节 ➡ 突发疼痛和僵直。前期曾有脊柱手术史。关节腔有点狭窄，但与左侧并无明显的不同，而左侧并无痛感。（右图）右股骨头关节下显示高于骨髓的液体信号 ➡，对应于骨折部位。

浅表性关节下功能不全性骨折

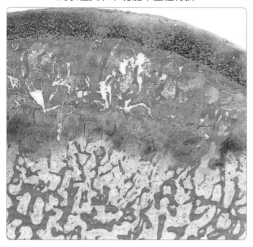

关节下功能不全性骨折

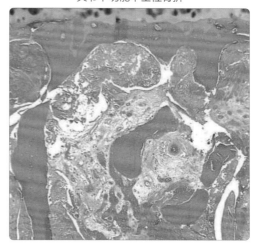

（左图）图示关节下曲线样骨折，可见骨小梁碎片和骨髓腔内修复性反应。骨小梁周边有软骨修复。尽管表现为骨关节炎症状，但关节表面的软骨完整。（右图）表面的软骨和潮线完整。骨小梁碎片和骨髓缺血或坏死，在缺血性的骨髓内有微骨痂，这种情况在缺血性骨关节炎中不会发生。

关节下功能不全性骨折

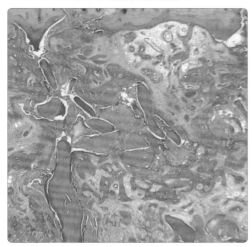

关节下功能不全性骨折中的骨关节炎

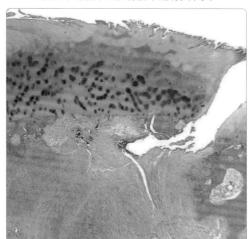

（左图）关节板的骨和支撑的骨小梁因骨折而缺血或坏死，但可见新生的骨和软骨。（右图）在破损的关节板下方可见软骨骨痂，覆盖的软骨显示原纤维化，表面有裂缝，及软骨细胞增生。伴有慢性骨折的骨关节炎并不少见。

骨坏死
Osteonecrosis

一、术语
- 部分骨的坏死，通常见于关节端，主要是由于缺乏血供，而非特殊疾病所致
- 仅发生于髓腔内的骨坏死称为骨梗死

二、病因/发病机制
- 骨骺端、骨皮质内膜和髓腔含有血供，是通常受累的部位
- 密质骨因有双血液循环而极少发生骨坏死
- 很多并发症伴有骨坏死
  - 因临床查不到病因，有时也采用"特发性骨坏死"这一名称

三、显微镜检查
- 早期改变为梗死区内骨髓脂肪坏死
- 骨坏死表现为骨陷窝内无骨细胞，通常与脂肪坏死在同一区域内
- 当病变进展，关节软骨和关节下方的骨发生分离，关节表面部分或全部发生塌陷

四、诊断清单
- X线片上的放射密度影可由几种情况所致，其中骨髓脂肪坏死后皂化是最主要的原因，此点也得到未经脱钙切片钙染色的支持
- 最主要的鉴别诊断为骨关节炎、快速破坏性关节病和神经性关节病

（左图）股骨头已不呈球形，侧面轻微变平。也可见轻微的骨关节炎，非骨盘重叠影。（右图）双侧股骨头近端有地图状脂肪信号丢失，周边有低信号边界，对应于形成的修复性骨。

双侧缺血性坏死

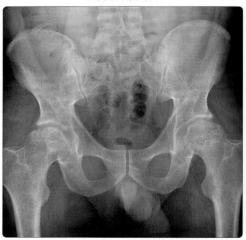

双侧缺血性坏死

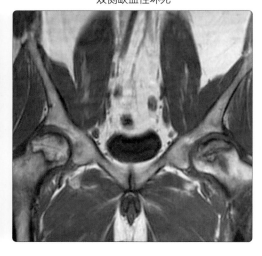

（左图）切除的股骨头显示完整光滑的关节软骨，伴有线性径向屈曲。周边小的骨赘提示早期退行性变。（右图）黄骨髓内可见一扇形的灰暗色坏死区。软骨完整，可见通过坏死区的骨折。因坏死区无血供，故无出血。

缺血性坏死：大体标本

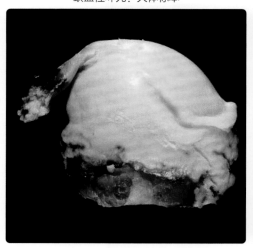

缺血性坏死：大体标本切面

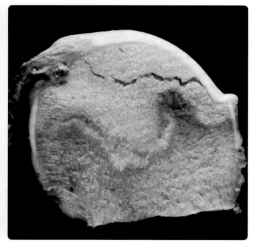

一、术语

（一）同义词

- 缺血性坏死（avascular necrosis，AVN）
- 无菌性坏死
- 骨梗死

（二）定义

- 骨坏死，通常位于关节端区域，提示细胞坏死由缺乏血供所致，而非其他特异疾病
- 仅发生于骨髓的骨坏死称为骨梗死

二、病因 / 发病机制

- 骨血供中断后无侧支血供
  - 血管可被机械性中断
  - 动脉可被阻塞
  - 可为外伤或对动脉血管的外部压力
  - 静脉回流可能受到影响，继而影响动脉流入
    - 内因，如血栓
    - 外因，如受压或外伤
- 骨骺端、骨皮质内膜和髓腔含有血供，是通常受累的部位
- 这种坏死极少发生于密质骨，因为骨皮质的血供来自骨内膜营养动脉和节段骨膜动脉，在骨皮质内通过哈弗斯系统和穿通管有吻合
  - 为了引起密质骨的坏死，2 个血供均需被中断，故多数情况下骨皮质坏死由骨折或感染所致
  - 提供了一个重要的论点，即双磷酸盐治疗的患者下颌骨坏死实际上是因感染引起的感染性坏死
  - 此外，组织学检查被感染的下颌骨在哈弗斯系统和髓腔内显示有急性炎症细胞
    - 这些细胞需要通过血液循环送至解剖区域，不应出现在骨坏死的地方，而仅在周边出现
    - 所谓的颌骨缺血性坏死代表了感染，死骨代表了腐骨片
- 因血供中断常不能从解剖上发现，有时对疾病采用了"特发性"骨坏死
- 有很多临床并发症与骨坏死的发展相关
  - 长期使用皮质类固醇
  - 慢性酗酒
  - 系统性胶原血管病，特别是在激素治疗的情况下（如系统性红斑狼疮）
  - 胰腺炎、高脂血症、糖尿病
  - 镰状细胞贫血
  - 沉箱病（潜水病）
  - 脂质和糖原贮积病，特别是戈谢病

三、临床特征

（一）表现

- 髓腔坏死通常为无痛性，但继发性退行性关节病可伴有关节形状改变，这可引起疼痛
  - 或者继发性骨折伴有关节塌陷可引起突然疼痛，并致患肢衰弱
- 疼痛缓慢性进展，常在负重时疼痛加重
  - 在最常见的部位髋关节，可有腹股沟、臀部和大腿疼痛
- 累及骨皮质的坏死可有疼痛，因邻近含有神经的骨膜

（二）治疗

- 在轻微或早期病例，有时采用对受累骨施行髓芯减压术，以对骨再血管化
  - 有效性有争议
- 如延伸至关节并伴有任何程度的塌陷，常需手术
  - 有时先尝试更多的保守性手术
    - 年轻患者可尝试股骨头表面置换术而非换关节
  - 最终全关节置换，以恢复关节功能

（三）预后

- 在可能的情况下先采取保守性治疗，多数病例最终还需行全关节置换

四、影像学检查

（一）X 线

- 在病变早期无特异性发现
- 疾病后期，有时可见扇形的放射密度区
  - 如果有明显的继发性退行性关节病时可模糊不清
- 连接关节下骨板的垂直骨小梁发生骨折时会将骨板和表面被覆的关节软骨与下方的骨发生分离
  - 关节下骨板和下方骨之间的小腔隙产生弧形放射密度，有时被称为新月征，提示骨折将骨板和软骨分开
- 如有部分或全部关节塌陷，可表现为关节突变平直至关节面完全消失

（二）MR

- 因坏死骨髓脂肪发生化学性改变而显示信号降低，MR可发现非常早期的骨坏死，特别是脂肪序列
  - 可在疾病早期做出诊断，即使还没有明显的临床症状时

（三）CT

- CT 敏感性较高，先于 X 线片发现病变
- CT 也可发现早期继发性的关节下板骨折和早期塌陷

五、大体检查

一般形态

- 未切开的标本常显示有表面光滑的软骨，但常有软骨屈曲，或伴有坏死碎片的凹凸畸形
  - 如果有塌陷，软骨可分离，甚至消失
- 切面显示坏死区域，常呈楔形或扇形，骨髓常呈黄色或灰黄色，与正常骨髓相比色暗、少光泽
  - 在坏死区域的周边可有轻度充血的边界，伴有灶性骨硬化
  - 表面关节软骨通常厚度正常，可与下方的骨有分离或部分分离，肉眼可见裂缝
  - 如果软骨完全分离，下方的骨可被打磨，但通常呈绒毛状
  - 周边也可有含有红骨髓的骨赘
  - 如关节有一定程度的塌陷，下方的骨可呈硬化样

六、显微镜检查

组织学形态

- 早期改变为梗死区域骨髓脂肪坏死
  - 低倍镜下，脂肪呈粉红色，脂肪组织之间的间隔受损
  - 随后，骨髓内可有紫蓝色的无定形物质积聚，代表了皂化的脂肪
- 其次，骨陷窝变空，通常在脂肪坏死的相同区域内
  - 坏死区域内无细胞活性
  - 如发现血管，也只是血管影，无内皮和血细胞
- 在坏死区周围可见细胞活性
  - 在有骨硬化边界的充血区，破骨细胞活性明显增加
  - 在坏死区和充血区交界处，一些区域见有黏合线将坏死骨小梁与数层新生成的骨分隔开，称为"爬行替代"
- 表面的关节软骨和软骨下板可因骨折而与坏死区域分开
  - 这种骨折发生于缺血性区域，不伴有出血或愈伤组织形成
    - 包括所有，除表面无细胞的软骨
  - 软骨因有滑液营养而保持活性
- 当有任何程度的塌陷时，不久常伴有继发性退行性病变，包括邻近软骨的侵蚀和骨赘形成

七、鉴别诊断

（一）关节下功能不足性骨折

- 骨折经过垂直骨小梁
- 症状可与骨关节炎或塌陷性缺血性坏死相混淆，但骨折症状短暂或突然起病
- 患者多为低骨骼量的老年女性或为体重指数增高的年轻人
- 切片常显示骨折浅表区域线样骨折伴有多少不等的骨折修复
  - 可有某种程度的关节板塌陷伴有继发性退行性改变，甚至包括骨赘形成
  - 当有明显的骨坏死时，通常在整个坏死区域内有新血管形成，与真性骨坏死有所不同

（二）快速破坏性关节病（快速进展性骨关节炎）

- 患者有骨关节炎病史，常接受保守治疗，包括关节内激素注射
- 连续 X 线片显示短期内关节凸面塌陷（数周至数月）
- 切除的标本中可见多发的处于不同修复时期的骨小梁骨折，伴有骨折非扇形分布的骨坏死，骨小梁间腔隙内关节碎屑伴发多灶性组织细胞反应

八、诊断清单

（一）临床病理相关特征

- 当切除标本或切片显示骨坏死时，需仔细检查可能的病因，以及相应的临床影像学检查，有时可提供巨检中得不到的信息
- 当常规取材时极少发现血管病变时，有时可发现侵袭性病变，如组织细胞增多症，或引起微血管改变的疾病，如镰状细胞病

（二）病理解读要点

- X 线片上的放射密度影可由数种原因所致
- 推测可能与骨小梁受压相关，引起相对放射致密骨
  - 这种可能较小，因在没有塌陷时也常见放射密度影
- 当坏死片段因缺乏血供不能被吸收而呈放射稳定时，邻近骨因疼痛停用而变为骨质疏松，即使在仍有血液循环的情况下，破骨细胞活性增加，区域之间在影像学上显示有对比
- 围绕在坏死区域周围的锥形重建区呈放射密度影，因这些区域含有较多的骨
- 皂化脂肪含有钙，因含有过多钙盐而比骨显示有更多的放射密度影
  - 当在常规 HE 染色切片中较难判断时，对未经脱钙处理的坏死性骨切片行 von Kossa 染色可显示大量的钙
- 正常的脱钙液不仅从骨组织中脱钙，也从钙化脂肪中脱钙，因此对病理医师来说，没有能力做未脱钙性切片时，对寻找钙化性脂肪不做常规要求

推荐阅读

[1] Bonar SF: An approach to diagnosis in arthroplasty specimens. Diagnostic

Histopathology 26:(10)447-69, 2020

[2] Campisi G et al: Epidemiology, clinical manifestations, risk reduction and treatment strategies of jaw osteonecrosis in cancer patients exposed to antiresorptive agents. Future Oncol. 10(2):257-75, 2014

[3] Carmagnola D et al: Histological findings on jaw osteonecrosis associated with bisphosphonates (BONJ) or with radiotherapy (ORN) in humans. Acta Odontol Scand. 71(6):1410-7, 2013

[4] Yamamoto T: Subchondral insufficiency fractures of the femoral head. Clin Orthop Surg. 4(3):173-80, 2012

[5] Klein MJ et al: Non-neoplastic diseases of bones and joints. In: Atlas of Nontumor Pathology, First Series, Fascicle 9. American Registry of Pathology, 2011

[6] Ikemura S et al: MRI evaluation of collapsed femoral heads in patients 60 years old or older: Differentiation of subchondral insufficiency fracture from osteonecrosis of the femoral head. AJR Am J Roentgenol. 195(1):W63-8, 2010

[7] Badros A et al: Osteonecrosis of the jaw in multiple myeloma patients: clinical features and risk factors. J Clin Oncol. 24(6):945-52, 2006

[8] Sanna G et al: Jaw avascular bone necrosis associated with long-term use of biphosphonates. Ann Oncol. 16(7):1207-8, 2005

[9] Kenzora JE et al: Pathogenesis of idiopathic osteonecrosis: the ubiquitous crescent sign. Orthop Clin North Am. 16(4):681-96, 1985

[10] Norman A et al: The radiolucent crescent line--An early diagnostic sign of avascular necrosis of the femoral head. Bull Hosp Joint Dis. 24:99-104, 1963

（左图）坏死区域呈三角形和放射密度影，上方一小部分有轻度塌陷。小骨赘提示继发性骨关节炎。（右图）切除的股骨头标本显示灰色坏死区域。表面软骨及一层薄的皮质下骨与坏死区域分隔开，上方有轻度塌陷。

股骨头骨坏死

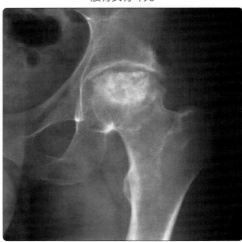

缺血性坏死：大体标本

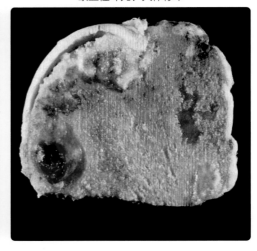

（左图）在坏死区域内，骨小梁之间的腔隙因脂肪坏死而呈粉红色。（右图）在视野的右侧可见囊性坏死，伴有骨小梁坏死。在视野中部可见重建的血管，在左侧可见骨小梁表面重塑。

缺血性坏死：低倍镜

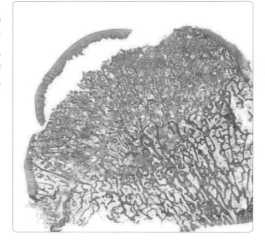

缺血性坏死：周边部分

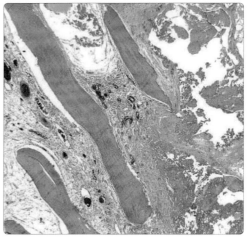

（左图）整个骨头不见骨细胞，脂肪骨髓完全坏死和皂化。（右图）von Kossa 染色显示，骨组织和骨小梁间的脂肪均呈黑色，提示骨髓内脂肪钙皂化。

缺血性坏死

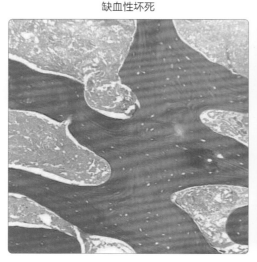

缺血性坏死：von Kossa 染色

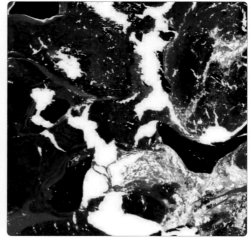

髋关节缺血性坏死

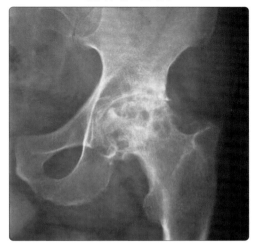

股骨头缺血性坏死

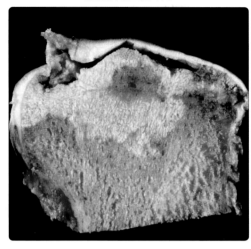

（左图）股骨头显示硬化和放射透亮影，浅表部分有塌陷，上方可见代表继发性骨关节炎的骨赘。（右图）股骨头标本切面可见一个大的三角形灰黄色坏死。坏死灶周边为充血的骨组织，略呈红色。表面软骨板骨折并分离，关节表面有早期塌陷。

股骨头缺血性坏死

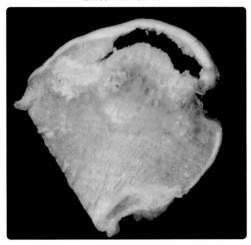

缺血性坏死：大体标本 X 线片

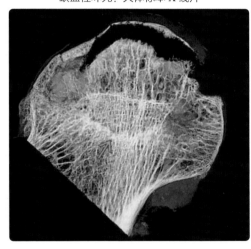

（左图）股骨头上外侧可见斑片状坏死，伴有关节软骨和关节下板分离。（右图）大体标本 X 线片显示新月征。骨小梁间因脂肪皂化而呈硬化。坏死灶周围可见重建性硬化 ▭→ 。

肩关节缺血性坏死伴新月征

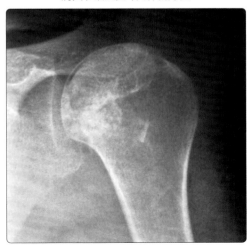

关节软骨与关节下骨发生分离

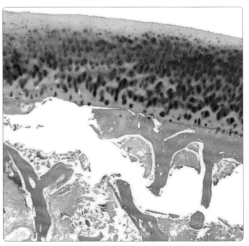

（左图）坏死区域呈地图状放射致密影，关节软骨和关节下骨从股骨头分离，其间的间隙呈新月形放射透亮影。（右图）附着于软骨下板的骨小梁发生骨折。由于骨折是通过坏死骨发生的，故无坏死或骨痂形成。骨组织内无骨细胞，骨髓脂肪发生皂化性坏死。

（左图）患者经长期的激素治疗，双侧髋部疼痛。X线片显示双侧股骨头塌陷，右侧为重。关节腔继发性变窄。（右图）X线片显示左侧股骨头塌陷，伴有骨折，可见关节碎片➡️。

双侧股骨头缺血性坏死

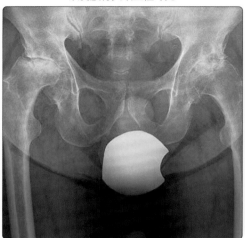

单侧股骨头缺血性坏死

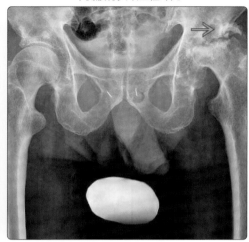

（左图）X线片显示股骨髁呈地图状被吸收，周边有硬化性边缘。关节旁股骨和胫骨显示明显的继发性骨关节炎。（右图）大体标本显示关节骨折、塌陷及继发性退行性变，包括侵蚀和骨赘形成。

股骨髁内侧缺血性坏死

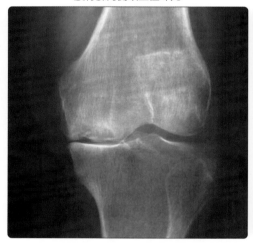

股骨髁内侧缺血性坏死

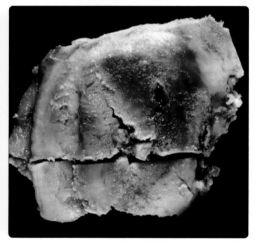

（左图）关节表面发生骨折并分离，在标本的中央可见三角形灰色坏死区。（右图）图片中部显示关节软骨碎片和关节下板塌陷。骨小梁间原本黄色的脂肪被粉红色的坏死脂肪代替。

股骨髁缺血性坏死

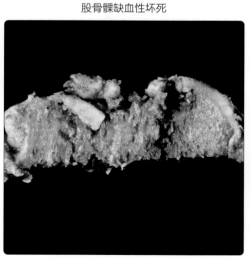

股骨髁缺血性坏死

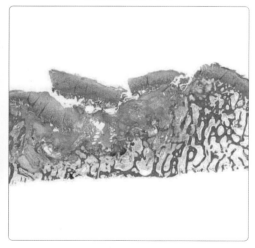

双侧股骨和胫骨梗死

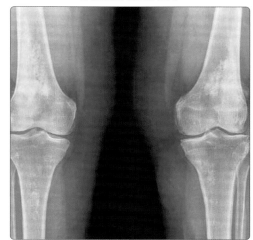

骨梗死

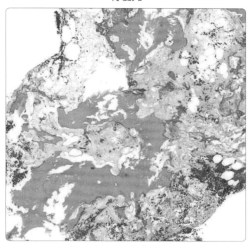

（左图）骨硬化性区域在 X 线片上显示境界不规则，双侧股骨和胫骨的干骺区呈烟熏样。致密区域代表了脂肪皂化。（右图）图示骨皮质无骨细胞，骨旁组织纤维化伴有不规则钙化。

骨梗死

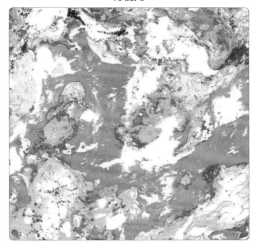

邻近周边的骨梗死

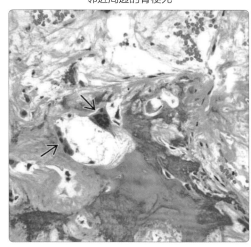

（左图）高倍镜显示骨组织中无骨细胞，坏死脂肪发生钙化。（右图）左上方为细胞稀少的纤维组织。中央显示血管重建，新骨形成和局灶破骨巨细胞骨吸收⇨并存。

骨梗死

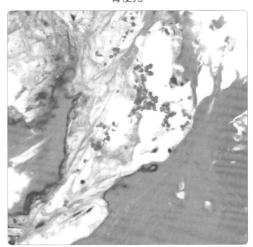

骨梗死

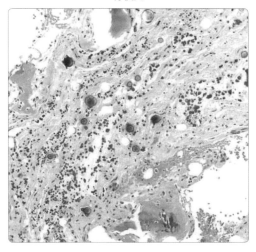

（左图）骨组织中无骨细胞，骨旁纤维化。（右图）在梗死灶周边可见微小钙化及少量的新骨形成（底部中央）。

（**左图**）患者短期内右侧髋部疼痛。曾行激素保守治疗。（**右图**）随后 3 个月，疼痛加重，患者失去正常生活能力。在此期间内，髋关节从正常状态发展至完全塌陷。

快速进展性髋关节病

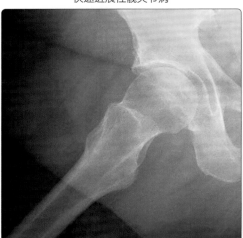

快速进展性髋关节病

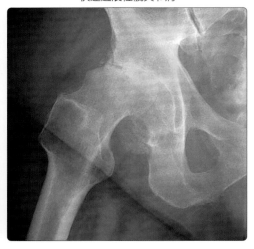

（**左图**）股骨头塌陷，股骨头碎片延伸至大转子，仅有股骨颈内侧和中下方的软骨保持完整。（**右图**）关节表面糜烂和塌陷。低倍镜下可见骨折骨痂、关节碎屑➡和坏死◹。

快速进展性髋关节病

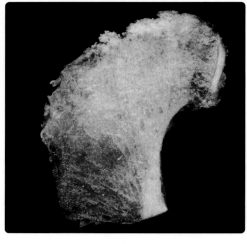

快速进展性髋关节病

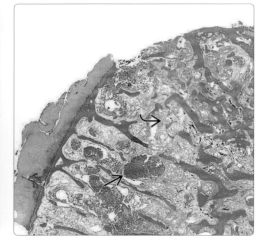

（**左图**）在关节碎屑周围可见肉芽肿样的单核组织细胞聚集反应。（**右图**）重建骨显示层状黏合线，其间为不成熟的软骨和邻近的骨髓纤维血管性组织。

快速进展性髋关节病中的组织细胞反应

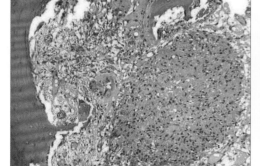

快速进展性髋关节病中的骨折骨痂

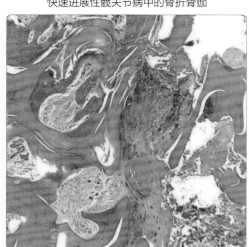

快速进展性髋关节病中的关节碎屑

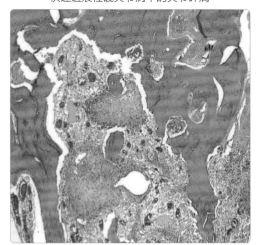

快速进展性髋关节病中的局灶性骨关节炎

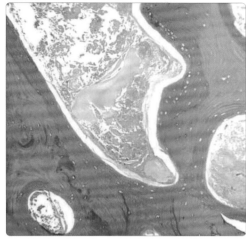

（左图）扫描倍数下显示多个针对关节碎屑的肉芽肿样结节，周边为骨硬化带。（右图）图示硬化性骨小梁，由不同骨龄的骨组织组成，不见骨细胞，骨髓腔内可见皂化脂肪坏死。

神经性肩关节病

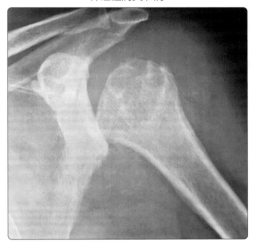

神经性肩关节病

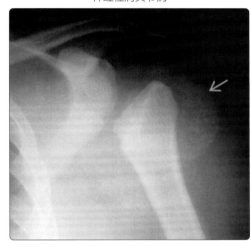

（左图）关节凸面变扁平、被破坏，肩关节脱位，失去稳定性。可见关节渗液及小的骨碎片。（右图）图示明显的关节渗液，充满云雾状的关节碎屑➡。

神经性关节病

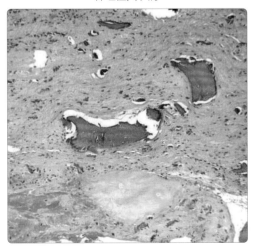

神经性关节病

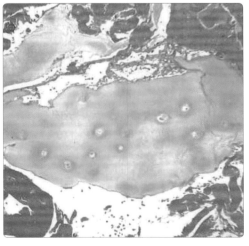

（左图）图示骨碎屑伴有纤维化，几乎无炎症反应。（右图）图示软骨碎屑，但无明显的组织反应。

椎间盘和半月板病理
Pathology of Intervertebral Discs and Menisci

病理问题

- 半月板病理
  - 与年龄、反复机械性损伤以及晶体储积病相关的畸形、外伤和退行性改变
    - 盘状半月板是一种发育畸形
    - 半月板小骨是一种发育畸形
    - 半月板由纤维软骨组成，退行性改变包括软骨细胞聚集成簇，基质染色不均一，基质原纤维化
    - 可有黏液样变和囊肿形成
    - 可有撕裂
    - 撕裂不愈合；除了沿着周边区域的表面有滑膜衬覆，半月板本身无血供
    - 焦磷酸钙结晶是半月板最常见的晶体储积病

- 椎间盘病理
  - 与年龄、反复机械性损伤、晶体储积病和感染相关的畸形、外伤和退行性改变
  - 骶骨化是一种发育异常
  - 外伤引起出血和急性感染
  - 既往手术引起出血、急性感染和肉芽组织形成
  - 椎间盘由纤维软骨组成，退行性改变包括软骨细胞聚集成簇，基质染色不均一，基质纤维化
    - 椎间盘突出显示血管内向性生长、成纤维细胞和散在的组织细胞
  - Schmorl 结节是椎体终板和椎间盘突向邻近椎体；引起骨折骨痂和反应性软骨；类似软骨肉瘤
  - 中性粒细胞提示感染，但也可见于外伤和既往手术
  - 焦磷酸钙结晶是椎间盘最常见的晶体储积病

（左图）矢状位 MR PD 显示图片中央有一信号增强区➡️为水平状半月板撕裂，周围的三角形黑色区域为半月板的纤维软骨。（右图）关节镜下显示水平状半月板撕裂。半月板边缘有一部分发生磨损➡️。股骨髁的关节表面显示有小的缺损➡️。

水平状半月板撕裂

关节镜示半月板撕裂

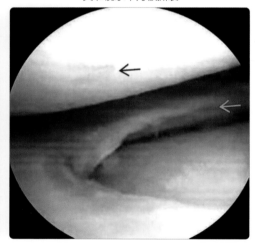

（左图）半月板的退行性改变包括软骨细胞呈小簇状分布、黏液样变和基质染色不均一。这些改变导致半月板失去完整性，易被撕裂。（右图）半月板本身无血管，但沿着周边的区域被覆反折的滑膜，滑膜下有血管。涉及滑膜的半月板撕裂可引发肉芽组织修复性反应，随时间推移形成瘢痕。其他情况下，撕裂无法修复。

半月板退变

半月板周边撕裂

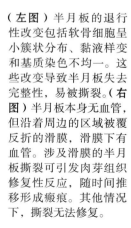
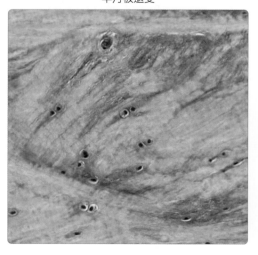
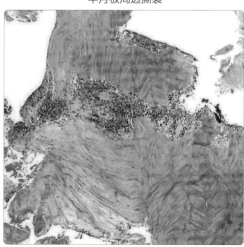

退行性椎间盘和 Schmorl 结节

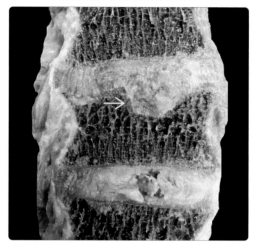

椎间盘突向椎体

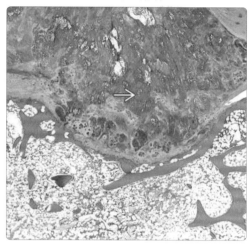

（左图）椎间盘和椎体终板突向椎体➡，代表了 Schmorl 结节。椎间盘原纤维化，代表了退行性改变。其他的椎间盘也显示退行性改变。（右图）透明软骨终板➡和附着的椎间盘纤维环随着时间突向椎体。退行性改变在较早前发生，无骨折骨痂，修复性反应也已结束。

突向骨髓的椎间盘

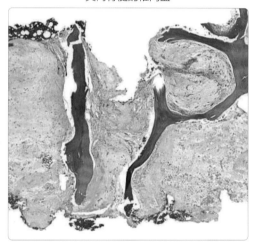

软骨细胞成簇化

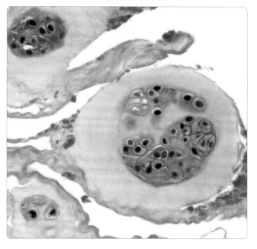

（左图）本例中 Schmorl 结节突向椎体，取代了骨髓，围绕骨小梁。这种生长方式可类似软骨肉瘤。（右图）椎间盘纤维环的退变包括软骨细胞成簇，基质原纤维化，基质染色不均一。围绕软骨细胞的基质呈深嗜碱性。成簇的软骨细胞可与软骨肉瘤相混淆。

突出的椎间盘

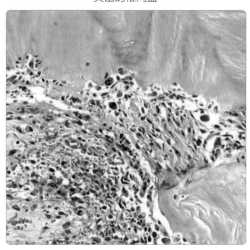

黄曲霉菌引起的椎间盘炎

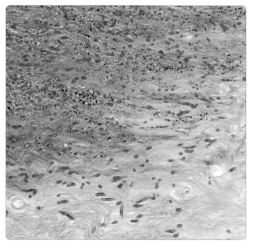

（左图）当椎间盘突出比较严重并持续存在时，可引发邻近软组织的反应性改变。可有血管呈内向性生长，伴有纤维细胞增生和组织细胞反应，试图清除和修复异常。（右图）中性粒细胞在椎间盘中不常见，可见术后创伤出血及一些感染。本例中，基质内可见黄曲霉菌菌丝，伴有大量的中性粒细胞。

晶体储积病
Crystal Deposition Diseases

概述

- 急性晶体关节病的诊断由滑液检查明确
- 尿酸结晶呈非环状或针形，偏振光下无双折射
- 焦磷酸钙晶体呈长菱形或三环状，偏振光下显示弱双折射
- 羟基磷灰石钙晶体通常是无定形，微小球形
  - 偏振光下不可见
- 双折射指一条入射光线产生两条沿不同方向折射光线的现象，可让射入的平面偏振光旋转，形成不同方向的出射光平面
- 一些出射光平面通过第二偏振器与原始平面（分析仪）呈直角时可视
- 用波片旋转所有波长的白光通过分析仪来完成双折射率的测定，滤过了绿光，因此背景呈互补色（红色），晶体显示蓝色或黄色
- 痛风患者常产生过多尿酸或尿酸排泄过少
- 伴有焦磷酸钙沉积症的患者常伴有退行性关节病或其他代谢性疾病，但引起焦磷酸钙沉积的原因不明
- 伴有羟基磷灰石沉积的患者极少数情况下有遗传倾向，但通常原因不明

关节焦磷酸钙

手痛风

（左图）膝关节被打开，半月板内可见石灰样白色物质，代表了焦磷酸钙晶体➡。关节软骨内也有类似的结晶沉着➡。（右图）巨大的痛风结晶沉积于软组织内，引起手指变形。局部皮肤破溃并有窦道形成。

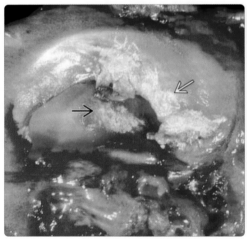
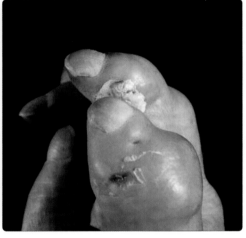

滑液内焦磷酸钙沉积症结晶

谷氨酸钠尿酸盐晶体

（左图）当与补偿器异常波排列方向一致时➡，白细胞内的菱形结晶呈蓝色➡，提示为双折射性。（右图）当与补偿器异常波排列方向一致时➡，针状结晶呈黄色➡，提示为非双折射性。

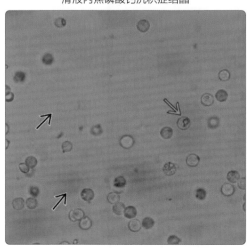
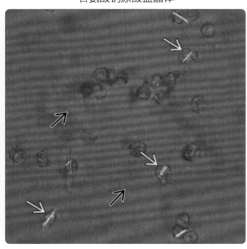

522

一、术语

（一）同义词

- 痛风、痛风结石
- 焦磷酸钙沉积症、假性痛风、软骨钙质沉着病、白垩性痛风、焦磷酸性关节病
- 羟磷灰石沉积病、密尔沃基肩（Milwaukee shoulder）

（二）定义

- 焦磷酸钙沉积症是一种滑液内或组织内的生物结晶
  - 可引起急性或慢性关节疼痛，并形成软组织肿块
  - 长期可致关节退变或破坏，以及脏器功能障碍

（三）痛风

- 由尿酸代谢产物沉积所致
  - 尿酸是嘌呤代谢的终末产物，任何影响嘌呤代谢者可导致组织内尿酸代谢物沉积
- 尿酸结晶的可溶度取决于生物化学因素，如 pH、温度和尿酸的浓度
- 最常见的代谢产物是谷氨酸钠尿酸盐晶体，呈针状，诱导炎症性反应，引起疼痛和局部酸性环境，引发进一步的结晶沉积，并使这一过程持久化
  - 典型情况下发生于周围关节的滑液，温度比体温低，结晶不容易溶解
    - 镜检显示，谷氨酸钠尿酸盐晶体既可为游离性，也可位于白细胞内
  - 导致严重的关节疼痛和触痛
    - 谷氨酸钠尿酸盐晶体可发生于关节滑膜伴有骨侵蚀，但也可发生于其他组织
    - 这些沉积被称为痛风石
- 多数痛风患者产生过多尿酸
  - 虽血清尿酸盐可显示有增高，但常为正常或略有升高
  - 患者可有尿酸排泄减少，导致尿酸代谢失去平衡
- 约 10% 患者有获得性或遗传性疾病
  - 常由嘌呤代谢增多所致，或继发于骨髓增生性疾病、牛皮癣，又或与化疗相关
  - 也可为慢性肾衰竭引起的尿酸排泄减少
- *XPRT1* 突变引起的尿酸产生过多（Lesch-Nyhan 综合征、先天性嘌呤代谢缺陷病）、高尿酸血症和神经系统疾病

（四）焦磷酸钙沉积症

- 以焦磷酸钙二水合物晶体在软骨和关节软组织内沉积为特征；在假性痛风中，这些结晶可在滑液的白细胞内发现，也可在细胞外
  - 直接的病因未明，但可分为伴有代谢性疾病（甲状腺功能减退、低镁血症、甲状旁腺功能亢进和血色素沉着病）的继发性和原发性（散发性和有时为家族性）
  - 经常在伴有退行性关节病（骨关节炎）患者的半月板和滑膜中发现

（五）羟磷灰石沉积症

- 磷灰石结晶与骨中的磷灰石在结构和组成上相同
- 这些结晶在关节内沉积与骨关节炎中的关节损害相关
- 大量的结晶沉积可造成肩关节的非感染性关节破坏，也称密尔沃基肩
- 其他情况下的羟磷灰石沉积症发生率不知，由于体积小，偏振光中呈各向同性，在滑液中难以发现

二、影像解剖学

（一）痛风

- 急性发作伴有关节积液，但无特异性的影像学改变
- 慢性疾病以痛风石沉积为特征，特别是在关节旁结构内
- 如果在骨髓腔内或骨膜有痛风石沉积，可有炎症反应，包括诱导破骨样巨细胞及继发性骨吸收
  - 普通 X 线片上可见继发的局限偏心性骨质侵蚀
  - 病变通常往外穿出，可有硬化性边缘
- 不伴有关节旁骨质疏松，如有关节面破坏也多发生于疾病晚期阶段，与类风湿关节炎和血清阴性关节炎区分的影像学特点
- 多数病例中，痛风石是透光性的，但可有钙化，从而可呈放射致密影
- 超声可作为影像学的补充检查手段，探测关节积液、滑膜炎和侵蚀
  - 超声不能探测深部关节，较难学习和掌握，其应用和效率取决于操作者
- 双能 CT 是一项新的技术，现被认为是观察、描述和定量组织内尿酸钠沉积最好的影像学检查

（二）焦磷酸钙沉积症

- 急性发作伴有关节积液和疼痛（假痛风）

○ 除非组织内有焦磷酸钙沉积，否则影像学不具特异性

- 然而受累关节分布与痛风有所不同，也不以男性多见

● 软骨钙质沉着可在关节软骨样组织内偶尔发现，如半月板和椎间盘

○ 由于钙呈放射致密性，普通平片上可偶尔发现无症状的钙沉着

● 伴有退行性关节病者多见于老年人

○ 尚不清楚是否是退行性病变引发继发性结晶沉着，或结晶沉着在退行性关节病的发展中发挥作用，但在半月板纤维软骨中两种疾病兼有者约为20%

○ 这些患者中，均可见退行性关节病和软骨钙质沉着

● 慢性疾病或焦磷酸性关节病，以关节内弥漫性焦磷酸钙沉积为特征，不伴有退行性关节病

○ 临床症状显示为典型的退行性关节病，但极少有关节破坏，影像学显示滑膜结构和半月板呈弥漫性放射致密影

○ 此外，上臂关节和手小关节比常见的退行性关节病更常受累

（三）羟磷灰石沉积症

● X线片可显示关节旁钙化，但不具诊断性

● CT上可见"彗星尾状"（comet tail），代表了沿着腱膜的结晶沉积

三、生理学问题

（一）痛风

● 多数痛风患者产生过量尿酸

○ 血清尿酸可增高，但通常正常或轻微升高

● 患者尿酸排泄减少，导致尿酸代谢失衡

● 血液系统异常或有恶性肿瘤的患者核酸代谢明显增加，有时因代谢释放的嘌呤量多，不足以通过肾排泄而有痛风发作

● XPRT1突变（Lesch Nyhan综合征、先天性嘌呤代谢缺陷病）产生过量尿酸，引起严重的高尿酸血症和特征性的神经系统疾病

（二）焦磷酸钙沉积症

● 确切的发病机制不明

● 血清焦磷酸盐不高

● 滑液中的焦磷酸盐浓度似乎影响结晶的产生

● 家族进行性强直基因功能获得

● 可为家族性或散发性（原发性）或与代谢疾病相关（继发性）

● 至少有4种临床形式

○ 软骨钙质沉着

○ 急性假痛风

○ 伴有退行性关节疾病

○ 慢性疾病（焦磷酸性关节病）

（三）羟磷灰石沉积症

● 尽管结晶在关节内和关节旁的沉积与退行性疾病相关，确切的生理机制未知

● 分布于软组织内的沉积伴有组织细胞反应者称为瘤样钙盐沉着

● 可为散发性，可伴发肾衰竭，但也可为常染色体隐性遗传

● 遗传性与肾小管磷酸盐吸收增加和高磷酸血症有关

○ 这些患者可有相关的 FGF23 基因突变

四、病理学问题

（一）一般性病理考虑

● 诊断急性晶体关节病需要经滑液检查证实

○ 除了计数滑液细胞和分类计数外，需检查液体是否有晶体

○ 随后进行亮视野和偏振光检查

● 由于晶体含有两种不同的折射率，不管是从什么方向，一水合尿酸钠晶体和焦磷酸盐晶体在偏振光下都是各向异性

○ 这种物理性质有时被称为双折射

○ 一水合尿酸钠晶体有较强的双折射，提示在黑色背景中晶体显得非常亮，因为偏振成分通过晶体时几乎与分析仪的容许轴相平行

○ 焦磷酸盐晶体中的双折射较弱，因为晶体光度少，偏振成分通过晶体时较少与分析仪的容许轴相平行

○ 两种类型的晶体在正交偏振器中都呈纯白色，因为所有波长的白光都通过了上偏光片（分析仪）

● 在滑液中，尿酸盐结晶为非环状，或呈针形

○ 多数病例中，焦磷酸盐晶体在滑液中呈短菱形

○ 如晶体为三环状，有时在晶体之间可有混淆，如呈薄棱柱形，棱柱底部呈菱形或平行四边形

○ 这些形状易与针状尿酸盐结晶相混淆

● 如果采用全波片或补偿器置于系统交叉偏振片之间，在光学上则容易区分，常放置于显微镜的聚光器下面

　　○ 补偿器是透明的水晶盘，由方解石或亚硒酸盐石英制成

　　○ 像尿酸盐和焦磷酸盐结晶一样，补偿器也是双折射晶体，但约 500nm 的波长通过补偿器不旋转，导致分析仪（上偏光片）阻断这些波长通过

　　○ 净效应是，偏振光下看上去呈洋红色（偏振光下的背景呈黑色），在洋红背景下视野里的任何晶体都呈蓝色或黄色，而不是黑色背景中所呈的白色

● 背景呈洋红色是因为被分析仪阻断的光波是绿色的（550nm），光通过是互补的

　　○ 生物晶体延迟光的范围是 100nm 内（接近紫外线）

　　○ 如果被补偿器延迟，延迟对光是附加的话，晶体看上去在洋红色背景中呈蓝色（互补颜色 550nm+100nm=650nm 或橘红色）

　　○ 这被称为双折射阳性

　　○ 如果被补偿器延迟，延迟对光是减少的话，晶体在洋红背景中呈黄色（550nm-110nm=450nm 或蓝绿色）

　　○ 这被称为双折射阴性

● 一水合尿酸钠结晶双折射为阴性，与补偿器轴对齐时呈黄色

● 焦磷酸盐结晶双折射为阳性，与补偿器轴对齐时呈蓝色

● 偏振光下焦磷酸盐结晶为各向同性，几乎看不见

　　○ 一些文献提示滑液用茜素红（Alizarin Red）染色可使晶体在亮视野下可见，但该项染色未被广泛采用

（二）组织切片中的晶体关节病

● 组织中的尿酸痛风结节沉积多在关节附近和沿着伸侧表面

　　○ 如果被手术切除，痛风结节质软，白色或黄白色，质地似牙膏

　　○ 晶体高度溶于水，故水处理可以将痛风结节从组织中清除，留下粉红色的腔隙影，并似有放射样条纹

　　○ 在痛风结节沉积所在处的周围常伴有异物巨细胞肉芽肿反应

　　○ 仅在尿酸盐的浓度非常高时，组织内的结晶经过常规石蜡处理后仍有保留

○ 因此如果肉眼检查怀疑有痛风结节沉积时，建议做一下印片，偏振光下可见大量的针状结晶

○ 这些印片可留着以后在评估关节液体结晶类型时做参考

○ 如果组织未经水处理，一水合尿酸钠结晶呈黄棕色，在偏振光下呈明亮的各向异性

○ 此外，痛风中保留的尿酸盐结晶片在无补偿偏振光下显示干涉色，为多个重叠晶体相互干扰的结果

● 焦磷酸盐结晶在组织内的沉积多见于半月板纤维软骨、椎间盘，通常发生于退行性关节病

　　○ 当这些结晶有点水溶性时，经无水石蜡处理后，可有足够数量的结晶在组织内被发现

　　○ 低倍镜下，结晶呈细颗粒状、片状，紫蓝色

　　○ 由于沉积可发生于软骨，没有血供，故无组织反应，除非发生于邻近血供部位

　　　　－ 沉积于滑膜者常伴有肉芽肿反应

　　○ 高倍镜下，颗粒状物质由深染的菱形结晶组成

　　　　－ 偏振光下，在黑色背景中呈光亮色，但亮度低于尿酸盐结晶

　　　　－ 此外，多数结晶在偏振光下不可见，主要有 2 个原因

　　　　　　▫ 首先，结晶的光轴没有很好的锐角和钝角，偏振光容易消光

　　　　　　▫ 更重要的是，结晶中的钙质与苏木精结合，阻断光进入晶体

　　　　　　▫ 后一种情况可通过酸性伊红染色修正，避免涂层晶体，使焦磷酸盐结晶更亮一些

　　　　　　▫ 其他染色，如抗酸染色（Kinyoun 染色法）不涂层晶体，也可解决问题

　　　　　　▫ 如果在关节软骨中肉眼可见焦磷酸盐，需将软骨取下来，不做酸性脱钙处理以保留焦磷酸结晶，因为脱钙及随后的漂洗会洗脱焦磷酸盐，只在软骨内留下空的腔隙

● 羟基磷灰石钙晶体常呈无定形的颗粒状沉积，或在组织内呈微球状

　　○ 常伴有肉芽肿反应，但在偏振光下各向同性（非双折射）

　　○ 采用特殊对标技术容易观察结晶，如暗视野照明或微分干涉相差法

推荐阅读

[1] Hongsmatip P et al: Calcium hydroxyapatite deposition disease: Imaging features and presentations mimicking other pathologies. Eur J Radiol. 120:108653, 2019

[2] Yu Z et al: Diagnostic accuracy of dual-energy CT in gout: a systematic review and meta-analysis. Skeletal Radiol. 47(12):1587-93, 2018

[3] Chou H et al: Dual-energy CT in gout - A review of current concepts and applications. J Med Radiat Sci. 64(1):41-51, 2017

[4] Zufferey P et al: A prospective evaluation of ultrasound as a diagnostic tool in acute microcrystalline arthritis. Arthritis Res Ther. 17:188, 2015

[5] Klein MJ et al: Non-Neoplastic Diseases of Bones and Joints. In Atlas of Nontumor Pathology, First Series, Fascicle 9. American Registry of Pathology, 2011

[6] Masi L et al: A novel recessive mutation of fibroblast growth factor-23 in tumoral calcinosis. J Bone Joint Surg Am. 91(5):1190-8, 2009

[7] Yavorskyy A et al: Detection of calcium phosphate crystals in the joint fluid of patients with osteoarthritis - analytical approaches and challenges. Analyst. 133(3):302-18, 2008

[8] Reginato AM et al: Genetics and experimental models of crystal-induced arthritis. Lessons learned from mice and men: is it crystal clear? Curr Opin Rheumatol. 19(2):134-45, 2007

[9] Neogi T et al: Lack of association between chondrocalcinosis and increased risk of cartilage loss in knees with osteoarthritis: results of two prospective longitudinal magnetic resonance imaging studies. Arthritis Rheum. 54(6):1822-8, 2006

[10] Whelan LC et al: Basic calcium phosphate crystals as a unique therapeutic target in osteoarthritis. Front Biosci. 10:530-41, 2005

[11] Zhang Y et al: Genetic studies of chondrocalcinosis. Curr Opin Rheumatol. 17(3):330-5, 2005

[12] Zhang Y et al: Association of sporadic chondrocalcinosis with a-4-basepair G- to-A transition in the 5'-untranslated region of ANKH that promotes enhanced expression of ANKH protein and excess generation of extracellular inorganic pyrophosphate. Arthritis Rheum. 52(4):1110-7, 2005

[13] Zhang W et al: Relative risk of knee chondrocalcinosis in siblings of index cases with pyrophosphate arthropathy. Ann Rheum Dis. 63(8):969-73, 2004

[14] Ho AM et al: Role of the mouse ank gene in control of tissue calcification and arthritis. Science. 289(5477):265-70, 2000

[15] Halverson PB et al: Histopathological and ultrastructural studies of synovium in Milwaukee shoulder syndrome-a basic calcium phosphate crystal arthropathy. Ann Rheum Dis. 43(5):734-41, 1984

内侧骨关节炎伴软骨钙质沉着

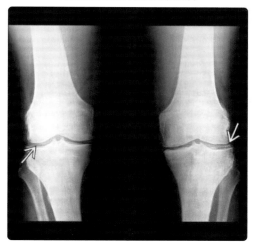

晚期骨关节炎伴焦磷酸钙结晶沉着

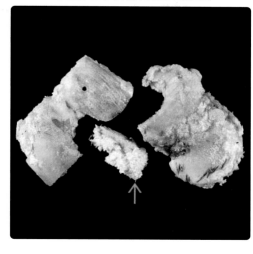

（左图）双侧胫股关节腔隙半月板区域可见弥漫的线样放射密度影➡️。（右图）右膝切除标本显示内侧股骨髁和胫骨平台呈山脊样抛光。在侧面半月板纤维软骨和分离的半月板纤维软骨及滑膜➡️可见白垩样焦磷酸钙结晶沉着。

焦磷酸钙在半月板和滑膜沉着

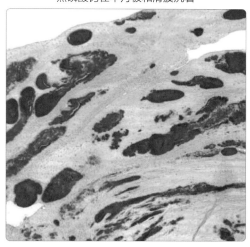

焦磷酸钙在关节软骨沉着

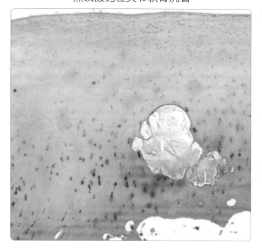

（左图）低倍镜下，结晶呈深紫色和颗粒状。由于纤维软骨无血供，几乎无细胞反应。（右图）在关节留有软骨的区域可见大的分叶状腔隙内含有略呈无定形的物质，代表了在标本处理过程中被清除的焦磷酸钙结晶。非水化处理可保留住焦磷酸钙结晶，但酸性脱钙可将其完全溶解。

纤维软骨中的焦磷酸钙沉着

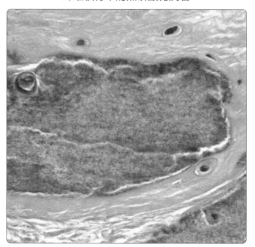

组织对焦磷酸钙的反应

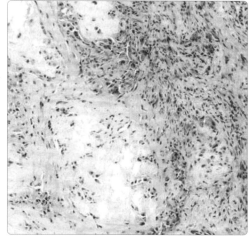

（左图）在完整的纤维软骨中无针对焦磷酸钙沉积症的组织反应。此外，钙与苏木精的结合常模糊单个结晶形状，同样在偏振光下以各向异性干扰。（右图）滑膜组织中的结晶沉积因组织处理而呈无定形双染性，但在右侧引发滑膜组织肉芽肿/异物巨细胞反应。

（**左图**）滑膜的绒毛结构内含有紫色颗粒状焦磷酸钙结晶。（**右图**）滑膜绒毛中的紫色结晶。可见少量未被染色和重叠较少的菱形结晶。

滑膜中的焦磷酸钙结晶
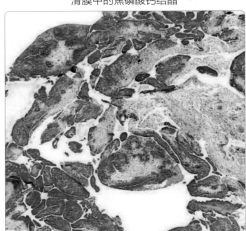

滑膜绒毛中的焦磷酸钙结晶
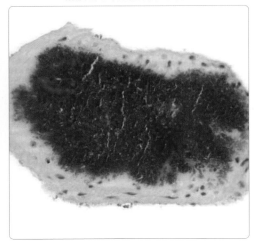

（**左图**）左上角可见针对焦磷酸钙结晶的组织细胞反应。其他区域为焦磷酸钙结晶，大部分呈嗜碱性，模糊不清，但可见一些未被染色的菱形结晶。（**右图**）相同视野偏振光图像，黑色背景中未被苏木精涂封的结晶呈光亮状。

滑膜中的焦磷酸钙结晶
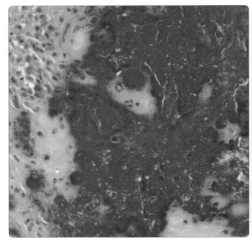

滑膜中的焦磷酸钙结晶：偏振光
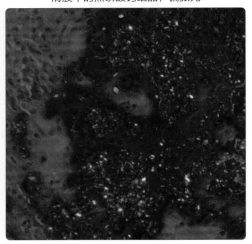

（**左图**）未被苏木精深染的焦磷酸钙结晶，重叠的长菱形清晰可见。（**右图**）相同视野偏振光图像，黑色背景中可见较多未被苏木精涂封的光亮焦磷酸钙结晶。

滑膜中的焦磷酸钙结晶
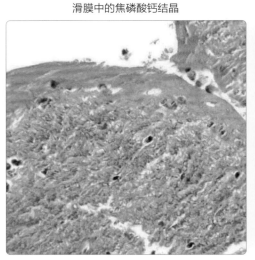

滑膜中的焦磷酸钙结晶：偏振光
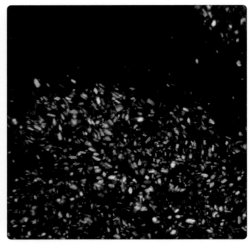

滑膜中的焦磷酸钙结晶：酸性伊红

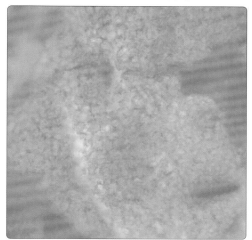

滑膜中的焦磷酸钙结晶：酸性伊红：偏振光

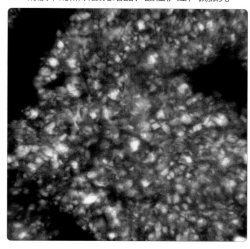

（左图）有时单用酸性伊红染色来显示结晶。由于无苏木精复染，周围结构不清。（右图）相同视野偏振光图像，在黑色背景中几乎可见所有的焦磷酸钙结晶。

滑膜中的焦磷酸钙结晶

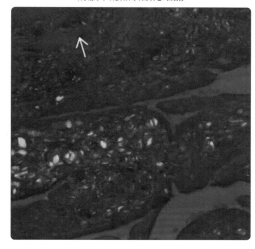

滑膜中的焦磷酸钙结晶

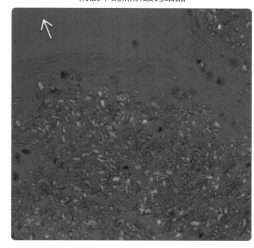

（左图）只要焦磷酸钙结晶是菱形，很少用波片来分析组织内焦磷酸钙结晶的双折射结构。图示慢补偿波方向➡，沿着该方向上的长轴多呈蓝色，提示为双折射性。（右图）多数与补偿波➡平行的菱形结晶呈蓝色，而多数垂直方向上的呈黄色。

滑膜中的三环状焦磷酸钙结晶

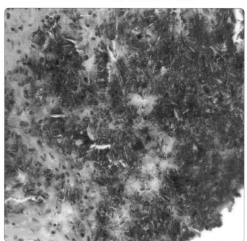

滑膜中的三环状焦磷酸钙结晶

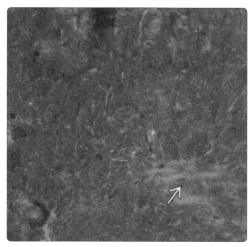

（左图）焦磷酸钙沉积症中很多的结晶呈针状（非环状），但实际上为三环状（棱柱形、狭窄的菱形底部）。这种形状可与尿酸盐结晶相混淆，故补偿器是有用的。（右图）偏振光/补偿器下相似的视野显示与补偿波➡相平行的结晶呈蓝色，提示双折射性，故为焦磷酸钙沉积症。

足部痛风

痛风结石

（左图）第 1 跖骨头和近侧趾骨远端关节旁可见圆形侵蚀，相关的关节无改变。（右图）截足标本矢状面切面显示跖趾骨关节周围软组织内大量白垩的白色结晶沉着。跗关节附近及跟腱止点也有结晶沉着。

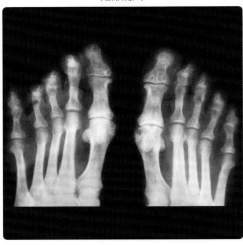

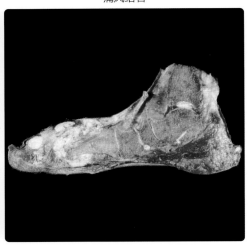

滑膜中的痛风

滑膜中的痛风

（左图）滑膜组织具有绒毛样结构，在滑膜下可见无定形物质，代表了组织在水化处理过程中被溶解的尿酸盐结晶。（右图）不规则结节状的无定形物质周围为肉芽肿样反应，可见组织细胞和异物多核巨细胞反应。

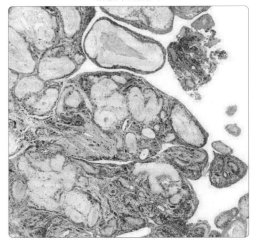

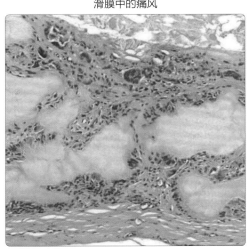

滑膜中的痛风

滑膜中的痛风：微分干涉反差

（左图）高倍镜下，无定形物质中可见模糊的放射状条纹，周围围绕反应性的组织细胞。（右图）采用不同的对比技术虽不能带回已被溶解的结晶，但可突出放射状条纹，以及结晶周围反应性的组织细胞和纤维组织。

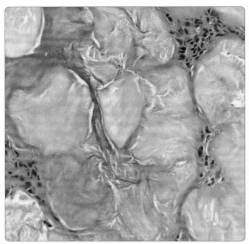

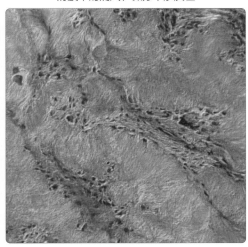

关节旁的痛风

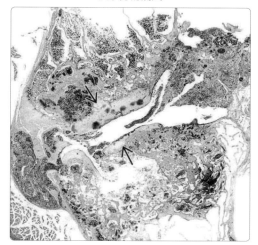

关节旁滑膜下的痛风

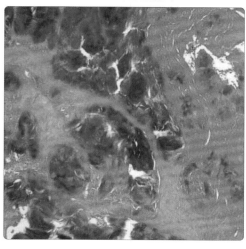

（左图）本例未经水化处理，在关节旁滑膜组织和关节下骨髓腔内可见褐绿色的结晶。关节软骨保持完好➡️。（右图）因采用无水化处理，可见留在组织内聚集的褐色尿素盐结晶。结晶呈黄棕色，形状因重叠和被放大而不明显。

痛风结石沉着：偏振光

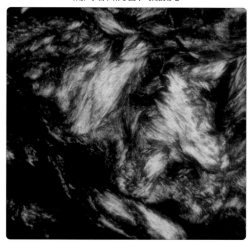

滑膜中的痛风结石沉着

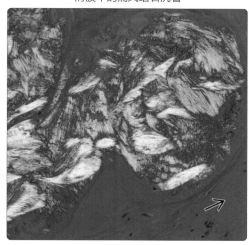

（左图）正交偏光片下重叠的针状尿酸盐结晶呈光亮状。在没有补偿片的情况下，虽然单个结晶没有颜色，但中央重叠的结晶产生干涉色。（右图）可见额外的补偿片的光线方向➡️。与该光线方向平行的偏振光阴性结晶呈黄色，相垂直的呈蓝色。分析器阻断绿光，红色背景是它的互补。

尿酸盐结晶：未染色印片

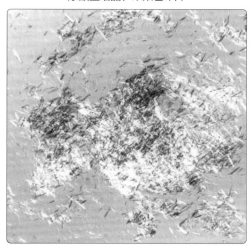

尿酸盐结晶：未染色印片

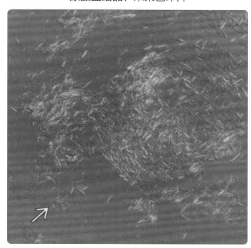

（左图）部分偏振光下，尿酸盐结晶呈无色的光亮针状。黑色的结晶其光轴与偏振面对齐，无各向异性。（右图）正交偏光片下的相同视野。图示补偿片的慢波方向➡️。偏振光阴性结晶呈黄色。

（左图）小的钙化➡代表了羟基磷灰石钙化。图中也有更小的钙化灶。（右图）右侧可见小片反应性滑膜组织，含有少量小的钙化。此外，左侧无细胞性区域内可见无定形的晶体钙化。

羟基磷灰石钙化伴有密尔沃基肩

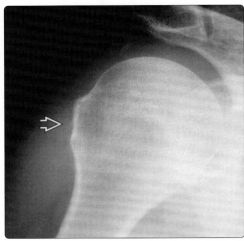

羟基磷灰石和组织细胞反应

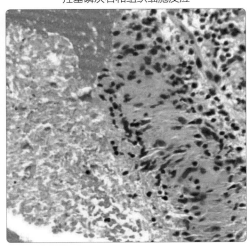

（左图）坏死组织中黑色颗粒状的沉积代表了羟基磷灰石钙化结晶。（右图）滑膜和滑膜下软组织内含有较多形态一致小球状的羟磷灰石结晶。

羟基磷灰石钙化：von Kossa 染色

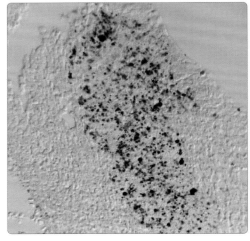

滑膜中的羟基磷灰石钙化

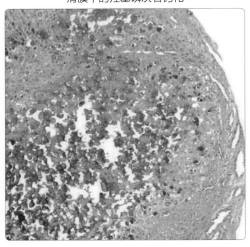

（左图）股骨髁内侧滑膜和滑膜旁组织内含有无定形的放射致密沉积。（右图）离心后的滑液中可见大小和形状不一的无定形结晶。正交偏光片下这些结晶呈各向同性（黑色）。

膝部伴有羟基磷灰石钙化沉积

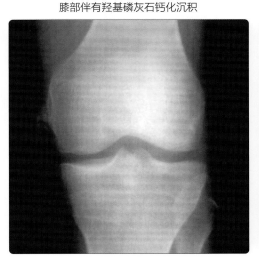

滑液中的羟基磷灰石：未染色

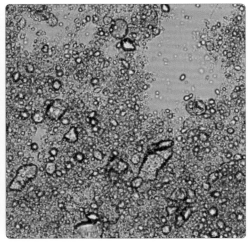

滑膜下羟基磷灰石钙化结晶

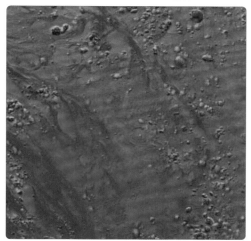

关节旁软组织内羟基磷灰石结晶

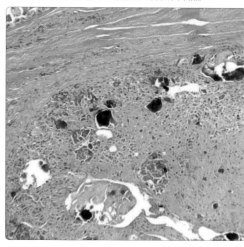

（左图）滑膜下纤维结缔组织内微小球状或卵圆形结晶沉着。这些结晶在偏振光下呈各向同性，但在干涉对比显微术下可见。（右图）伴有钙化的结晶引发组织细胞和纤维组织反应。多数结晶微小，无定形。

羟基磷灰石钙化中的瘤样钙盐沉着

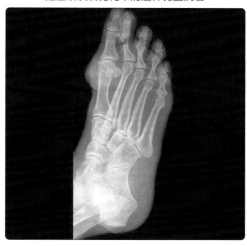

瘤样钙盐沉着：足

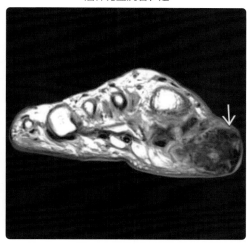

（左图）邻近跖骨头的关节旁软组织内可见无定形的不透光性软组织钙化。（右图）轴位 MR PD 序列显示肿块中有降低的信号强度，与钙化物相一致➡️。

羟基磷灰石沉着：组织细胞反应

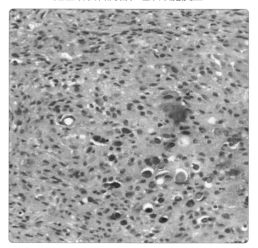

羟基磷灰石小球：偏振光

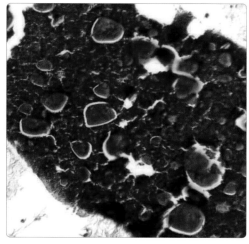

（左图）图中的羟基磷灰石钙化结晶呈微小球状。（右图）von Kossa 染色中，结晶呈黑色，复染色为茜素红。偏振片没有完全交叉，如果完全交叉，不被裹上染色的结晶则看不见。

常见代谢性骨病
Common Metabolic Bone Disorders

术语

- 代谢性骨病是由于系统性代谢性改变对骨所产生的影响
- 由于是系统性疾病，因此所有的骨都可被累及，但由于不同部位骨的骨骼应力不同，一些骨比其他骨更容易受累
- 骨是一种复合性结构，矿化成分可主要被累及，胶原成分可主要被累及，或两种成分均被累及
- 几乎所有的代谢性疾病均导致骨量在总体上减少
- 最重要和最常见的代谢性骨病是骨质疏松，主要的表现为脆性骨折
  - 骨质疏松可为原发性或继发性（如果可知病因），组织学上可显示高或低转换
- 类骨质增多症指的是骨含有高比例的未矿化骨样组织
  - 当不能用临时骨产生增加解释，并伴有疼痛和（或）骨畸形时，采用骨软化症这一名称
- 多数类骨质增多症无症状，不能被双能X射线吸收法所诊断，未脱钙的骨标本处理费用贵且耗时，未被广泛使用，类骨质增多症发病率未知
- 肾脏骨营养不良是一种骨疾病，发生于慢性肾衰竭基础上，可有甲状旁腺功能亢进或骨软化症，或两者兼有
  - 此外，继发性甲状旁腺功能亢进的激进治疗可导致所谓的无动力性骨营养不良

正常海绵状骨：偏振光

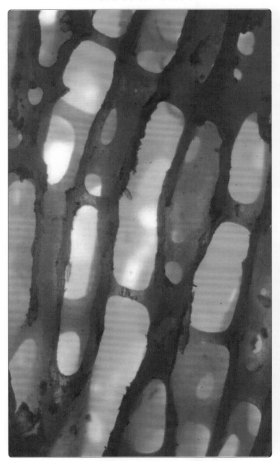

图示无骨髓的椎体标本。海绵状骨中厚的垂直性骨小梁和薄的水平状支柱。

骨质疏松性的骨松质：偏振光

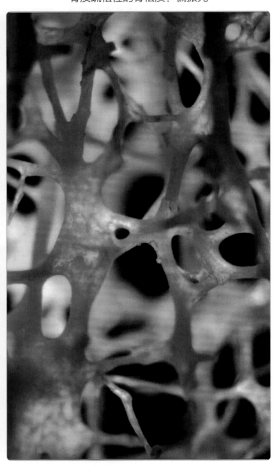

骨量明显丢失。垂直骨小梁变成支柱样，很多水平支柱变细或缺失。

一、术语

定义

- 代谢性骨病是系统性代谢改变在骨骼上的表现
  - 因病因是系统性的，理论上所有的骨都可有一定程度的累及，尽管不同的骨应力有所不同，一些骨较其他骨更易被累及
  - 由于骨是复合性物质，矿化成分可先被累及，胶原成分可先被累及，或两种成分均被累及
  - 几乎所有的代谢性疾病均导致骨量减少
- 骨质疏松是最主要的骨代谢性疾病，被定义为骨总量低下
  - 尽管因累及整个骨骼系统而被视为疾病，临床上可表现为骨脆性增加和骨畸形，但也可是因年龄增加而骨量减少的结果
  - 临床表现可从轻度至中度骨量减少，或从骨质减少至骨质疏松
  - 分期的一套标准是从影像学上确定为起病，另一套标准是适用于行骨活检时
  - 当骨基质的有机和非有机分子结构正常时，矿化骨总量和其连接性减少，导致骨脆性增加和不全性骨折
  - 因新骨产生和旧骨破坏之间的不平衡，随时间推移，导致骨量减少
  - 可为高转换类型，组织学上破骨巨细胞数量和骨吸收陷窝（Howship 陷窝）增加，或更常见的低转换型，组织学上骨减少但转换不明显
  - 常被指为原发性，即无明确的原因；或继发性，可有相关的病因
- 原发性骨质疏松在女性常在围绝经期显现，男性发现骨丢失常在 10 年以后
  - 可能是由于男性有更大的基线骨量，骨丢失需要更多的时间
  - 骨丢失的一个常见解释是骨母细胞随年龄而变短
  - 在鼠模型中，骨母细胞上的 ERα 诱导 FAS 配体，反过来介导骨母细胞凋亡和缩短它们的寿命
  - 也有理论认为因为与 ERα 的结合，FAS 配体产生也可为副效应
  - 体重较轻和低体重指数的女性中原发性骨质疏松的危险性增加
  - 生活方式如吸烟和酗酒也有相关性
  - 遗传因素也被认为起作用
- 继发性骨质疏松常伴有系统性疾病
  - 最为重要的是甲状旁腺功能亢进，但性腺功能减退、吸收不良综合征、感染性肠病和血液综合征均为潜在的致病因素
  - 此外，还包括服用某些药物如皮质类固醇
  - 常伴有高骨转换但也有低骨转化
- 甲状旁腺功能亢进由甲状旁腺激素长期过度分泌所致
  - 可为原发性（甲状旁腺肿瘤或原发性增生）、继发性（慢性低钙血症）或三发性（开始为补偿性但获得独立的活动功能亢进成分，不响应正常或升高的血清钙水平）
  - 原发性和三发性甲状旁腺功能亢进中，通常有高血钙；继发性甲状旁腺功能亢进中通常为低血钙至正常血钙的低值
  - 如果肾没有产生足够的正常环磷腺苷，原发性甲状旁腺功能亢进可有正常的血钙
  - 但是，如果甲状旁腺激素慢性增加，骨骼显示典型的代谢性改变
- 甲状旁腺功能亢进中的骨改变包括破骨巨细胞的数量增加，骨小梁因破骨细胞而呈扇贝样
  - 骨髓腔内常富含血供，骨小梁旁有特征性的纤维化伴随着骨吸收（纤维性骨炎）
  - 特征性的骨吸收有时被指为"隧道"吸收
    - 指的是在骨内的隧道，由聚集的破骨巨细胞形成，被称为"切割锥"
    - 这个类型的吸收对甲状旁腺功能亢进具有诊断性意义，但仅见于海绵状骨，因为所有发生于骨皮质的骨吸收几乎均为隧道性
  - 如果病变进展，很多区域髓腔内的纤维发生融合伴有骨缺失
    - 这些区域可发生内囊变，伴有骨畸形
    - 可有骨折伴有继发性出血
  - 有时可有含铁血黄素沉着、成纤维细胞和多核巨细胞，通常发生于既往有微小骨折的部位（如颌骨）
  - 由于含有含铁血黄素沉着，组织看上去呈棕色，病变有时被称为甲状旁腺功能亢进的"棕色瘤"
- 新的骨样基质如不能被矿化，血清钙和磷水平不足以超过它们的离子活性产物，导致这些矿化物不能很好地变成钙羟磷灰石基质
  - 导致弥漫性类骨质增多症
  - 当类骨质增多症不被认为是常见的代谢性骨疾病时，仅从组织学研究骨活检不能判断其真正的发生率，因为识别类骨质增多症需要未经脱钙处理的骨切片
  - 类骨质增多症在骨生长期可导致佝偻病，伴有继发性骨畸形，因骨重塑受重力和肌肉紧张的影响
    - 可由维生素 D 不足引起，因食入不足或光照不足
    - 可为继发性，包括吸收不良综合征、肾疾病，或在极少情况下，可见维生素 D、钙和磷代谢的遗传性疾病
  - 成人有症状的类骨质增多症称为骨软化症，与佝偻病有相似的病因
    - 尽管没有建模畸形，因为在骨软化症之前骨骼正常矿化，未矿化的骨足以影响它的材料性能
  - 类骨质增多症可为灶性和继发于骨转换增加
    - 因而，在任何时间骨形成率超过矿化率，组织学上则有过多骨样组织
    - 在常规组织切片中不明显，但可在未脱钙的标本中见到，特别是每隔 10 天至 2 周口服四环素的患者

- 如果在间隔期有矿化，将结合四环素，并显示荧光
- 如有 2 个标记对应于每个四环素剂量，可计算矿化和骨形成率
- 此外，也可计算矿化滞后时间，可帮助区分局部增多骨形成率的骨软化症和类骨质增多症
- 此外，增加的骨样组织如无四环素结合，类骨质增多症代表了骨软化症
- 肾性骨营养不良被定义为由于慢性肾衰竭引起的骨变化，含有与肾衰竭相关的其他代谢性骨病的成分
  - 慢性肾小球衰竭中因磷排泄减少，可有继发性高磷血症
    - 降低血清钙离子，导致甲状旁腺激素慢性升高（继发性甲状旁腺功能亢进）
    - 在骨上的影响被放大，因为病变肾不对甲状旁腺功能亢进的效应产生回应
  - 新形成的骨样组织在改变的血清钙和磷的情况下矿化受损
    - 效果可被放大，因为肾功能障碍影响肾小管功能，$25-$ 羟基维生素 D_3 不能羟基化，继发性肠道对钙和磷不能吸收
    - 可导致骨软化症
  - 如患者服用含铝的磷酸结合药帮助控制继发性甲状旁腺功能亢进也可发生骨软化症，因为铝打乱羟基磷灰石矿物晶格，导致晶体成核失败
    - 此外，也可以为透析液中的铝污染
    - 这种类型的骨软化症现在不常见，因为现在的口服磷结合药不含铝，透析液要检查是否含有铝成分
  - 如果磷结合药治疗肾性骨营养不良的患者太激进，骨重塑被抑制，称为失动力性肾性骨营养不良
    - 以骨没有细胞活性和几乎没有骨样组织形成为特征

二、影像解剖学

（一）X 线

- X 线可显示骨透亮区增加，但不能区分是骨基质减少还是矿化减少
- 以海绵状骨为主的骨，有时在 X 线片上可见垂直骨小梁增加
- 甲状旁腺功能亢进患者在有强骨应力（如下肢）和薄密质骨（手）的区域可显示明显的骨吸收
  - 如果是严重的慢性疾病，可发生继发性囊性病变和放射透亮的实性病变（棕色瘤）
- 在骨不成熟的患者中，矿化减少导致生长板透亮部分增宽，钙化区域减少或缺失
  - 生长板中未矿化的软骨和骨样组织的积聚也与骨 - 骨之间连接的扩张相关
- 在骨成熟的患者中，骨软化症可导致骨透亮区增加
  - 也可引起假骨折，有时被称为疏松区

- 常对应于有营养血管输入骨的部位，可见骨吸收和新骨形成，因无矿化，影像学上呈放射透亮状
- 这些区域常呈对称性，显示双侧臀部骨折，或未错位的对称性肋骨骨折

（二）核素扫描

- 骨转换区域显示摄取增加

（三）双能 X 射线吸收法（DEXA）扫描

- 是目前评估骨矿化密度的标准检测方法
- 临床上常用于定义骨质疏松，T 评分 2.5 或更多标准差，$1 \sim 2.5$ 评分为骨质减少
- 通常检测股骨颈和腰椎
- 求和法不能区分是否有骨总量减少或骨量正常但矿化不足，因而不能完全区分骨质疏松和骨软化症
- 此外，不能提供骨丢失的微观分布

三、显微镜检查

- 骨代谢性疾病极少做骨活检，因为多数患者经临床诊断及 DEXA 评估。骨活检具有创伤性，费用高且费时
- 骨活检多用于评估骨矿化密度的分布（不是采用 DEXA 评估），组织学上对治疗的反应，评估骨动力学参数，或评估一些影像学上不能检查的其他临床事项
- 代谢性疾病的骨活检需经非脱钙性处理，以便于评估矿化或非矿化的成分
  - 如果结果有意义，则需要采用经典的方式处理
- 芯针活检组织的大小对考虑为代谢性疾病时非常重要
  - 直径小的芯针活检标本对评价浸润性疾病有用，但不足以评估骨小梁的连接性
  - 评估骨小梁间连接性至少需 5mm 直径的活检
- 组织和活检中的假象会严重影响组织形态学参数的评估
  - 这些参数的重要性在于维持骨和骨髓的关系
  - 任何程度破碎的标本或挤压均会影响骨量的评估
- 每隔 $10 \sim 14$ 天采用口服四环素评估骨动力学参数
  - 四环素与骨内矿化成分相绑定，可在荧光下评估矿化率、骨生成率和矿化滞后时间
  - 这些参数可用于区分类骨质增多症和骨软化症
- 当骨质减少和骨质疏松采用 DEXA 进行 T 评分时，对骨活检在组织学上将其骨量与标准年龄的骨量进行对比
  - 正常情况下，海绵状骨占髂嵴髓腔的 25%；矿化骨量低于 $1 \sim 2.5$ 标准差为骨量减少，低于 2.5 或更少为骨质疏松
- 破骨巨细胞也被计数以评估骨丢失率
  - 无破骨活性的表面或无破骨巨细胞的 Howship 陷窝也被计算，与所有的骨表面相比较
- 其他参数，包括骨髓纤维化的程度和分布、骨髓有无血供及程度、骨髓的类型和状态也被评估
- 考虑这些因素，对标准部位的任何标本未进行足够组织切片和组织学相关性不完整时，慎用骨质疏松或骨质减少诊断

- 当原发性骨质疏松不引起骨髓纤维化时，继发性骨质疏松常伴有纤维化
  - 纤维化常发生于骨小梁旁，伴有破骨巨细胞数量增加
  - 主要的鉴别诊断包括甲状旁腺功能亢进、Paget 病、骨髓增生异常综合征、转移性肿瘤和慢性感染
  - 所有这些疾病中的纤维化均呈板层状，提示骨受疾病影响但并不是主要由疾病所产生

推荐阅读

[1] Michigami T: Skeletal mineralization: mechanisms and diseases. Ann Pediatr Endocrinol Metab. 24(4):213-19, 2019

[2] Drüeke TB et al: Changing bone patterns with progression of chronic kidney disease. Kidney Int. 89(2):289-302, 2016

[3] Munns CF et al: Global consensus recommendations on prevention and management of nutritional rickets. J Clin Endocrinol Metab. 101(2):394-415, 2016

[4] Ueyama T et al: Is gastrectomy-induced high turnover of bone with hyperosteoidosis and increase of mineralization a typical osteomalacia? PLoS One. 8(6):e65685, 2013

[5] Klein MJ at al: Non-neoplastic diseases of bones and joints. In: Atlas of Nontumor Pathology, First Series, Fascicle 9. American Registry of Pathology, 2011

[6] Ott SM: Bone histomorphometry in renal osteodystrophy. Semin Nephrol. 29(2):122-32, 2009

[7] Ebeling PR: Clinical practice. Osteoporosis in men. N Engl J Med. 358(14):1474-82, 2008

[8] Malluche HH et al: Effects of treatment of renal osteodystrophy on bone histology. Clin J Am Soc Nephrol. 3 Suppl 3:S157-63, 2008

[9] Blake GM et al: The role of DXA bone density scans in the diagnosis and treatment of osteoporosis. Postgrad Med J. 83(982):509-17, 2007

[10] Nakamura T et al: Estrogen prevents bone loss via estrogen receptor alpha and induction of Fas ligand in osteoclasts. Cell. 130(5):811-23, 2007

[11] Harvey N et al: Epidemiology of osteoporotic fractures. In Favus MJ,ed. Primer on the Metabolic Bone Diseases and Disorders of Mineral Metabolism. American Society for Bone and Mineral Research, 2006

[12] Lane NE: Epidemiology, etiology, and diagnosis of osteoporosis. Am J Obstet Gynecol. 194(2 Suppl):S3-11, 2006

骨质疏松和正常的椎体

骨质疏松和正常的股骨头

（**左图**）左侧为骨质疏松，不仅骨小梁有明显减少，横向骨小梁变薄，还失去了相互之间的连接。（**右图**）均为82岁女性患者的标本。左侧股骨头有骨折，右侧因骨关节炎而手术切除。左侧股骨头显示骨质减少，并失去骨连接。两个标本均切取 4mm 厚度组织块并固定。

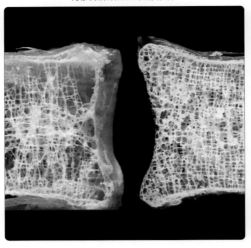 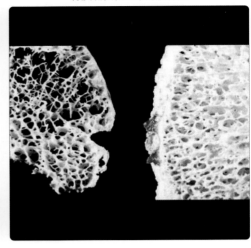

骨质减少

髂嵴骨质疏松

（**左图**）图示从上端到底部 5mm 的活检标本。髂嵴骨皮质变薄，骨总量比正常情况下骨总量的一个标准差略多一点。在 5mm 厚度，海绵状骨小梁之间应有较好的连接性。（**右图**）图示未脱钙的髂嵴活检，海绵状骨质严重减少，骨小梁之间失去连接。

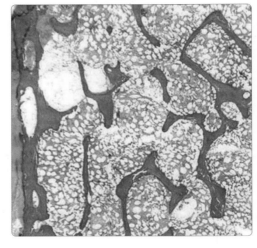 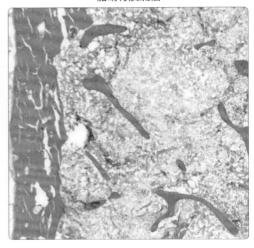

骨质疏松

骨质疏松：未脱钙组织

（**左图**）骨小梁变薄，相互之间失去连接。视野以骨髓组织为主。（**右图**）散在的骨小梁相互之间失去连接，在骨髓区域占比＜10%。本图为三色染色，无新形成的非矿化骨样组织。

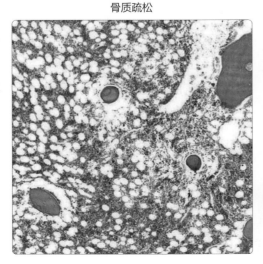 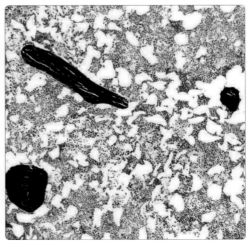

腰椎骨质稀少

腰椎骨质稀少

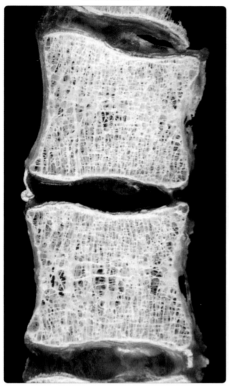

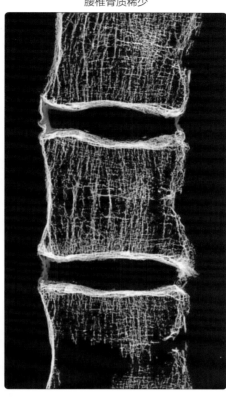

（**左图**）腰椎切面显示边缘部分骨缺损，连接垂直骨板的横向支柱缺失。（**右图**）影像学上最明显的表现在于垂直骨小梁。由于横向支柱变薄，使原本骨质不多而不十分清楚的垂直骨小梁变为突出显示。

椎骨骨质疏松

椎骨骨质疏松中的微小骨折

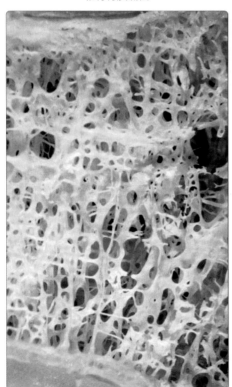

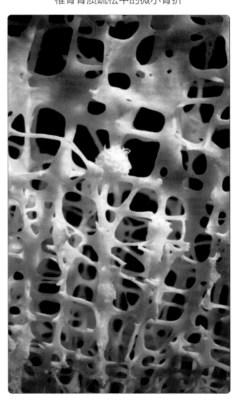

（**左图**）多数水平状骨小梁变薄，部分区域消失。垂直骨小梁更像支杆而非骨板。导致骨小梁之间有明显的间隙。（**右图**）椎体显示三处骨折骨痂结。椎体骨板变薄变细，横向支柱缺失。

（左图）右侧股骨头留在关节窝内，但股骨其他部分沿着骨折➡发生错位，股骨头发生旋转。骨质减少提示骨软化症。（右图）骨髓内出血伴有炎症细胞。部分骨小梁变薄➡，相互之间失去连接。

股骨颈骨折

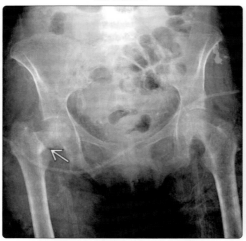

骨软化症中的急性骨折

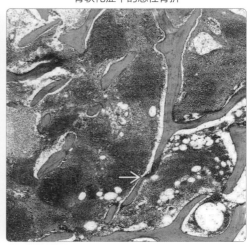

（左图）颅骨侧面显示多个骨缺损➡，眼眶上方有轻度膨胀的放射透亮区➡。患者有单侧眼球突出。（右图）冠状位 CT 显示累及右侧眼眶➡放射透亮的肿块阴影。

甲状旁腺功能亢进和血钙正常

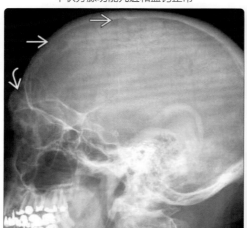

甲状旁腺功能亢进中的颅骨

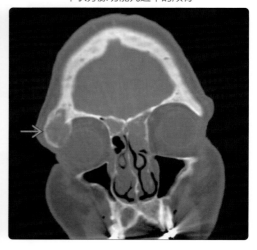

（左图）骨扫描显示颅骨、眼眶和肋骨，特别是小腿骨有浓聚的热点。（右图）临床上基本被吸收的病变，镜下显示纤维化，可见小的新骨片段，伴有较多的破骨巨细胞反应。

血钙正常的甲状旁腺功能亢进

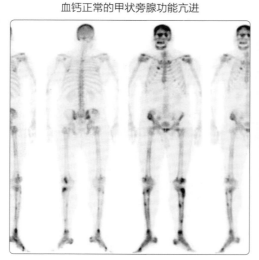

颅骨血钙正常的甲状旁腺功能亢进

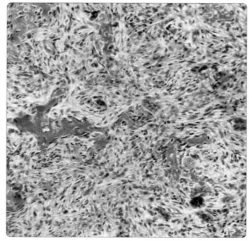

甲状旁腺功能亢进

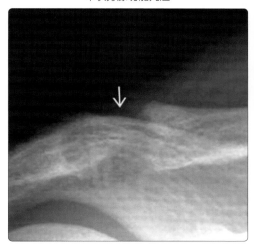

甲状旁腺功能亢进

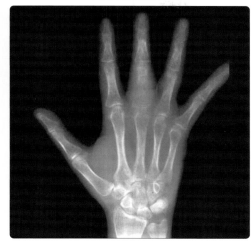

（左图）锁骨外缘显示有侵蚀现象➡️，本应与肩缝相连。（右图）手上的骨，特别是指骨，呈放射透亮状，在指骨的径向上显示有不对称性侵蚀，在中节指骨近端有一膨胀性的棕色瘤。

早期的甲状旁腺功能亢进

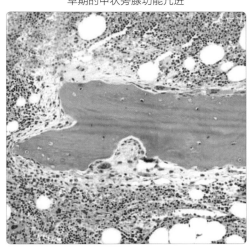

骨膜骨皮质甲状旁腺功能亢进

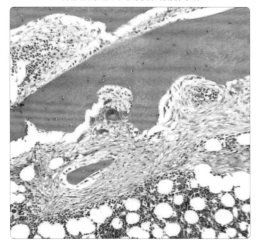

（左图）图中的骨小梁显示小梁旁纤维化，周围可见骨髓。骨小梁表面可见较多的破骨巨细胞，使得表面呈不规则扇贝样。（右图）骨内膜表面和其上方扩张的哈弗斯系统纤维化，可见骨内膜早期的隧道吸收，伴有破骨巨细胞和Howship陷窝（破骨细胞吸收陷窝）。

进展性甲状旁腺功能亢进

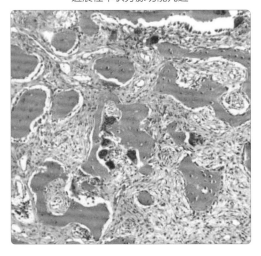

甲状旁腺功能亢进中的隧道吸收

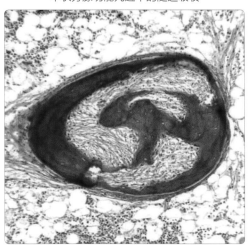

（左图）病变进展时，骨皮质经破骨巨细胞切割锥的隧道吸收变为海绵状骨小梁。此倍数下，可见明显的破骨巨细胞。（右图）隧道吸收是仅发生于骨皮质的吸收方式，但海绵状骨小梁的隧道吸收伴部分纤维化对甲状旁腺功能亢进具有诊断性。

（左图）肩胛骨侧方中穿越的放射透亮线➡由围绕营养血管的骨吸收所形成，被未矿化的骨样组织所替代。这些假骨折常呈对称性，但未错位，无骨痂形成。（右图）多灶性类似应力骨折的放射透亮区➡，但不像真正的应力骨折那样呈放射致密性。

骨软化症中的疏松区

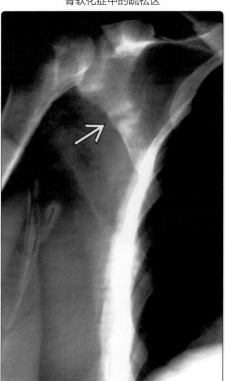

骨软化症中多个应力性假骨折

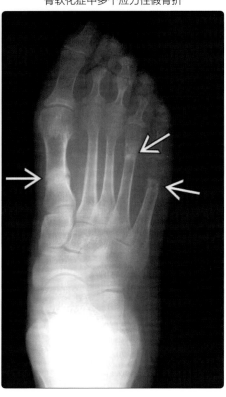

（左图）骨扫描显示脊柱弥漫性摄取，肋骨多灶性热点。后者有时在 CT 可与未错位的无骨痂"骨折"相关。因肋骨始终处于运动状态，其骨折常有大量的骨痂。（右图）三色染色显示矿化骨（绿色）表面覆有骨样组织（红色）。未矿化的骨样组织无四环素标记，提示真正的骨软化。

骨软化症

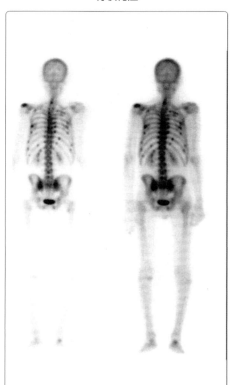

髂嵴骨软化症：未脱钙

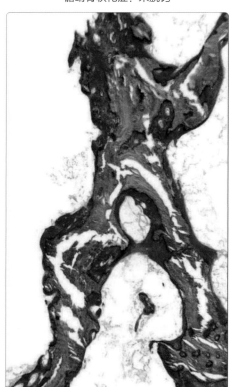

耻骨肾性骨营养不良伴有疏松区

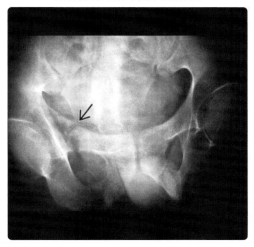

耻骨肾性骨营养不良中假骨折

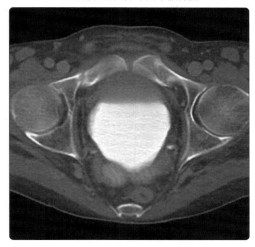

（左图）患者有慢性肾衰竭，并有弥漫性骨透亮影，提示骨软化症➡。因为是环状，真正的骨折几乎不变的发生于2个位置。（右图）轴位CT显示右侧耻骨不连续，类似骨折，但并无错位，也无骨痂形成。

肾性骨营养不良中的橄榄球衣状脊椎

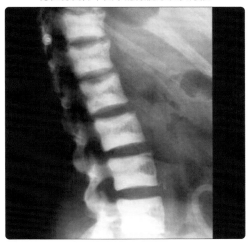

髂嵴肾性骨营养不良：未脱钙

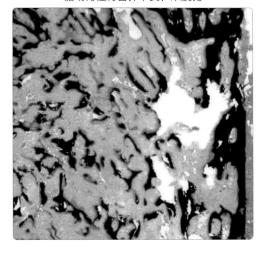

（左图）骨软化症中骨的抗张强度得以保留但已变弱。大量骨样组织被加入相对承重的椎体终板区域后，可在影像学上呈不透光性。（右图）von Kossa 染色突出显示黑色矿化部分和红色未矿化部分。低倍镜下，两种成分均可见，但骨皮骨质（右侧）变薄，骨髓被纤维化替代。

肾性骨营养不良伴继发性甲状旁腺功能亢进

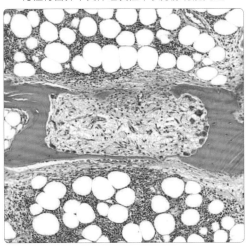

肾性骨营养不良伴类骨质增多症

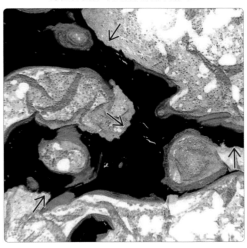

（左图）海绵状骨的很多区域显示隧道吸收和纤维化，提示继发性甲状旁腺功能亢进。其他部分的骨小梁因覆有骨样组织而平滑。（右图）von Kossa 染色未脱钙的髂嵴显示厚而平滑的红色骨样组织。因破骨巨细胞不出现于未矿化的表面，甲状旁腺功能亢进的隧道吸收仅发生于表面无骨样组织的区域➡。

第十九篇
滑膜肿瘤
Synovial Tumors

王 坚 译

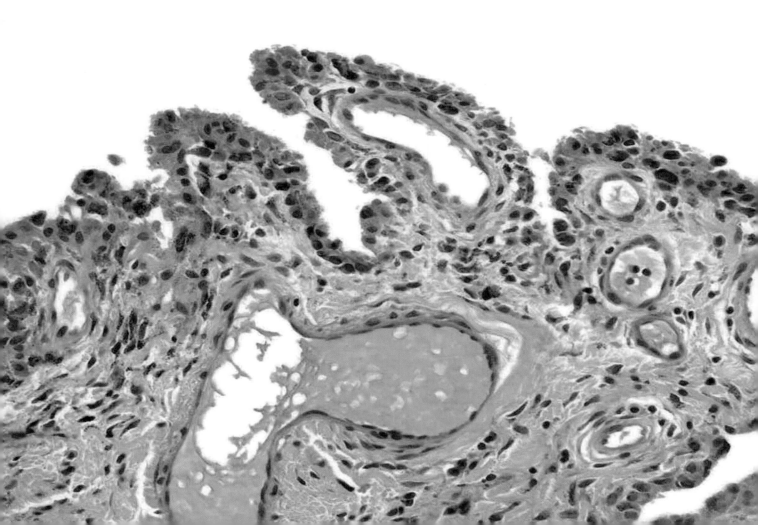

腱鞘滑膜巨细胞瘤
Tenosynovial Giant Cell Tumors

一、临床特征
- 肿瘤发生于衬覆滑膜的关节、腱鞘和滑囊结构
- 局限型最常见，85% 的病例发生于手指和腕部
- 弥漫型通常发生于大关节
- 手术切除是最主要的治疗方式
- CSF-1 和 CSF-1 受体抑制药靶向治疗
- 疾病呈缓慢性进展

二、影像学检查
- MR T_1 和 T_2 加权成像呈低至中信号

三、大体检查
- 多彩性，包括灰白色、黄色、红色和棕色

四、显微镜检查
- 染色质均匀、胞质嗜酸性的中等大多边形细胞和体积较大核偏位胞质嗜酸性的上皮样细胞，后者为肿瘤性细胞
- 较多组织细胞，瘤细胞胞质内含有含铁血黄素
- 大量的泡沫样组织细胞和散在的破骨样巨细胞
- 间质呈胶原化，常较明显，可类似骨组织

五、辅助检查
- 瘤细胞 clusterin 和 desmin（＋）
- t (1p13; 2q35)
- 产生 *CSF1-COL6A3* 融合基因

骨被肿瘤所吸收

肿瘤包绕肌腱

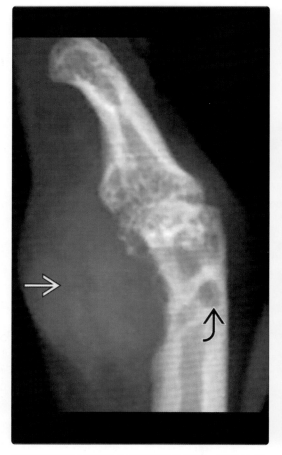

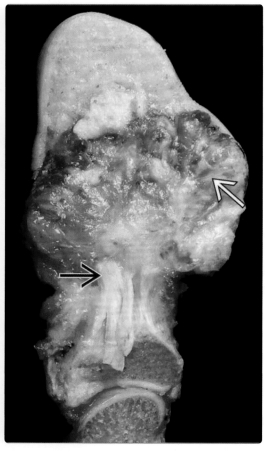

腱鞘滑膜巨细胞瘤起自于肌腱旁软组织，跨越关节，形成实性肿块。X 线片显示软组织密度结节状肿物 ➡，侵蚀远端中节指骨，形成伴有少量骨膜反应的溶骨性缺损 ↗。

截指标本，肿瘤呈灰黄色、棕色 ➡，包绕指屈肌肌腱 ➡，将被覆皮肤顶起。

一、术语

（一）缩略语
- 腱鞘滑膜巨细胞瘤（tenosynovial giant cell tumor，TGCT）

（二）同义词
- 腱鞘巨细胞瘤、色素性绒毛结节性滑膜炎

（三）定义
- TGCT：伴有滑膜细胞分化的良性肿瘤性增生

二、病因／发病机制

肿瘤性增生
- CSF-1 驱动突变

三、临床特征

（一）流行病学
- 发病率
  - 1/180 万
- 年龄
  - 局限型发生于 30—50 岁
  - 弥漫型＜ 40 岁
  - 极少见于儿童
- 性别
  - 局限型多见于女性（男：女 =1：2）
  - 弥漫型以女性略多见
- 常为孤立性

（二）部位
- 肿瘤发生于衬覆滑膜的关节、腱鞘和滑囊结构
- 局限型最常见，85% 的病例发生于手指和腕部
  - 少见部位包括足、踝、膝、臀部
  - 发生于手指者掌侧多于背侧
- 弥漫型常发生于大关节
  - 膝部 75%，其次为臀部、踝、肘、颞颌关节、椎间关节

（三）表现
- 症状进展缓慢，病程数月至数年
- 可触及的活动性肿块
- 疼痛
- 肿胀
- 关节渗液，常为血性
- 关节活动受限
- 随时间推移可破坏关节软骨

（四）治疗
- 手术切除是最主要的治疗方式
  - 对关节外肿瘤行边界性切除
  - 对关节肿瘤部分或次全滑膜切除
- CSF-1 和 CSF-1 受体抑制药靶向治疗
  - 抑制 CSF-1 受体的选择性酪氨酸激酶药物
- 较少采用放疗
  - 关节外或关节内同位素滑膜关节炎
    - 30～50 Gy 外部照射 20 个疗程

（五）预后
- 缓慢性进展性疾病
- 局限型复发率：0～15%
- 弥漫型复发率：21%～50%
  - 部分滑膜切除复发率高于完全滑膜切除
- 关节内弥漫型常破坏关节而需要关节置换
  - 常需 5～16 年发展成为晚期关节病变
- 恶变极为少见

四、影像学检查

（一）X 线
- 软组织密度肿块
- 常侵蚀邻近骨，可为广泛性
  - 骨皮质呈扇贝样不平整，可形成溶骨性透亮影

（二）超声
- 在动态扫描上局限型肿瘤可见肌腱自由移动
- 常显示为均匀低回声
  - 少数病例回声不均匀

（三）MR
- 局限型肿瘤显示境界清楚的肿块，邻近或围绕肌腱
- MR T_1 和 T_2 加权成像呈低至中信号
  - 梯度回波系列上可见含铁血黄素
- 钆增强

五、大体检查

一般特征
- 局限型呈圆形至卵圆形，境界清楚，质地坚实
- 弥漫型呈绒毛结节样
- 直径 1～13cm（多＜ 5cm）
- 多彩性，包括灰白色、黄色、红色和棕色

六、显微镜检查

组织学形态
- 局限型境界清楚但无包膜
- 弥漫型呈绒毛结节样
- 成分多样，染色质均匀、胞质嗜酸性的中等大多边形细胞和体积较大核偏位胞质嗜酸性的上皮样细胞，后者为肿瘤性细胞
  - 体积较小的细胞为非肿瘤性组织细胞
- 较多组织细胞和瘤细胞的胞质内含有含铁血黄素
- 大量的泡沫样组织细胞和散在的破骨样巨细胞
- 少量淋巴细胞
- 间质呈胶原化，常较明显，可类似骨组织
- 核分裂象多少不等，无病理性
- 可有梗死性改变，特别是有蒂相连的关节局限型肿瘤，蒂发生扭转者

- 延伸至血管者少见
- 在弥漫型中未受累及的滑膜显示乳头状增生和大量的含铁血黄素沉着
- 少数情况下，肿瘤含有软骨样区域，可伴有局灶钙化
- 恶变极为少见
  - 常含有良性成分，见于复发病例或发生于良性肿瘤放疗后
  - 恶性肿瘤细胞体积大，呈上皮样，显示有多形性，核分裂象易见

七、辅助检查

（一）免疫组化

- 瘤细胞 clusterin、D2-40、desmin（＋），可有树突状形态特征
  - 染色方式与正常滑膜细胞相似
- 组织细胞和破骨样巨细胞 CD68 和 CD163（＋）

（二）遗传学

- t（1p13；2q35）
  - 产生 CSF1-COL6A3 融合基因
    - 在 COL6A3 调节成分的控制下导致 CSF-1 构成性表达
      - 肿瘤内 5%～20% 的细胞为肿瘤性，具有融合基因
    - 61% 的病例中可检测出融合基因
    - 表达 CSF-1 的细胞占肿瘤细胞的 1%～16%
      - CSF-1 表达征募表达 CSF-1 受体的细胞
      - 单核细胞和巨噬细胞含有 CSF-1 受体，占肿瘤内细胞的大部分
    - 融合转录物常导致 CSF1 外显子 9 缺失
  - 少见融合亚型包括 CSF1-VCAM1、CSF1-FN1 和 CSF1-CDH1
- 多数肿瘤内 CBL 错义突变

八、鉴别诊断

（一）含铁血黄素沉着性滑膜炎

- 滑膜下无片状增生的病变细胞

（二）软组织巨细胞瘤

- 瘤细胞呈合体样生长方式
- 瘤细胞核形态与多核巨细胞的核形态相似
- 无 CSF1-COL6A3 融合基因

（三）软骨母细胞瘤

- 多分叶状，瘤细胞核可见核沟

- 无胶原性间质
- H3F3B 基因突变，瘤细胞表达 H3.3 K36

（四）丛状纤维组织细胞瘤

- 腱鞘滑膜巨细胞无丛状生长结构
- 常含有梭形细胞成分

（五）假肢磨屑反应

- 大量内含磨屑的组织细胞
  - 金属颗粒、聚乙烯、骨水泥，这些结晶在影像学上呈对比增强

九、诊断清单

（一）临床相关病理特征

- 肿瘤发生于衬覆滑膜的结构
  - 结节状或绒毛状

（二）病理解读要点

- 富于细胞的良性肿瘤，伴有大量的泡沫样组织细胞、胶原性间质、破骨样巨细胞，含铁血黄素沉着

推荐阅读

[1] Liu Y et al: Diffuse-type tenosynovial giant cell tumor of the temporomandibular joint with skull base invasion: a report of 22 cases with literature review. Oral Surg Oral Med Oral Pathol Oral Radiol. 131(1):16-26, 2021

[2] Benner B et al: Pexidartinib, a novel small molecule CSF-1R inhibitor in use for tenosynovial giant cell tumor: A systematic review of pre-clinical and clinical development. Drug Des Devel Ther. 14:1693-704, 2020

[3] Healey JH et al: Management of tenosynovial giant cell tumor: A neoplastic and inflammatory disease. J Am Acad Orthop Surg Glob Res Rev. 4(11):e2000028, 2020

[4] Nagase M et al: Tenosynovial giant cell tumor, localized type with extensive chondroid metaplasia: A case report with immunohistochemical and molecular genetic analysis. Int J Surg Pathol. 28(4):447-53, 2020

[5] Al-Ibraheemi A et al: Malignant tenosynovial giant cell tumor: The true "synovial sarcoma?" A clinicopathologic, immunohistochemical, and molecular cytogenetic study of 10 cases, supporting origin from synoviocytes. Mod Pathol. 32(2):242-51, 2019

[6] Tsuda Y et al: Massively parallel sequencing of tenosynovial giant cell tumors reveals novel CSF1 fusion transcripts and novel somatic CBL mutations. Int J Cancer. 145(12):3276-84, 2019

[7] Mastboom MJL et al: Tenosynovial giant cell tumors in children: A similar entity compared with adults. Clin Orthop Relat Res. 476(9):1803-12, 2018

[8] Nakayama R et al: Clinical characteristics and treatment outcomes in six cases of malignant tenosynovial giant cell tumor: initial experience of molecularly targeted therapy. BMC Cancer. 18(1):1296, 2018

[9] Gouin F et al: Localized and diffuse forms of tenosynovial giant cell tumor (formerly giant cell tumor of the tendon sheath and pigmented villonodular synovitis). Orthop Traumatol Surg Res. 103(1S):S91-97, 2017

[10] Stephan SR et al: Pigmented villonodular synovitis: A comprehensive review and proposed treatment algorithm. JBJS Rev. 4(7), 2016

细微改变

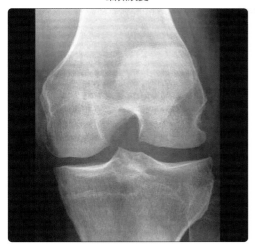

多结节状肿块

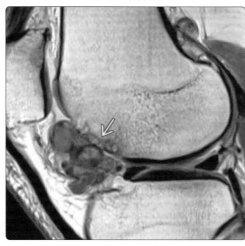

（左图）正位 X 线片显示膝关节髁间窝略增大。无肿块影，骨结构无特殊。（右图）相对应的矢状位 MR T₁ 显示滑膜下结缔组织内多结节状肿块，呈黑色不均质性，散在区域显示信号增高。正对肿瘤的软骨下骨髓异常➡伴有水肿。

软组织肿块

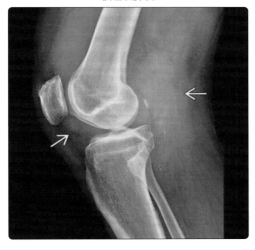

关节内广泛性病变

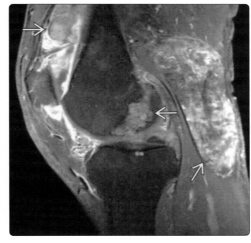

（左图）侧位 X 线片显示膝部前后方软组织密度肿块➡。骨未受累及，关节腔也保持完好。（右图）相对应的矢状位 MR T₂ C+ FS 显示累及膝关节的不均质性肿块。弥漫型肿瘤的主体位于髌骨上窝、关节后方和邻近软组织➡。此类广泛性病变可随着时间引起关节破坏。

肿瘤跨关节

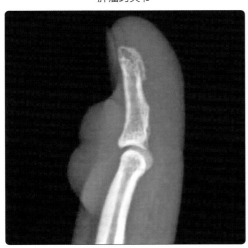

肿瘤境界清楚

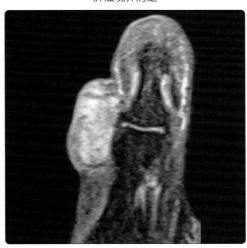

（左图）侧位 X 线片显示位于手指背侧的局限型腱鞘滑膜巨细胞瘤，呈结节状软组织密度。肿瘤位于拇指跨指间关节的软组织内。位于下方的骨未受侵蚀。（右图）MR T₂ 显示肿瘤境界清楚，含有不均匀信号，肿瘤将被覆皮肤顶起，邻近骨和关节未受累及。

颞颌关节巨大肿块

多结节性肿块

（左图）轴位 CT 显示发生于颞颌关节的弥漫结节性肿瘤，累及邻近的软组织➡️。巨大的肿瘤具软组织密度。（右图）相对应的冠状位 MR T_2 显示肿瘤呈多结节性⬛，向颅骨延伸，突向颞叶底部。肿瘤显示混杂性信号。

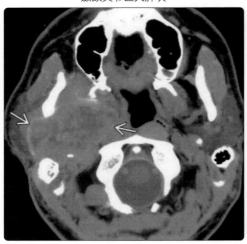
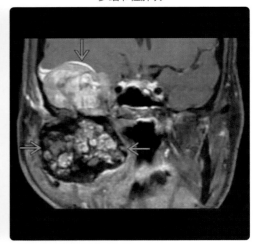

椎关节突关节肿瘤

肿瘤填满关节

（左图）轴位 CT 显示发生于胸椎关节突关节的肿瘤，充满关节腔，并侵蚀邻近的椎弓根和椎板。肿瘤具软组织密度，并被一层骨围绕➡️。（右图）相对应的轴位 MR T_2 显示圆形大肿块，破坏关节和邻近骨➡️。肿瘤周界清楚，低信号密度，椎管的外侧部分被肿瘤所取代。

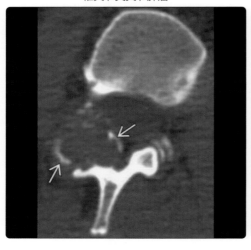
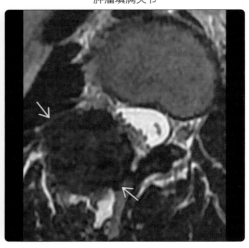

足部隆起性肿块

边缘性切除

（左图）右足足底内侧体积较大的结节性腱鞘滑膜巨细胞瘤。肿瘤质地坚实，可推动，有痛感。（右图）术中见局限型腱鞘滑膜巨细胞瘤➡️。肿瘤附着于伸肌肌腱，境界清楚，行边缘性切除。

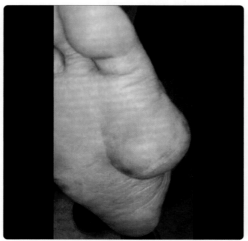
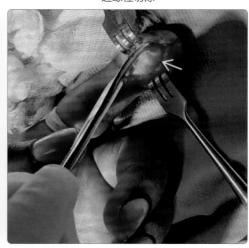

弥漫型肿瘤之术中所见

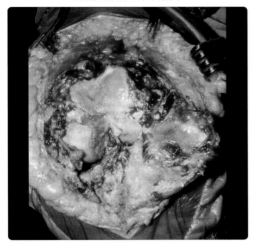

绒毛结节性肿块

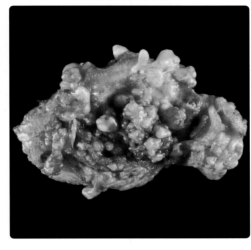

（左图）覆于滑膜表面的广泛性病变。呈绒毛结节样，关节表面被侵蚀呈颗粒状。肿瘤呈灰黄色，质脆。（右图）切除的部分滑膜表面为多结节状的灰白色肿瘤组织，其间的滑膜光滑。

灰黄色棕色肿块

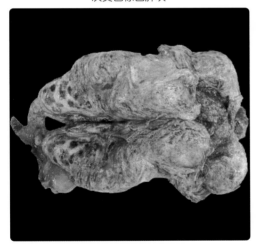

实性灰黄色肿块

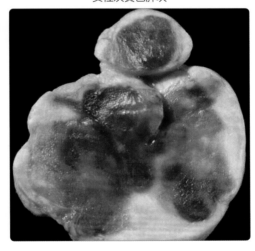

（左图）体积较大的局限型腱鞘滑膜巨细胞瘤，切面呈灰白色、黄色至棕色不等。黄色区域主要是由于富含泡沫样组织细胞，灰白色代表瘤细胞和胶原性区域，棕色灶提示为含铁血黄素沉着。（右图）经典的腱鞘滑膜巨细胞瘤呈境界清楚的结节状，实性，黄棕色。黄色区域富含泡沫样组织细胞，棕色区域含有含铁血黄素和出血。

肿瘤侵蚀骨组织

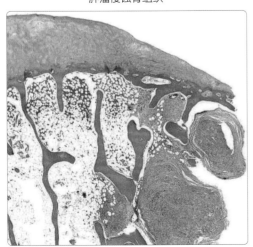

绒毛结节状结构

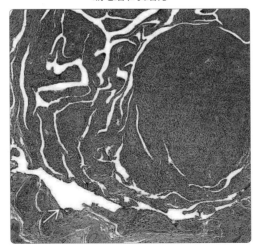

（左图）切除的股骨头显示发生于滑膜的肿瘤累及股骨头软骨下的海绵状骨。肿瘤呈结节状，富于细胞，取代了骨髓和脂肪。（右图）弥漫型腱鞘滑膜巨细胞瘤显示绒毛结节状结构，肿瘤起自滑膜，未受累及的部分被覆吞噬含铁血黄素的滑膜细胞➡。

局限型肿瘤

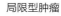

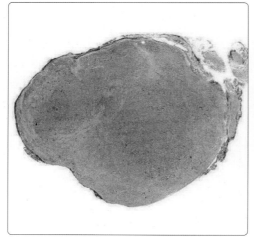

富于细胞性肿瘤

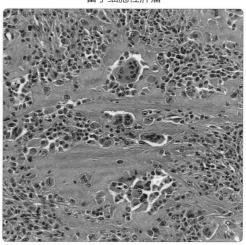

（**左图**）局限型腱鞘滑膜巨细胞瘤呈结节状，周界清楚，但无包膜。间质呈胶原样，将肿瘤分隔成小叶状。另见小块不明显的滑膜组织。（**右图**）肿瘤细胞丰富，由中等大小的多边形单核细胞和散在的破骨样巨细胞组成，间质呈玻璃样变。

微囊

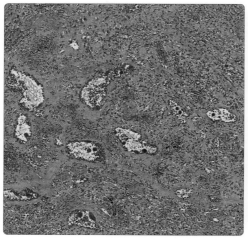

结节样含铁血黄素沉着性肿瘤

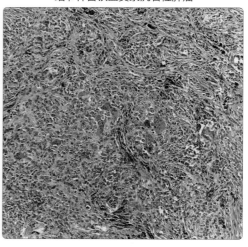

（**左图**）肿瘤内含有散在的微囊性腔隙，其内可见漂浮的破骨样巨细胞。间质呈胶原化。可见棕色含铁血黄素沉着。（**右图**）图示致密分布的多边形单核样细胞和散在的破骨样巨细胞，可见大量的含铁血黄素沉着。

胶原性间质内的肿瘤细胞

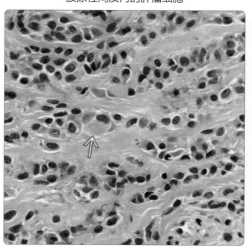

瘤细胞

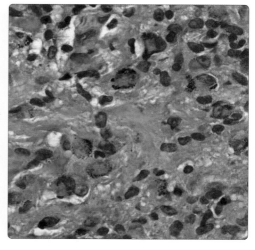

（**左图**）散在分布的肿瘤细胞➡️，体积偏大，含有丰富的嗜酸性胞质，核偏位，呈肾形，染色质均匀。其余的细胞主要为组织细胞，可与瘤细胞难以区分。（**右图**）瘤细胞体积大，含有大量嗜酸性胞质，核偏位，核仁明显。不少瘤细胞内含有含铁血黄素颗粒，分布于细胞周边。

肿瘤在肌肉组织内生长

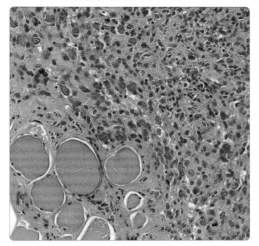

血管侵犯

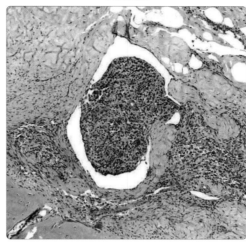

（左图）腱鞘滑膜巨细胞瘤可呈局部浸润。本例肿瘤在肌肉组织内生长，瘤细胞无异型性，也无核分裂象。可见散在的破骨样巨细胞和含铁血黄素沉着。（右图）少见情况下，可显示有血管侵犯，并不与肿瘤转移相关。

含有软骨区域的肿瘤

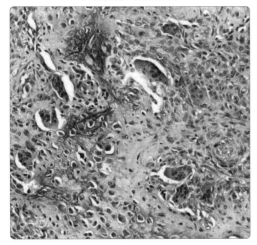

梗死

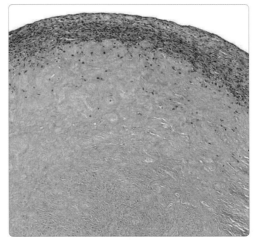

（左图）罕见情况下，肿瘤内可含有软骨区域。瘤细胞位于陷窝内，基质伴有钙化，并围绕瘤细胞，类似软骨肉瘤。可见散在的破骨样巨细胞。（右图）有时腱鞘滑膜巨细胞瘤的一部分可发生梗死。主要发生于关节内的病变。肿瘤因蒂扭转而发生梗死。可见退变影细胞。

desmin 阳性细胞

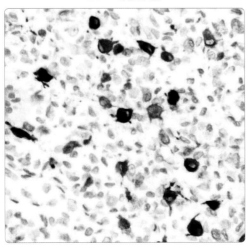

含铁血黄素沉着性滑膜炎

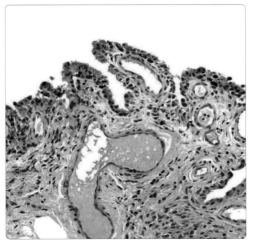

（左图）瘤细胞常表达desmin，并呈树突状染色。背景中阴性表达的细胞为非肿瘤性组织细胞。（右图）腱鞘滑膜巨细胞瘤的鉴别诊断包括含铁血黄素沉着性滑膜炎。滑膜呈乳头状，滑膜细胞和滑膜下散在的巨噬细胞含有含铁血黄素，无成片生长的肿瘤细胞。

滑膜软骨瘤病和软骨肉瘤
Synovial Chondromatosis and Chondrosarcoma

关节外滑膜软骨瘤病

关节外滑膜软骨瘤病

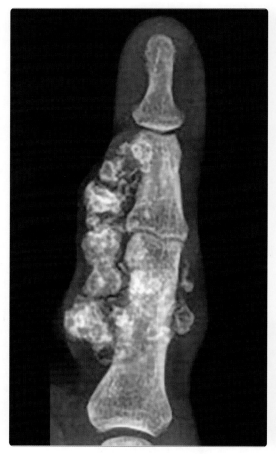

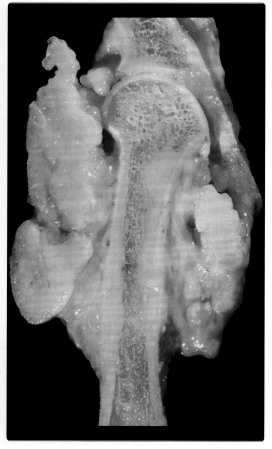

X线片显示手指关节外（腱鞘滑膜）软骨瘤病。表现为多个软骨结节，伴有软骨内骨化，影像学上呈放射致密影。

大体切面上可见多个有光泽的灰色软骨结节，发生于腱鞘滑膜内并使之扩展，骨未受累及。

一、术语

定义

- 滑膜软骨瘤病：局部侵袭性肿瘤，由多个透明软骨结节组成，累及并扩展至滑膜下组织
- 滑膜软骨肉瘤：发生于衬覆滑膜组织的软骨肉瘤
  - 发生于以下 3 种情形
    - 肿瘤新发，无潜在病变（原发性滑膜软骨肉瘤）
      - 滑膜软骨肉瘤最少见的一种类型
    - 伴发原发性滑膜软骨瘤病
    - 滑膜软骨瘤病的局部复发

二、临床特征

（一）流行病学

- 年龄
  - 常发生于 30—50 岁成年人
    - 极少发生于儿童
  - 滑膜软骨瘤病患者常为中年或老年人
- 性别
  - 多见于男性

（二）部位

- 可发生于任何衬覆滑膜的结构
- 关节内肿瘤多累及大关节
  - 膝部最常见，其次为臀部、肘部、肩部和踝
- 腱鞘滑膜肿瘤不少见
- 多数腱鞘滑膜软骨肉瘤发生于膝关节
  - 其他部位包括臀部、肩部、踝和足

（三）表现

- 累及关节或腱鞘滑膜者疼痛
- 受累滑膜肿胀
- 关节僵硬
- 滑膜软骨瘤病极少累及颞颌关节
  - 可类似涎腺肿瘤或颅底软骨肉瘤
- 无临床特征可区分滑膜软骨瘤病和软骨肉瘤
  - 滑膜软骨肉瘤通常较大

（四）治疗

- 对滑膜软骨瘤病采用滑膜切除
- 对滑膜软骨肉瘤需行广泛切除

（五）预后

- 滑膜软骨瘤病局部复发率为 15%～20%
  - 滑膜软骨瘤病恶变极为罕见
    - 通常发生于病程较长或局部复发病例
- 对滑膜软骨肉瘤行病变内治疗者会随后发生局部复发
- 滑膜软骨肉瘤行广泛切除者不复发
- 滑膜软骨肉瘤可转移至肺，其他转移部位包括脑、胸骨和椎旁软组织

三、影像学检查

（一）X线

- 平片可正常或显示关节内非特异性肿块

- 当有矿化时可有环状或弧形钙化
  - 常见于软骨肿瘤

（二）MR

- T_1 加权成像显示低至中等信号强度
- T_2 加权成像显示高信号强度和低信号强度钙化区
- 有助于评估病变范围

（三）CT

- X 线片和 CT 影像学上相似
- 有助于判断具体部位及是否有骨侵蚀

（四）滑膜软骨瘤病和滑膜软骨肉瘤

- 影像学上较难将滑膜软骨瘤病与滑膜软骨肉瘤区分
  - 提示软骨肉瘤的形态
    - 广泛性累及滑膜
    - 延伸至软组织
    - 累及下方的骨

四、大体检查

（一）一般性特征

- 滑膜软骨瘤病可见大量圆形、有光泽、珍珠白样软骨结节
- 滑膜软骨肉瘤通常体积较大，呈实性肿块

（二）大小

- 滑膜软骨瘤病中的单个软骨结节直径从 2mm 至 1cm 以上，有时可较大
- 滑膜软骨肉瘤结节大于滑膜软骨瘤病

（三）送检组织取材

- 滑膜软骨瘤病需广泛取材，每 1cm 取材 1 块，以除外继发性软骨肉瘤
- 滑膜软骨肉瘤也需要广泛取材，以便于准确分级

五、显微镜检查

（一）组织学形态

- 滑膜下结缔组织内富于细胞性透明软骨结节
- 软骨细胞显示细胞密度增加和异型性
- 软骨细胞常成簇分布而非均匀分布
- 细胞密度和异型性可超过骨内软骨瘤
- 可有软骨内骨化
- 一个诊断线索是在软骨结节表面可见滑膜衬覆，特别是在小标本中
- 基质可有灶性黏液样变

（二）滑膜软骨瘤病和滑膜软骨肉瘤

- 组织学上将滑膜软骨瘤病与软骨肉瘤区分开来可非常困难
  - 软骨肉瘤的诊断线索
    - 软骨细胞不成簇排列（呈片状）
    - 黏液样基质
    - 核分裂象
    - 软骨细胞坏死
    - 结节周边软骨细胞呈梭形

- 浸润下方骨组织，包绕残留宿主骨
  - □ 据此可诊断为滑膜软骨肉瘤
  - 明显多形性
- 极少数情况下，滑膜软骨肉瘤可去分化为高级别肉瘤

六、辅助检查

（一）免疫组化

- 滑膜软骨瘤病或滑膜软骨肉瘤无特异免疫表型

（二）分子检测

- 滑膜软骨瘤病和起自滑膜软骨瘤病的软骨肉瘤显示有 *FN1-ACVR2A* 融合基因
- 部分肿瘤显示不同的融合基因伴侣，包括 *FN1-NFATC2*
- *KMT2A-BCOR* 融合基因在滑膜软骨肉瘤中有报道
- 滑膜软骨瘤病或滑膜软骨肉瘤无 *IDH1/IDH2* 突变

（三）遗传学

- 滑膜软骨瘤病可有 6 号染色体异常，1p22 和 1p13 重排，以及额外的 5 号染色体重排

七、鉴别诊断

（一）继发性滑膜软骨瘤病（游离体或关节鼠）

- "游离体"统指关节腔内任何漂浮的结构
  - 可由软骨或骨或两者的碎片组成
  - 可为单个或多个，类似滑膜软骨瘤病
  - 大体上，常有生发层结构
    - 由病灶表面沉积的化生性软骨引起，围绕病灶形成同心圆
      - □ 与滑膜软骨瘤病不同，后者由透明软骨形成，可软骨内骨化，但不显示生发层结构

（二）软组织软骨瘤

- 不发生于衬覆滑膜的结构

- 软组织软骨瘤也可显示 *FN1* 重排，尽管伴侣基因（*FGFR1* 和 *FGFR2*）与滑膜软骨瘤病不同

八、诊断清单

（一）临床相关病理特征

- 滑膜软骨瘤病可显示细胞密度增高和异型性，但仍呈良性经过
- 滑膜软骨肉瘤极为少见

（二）病理解读要点

- 对任何邻近关节或软组织的软骨性肿瘤需寻找是否衬覆有滑膜组织，以除外滑膜软骨瘤病

推荐阅读

[1] Agaram NP et al: A molecular study of synovial chondromatosis. Genes Chromosomes Cancer. 59(3):144-51, 2020

[2] Gambarotti M et al: Synovial chondrosarcoma: a single-institution experience with molecular investigations and review of the literature. Histopathology. ePub, 2020

[3] Amary F et al: Synovial chondromatosis and soft tissue chondroma: extraosseous cartilaginous tumor defined by FN1 gene rearrangement. Mod Pathol. ePub, 2019

[4] Wen J et al: Synovial chondromatosis of the hip joint in childhood: A case report and literature review. Medicine (Baltimore). 97(51):e13199, 2018

[5] Neumann JA et al: Synovial chondromatosis. JBJS Rev. 4(5), 2016

[6] Guarda-Nardini L et al: Synovial chondromatosis of the temporomandibular joint: a case description with systematic literature review. Int J Oral Maxillofac Surg. Epub ahead of print, 2010

[7] Murphey MD et al: Imaging of synovial chondromatosis with radiologicpathologic correlation. Radiographics. 27(5):1465-88, 2007

[8] Fetsch JF et al: Tenosynovial (extraarticular) chondromatosis: an analysis of 37 cases of an underrecognized clinicopathologic entity with a strong predilection for the hands and feet and a high local recurrence rate. Am J Surg Pathol. 27(9):1260-8, 2003

[9] Bertoni F et al: Chondrosarcomas of the synovium. Cancer. 67(1):155-62, 1991

滑膜软骨瘤病

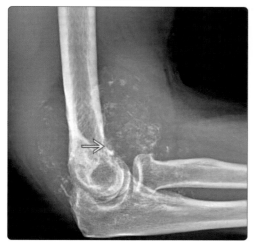

滑膜软骨瘤病

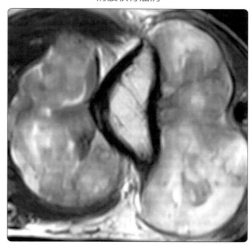

（左图）发生于肘部的大肿块，含有多个圆形放射密度影。肿块侵蚀肱骨远端➡前方的骨皮质。（右图）相对应的轴位 MR T$_2$ 显示累及肘关节的大肿块。肿瘤显示亮信号强度，围绕远端肱骨。

滑膜软骨瘤病

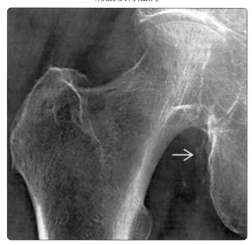

滑膜软骨瘤病

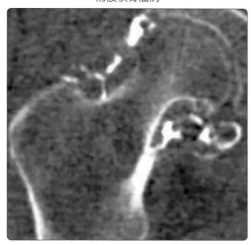

（左图）股骨近端 X 线片显示髋关节下方软组织内散在的钙化灶➡。（右图）冠状位重建 CT 显示髋关节内围绕股骨颈的多个甜甜圈样钙化。股骨头未被侵蚀。

滑膜软骨瘤病

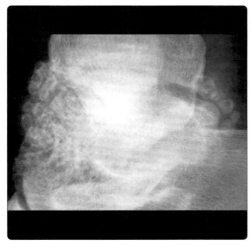

滑膜软骨瘤病

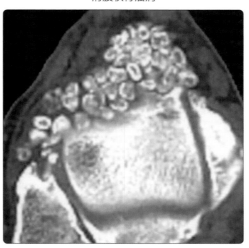

（左图）侧位 X 线片显示踝关节前后方大量小圆形放射密度影，这些结节病变中心呈放射透亮状。（右图）相对应的轴位 CT 显示大量豌豆样放射密度影，累及踝关节。肿瘤性结节也侵蚀胫腓关节。

（左图）冠状位重建CT显示颞颌关节充满了多个不规则的放射密度影。邻近骨未受病变侵蚀。（右图）相对应的轴位CT结节呈卵圆形和不规则形，充满关节并围绕近端颌骨。

滑膜软骨瘤病

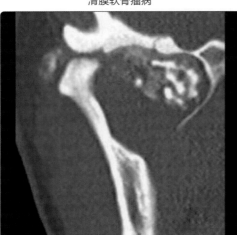

滑膜软骨瘤病

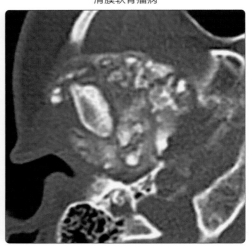

（左图）侧位X线片显示膝关节前后方多个钙化性结节。后方隐约可见体积较大软组织肿块➡。（右图）相对应矢状位MR显示关节前后方巨大的病变。

滑膜软骨瘤病

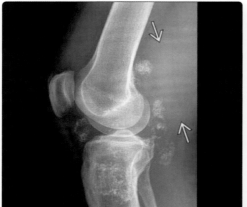

滑膜软骨瘤病

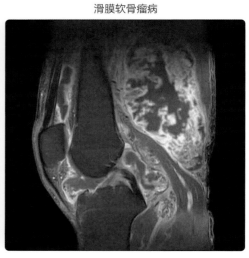

（左图）截肢标本中偶然发现的滑膜软骨瘤病。膝关节内可见蓝灰色的软骨结节➡。（右图）图示附着于光滑滑膜表面的融合性软骨结节➡。结节实性，质韧，灰白色或蓝灰色。

偶然发现的滑膜软骨瘤病

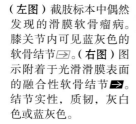
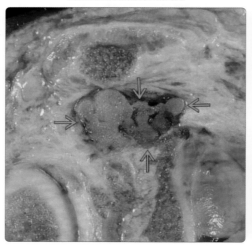

滑膜软骨瘤病

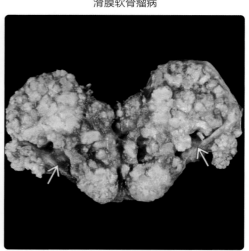

滑膜软骨瘤病

滑膜软骨瘤病

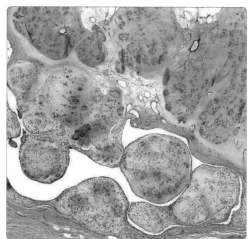
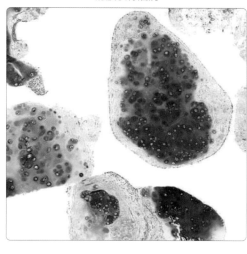

（左图）滑膜下结缔组织内多个形成完好的透明软骨结节。结节表面衬覆滑膜。（右图）图示多个软骨结节。结节表面衬覆滑膜，并呈游离状。

滑膜软骨瘤病

滑膜软骨瘤病

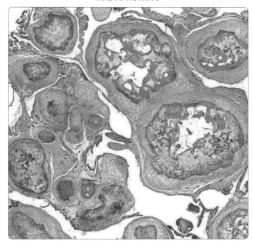
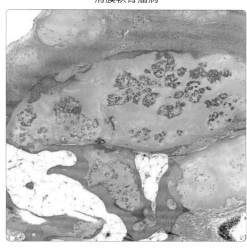

（左图）本例滑膜软骨瘤病中的多个软骨结节发生软骨内骨化。（右图）软骨结节内骨化。软骨结节内细胞不丰富，局灶基质钙化。

滑膜软骨瘤病

滑膜软骨瘤病

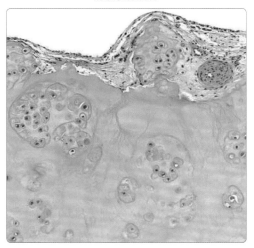
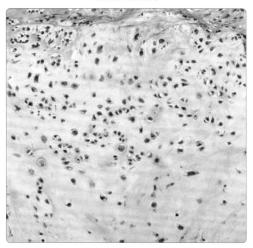

（左图）软骨结节内细胞密度低，含有散在软骨细胞，核呈圆形、深染。结节表面被覆起伏的滑膜。（右图）图示软骨结节内细胞密度增加。软骨细胞核略增大，染色质均匀。

滑膜软骨瘤病

（**左图**）滑膜软骨瘤病中成簇分布的软骨细胞。核大小略不一致，部分核深染。（**右图**）经典滑膜软骨瘤病中成簇分布的软骨细胞，为大量的基质所分隔。软骨细胞无明显异型性。

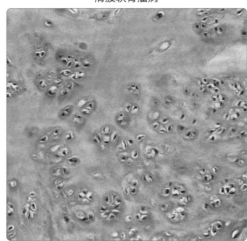

滑膜软骨瘤病

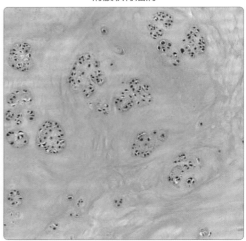

（**左图**）滑膜软骨瘤病显示软骨细胞密度增加，核有异型并深染。与软骨肉瘤区分可较困难。（**右图**）衬覆结节表面的滑膜变薄。软骨结节内细胞不丰富，核示轻度异型。

滑膜软骨瘤病

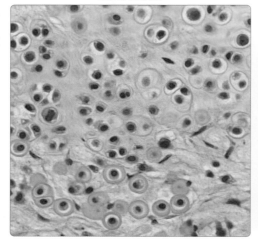

滑膜软骨瘤病

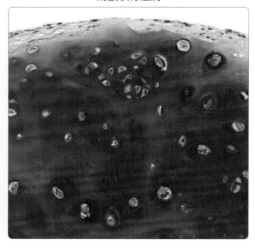

（**左图**）滑膜软骨瘤病中的软骨细胞核呈圆形和卵圆形，部分呈不规则形。多数核深染，部分为双核。（**右图**）部分滑膜软骨瘤病中的基质呈黏液样，软骨细胞不位于陷窝内。

滑膜软骨瘤病

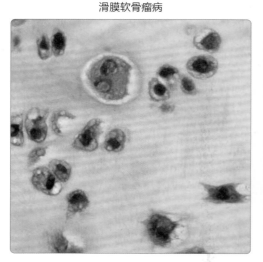

滑膜软骨瘤病

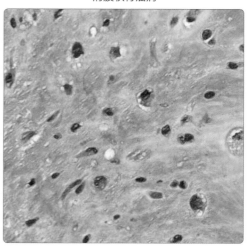

滑膜软骨瘤病

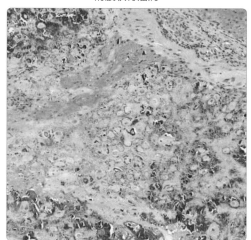

滑膜软骨瘤病：Ki-67

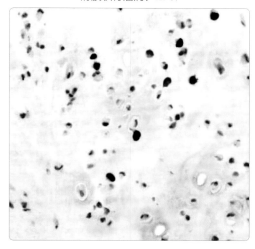

（左图）基质内偶可含有大量的矿化。可围绕瘤细胞，类似软骨母细胞瘤。（右图）多数滑膜软骨瘤病中核分裂象少见。本例显示相当一部分瘤细胞表达 Ki-67，但肿瘤为良性。

起自于滑膜软骨瘤病的软骨肉瘤

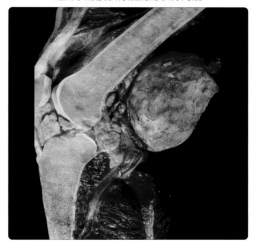

滑膜软骨肉瘤

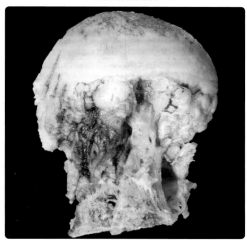

（左图）截肢标本显示发生于滑膜软骨瘤病基础上的软骨肉瘤。恶性成分位于股骨远端后方，体积较大，境界清楚。肿瘤也位于髌骨下方。（右图）卵圆形珍珠白色软骨肉瘤结节侵蚀股骨颈骨皮质。

起自于滑膜软骨瘤病的软骨肉瘤

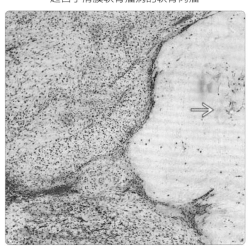

滑膜软骨肉瘤

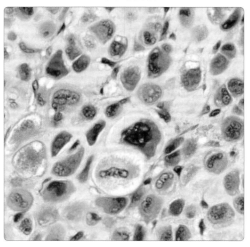

（左图）图示起自于滑膜软骨瘤病的经典型软骨肉瘤（透明和黏液样混合性）。右侧为滑膜软骨瘤病➡的软骨细胞密度低，与软骨肉瘤分界清晰。（右图）本例软骨肉瘤细胞丰富，显示有多形性，部分瘤细胞核不规则、深染。

滑膜血管瘤
Synovial Hemangioma

诊
断
要
点

一、临床特征
- 常发生于儿童和青少年
- 好发于膝关节，尤其是髌上囊
- 疼痛
- 通过关节镜局部切除或开放性滑膜切除术
- 复发不常见

二、影像学检查
- 软组织饱满，提示渗液或肿块，50% 正常
- 可有静脉石
- 关节内或关节旁肿块，T_1 中等强度信号，T_2 高信号

三、大体检查
- 红色出血性肿块，由充盈扩张血管组成

- 可境界清楚或弥漫性累及滑膜下结缔组织，以及延伸至关节外组织

四、显微镜检查
- 大量随机性分布血管
- 毛细血管最常见
- 可见机化性血栓和乳头状内皮增生
- 滑膜可有乳头状增生伴含铁血黄素沉着

五、主要鉴别诊断
- 弥漫型腱鞘滑膜巨细胞瘤
- 含铁血黄素沉着性滑膜炎

滑膜血管瘤

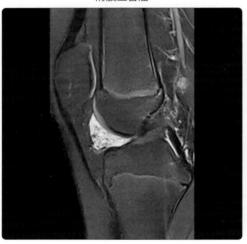

扩张的毛细血管

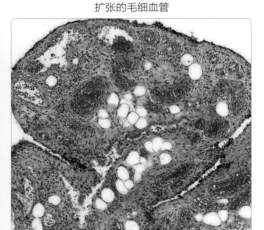

（左图）青少年患者膝关节矢状位 MR PD FS 显示滑膜高信号分叶状肿块，其内有线样低信号结构。（右图）滑膜下结缔组织内大量增生毛细血管可致滑膜呈息肉样外观。表面衬覆完整滑膜，滑膜细胞呈立方形。

大量的血管

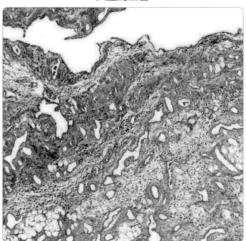

乳头状内皮增生

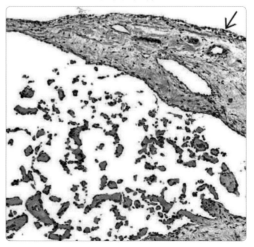

（左图）滑膜下随机分布的毛细血管型和静脉型血管。间质为疏松结缔组织，可见较多的含铁血黄素沉着。（右图）大的扩张性薄壁血管瘤显示内皮乳头状增生。凝聚的纤维素周围围绕内皮细胞，在血管腔内形成迷路样结构。病变表面的滑膜细胞➡️呈立方形。

一、术语

定义
- 良性血管形成的肿瘤

二、临床特征

（一）流行病学
- 发生率
  - 不常见，发生率未知
- 年龄
  - 常发生于儿童和青少年
- 性别
  - 女＞男

（二）部位
- 任何关节或衬覆滑膜的关节都可受累
- 膝关节最常见
  - 髌上囊
- 其他部位包括腕、肘和踝关节

（三）表现
- 疼痛
- 肿胀
- 关节渗液和关节积血
- 抬高患肢时病变变小
- 活动范围受限

（四）治疗
- 通过关节镜局部切除或开放式滑膜切除

（五）预后
- 复发不常见
- 病变广泛并反复关节积血者可引起严重的继发性骨关节炎

三、影像学检查

（一）X线
- 软组织饱满，提示渗液或肿块，50% 病例正常
  - 可侵蚀邻近骨
    - 可产生骨膜反应
  - 可有静脉石

（二）MR
- 关节内或关节旁肿块，T_1 中等强度信号，T_2 高信号

（三）CT
- 不均质性肿块伴有低密度区域
  - 可显示有静脉石和骨侵蚀

四、大体检查

一般性特征
- 红色出血性肿块，由充盈扩张的血管组成
  - 通常直径＜5cm
- 可境界清楚或弥漫性累及滑膜下结缔组织，以及累及关节外组织
- 表面衬覆的滑膜可呈乳头状

五、显微镜检查

组织学形态
- 大量随机性分布的血管
  - 毛细血管最常见
    - 血管可明显扩张并蜿蜒穿过组织
  - 海绵状
  - 动静脉型
  - 静脉型
- 可见机化性血栓和乳头状内皮增生
  - 可类似侵袭性肿瘤
  - 内皮细胞可肥胖并可多层
  - 可有核分裂象
- 衬覆内皮细胞呈良性形态
- 滑膜可有乳头状增生伴含铁血黄素沉着

六、辅助检查

（一）免疫组化
- 内皮细胞表达 ERG、CD31、CD34

（二）遗传学
- 无特异性遗传学异常

七、主要鉴别诊断

（一）弥漫型腱鞘滑膜巨细胞瘤
- 肿瘤由增生的多边形细胞组成
  - 不含有明显的血管
  - 间质胶原化
  - 大量泡沫样组织细胞

（二）含铁血黄素沉着性滑膜炎
- 滑膜下结缔组织内无大量血管
  - 血管不呈随机性分布

八、诊断清单

（一）临床相关病理特征
- 血管性软组织肿块，产生关节症状

（二）病理解读要点
- 大量随机排列的血管，通常为毛细血管，充满滑膜下结缔组织
- 衬覆内皮细胞呈良性形态
- 常有含铁血黄素沉着

推荐阅读

[1] Muramatsu K et al: Synovial hemangioma of the knee joint in pediatrics: our case series and review of literature. Eur J Orthop Surg Traumatol. 29(6):1291-6, 2019

[2] Levine BD et al: Synovial tumors and proliferative diseases. Rheum Dis Clin North Am. 42(4):753-68, 2016

[3] Greenspan A et al: Synovial hemangioma: imaging features in eight histologically proven cases, review of the literature, and differential diagnosis. Skeletal Radiol. 24(8):583-90, 1995

滑膜脂肪瘤病
Synovial Lipomatosis

（左图）X线片显示年轻患者滑膜脂肪瘤病中的关节积液。膝关节周围似有非肿瘤性的软组织密度。（右图）冠状位MR T1显示大量表面光滑的高信号息肉样分叶结构。病变累及滑膜的大部分，邻近的肌肉组织未被病变累及。

关节积液

表面光滑息肉样分叶结构

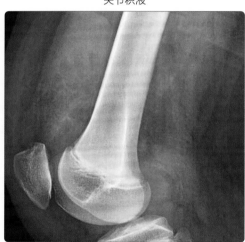

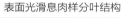

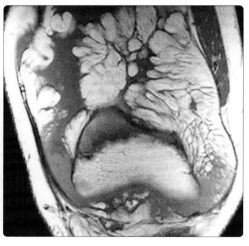

（左图）滑膜脂肪瘤病切除标本。滑膜呈黄色绒毛结节状。（右图）镜下，滑膜下结缔组织被正常的脂肪细胞所取代。表面滑膜显示反应性改变，伴有慢性炎症细胞浸润。

绒毛结节状滑膜

反应性改变

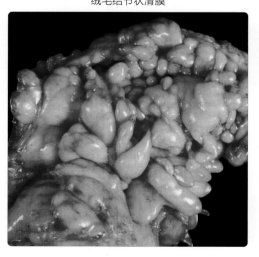

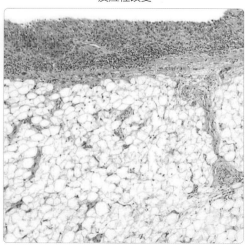

一、术语

（一）同义词

- 树枝状脂肪瘤

（二）定义

- 滑膜脂肪瘤病以滑膜下结缔组织内弥漫性脂肪组织浸润为特征

二、病因／发病机制

非肿瘤性

- 代表了滑膜下结缔组织内脂肪组织积聚
- 多数病例伴有骨关节炎或滑膜感染
  - 也可伴有半月板撕裂、滑膜囊肿、软骨瘤病和其他关节病

三、临床特征

（一）流行病学

- 发生率
  - 滑膜少见病变
- 年龄
  - 主要发生于成人
    - 极少见于儿童
- 性别
  - 多见于男性

（二）部位

- 膝关节是最常见部位
- 少数情况下为双侧性或累及多个关节
- 发生于关节外者极为少见

（三）表现

- 受累关节逐渐肿胀

（四）治疗

- 滑膜切除或治疗基础病

（五）预后

- 极少局部复发

四、影像学检查

（一）X 线

- 肿块可伴有关节积液
- 常有骨关节炎或其他关节病

（二）MR

- 含有脂肪的肿块累及滑膜下结缔组织
- 分叶状突起
- 关节积液

（三）CT

- 低密度肿块
- 分叶状突起

五、大体检查

一般性形态

- 滑膜呈绒毛结节状
- 横切面，滑膜下结缔组织被黄色脂肪组织替代

六、显微镜检查

组织学形态

- 成熟脂肪细胞取代滑膜下结缔组织
- 滑膜细胞可显示反应性改变
- 混杂慢性炎症细胞

七、辅助检查

（一）免疫组化

- 无特异性标记

（二）遗传学检测

- 无遗传学异常，支持为非肿瘤性、反应性病变

八、鉴别诊断

（一）滑膜脂肪瘤

- 单个境界清楚的肿块，不呈滑膜脂肪瘤病中的弥漫性浸润
- 多见于膝关节髌下脂肪垫区域

（二）正常脂肪浸润

- 滑膜下可见少量轻度脂肪组织浸润，特别是膝关节

九、诊断清单

病理解读要点

- 滑膜下结缔组织被成熟脂肪细胞取代，混杂慢性炎症细胞

推荐阅读

[1] Gil Hecht G et al: Bilateral lipoma arborescens -A proliferative case demonstrating progression in an adolescent male. J Orthop. 15(2):736-40, 2018

[2] Olson DR et al: Immunohistochemical analysis of HMGA2 expression fails to provide evidence of a neoplastic basis for 'primary' synovial lipomatosis. Histopathology. 67(3):420-2, 2015

[3] Vinson EN et al: Synovial lipomatosis arborescens of the peroneal tendon sheath. Skeletal Radiol. 37(10):947-50, 2008

[4] Bejia I et al: Lipoma arborescens affecting multiple joints. Skeletal Radiol. 34(9):536-8, 2005

[5] Vilanova JC et al: MR imaging of lipoma arborescens and the associated lesions. Skeletal Radiol. 32(9):504-9, 2003

[6] O'Connell JX: Pathology of the synovium. Am J Clin Pathol. 114(5):773-84, 2000

相 关 图 书 推 荐

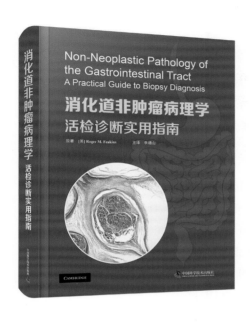

原　著　［英］Roger M. Feakins

主　译　李增山

定　价　298.00 元

　　本书引进自剑桥大学出版社，是一部系统介绍消化道非肿瘤病理学的实用著作。全书共 27 章，先从整体的角度描述了消化道活检的作用、系统性疾病在消化道的表现、放射相关损害、药物相关损害、缺血和血管性疾病、儿童常见消化道疾病及癌前病变，然后系统描述了不同的消化道部位，即从正常结构到不同类型非肿瘤性疾病或相关病变的变异。全书按照日常诊断的思路进行整体编排，在关注诊断特征的同时，也强调临床病理联系、诊断中的陷阱和鉴别诊断问题，不仅根据疾病类型进行了纵向分类，还结合诊断和鉴别诊断的情况进行了横向的比较分析，这一特点在炎症性肠病的诊断和鉴别诊断中尤为突出。此外，本书还就目前存在争议的专业术语和诊断标准进行了详尽的解释和说明，对病理报告的内容和格式也给出了相应的指导建议，并将关键和重要的内容归纳总结成要点形式列出，便于读者加深记忆和理解。全书内容翔实，图文并茂，注重系统性与实用性，对消化道相关病理学诊断策略及相关研究有很强的指导作用，可作为病理科、消化科及其他相关专业人员案头必备的工具书。本书引进自剑桥大学出版社，是一部系统介绍消化道非肿瘤病理学的实用著作。全书共 27 章，先从整体的角度描述了消化道活检的作用、系统性疾病在消化道的表现、放射相关损害、药物相关损害、缺血和血管性疾病、儿童常见消化道疾病及癌前病变，然后系统描述了不同的消化道部位，即从正常结构到不同类型非肿瘤性疾病或相关病变的变异。全书按照日常诊断的思路进行整体编排，在关注诊断特征的同时，也强调临床病理联系、诊断中的陷阱和鉴别诊断问题，不仅根据疾病类型进行了纵向分类，还结合诊断和鉴别诊断的情况进行了横向的比较分析，这一特点在炎症性肠病的诊断和鉴别诊断中尤为突出。此外，本书还就目前存在争议的专业术语和诊断标准进行了详尽的解释和说明，对病理报告的内容和格式也给出了相应的指导建议，并将关键和重要的内容归纳总结成要点形式列出，便于读者加深记忆和理解。全书内容翔实，图文并茂，注重系统性与实用性，对消化道相关病理学诊断策略及相关研究有很强的指导作用，可作为病理科、消化科及其他相关专业人员案头必备的工具书。

相 关 图 书 推 荐

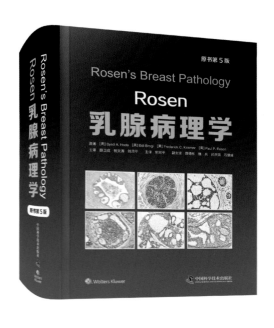

原　著　［美］Syed A. Hoda 等

主　审　薛卫成　杨文涛　刘月平

主　译　郭双平

副主译　薛德彬　魏　兵　闫庆国　石慧娟

定　价　880.00 元

　　本书引进自 Wolters Kluwer 出版集团，由 Paul P. Rosen 博士联合众多该领域的权威专家共同编写，提供了来自多家领先医疗中心关于乳腺疾病的全面信息，被认为是该领域的金标准。本书为全新第 5 版，在前几版的基础上进行了全面更新，以反映这一动态实践领域的最新进展，涵盖了良性和恶性乳腺疾病的免疫组化、病理生物学和分子遗传学等多个方面，细致介绍了每种疾病的临床和放射学表现、流行病学、大体病理、镜下病理、分子病理、治疗及预后，可帮助病理医生做出准确诊断。全书阐述简洁，图文并茂，包含海量高清图片，不仅展示了乳腺疾病的组织病理学特征，还强调了病理学在乳腺疾病多学科管理中的作用，可作为想要全面了解乳腺病理学的医生及研究人员的理想参考书，也可供病理学家、外科医生、肿瘤学家、放射科医生和放射肿瘤学家阅读参考。

出版

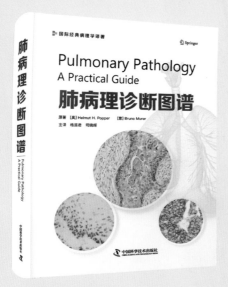

原著 ［奥］Helmut H. Popper 等

主译 杨连君 司晓辉

定价 358.00 元

本书引进自 Springer 出版社，由国际病理诊断专家 Helmut H. Popper 和 Bruno Murer 新近合著的一部肺病理诊断图谱。两位著者在肺病理诊断方面经验丰富、造诣深厚，在书中列举分析了数百例真实病例，展示了数千张图片。全书共 34 章，结合大量典型和不典型病例及其病理照片，图文并茂地阐述了肺和胸膜的肿瘤及瘤前病变、罕见肿瘤，以及间质性肺病、代谢性肺病、感染性肺炎、尘肺病、药物性肺病、发育性和儿童肺疾病等非肿瘤性肺疾病的病理诊断新进展、新思路和实用技巧，具有明显的创新性。

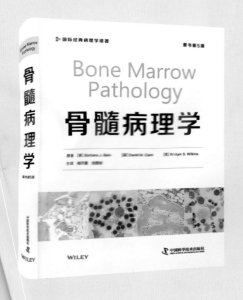

原著 ［英］Barbara J. Bain 等

主译 梅开勇 刘恩彬

定价 398.00 元

本书引进自 WILEY 出版社，是一部系统介绍骨髓病理学的实用著作。介绍了正常骨髓的成分构成、标本制作和骨髓病理的诊断技术，并对各种常见的感染和反应性改变、髓系血液系统疾病、骨髓增殖性疾病、血细胞生成障碍性疾病和骨疾病等进行了全面细致的阐述，全面展示了骨髓病理学的诊断要点、鉴别诊断和相关应用，可帮助读者系统了解相关细节。本书内容丰富、图文并茂，注重系统性与实用性，是病理科医生案头必备的骨髓病理学工具书，对骨髓相关病理学诊断策略及相关研究有很强的指导作用。

原著 ［美］Amy S. Duff ield 等

主审 高子芬 李小秋 主译 时云飞

定价 258.00 元

本书引进自 Wolters Kluwer 出版集团，由美国三大血液病理中心（约翰斯·霍普金斯大学医学院、芝加哥大学医学院、希望之城国家医学中心）的一线工作专家倾力打造，并由北京大学肿瘤医院联合复旦大学附属肿瘤医院、中山大学肿瘤防治中心、北京大学医学部病理学系、四川大学华西医院等机构的病理医师精心翻译而成。著者以淋巴结的基本结构及组织学改变为线索，对淋巴结正常形态和免疫表型进行系统的表述，并强调临床与病理结合的工作方法。